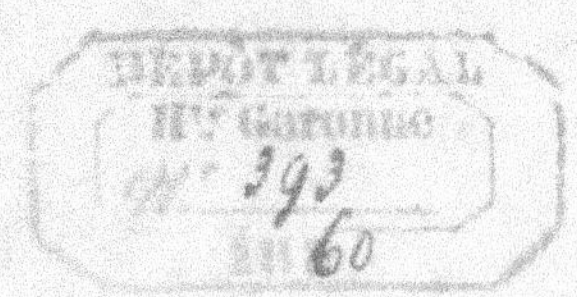

TRAITÉ

DE LA

CASTRATION

DES

ANIMAUX DOMESTIQUES.

TRAITÉ

DE LA

CASTRATION

DES

ANIMAUX DOMESTIQUES

PAR

J. GOURDON

DOCTEUR EN MÉDECINE

Chef des travaux d'anatomie et de chirurgie à l'École Impériale Vétérinaire de Toulouse.

———

PARIS,

P. ASSELIN, GENDRE ET SUCCESSEUR DE **LABÉ**,

Libraire de la Faculté de Médecine, et de la Société Impériale et Centrale de Médecine vétérinaire,

Place de l'École de Médecine.

———

1860

AVANT-PROPOS.

La Castration des animaux domestiques n'est pas seulement l'une des opérations les plus graves de la chirurgie
vétérinaire; elle constitue encore une pratique essentielle
dans l'économie du bétail, une des ressources les plus pré-
cieuses offertes à l'homme pour réduire à une domesticité
complète les espèces animales soumises à sa domination.

Cette importance, parfaitement établie, de la castration,
donne la raison suffisante de ce livre, et peut nous dispenser d'entrer dans aucune explication pour en faire comprendre l'objet, en justifier la pensée.

Quant au plan de l'ouvrage, il s'est trouvé tracé par la
nature même du sujet. Disons seulement, pour le préciser
en deux mots, que notre but a été, en premier lieu : de
faire l'histoire de cette opération au double point de vue
descriptif et économique, chez tous les animaux domesti-

ques, chez lesquels elle est habituellement pratiquée ou l'a
été expérimentalement ; en second lieu, de donner à ce
travail la forme d'un traité élémentaire et pratique, faisant
encore défaut, soit aux vétérinaires, soit aux propriétaires,
aux cultivateurs, à tous ceux enfin qui élèvent des bestiaux,
et que ne peuvent remplacer, pour l'immense majorité des
lecteurs auxquels nous nous adressons, ni les chapitres
spéciaux insérés dans des traités divers relatifs à l'histoire
naturelle, à l'économie rurale, à la médecine vétérinaire,
ni les quelques articles de journaux, consacrés à cette
étude.

Dans ce but, nous avons dû nous attacher, sans rien
omettre d'essentiel, à éviter les discussions vaines, les longues dissertations sur les théories plus ou moins hypothétiques auxquelles la castration des bestiaux a donné lieu
dans de nombreuses publications, et nous en tenir à enre-
gistrer strictement les notions définitivement acquises à la
science.

Pour mener cette œuvre à bonne fin, nous avons naturellement mis à contribution les écrits divers qui ont été
publiés sur ce sujet et l'ont élucidé à peu près sous toutes
ses faces. Dans le nombre, on nous permettra de citer spécialement, comme nous ayant été d'un grand secours, les
excellentes monographies de M. Goux, de Cailleux et de
Lacoste, sur la castration du cheval; celle de M. Serres,
sur le bistournage des ruminants; les divers mémoires de
M. Charlier, sur la castration des vaches, et ceux de
M. Festal, sur la castration de la truie; puis, comme travaux d'ensemble, les articles *Castration :* du *Dictionnaire*
de H. d'Arboval; de la *Maison rustique*, du XIXe siècle, par
M. Renault, et enfin celui du *Nouveau dictionnaire*, publié

par MM. Bouley et Reynal, ce dernier article constituant l'étude la plus étendue dont jusqu'ici cette opération eût encore été l'objet.

Grâce à ces travaux multipliés, aux enseignements pratiques variés qu'ils renferment, il nous a été facile, en les groupant dans un tableau d'ensemble, de présenter un exposé suffisamment complet de l'état actuel de la question. En quelques points seulement, nous avons dû suppléer, par des recherches particulières, aux lacunes existant encore dans les auteurs. C'est ce qui nous est arrivé, par exemple, pour une opération qui a pris depuis quelque temps une certaine importance, le bistournage du cheval, encore mal connu et mal apprécié, même de ceux, à ce qu'il semble, qui en parlent le plus, et dont les livres et les journaux ne traitent que d'une manière fort imparfaite; ce qui nous a mis dans la nécessité de l'étudier à nouveau, auprès des praticiens qui le mettent en usage, avant d'en entreprendre la description, que nous croyons, cette fois, avoir donné d'une manière exacte, tant sous le rapport du manuel opératoire que sous celui des effets anatomiques de l'opération.

Nous devons signaler, également, comme ayant été de notre part l'objet d'une attention spéciale, l'étude sur la castration des vaches, question intéressante et neuve, dont la portée économique échappe encore à la grande majorité des éleveurs et des agronomes, et sur les effets de laquelle, conséquemment, nous avons cru devoir nous étendre avec tous les développements nécessaires pour en permettre une exacte et saine appréciation. Pour nous faciliter l'accomplissement de cette tâche, M. Charlier, l'infatigable et habile promoteur de l'opération, a bien voulu lui-même nous prêter son concours, en mettant à notre disposition tous les renseignements que nous avons cru utile de lui demander, ce dont nous le prions ici d'agréer nos remerciements sincères.

L'anatomie, d'après l'étude sur nature, des organes intéressés dans l'opération, chez l'un et l'autre sexe; des notions historiques, dont l'utilité se fait de plus en plus sentir aujourd'hui dans toutes les branches scientifiques, complètent ce livre, auquel, à défaut d'autre mérite, nous avons essayé, ainsi, de donner au moins celui de l'utilité pratique.

Toulouse, août 1860.

INTRODUCTION.

De la Castration considérée en général.

I.

DÉFINITION ; NOTIONS HISTORIQUES.

La CASTRATION est une opération chirurgicale qui a pour but de priver les animaux de la faculté reproductrice, soit en annulant l'action des organes essentiels de la génération, soit en supprimant ces organes, qui sont : les testicules chez le mâle, les ovaires chez la femelle.

Cette opération, à laquelle tous les animaux, et l'homme lui-même, peuvent être soumis, est une des plus anciennement connues et des plus universellement en usage. Ainsi, on la trouve mentionnée dans le *Pentateuque,* le plus ancien livre de la Collection biblique, ce qui fait remonter son origine au-delà du XVIIe siècle avant J.-C. ; et dans ce texte des Ecritures, on peut déjà reconnaître les moyens à l'aide desquels on la pratiquait alors [1].

Chez les Egyptiens comme chez les Juifs, on castrait la plupart des animaux mâles, particulièrement ceux destinés aux travaux de la terre et à l'alimentation de l'homme. Il paraîtrait même, s'il faut s'en rapporter à quelques vagues indications fournies par le Talmud, que l'opération était aussi mise en pratique sur les femelles, sur la vache notamment ; mais le texte hébreu n'offre pas, sur ce point, assez de précision pour qu'on puisse considérer le fait comme positivement établi.

[1] Vous n'offrirez au Seigneur nul animal qui aura servi à la conservation de son espèce, ou qui aura été *froissé, foulé, coupé* ou *arraché* (LÉVITIQUE, chap. XXII, verset 24).

La coutume de castrer les animaux domestiques existait encore en Grèce, de même que chez la plupart des autres peuples de l'antiquité. Chez les Grecs, on voit, par le témoignage d'Hésiode, presque contemporain d'Homère, qu'elle était connue dès les premiers temps historiques [1]; et un passage de Xénophon nous apprend qu'elle était en même temps en usage chez les Perses, lesquels, faisant des eunuques en grand nombre, ne devaient pas, on le conçoit, aux animaux, plus qu'à l'homme, épargner cette mutilation [2].

Aristote, au IVe siècle avant J.-C., parle à son tour de la castration, et, le premier, donne quelques détails relatifs à l'opération elle-même. Il pose en principe que tous les animaux qui ont des testicules peuvent la subir; il fait connaître les procédés à l'aide desquels on la pratiquait sur les quadrupèdes mâles, sur les truies et sur les oiseaux ; décrit les effets produits par elle chez l'homme et chez les animaux, et nous apprend, enfin, qu'on châtrait aussi les chamelles emmenées à la suite des armées [3].

Ainsi donc, en Grèce, la plupart des animaux domestiques, et, principalement : le cheval, le bœuf, le bélier, le chevreau, le cerf, la truie et la chamelle, subissaient la castration. Dans l'empire romain, l'opération se généralisa plus encore : on la pratiqua sur tous les mâles, sans exception, des espèces domestiques, et, en outre, sur la truie, comme en Grèce; sur les oiseaux de basse-cour; et enfin, à ce qu'il semble, sur les poissons. Il est à remarquer, cependant, que les auteurs latins qui traitent de l'opération ne contiennent à son sujet presque aucune innovation. Ils se bor-

---

1 ... Le 6e jour du mois est bon pour châtrer les chevreaux et les béliers... Le 8e jour, tu peux châtrer les chevreaux et les bœufs mugissants, et le 12e jour, les mulets laborieux. (HÉSIODE, *Les Travaux et les Jours.*)

2 « Des chevaux fougueux, — disait Cyrus-le-Grand, cherchant à justifier « les eunuques accusés de lâcheté, — qu'on a *coupés*, cessent de mordre, pa-« raissent moins fiers, et n'en sont pas moins propres à la guerre; les taureaux « perdent leur férocité, souffrent le joug, sans perdre de leurs forces pour le « travail; les chiens sont moins sujets à quitter leurs maîtres, et n'en sont pas « moins bons pour la garde ou pour la chasse..... (XÉNOPHON, *Cyropédie*. « VII, 5.)»

3 ARISTOTE, *Hist. des anim.*, liv. III, chap. 1; liv. IX, chap. 50.

nent généralement à reproduire les notions qu'on trouve dans Aristote. Ainsi Magon, de Carthage (IIe siècle avant J.-C.), que répètent Columelle [1] et plus tard Palladius [2], traitant de la castration des espèces bovine, ovine et porcine, paraît n'avoir fait autre chose que renouveler les préceptes et les descriptions du grand philosophe grec. Varron, sans parler d'aucun procédé, fixe l'âge convenable pour l'opération dans ces mêmes espèces, et fait mention spécialement de la castration du cheval, du chien et du coq [3]. De son côté, Pline, qui s'est attaché surtout à signaler, dans le livre qu'il nous a laissé, les singularités diverses, touchant l'histoire des animaux, ayant cours de son temps, trouve l'occasion en différents passages de parler, non-seulement de la castration de la chamelle, de la truie et du coq, déjà mentionnés par les auteurs qui l'avaient précédé, mais encore de celle du chameau et du castor, sans donner d'ailleurs aucun détail sur les méthodes opératoires [4].

A cette époque, la castration n'était pas seulement connue chez les Romains, les Grecs et les Orientaux. Elle était mise en pratique encore par plusieurs peuples du Nord, notamment, à ce que rapporte Ammien-Marcellin, chez les Quades et les Sarmates. D'où l'on peut conclure que, à l'exception des nations celte et germanique, sur la coutume desquelles, à cet égard, l'histoire est absolument muette, la castration était connue de presque tous les peuples anciens. Depuis, elle a continué, chez tous, d'être en usage, à peu près sans interruption, jusqu'à nous, et sur toutes les espèces domestiques, tant sur les animaux destinés à la consommation, afin d'améliorer leur chair, que sur les bêtes de travail, en vue d'adoucir leur caractère.

Et non-seulement les mâles, mais encore les femelles ont été soumises à la castration. Ainsi, dans l'antiquité, comme nous

---

[1] COLUMELLE, *De Re rust.*, VI, 26; VII, 11; VIII, 2; XI, 2.

[2] PALLADIUS, *De Re rust.*, IV, 13; VI, 7.

[3] VARRON, *De Agricult.*, II, 2, 4, 5, 7, 9; III, 9.

[4] PLINE, *Hist. natur.*, VIII, 26, 47, 77; X, 25. — On donnait, chez les Romains, aux animaux qui avaient subi la castration, le nom de *spado*, eunuque, en ajoutant, comme qualificatif, le nom de l'espèce; ainsi on appelait le cheval hongre *spado equus* ou *canterius*, le chapon, *spado gallus* ou *capus*, etc.

l'avons vu, on châtrait déjà la chamelle et la truie. Cette opération
fut tentée plus tard sur les autres femelles, à une époque qu'on ne
saurait déterminer, mais qui doit être antérieure au xviie siècle,
attendu qu'il en est déjà question dans Olivier de Serres (1600),
qui, le premier, fait mention de la castration de la vache, de la
brebis et de la chienne. Enfin, vers ce temps paraît avoir été
introduite dans la pratique la castration de la jument; mais cette
coutume, tendant à prendre une extension fâcheuse, dut être
défendue par mesure administrative.

De nos jours, la castration des animaux, de plus en plus pratiquée, est répandue partout, dans le nouveau comme dans l'ancien continent, en Asie et en Europe, chez les Arabes d'Afrique et
dans les colonies d'Amérique. Toutefois, elle est plus particulièrement en usage chez les nations civilisées, dans les pays d'élèves
en Angleterre, en Allemagne, en France, où la castration, pratiquée sur les animaux d'engrais comme sur les bêtes de travail,
est considérée comme un des moyens les plus efficaces au pouvoir
de l'éleveur, pour assurer, en éloignant de la reproduction les
individus défectueux, l'amélioration des races. Dans les localités,
au contraire, où l'éducation du bétail est négligée, comme en
Espagne, en Turquie, etc., la castration est peu usitée; et, dans
tous les cas, elle est loin d'y offrir ce caractère d'utilité générale
qu'elle a acquis partout où la production du bétail perfectionné est
parvenue à constituer une industrie régulière.

Un fait à noter dans l'histoire de la castration, c'est que, longtemps, elle est restée le privilège exclusif d'une classe d'hommes,
la plupart obscurs et ignorants, les *norcini* de l'antiquité, qui,
encore aujourd'hui, sous les noms de *châtreurs, affranchisseurs,
bistourneurs,* courent les campagnes, faisant leur unique métier
de la pratique de cette opération. Les châtreurs de porcs étaient et
sont toujours les plus nombreux. Il en a été ainsi jusqu'à la fon-
dation des Ecoles vétérinaires, dont les élèves, guidés par les
connaissances anatomiques et chirurgicales, inconnues à leurs de-
vanciers dans l'exercice de la médecine des bêtes, ont pu à leur
tour pratiquer la castration avec succès, et apporter aux méthodes
jusqu'alors en usage les perfectionnements divers dûs aux progrès
de la science. Aujourd'hui, il y a encore des châtreurs empiri-

ques. Mais ces derniers, bien qu'ils manquent, en général, de connaissances spéciales, ne laissent pas cependant, pour la plupart, de posséder, avec une certaine intelligence de leur métier, cette habileté manuelle que donne toujours une longue pratique; et cela peut leur permettre de devenir, en certains cas donnés, de forts utiles auxiliaires des vétérinaires.

Depuis que la castration est en usage, elle n'a pas été pratiquée toujours de la même manière. Le mode opératoire, au contraire, a subi de nombreuses variations, qui ont eu, plus ou moins, leur raison d'être, et dont quelques-unes subsistent encore. Les moyens primitivement mis en pratique sont, naturellement, ceux qui se distinguent par leur plus grande simplicité. Tels sont : l'*excision* et l'*arrachement* des testicules, qu'on employait dans tous les cas où l'on voulait obtenir une émasculation complète; et l'*écrasement* de ces mêmes organes dans les enveloppes restant intactes, procédé réservé aux jeunes sujets, et appliqué en vue, surtout, de conserver aux animaux quelque chose des attributs de leur sexe, et peut-être aussi pour éviter l'hémorrhagie devant résulter de l'excision. Ces moyens, comme en témoigne le passage de la Bible que nous avons rappelé, sont, en effet, les plus anciens dont on ait fait usage chez les animaux mâles. Depuis lors, ils n'ont pas cessé d'être employés, et se trouvent mentionnés dans presque tous les auteurs des époques différentes qui se sont succédé jusqu'à nous : dans Aristote, lequel rapporte que l'on châtrait, de son temps, les animaux de deux manières : chez les jeunes, en *écrasant* les testicules, et en les *excisant* chez ceux d'un âge plus avancé; dans les auteurs latins, qui, s'occupant seulement des espèces bovine, ovine et porcine, ne parlent également que de ces mêmes procédés, mais en faisant, de plus, connaître quelques modifications apportées au mode opératoire, suivant les espèces et suivant les âges; enfin, dans la plupart des écrivains qui ont précédé l'époque moderne, et qui n'ont guère fait autre chose, sous ce rapport, que s'inspirer des anciens.

Sur le cheval, on dut, dans le principe, opérer la castration par les mêmes procédés que chez les autres espèces domestiques. Mais on ne saurait rien affirmer à cet égard, à défaut d'un texte historique de nature à éclaircir tous les doutes. On sait seulement, d'après Absyrte (écrivant vers l'an 330 de J.-C.) [1], que l'écrasement des testicules était la méthode adoptée chez les Sarmates. Et sans doute ce dut être, primitivement, la seule usitée parmi les peuples qui, d'abord, essayèrent de pratiquer l'émasculation du cheval, à cause des dangers offerts par l'excision pure et simple du testicule.

Ce dernier procédé, l'excision, fut aussi mis en pratique ; mais l'imminence de l'hémorrhagie dut faire bientôt sentir la nécessité d'un moyen complémentaire. De là l'emploi du *feu* dans la castration, dont il est question, pour la première fois, dans Absyrte, et que mentionnent plus tard, à leur tour, Végèce (fin du IVe siècle) [2] et Palladius. De là encore l'usage de la *ligature*, dont on trouve dans Hiéroclès [3] la première indication, ce qui permet d'assigner à ce procédé, de même qu'au précédent, une origine au moins antérieure à l'époque où écrivaient les auteurs que nous venons de citer.

Les agronomes et hippiatres du moyen-âge et de la Renaissance n'ajoutent presque rien aux notions consignées dans les auteurs latins, concernant les divers procédés opératoires servant à pratiquer la castration. Ils se bornent généralement à les répéter, en les abrégeant plus ou moins, notamment pour ce qui touche à l'opération considérée chez le bétail de consommation. Seul, Laurent Rusé [4], parmi les écrivains de cette période, enrichit de quelques notions nouvelles, les descriptions laissées par les anciens. Moins bref que ses successeurs, mais ne s'occupant que du cheval, il rapporte, peut-être d'après Absyrte, que l'écrasement était le procédé suivi par les Orientaux ; puis, il en donne une description détaillée qui lui appartient en propre ; et le premier, enfin, il parle du *bistournage* comme moyen de castration applicable au bœuf et au cheval.

---

[1] Auteur principal de la Collection des vétérinaires grecs, publiée par le médecin JEAN RUEL, sous le titre de : *Médicinæ veterinariæ libri duo*. Paris, 1530.

[2] PUB. VEGETII RENATI, *Art. veterin. sive Mulomedicina*, libri IV.

[3] Un des auteurs de la Collection de JEAN RUEL.

[4] *Hippiatrica sive marescallia* ; écrit au commencement du XIVe siècle. 1re édition imprimée à Paris, en 1531.

Tels étaient, dans leur ensemble, les modes divers de castration en usage dans l'antiquité. On peut les résumer en quatre principaux : l'*écrasement*, l'*excision*, l'*arrachement* et la *castration par le feu*. Ces procédés primitifs, en l'absence de toute connaissance anatomique, durent être d'abord pratiqués assez grossièrement. Avec le temps, ils se perfectionnèrent, subissant peu à peu les modifications diverses suggérées par une longue et vaste expérience, et fournirent, de la sorte, les éléments des procédés aujourd'hui connus.

Ainsi l'*écrasement*, en premier lieu pratiqué sur tout le testicule, donna naissance, en se bornant au cordon, au *bistournage*, au *martelage*, à la *ligature extérieure* ou *fouettage*. L'*arrachement*, de son côté, devint la *torsion simple*, et plus tard la *torsion bornée*. L'*excision* fut complétée par l'emploi *du feu*, de la *ligature*, laquelle conduisit, par un perfectionnement nouveau, à l'emploi des *casseaux*, mode opératoire d'origine assez récente. L'Inde, à une autre époque, nous envoya l'idée du *ratissage*. Et ces pratiques diverses, corrigées, multipliées, nées à des époques et dans des contrées différentes, sont devenues, par les progrès de l'anatomie et de la chirurgie, autant de méthodes régulières, ayant leurs règles et leurs indications spéciales, et que nous aurons plus loin à étudier successivement.

Chez les femelles, le mode opératoire n'a pu varier autant. Un procédé unique, indiqué primitivement dans Aristote, décrit par Galien, et consistant à aller chercher les ovaires, afin de les extirper, au sein de l'abdomen, au moyen d'une incision pratiquée dans le flanc, avait été jusqu'à ce jour mis en usage chez toutes les femelles indistinctement. Ce mode d'extraction des ovaires était resté seul connu jusqu'en l'année 1850, lorsque fut découvert, et mis en pratique pour la première fois, par M. Charlier, un procédé nouveau, applicable seulement, il est vrai, aux grandes femelles domestiques, et consistant à aller chercher l'ovaire, non plus par le flanc, mais par une incision faite dans le vagin : moyen ingénieux et sûr, dont l'innocuité a fait revivre, pour ces animaux, la possibilité d'une opération que ses dangers avaient fait auparavant abandonner.

Tels sont les faits historiques principaux qu'il était utile de rappeler, avant d'aborder l'étude même de la castration, pour donner une idée suffisante de l'importance générale de cette pratique. Dans ce résumé rapide, nous n'avons pu qu'effleurer la question. Nous y reviendrons en étudiant l'opération dans chaque espèce en particulier, ce qui nous fournira, de plus, l'occasion de retracer l'histoire propre des procédés divers actuellement usités.

II.

EFFETS, UTILITÉ, INDICATIONS DE LA CASTRATION CHEZ LES ANIMAUX DOMESTIQUES.

Tous les animaux domestiques, les mâles comme les femelles, peuvent subir la castration; et, de nos jours, à l'exception de la femelle dans quelques espèces, on la pratique chez tous, vu la nécessité où l'on est de recourir à ce moyen pour donner aux uns et aux autres leur maximum d'utilité. Ainsi l'on châtre les solipèdes; les animaux des espèces bovine, ovine, caprine, porcine, canine et féline; les lapins, la volaille de basse-cour : coq, poules, oies, canards, dindons; les poissons.

La plupart des animaux qui ont subi l'opération prennent des dénominations particulières; ainsi, le cheval entier ou étalon devient le *cheval hongre* [1]; le baudet prend le nom d'*âne*; le taureau, celui de *bœuf*; le bélier, celui de *mouton*; le bouc, celui de *menon*; le verrat, celui de *cochon* ou *porc*; la vache, celui de *beuvonne*; la brebis, celui de *moutonne*; la truie, celui de *cochonne*; le coq, celui de *chapon*; et la poule, celui de *poularde*.

Chez tous les animaux, la privation des organes reproducteurs

---

[1] En Allemagne, on donne encore au cheval châtré le nom de *Wallach*, (Valaque), qualification très-ancienne, venant sans doute de ce que la Valachie, province féconde en chevaux, a la première fourni des chevaux coupés à l'Allemagne. La même supposition permet d'admettre que la dénomination de *hongre*, employée par nous, vient de ce que la Hongrie a été, sous ce rapport, pour la France, ce que la Valachie a été pour l'Allemagne. Dans ce dernier pays, on se servait encore autrefois du terme de *mœnch* (moine), que l'on appliquait à tout animal privé des organes générateurs, et que cet état rendait comparable aux individus de notre espèce voués au célibat.

entraîne des modifications nombreuses et variées, portant sur les éléments constitutifs divers de l'être vivant et animé, sur le caractère, sur la conformation extérieure, sur le tempérament général[1]. Les forces nutritives et vitales, principalement dirigées, dans l'état de nature, vers la fonction à laquelle est confiée la conservation de l'espèce, prennent, sous l'influence de la castration, une direction différente, et se concentrent tout entières sur les fonctions d'essence exclusivement individuelle. De là, dans l'ensemble de l'économie, des changements importants, qui, la plupart, sont utilisés d'une manière avantageuse à nos besoins, et rendent les animaux plus propres aux usages variés auxquels on les destine.

La castration, conséquemment, modifie les animaux sous le multiple rapport de leur développement et de leur conformation extérieure, de leur énergie musculaire, de leur tempérament et de leur caractère.

Si l'on considère l'influence de la castration sur le *développement* et la *conformation* du sujet mâle, on remarque que le premier effet de l'opération, lorsqu'elle est pratiquée sur l'animal jeune, n'ayant pas encore acquis ses formes définitives, est d'arrêter l'essor naturel qui tend à le rapprocher de la conformation exacte de ses ascendants, de le fixer en quelque sorte dans des formes moins achevées, se rapprochant de celles de la femelle, et d'autant plus que la castration a été pratiquée à une époque plus rapprochée de la naissance. Ainsi le squelette, en même temps que les masses musculaires auxquelles il sert de support, se développent moins; la tête reste fine, légère, étroite; l'encolure et les membres s'amincissent; l'ensemble du corps prend une configuration plus svelte. Le train antérieur reste plus étroit, tandis que les parties

---

[1] L'observation des effets divers produits par la castration a été faite depuis longtemps. Déjà, dans Aristote, on trouve sur ce point des notions dont l'exactitude n'a pas été démentie. Ainsi on y lit que la castration, pratiquée sur les mâles, les rend plus grands et plus beaux; donne au cheval, notamment, un corps plus allongé; arrête, chez le cerf, la croissance du bois, lequel, s'il est déjà formé, reste fixé à la grandeur qu'il avait et ne tombe plus; chez tous : facilite l'engrais, adoucit le caractère, modifie la voix en la rapprochant de celle de la femelle, etc. (*Hist. des anim.*, IX, 50.)

postérieures deviennent plus larges et plus étoffées, ce qui complète la ressemblance avec la femelle. En même temps, la peau
est plus mince; les poils sont plus fins, plus rares, plus soyeux,
moins frisés; les cornes, chez les animaux qui en sont pourvus,
sont plus fines, plus longues, et quelquefois manquent tout-à-fait.
La voix aussi est profondément modifiée; elle perd de sa force,
de sa sonorité, de son ampleur. On sait toute la différence existant
entre le hennissement fort, souple, aigu, offrant les tons les plus
variés, du cheval entier, et la voix faible, ne se faisant plus
entendre qu'à de rares intervalles, du cheval hongre; entre le
mugissement fier, sonore, bruyant et grave du taureau, et le
beuglement adouci et plus aigu du bœuf, presque semblable à
celui de la vache; entre le chant aigu et criard du coq, et le
mutisme presque absolu du chapon, etc. Dans l'espèce humaine,
les modifications de la voix produites par la castration ne sont
pas moins sensibles; et personne n'ignore quelle détestable application de cette particularité physiologique on fait depuis trop longtemps en Italie, pour obtenir des voix de soprano.

En même temps que ces changements s'opèrent dans la conformation apparente des animaux, leur *tempérament* général subit
des altérations non moins évidentes, bien que peut-être moins
radicales. Les forces nutritives, devenues en quelque sorte excé-
dantes par la disparition d'un appareil qui en absorbait à son
bénéfice une notable partie, portent leur action sur les tissus de
la vie végétative, de préférence sur le système cellulaire, d'où
résultent ce ramollissement des chairs, cette prédisposition plus
grande à l'engraissement, et, par suite, dans la plupart des cas,
cette diminution proportionnelle de la force et de l'énergie de l'animal, que l'on observe si communément chez les individus privés
des organes générateurs.

Le *caractère* aussi subit des modifications assez profondes à la
suite de la castration. De tout temps l'influence de l'opération, sous
ce rapport, a été reconnue, et elle a même été un des premiers
motifs qui ont suggéré à l'homme l'idée de soumettre à la castration
les animaux utilisés par lui. Lorsque ceux-ci, en effet, ont été
dépouillés de l'appareil reproducteur, ils deviennent beaucoup plus
doux, plus maniables, plus faciles à approcher, répondent mieux

aux caresses qu'on leur prodigue; ils sont enfin, chose importante, d'une éducation infiniment plus facile. Et cela se conçoit.
Tout animal obéit à deux forces : les passions instinctives et l'intelligence. Par la castration, on éteint les premières; l'autre reste
conséquemment dominante; d'où résulte pour le sujet un accroissement relatif d'aptitude à être instruit, dressé, etc. Cette influence
de la castration se manifeste avec d'autant plus de force, que
l'opération a été faite sur l'animal plus jeune; toutefois, elle ne
laisse pas de se faire sentir, quel que soit l'âge du sujet opéré;
on a vu ainsi de très-vieux animaux, jusqu'alors indomptables,
s'adoucir très-vite après avoir subi l'opération.

En considérant en elles-mêmes les modifications variées, dues à
la castration, que nous venons d'énumérer, peut-être serait-on en
droit d'y voir autant d'atteintes au vœu de la nature, qui éloignent
les animaux de leur constitution originelle, en leur donnant un
caractère et des formes contraires à la véritable beauté, telle qu'on
la conçoit dans le sens absolu du mot. Mais on l'a dit depuis longtemps : les animaux domestiques n'étant pas élevés et entretenus
pour eux-mêmes, mais bien pour nous, il importe beaucoup moins
de développer en eux des qualités propres à accroître leur valeur,
leur mérite intrinsèque, au point de vue de la nature et de l'art,
que de leur donner, fut-ce au détriment de leur beauté native,
des aptitudes spéciales, en rapport avec les besoins de l'homme,
avec le rôle qu'ils sont appelés à jouer au sein de notre société.

Or, tel est précisément l'objet de la castration, laquelle, aussi
barbare qu'on la suppose en l'envisageant d'une manière abstraite,
et sous le rapport exclusivement humanitaire, n'en constitue pas
moins une mesure de la plus haute utilité, indispensable même,
dans notre état social; l'unique moyen, en un mot, de tirer tout
le parti possible des animaux soumis à notre domination. C'est le
complément indispensable de la domesticité : et cela seul suffirait
pour nous dispenser de justifier plus longuement cette coutume
si, de nos jours, sa nécessité sur l'immense majorité des animaux
domestiques pouvait encore être mise en question.

Toutes les espèces sont appelées, chacune dans le sens spécial
de leur destination, à bénéficier des avantages économiques de la
castration.

Sur le *cheval,* particulièrement, la castration est utile pour adoucir le caractère de l'animal, faciliter son éducation. Souvent indomptable et farouche, lorsqu'il est animé par les ardeurs sexuelles dont l'organe générateur est la source, le cheval devient doux, docile, facile à élever, quand il a subi cette opération.

On n'a plus alors sa fougue à redouter; il cesse de s'exciter contre les autres chevaux, contre les juments surtout, et il peut être réuni avec ces dernières, dans les attelages, dans les rangs de l'armée, dans les parcs, sans être exposé lui-même, ni sans exposer personne aux accidents si nombreux qu'ont occasionné maintes fois les chevaux entiers, lorsqu'ils se détachent, s'échappent des écuries, ou des champs dans lesquels on les laisse paître. De plus, le cheval hongre ayant la voix plus faible, un hennissement moins accentué, et qu'il fait entendre d'ailleurs beaucoup plus rarement, est moins dangereux, surtout en guerre, où l'animal par ses cris peut trahir son cavalier.

Ces modifications si utiles, dans le naturel de l'animal, s'obtiennent généralement sans que, d'un autre côté, les qualités exigées pour le service auquel il est destiné en soient sensiblement amoindries. Ainsi, contrairement à l'opinion qui a longtemps prévalu, s'il est vrai que les chevaux hongres ont moins de fougue, de vivacité, d'ardeur, il est à peu près démontré aujourd'hui qu'ils ont autant de force et de vigueur réelles. On admet qu'ils font même un service meilleur et plus durable, en ce que, ne s'excitant point les uns contre les autres, ne se fatiguant pas inutilement quand ils sont dételés, et profitant complétement des heures de repos qui leur sont accordées, ils peuvent concentrer toute leur énergie au travail qu'on exige d'eux, et en la dépensant ainsi, d'une manière régulière, la conserver plus longtemps. Entre les exemples sans nombre qui prouvent que la castration ne porte aucun préjudice à la vigueur des animaux, citons seulement ce qui se passe en Angleterre, où les voitures publiques, auxquelles sont attelés exclusivement des chevaux hongres, sont réputées cependant pour la vitesse de leur marche qui n'a d'égale nulle part ailleurs.

La conformation, non plus, n'éprouve pas, par la castration, des changements de nature à porter préjudice au service des animaux. Ainsi le développement général n'est pas, dans le cheval, sensiblement modifié ; il acquiert à peu près la même taille , la même ampleur, et s'il y a une différence sous ce rapport , elle est plutôt en plus qu'en moins. Seule , l'avant-main se resserre , l'encolure s'amincit ; mais cet inconvénient , si cela en est un, n'est appréciable , tout au plus, que pour le service de gros trait ; car, pour le trait léger, pour le service de la selle surtout , cette conformation , qui donne au cheval plus de légèreté et de souplesse , devient un avantage en ce qu'elle rend l'animal plus aisé à conduire et à diriger.

Enfin , la castration sur le cheval est encore une mesure nécessaire comme moyen d'éloigner de la reproduction une foule d'animaux qui y sont employés actuellement , et qui n'ont par eux-mêmes , ni par leurs ascendants, aucune des qualités exigées pour cet usage.

Dans l'*espèce bovine*, les effets de la castration ne sont pas moins importants , soit pour modifier le caractère des animaux , soit pour leur donner les aptitudes qu'exige leur condition de bêtes de produit. Sous ce rapport, elle est même d'une utilité plus grande que chez le cheval ; car celui-ci, conservé entier, ne laisse pas que de rendre encore de grands services , tandis que le taureau non châtré , en dehors de la fonction reproductrice , ne serait presque pas utilisable.

Ainsi , quant au caractère, chacun connaît la différence trèsgrande existant entre le taureau, farouche, irascible, ombrageux, difficile à conduire , d'une approche presque toujours dangereuse , au mugissement sonore et retentissant, et le bœuf timide et docile, dont le beuglement sourd et faible annonce le naturel adouci.

Mais c'est principalement sous le rapport du développement du corps et des aptitudes nouvelles de l'économie , que la castration exerce une influence heureuse dans l'espèce bovine. Chez le bœuf, toutes circonstances égales d'ailleurs, la taille est plus élevée, la poitrine plus resserrée, le garrot plus étroit, le rein plus long, le bassin plus large que chez le taureau. L'augmentation de taille, provenant de ce que l'ensemble du corps bénéficie en quelque sorte des forces nutritives laissées sans emploi par la suppression des organes reproducteurs, est due particulièrement, dans les races de travail, au développement du système musculaire ; tandis que dans les races d'engrais, c'est le tissu adipeux, vers lequel on a dirigé toute l'énergie nutritive, qui prend le plus d'accroissement; et comme alors le squelette n'a pu acquérir un développement proportionné, l'animal gagne moins en hauteur qu'en ampleur. Son corps, en un mot, est plus volumineux que celui du mâle entier, sans cependant le surpasser par la taille.

Un autre effet de la castration, dans cette espèce, est de changer la période de la vie pendant laquelle se fait l'accroissement normal en hauteur. Ainsi, tandis que dans le taureau la croissance maximum s'opère durant la troisième année, c'est surtout pendant la deuxième qu'elle a lieu dans le bœuf, avantage précieux, surtout, dans l'élève des bœufs d'engrais.

Chez le taureau, comme chez le cheval, la castration amène le resserrement des parties antérieures du corps. Ainsi la poitrine du bœuf a moins d'ampleur, ce qui diminue un peu l'étendue de la respiration; par suite le garrot est plus étroit, et l'encolure longue et mince, au lieu d'être courte et fortement musclée comme celle du taureau. La tête de ce dernier est large, brève, presque carrée, garnie de cornes courtes, grosses et rugueuses; tandis que celle du bœuf est relativement longue, étroite, offre plus de finesse, et porte des cornes longues, lisses et plus minces.

Par opposition, le train postérieur chez le bœuf offre plus de développement. Le rein est plus long, la croupe plus musclée et plus large, les jambes sont plus allongées, modifications dans les formes de l'animal sont toutes à l'avantage du producteur, en ce sens que ce sont précisément les régions le moins appréciées à la boucherie qui ont diminué, au profit de celles qui ont le plus de valeur.

La castration, en outre, donne à la viande des qualités particulières. En favorisant le développement des tissus cellulaire et adipeux, elle rend la partie musculaire moins dense, moins rouge, moins coriace. Le taureau, il est vrai, suivant quelques auteurs, fournit plus de viande, proportionnellement au poids vif; mais, en admettant le fait comme démontré, le bœuf conserve encore l'avantage, en ce qu'il donne un plus grand nombre de morceaux de première qualité, une viande toujours plus tendre et plus savoureuse, et produit, enfin, un suif plus abondant et plus jaune.

Les autres espèces domestiques subissent toutes, plus ou moins, l'influence de la castration, et acquièrent également, par cette opération, des qualités nouvelles utilisables à notre profit. Le *bélier*, agresseur, dangereux dans ses attaques, devient l'inoffensif mouton, chez lequel la castration a arrêté le développement des cornes, rendu la toison plus fine, plus abondante, en même temps qu'elle lui a donné une chair plus tendre, plus délicate; en un mot, toutes les qualités propres à l'animal de boucherie. Il est à remarquer toutefois que dans cette espèce, contrairement à ce qui s'observe dans les grands quadrupèdes, les individus qui ont subi la castration ont la tête moins belle, et ne deviennent pas aussi grands que les autres (DAUBENTON). Le *bouc* châtré est modifié de la même manière, à notre avantage. Le *verrat* perd ses canines, c'est-à-dire ses principaux instruments de défense et d'attaque, ce qui en fait un animal d'une approche beaucoup moins dangereuse, et, de plus, doté d'une très-grande aptitude à l'engraissement. Le *chien* et le *chat*, dont la viande n'est pas utilisée pour l'alimentation, gagnent beaucoup moins par la castration, qui ne fait guère qu'amollir leur caractère sans ajouter à leurs autres qualités. Le *lapin*, châtré, est meilleur pour la consommation. Le *coq* devient timide comme la poule; il acquiert les mêmes instincts, couve lui-même et conduit les couvées aussi bien que la femelle. Enfin, de même que tous les autres volatiles, de même que les poissons, il prend une chair meilleure et s'engraisse avec beaucoup plus de facilité.

Ces effets si variés de la castration, sur l'organisme des animaux vivants, donnent la raison de l'utilité de cette opération, des avantages considérables qu'on peut en retirer dans la pratique. Pour résumer en quelques mots les indications nombreuses qu'elle est appelée à remplir, nous dirons qu'on la met en usage chez les animaux des deux sexes, dans le but multiple :

Chez les mâles : de modérer l'ardeur de leur tempérament, l'impétuosité de leur caractère, de les rendre plus doux, plus dociles, plus faciles à manier et à dresser ; — d'augmenter leur aptitude aux services qu'on réclame d'eux ; — d'améliorer, chez les animaux de produit, les qualités de la chair, de manière à la rendre plus tendre, plus savoureuse, tout en facilitant l'engraissement;

— de remédier à certaines maladies des organes de la génération, telles que : sarcocèles, hydrocèles, abcès des testicules, orchites, hernies inguinales, pertes séminales, etc., qui ne peuvent guérir que par l'ablation totale ou partielle des organes où siége l'affection.

Chez les femelles : d'accroître les facultés d'engraissement, — d'améliorer la viande, — de favoriser le développement général du corps, — et, plus particulièrement, chez les espèces laitières, d'ajouter aux qualités lactifères.

Au point de vue chirurgical, la castration, suivant les cas où on la pratique, est définie, tantôt opération de nécessité, tantôt opération de convenance. On la dit de *nécessité*, quand elle a pour but de remédier à des maladies locales dont on ne pourrait espérer la guérison d'une autre manière ; de *convenance*, dans tous les autres cas, c'est-à-dire quand elle a pour objet essentiel d'approprier à nos besoins l'animal qui la subit. Mais à la rigueur, vu l'impossibilité où l'on est, sans elle, de tirer un parti utile des animaux soumis à notre domination, il est permis de considérer toujours la castration comme une *opération nécessaire*.

1re SECTION.

DE LA CASTRATION CHEZ LES QUADRUPÈDES MÂLES.

CHAPITRE PREMIER.

Castration du cheval, de l'âne et du mulet.

L'usage de la castration, chez le cheval, remonte, comme on l'a vu par les textes que nous avons rappelés, à une haute antiquité. Mais en l'absence de tout document positif, il n'est possible de rien affirmer touchant le lieu et l'époque où cette opération a commencé à être mise en pratique sur cette espèce. C'est, nous l'avons dit, dans les auteurs grecs qu'il est pour la première fois question de la castration du cheval. Cela établi, si l'on considère que cette indication se trouve dans l'un des plus anciens de ces auteurs [1], ce qui la fait remonter aux premiers temps historiques de la Grèce, un nouveau doute s'élève sur le point de savoir si l'opération a pris origine dans la péninsule hellénique, ou si elle y a été introduite par l'un des peuples colonisateurs qui ont apporté, sur la terre des Pélasges, les éléments de sa civilisation future. Dans tous les cas, il est certain que l'opération était en usage chez plusieurs nations du Nord, notamment chez les Quades et les Sarmates, lesquels, même, ne se servaient à la guerre que de chevaux hongres, afin que leurs montures ne pussent, par leurs hennissements, trahir leur présence à l'ennemi [2].

Dans l'empire romain, on pratiquait également la castration du cheval et du mulet, moins communément, toutefois, que sur les autres animaux domestiques. Parmi les agronomes latins, Varron

[1] HÉSIODE, vivant vers le ixe siècle avant J.-C.
[2] ABSYRTE, *loc. cit.*, et AMMIEN-MARCELLIN, XVII. 12.

seul en parle (II, 7), et il se borne à nous apprendre que le cheval hongre portait alors le nom de *canterius*. Il se tait sur le procédé employé. Absyrte, le premier, décrit ce procédé, consistant, comme nous le verrons plus tard, dans l'excision du testicule avec un fer rouge. Végèce se contente de mentionner l'opération, d'abord en prescrivant de ne point saigner les chevaux qui l'ont subie (I, 23), puis en la citant parmi les causes du tétanos (III, 24).

Après la chute de l'empire romain, la coutume de châtrer le cheval se perdit de plus en plus; et, bien qu'il soit question de chevaux hongres dans les lois saliques, la castration, dans nos contrées de l'Occident, est restée longtemps à se répandre. Aussi, en Angleterre, à peine était-elle en usage au XVe siècle. Alors les chevaux entiers étaient les seuls dont on fit usage sur les champs de bataille et dans les carrousels. On en bannissait les juments qu'on réservait à des travaux plus pacifiques. Un cavalier, à cette époque, n'aurait pu, sans déshonneur, monter un cheval hongre, tout comme il était convenable que les ecclésiastiques ne montassent que des juments. Aussi se bornait-on à pratiquer la castration sur les poulains qui ne paraissaient bons, ni au carrosse, ni à la cavalerie, ni à la reproduction, et parfois aussi sur ceux qui paraissaient trop emportés à la vue des juments.

Mais l'habitude d'entretenir dans les pâturages de grands troupeaux de chevaux en liberté , ayant amené la plus extrême confusion dans les produits, et porté atteinte à l'existence des meilleures races, on dût chercher à mettre un terme à cette dégradation menaçante. C'est dans ce but que le roi Henri VII, vers l'année 1496, fit défendre par un édit de laisser des étalons en liberté dans les pâturages communs. Dès ce moment, on commença à pratiquer, sur une plus large échelle, la castration des poulains. Peu à peu ensuite l'opération se vulgarisa, ce qui eut pour première conséquence l'emploi des juments dans les armées et dans tous les autres exercices de l'équitation, d'où auparavant elles étaient écartées.

Dans la France du moyen-âge, à l'époque de la chevalerie, la castration du cheval n'était pas plus en faveur que dans les États britanniques, et la réprobation dont elle y était l'objet, particulièrement pour les chevaux destinés à être montés, ne fut pas d'une moindre durée. Considérée alors comme une mutilation barbare, propre, tout au plus, à priver l'animal qui la subit de ses plus belles facultés, elle ne fut l'objet d'aucune étude, ce qui explique le silence presque absolu que gardent, à son égard, la plupart des écrivains hippiatres de cette époque. Quant à ceux qui en parlent, ils ne le font qu'incidemment, et pour s'élever contre elle. Solleysel, entr'autres, la condamne vivement, et il ne ménage pas l'expression de son mépris pour les chevaux hongres; il les croit d'un mauvais naturel, peu propres à un bon service, et incapables de se corriger des vices qu'ils peuvent avoir; il considère l'opération comme utile, seulement, pour guérir l'hydrocèle et la contusion du testicule; et il ne fait connaître d'ailleurs, pour la pratiquer, aucun procédé opératoire [1].

Cette appréciation, qui nous étonne aujourd'hui, était partagée par la généralité des hippiatres qui ont précédé ou suivi Solleysel, et ne doit être évidemment considérée que comme la traduction du sentiment public sur ce point, sentiment qui se manifeste encore dans diverses ordonnances de magistrats du temps défendant l'opération, en vue, surtout, de favoriser la reproduction de l'espèce. Il en fut ainsi jusqu'à la fin du xviiie siècle. Pour effacer le préjugé qui s'opposait à la généralisation de cette pratique, utile à tant d'égards, il n'a fallu rien moins qu'une révolution dans l'économie rurale, que l'apparition de tout un ordre nouveau d'idées qui, en établissant sur une base plus rationnelle que par le passé, et plus conforme à nos véritables besoins, le principe de la valeur réelle des animaux, a pu donner à la castration la place qui lui revient dans l'éducation du cheval. Aujourd'hui, contrairement à ce qui avait lieu encore au siècle dernier, on châtre la presque totalité des chevaux destinés à être montés, tous les chevaux de l'armée entr'autres; et, en dehors de ceux conservés pour la reproduction, on n'en garde entiers qu'un petit nombre, que l'habitude seule de les employer peut faire préférer aux chevaux hongres, ces derniers faisant un aussi bon service, sans offrir les mêmes inconvénients.

Outre le cheval, on châtre encore, et dans des circonstances à

____

[1] Solleysel, *Le Parfait mareschal.* Paris, 1664, *passim.*

peu près identiques, le baudet, et souvent aussi le mulet, qui, bien que ne pouvant se reproduire, est pris parfois d'ardeurs dangereuses que cette opération est le seul moyen d'éviter.

Article Ier.

ANATOMIE DE LA RÉGION TESTICULAIRE.

Une étude préliminaire, indispensable à l'exposé méthodique des diverses méthodes opératoires mise en usage pour pratiquer la castration, est celle de la disposition anatomique de la région testiculaire. Nous allons, conséquemment, avant de nous occuper de l'opération elle-même, rappeler cette disposition. Nous nous bornerons, dans cette étude, à ce qui est nécessaire à notre sujet, renvoyant pour plus de détails aux traités spéciaux.

La région testiculaire, chez les solipèdes, étudiée dans la limite des parties intéressées par l'opération de la castration, comprend deux ordres principaux d'organes : 1° les *enveloppes*; 2° le *testicule* et ses *annexes*.

§ Ier. — **Enveloppes testiculaires.**

Les *enveloppes*, qu'on nomme encore les *bourses*, siégent à la région inguinale, et sont constituées par une série de couches membraneuses, superposées, dans la plus profonde desquelles se trouve logé le testicule, et qui sont, en procédant du dehors au dedans : le *scrotum*, le *dartos*, la *tunique érythroïde* et la *tunique séreuse*.

1° **Scrotum.** — Le *scrotum*, ou la première des enveloppes testiculaires, est un prolongement cutané qui forme, à la région inguinale (*fig.* 7, *a*), une poche assez ample, commune aux deux testicules qu'elle renferme. Colorée en noir, dépourvue de poils, mince, douce et rendue onctueuse au toucher par l'enduit sébacé qui la recouvre, la peau scrotale est divisée en deux moitiés latérales par une crête médiane, prolongement du *raphé* périnéal, et sur laquelle on se guide, quand on pratique la castration, pour la direction à donner à l'incision des enveloppes. Le scrotum est doué, en outre, d'une grande extensibilité et d'une non moins grande rétractilité, ce qui lui permet, suivant les influences auxquelles il est soumis, de se maintenir, soit en état de relâchement, soit en état de contraction. Dans le premier cas, la peau scrotale est lisse et luisante; dans le second, elle est ridée en tous sens, a un aspect chiffonné, et reste appliqué sur les testicules qui se trouvent alors remontés vers la paroi de l'abdomen.

A sa partie antérieure, le scrotum est continué par le *fourreau*, enveloppe cutanée de la verge, mince, souple et extensible comme le scrotum, et qui, souvent, participe aux engorgements inflammatoires des bourses, consécutifs à la castration.

2º **Dartos.** — La deuxième enveloppe testiculaire est le *dartos*, membrane constituée par un tissu particulier jaune, extensible et rétractile, et formé de filaments irrégulièrement disposés. Le dartos est double, c'est-à-dire présente deux sacs distincts, un pour chaque testicule, et adossés l'un à l'autre dans le plan médian, de manière à former, par la réunion des deux lames internes, un véritable septum interposé entre les deux glandes séminales (*fig.* 1, *a*). Vers la partie supérieure de ce septum, les deux lames se séparent, s'écartent l'une de l'autre, et laissent entre elles un espace que traverse le pénis d'arrière en avant. Les origines du dartos ne sauraient être déterminées avec une extrême précision. Provenant, par sa lame externe, des bandes jaunes fournies par la tunique abdominale et qui s'en détachent au bord des anneaux inguinaux; prenant naissance encore, en arrière et à la face interne de la cuisse, à la couche fibreuse jaune qui recouvre l'aponévrose crurale, il descend pour tapisser la face interne du scrotum, remonte en formant le septum médian et va se fixer encore à la face inférieure de la paroi abdominale, en formant au fourreau des espèces de ligaments suspenseurs. En arrière, cette même lame interne se prolonge sur le corps du pénis qu'elle revêt, en s'atténuant jusque vers la courbure ischiatique de cet organe.

Par sa face externe, le dartos contracte avec le scrotum une adhérence très-intime vers le fond du sac, et qui va se relâchant sur les parties latérales et supérieures. Par sa face interne, il est en rapport avec la troisième enveloppe dont le sépare un tissu cellulaire lâche, bien que peu abondant, et qui permet de faciles glissements; en un seul point, vers la partie supérieure et postérieure du testicule, l'union entre ces deux membranes est beaucoup plus intime, au point d'exiger, lorsqu'on veut en opérer la séparation, de bien plus grands efforts, parfois même l'action de l'instrument tranchant.

Le dartos est doué d'une contractilité très-marquée, qui détermine une espèce de mouvement vermiculaire se manifestant sous

Fig. 1 (*).

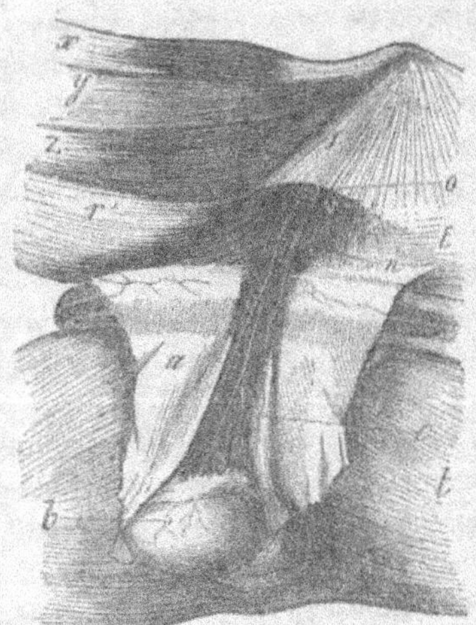

diverses influences : par l'effet du froid, de la frayeur, etc., et qui, en s'exerçant, entraîne le scrotum auquel il est adhérent, et produit le plissement de cette enveloppe cutanée.

3° **Tunique érythroïde.** — Cette membrane, la troisième des enveloppes testiculaires, comprend deux parties distinctes, qui sont : le *muscle crémaster* et la *tunique fibreuse.*

(*) FIG. 1. — *Région testiculaire dépouillée du scrotum et de toute la partie externe du dartos.*
a, Portion conservée du dartos, représentant le septum médian formé par l'adossement des deux lames internes de cette tunique, s'écartant supérieurement pour livrer passage au pénis. — *b,* Tunique érythroïde recouvrant le testicule. — *c,* Muscle crémaster. — *n,* Cordon nerveux rampant à la surface du crémaster. — *o,* Anneau inguinal ou orifice inférieur du canal inguinal. — *r,* Aponévrose crurale se repliant sur la paroi abdominale pour former le plan postérieur du canal inguinal. — *r',* Portion de cette même aponévrose se continuant sur les muscles du plat de la cuisse. — *s,* Partie musculaire du muscle petit oblique de l'abdomen, formant le plan antérieur du canal inguinal, et recouvert, en dessous de l'anneau, par l'aponévrose du grand oblique. — *t, t,* Tunique abdominale confondant ses fibres avec celles du muscle grand oblique. — *x,* Muscle tenseur du fascia-lata. — *y,* Muscle droit antérieur de la cuisse. — *z,* Muscle couturier.

Le *muscle crémaster* (*fig.* 1, *c*) ou *ilio-testiculaire* est constitué par une bande musculeuse, d'un rouge vif, s'étendant à la superficie de la tunique fibreuse, qu'elle revêt sur la plus grande partie de sa face externe. Ce muscle prend son origine, par quelques languettes tendineuses grêles et allongées, dans l'épaisseur du *fascia iliaca,* au point où cette aponévrose recouvre le muscle psoas iliaque, vers l'angle externe de l'ilium. Les fibres originaires du crémaster, d'abord étalées, descendent en se resserrant entre le petit oblique de l'abdomen et le péritoine, jusqu'à l'orifice supérieur du trajet inguinal [1], où elles se rapprochent pour s'unir au cordon testiculaire, qu'elles enveloppent sur sa demi-circonférence externe. Le muscle continue ensuite son trajet le long du cordon, jusqu'au niveau du bord supérieur du testicule, où il se termine, à des hauteurs inégales, en épanouissant ses fibres sur la tunique fibreuse.

Par sa face externe ou superficielle, le crémaster est en rapport, dans le trajet inguinal, avec le muscle petit oblique de l'abdomen et l'aponévrose crurale, et plus bas avec le dartos, dont le sépare une couche de tissu cellulaire très-lâche, que l'on divise aisément avec le doigt. Un cordon nerveux, *n*, fourni par les 3e et 4e paires lombaires, rampe à sa surface. Par sa face profonde, ce muscle est en rapport seulement avec la tunique fibreuse qu'il recouvre, et avec laquelle il contracte une adhérence qui devient plus intime à mesure que le muscle approche de son extrémité terminale.

---

[1] Le *trajet* ou *canal inguinal* est une ouverture ménagée à travers l'épaisseur des muscles abdominaux pour le passage du cordon testiculaire. Compris entre le muscle petit oblique de l'abdomen (*fig.* 1, *s*) et l'aponévrose crurale, *r*, il forme une sorte d'infundibulum aplati, situé dans un plan à peu près parallèle au plat de la cuisse, haut de 4 à 5 centimètres, et présentant deux orifices. L'*orifice supérieur* ou *interne*, limité : en avant, par le bord postérieur du petit oblique, en arrière, par la corde aponévrotique connue sous le nom de ligament de Fallope, est le plus étroit des deux. L'*orifice inférieur* ou *anneau inguinal* (*fig.* 1, 2 et 3, *o*), est un ellipsoïde allongé, oblique en avant et en dehors, circonscrit par la couche aponévrotique résultant de l'union de l'aponévrose du muscle grand oblique avec la tunique abdominale (*fig.* 1, *t, t*), et se confondant, en ce point, avec l'aponévrose crurale, *r*, qui en forme le bord et la limite postérieure.

Le crémaster a pour usage de remonter le testicule contre l'anneau inguinal. Cette action rétractile, indépendante des mouvements vermiculaires du dartos, s'exerce parfois d'une façon extrêmement énergique et devient, en ce cas, la source d'une résistance

Fig. 2 (*).

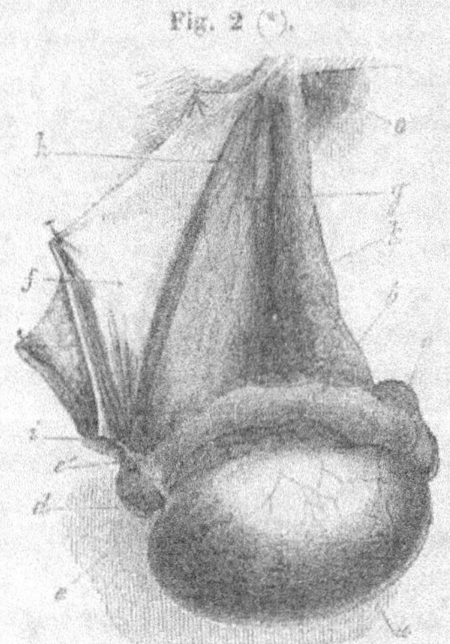

qu'il faut vaincre d'abord, lorsqu'on veut saisir le testicule pour opérer la castration.

La *tunique fibreuse* (*fig.* 1, *b*) est une membrane mince, constituée, comme l'indique son nom, par du tissu fibreux blanc,

(*) Fig. 2. — *Testicule droit tout-à-fait dégagé de ses enveloppes, et retenu, par le grand septum, à la tunique fibreuse relevée et dont une partie seule est conservée. Vu par sa face externe.*

a, Glande testiculaire. — *b*, Corps de l'épididyme, avec les circonvolutions formées par le canal déférent. — *c*, Tête de l'épididyme. — *d*, Queue de l'épididyme. — *e*, Faisceau fibreux unissant la queue de l'épididyme à la partie postérieure du testicule. — *e'*, Continuation de ce même faisceau jusqu'à la face interne de la tunique érythroïde, formant en ce point la limite inférieure du septum séreux, et établissant l'union de la queue de l'épididyme avec la face interne du sac testiculaire. — *f*, Face interne de la tunique érythroïde, tapissée par le feuillet pariétal de la tunique séreuse. — *g*, Grand septum, formé par la duplicature de la tunique séreuse, et établissant la continuité entre les deux feuillets pariétal et viscéral de cette même tunique. — *h*, Divisions de l'artère petite testiculaire, rampant entre les deux lames du septum. — *i*, Septum inférieur, séparant le testicule de l'épididyme. — *k*, Faisceau antérieur ou vasculaire du cordon testiculaire, constitué par les vaisseaux et nerfs spermatiques, dont les circonvolutions multipliées constituent le corps *pampiniforme*. — *o*, Orifice inférieur du canal inguinal.

et formant un sac complet, dans lequel se trouvent logés le testicule et son cordon. Étroit et allongé le long du cordon, ce sac est renflé inférieurement pour recevoir le testicule. Par sa face externe, la membrane fibreuse est en rapport : en dehors, avec le cré-

Fig. 3 (*).

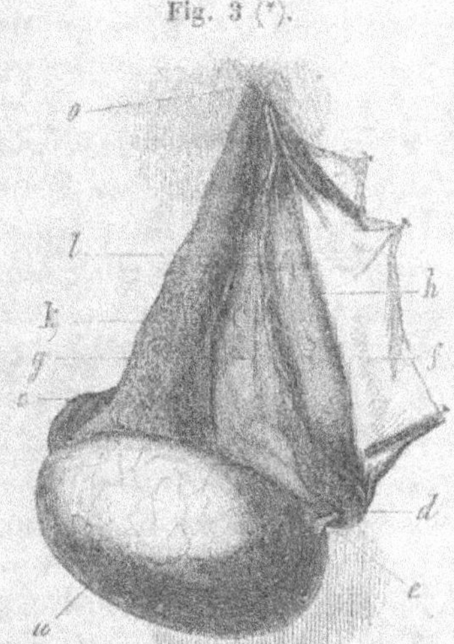

master, auquel elle est unie par un tissu cellulaire peu serré qui s'y insère à sa partie inférieure, comme nous l'avons dit déjà, par la fusion de ses fibres terminales avec sa propre substance; au côté interne, avec le dartos dont elle n'est séparée que par une couche de tissu cellulaire lamelleux que l'on est obligé de détruire quand on opère la castration par l'un des procédés à testicules couverts. A sa face profonde (*fig.* 2 et 3, *f*), la tunique fibreuse est tapissée par la séreuse, à laquelle elle adhère d'une manière très-intime.

On considère la tunique fibreuse comme un prolongement du *fascia transversalis* entraîné dans les bourses, lors de la descente du testicule à travers le canal inguinal. A la partie supérieure, où

(*) FIG. 3. — *Testicule droit disposé comme dans la fig. 2, mais vu par sa face interne.*
a, c, d, e, f, g, h, k, o, comme dans la *fig.* 2. — *l,* Canal déférent, soutenu, à la face interne
du grand septum, par un repli séreux spécial.

le sac formé par cette membrane présente un col rétréci, la tunique se dédouble en deux feuillets : l'un externe, qui s'insère au pourtour de l'anneau inguinal, l'autre interne, qui se continue directement avec le *fascia transversalis* et l'aponévrose crurale.

4° **Tunique séreuse.** — Cette tunique, que l'on rencontre immédiatement au-dessous de l'érythroïde, n'est autre chose qu'une expansion du péritoine. Elle est formée, comme toutes les séreuses, d'un double feuillet, l'un *pariétal*, l'autre *viscéral*.

Le *feuillet pariétal*, situé immédiatement au-dessous de la tunique fibreuse dont il tapisse toute la face interne, forme un sac allongé, piriforme, connu sous les noms de *sac vaginal*, de *gaîne* ou *tunique vaginale*, de *sac* ou *gaîne testiculaire*, sac dans lequel se trouvent immédiatement renfermés le testicule et ses annexes. On distingue à ce sac, à la partie supérieure, une *ouverture*, orifice inguinal interne, qui le met en communication avec la cavité péritonéale ; au-dessous, un *goulot*, long de 2 centimètres ; puis un *collet*, rétréci ; et, enfin, un *fond* constitué par le reste du sac. Ce feuillet est étroitement uni par sa face externe avec la tunique fibreuse, et n'en peut être isolé par la dissection. Par sa face interne, il est libre et en contact avec le feuillet viscéral, ce qui établit la contiguité de la séreuse avec elle-même.

Le *feuillet viscéral* forme une enveloppe immédiate et complète au testicule et à son cordon. Il se continue avec le feuillet précédent par un repli vertical ou *grand septum* (*fig.* 2 et 3, *g*), qui sépare en deux compartiments la partie postérieure de la gaîne. La formation de ce repli est aisée à concevoir. Il suffit de se représenter la gaîne vaginale, après avoir tapissé la tunique fibreuse dans tout son pourtour, la quittant, vers son bord postérieur, pour s'adosser à elle-même, et renfermant, dans sa duplicature, parallèle à la direction de la gaîne, le cordon et le testicule. Par cette disposition, la tunique séreuse forme, comme tous les sacs séreux, à l'appareil testiculaire, une double enveloppe, entre les deux lames de laquelle existe un espace libre, la *cavité vaginale*, dont les parois, libres, lisses et en contact avec elles-mêmes, sont lubrifiées par un fluide séreux, parfois assez abondant, qui favorise les glissements du testicule.

En arrière du cordon, le septum, libre dans une certaine

étendue, offre, quand il est déplissé, une largeur moyenne de
10 à 12 centimètres au-dessus du testicule, et va se rétrécissant
vers la partie supérieure. Inférieurement, ce repli se termine par
un bord libre très-court (*fig.* 2, *e'*), qui s'étend du testicule, en
se fixant à la queue de l'épididyme, jusqu'à la partie postérieure
de la tunique fibreuse, et constitue une espèce de frein ou ligament, dont la longueur ne dépasse pas 3 centimètres, et qui
retient le testicule et l'empêche de remonter jusque dans la cavité
abdominale quand le crémaster se contracte.

§ 2. — Testicule et ses annexes.

Après avoir enlevé les diverses couches membraneuses que nous
venons d'étudier, on arrive au *testicule*, surmonté de son *cordon*,
auquel il est suspendu.

1° **Testicule.** — Le *testicule* (*fig.* 2 et 3, *a*) est un organe
de forme ovoïde, aplati d'un côté à l'autre, d'une longueur moyenne
de 8 et 9 centimètres, mais offrant de grandes variations suivant
la taille des individus. Il affecte, au fond du sac vaginal, une direction parallèle ou plan médian du corps et légèrement oblique
en bas et en arrière. Il est formé d'une enveloppe extérieure et
d'un tissu propre. L'enveloppe est une sorte de coque fibreuse,
épaisse, résistante, inextensible, désignée sous le nom de *tunique
albuginée*, et dans l'épaisseur de laquelle on voit serpenter en différentes directions un grand nombre de vaisseaux sinueux. Sa face
externe est très-adhérente avec la tunique vaginale qui la recouvre
partout, excepté à son bord supérieur. Dans l'intérieur de cette
tunique est le *tissu propre* du testicule, se présentant sous l'aspect
d'une pulpe d'un brun jaunâtre, séparée en lobules par des cloisons
cellulo-vasculaires qui partent de la face interne de la tunique
albuginée. Ce tissu, constitué par un grand nombre de canalicules
extrêmement déliés, s'anastomosant entre eux, et repliés un très-
grand nombre de fois sur eux-mêmes, n'adhère à la tunique albuginée que par les vaisseaux qui se rendent d'une partie à l'autre,
d'où la facilité avec laquelle il s'échappe à travers son enveloppe,
lorsque celle-ci étant incisée, en comprime le testicule. Vers le
haut de la moitié antérieure du testicule, les canalicules devien-

nent rectilignes et traversent un petit corps blanchâtre, fibreux, connu sous le nom de *corps d'Higmore*. De ce point, les canalicules, condensés en plus petit nombre, et nommés *canaux efférents*, se rendent vers la partie antérieure et supérieure du testicule, où ils vont constituer l'origine du canal déférent.

Les deux testicules, l'un droit et l'autre gauche, affectent une disposition identique. Seulement le droit paraît généralement plus relevé et un peu moins volumineux que le gauche, leur position relative variant d'ailleurs beaucoup, suivant les individus, l'état de relâchement ou de contraction des organes suspenseurs.

2o **Épididyme.** — Au-dessus du testicule, reposant sur son bord supérieur, est l'*épididyme* (*fig.* 2, *b*), corps allongé, flexueux, inégal dans son diamètre, renflé à ses extrémités, formé par la première partie du canal efférent replié en différents sens sur lui-même, et dont les circonvolutions irrégulières sont d'autant plus multipliées, qu'elles se rapprochent davantage de l'origine de ce renflement. L'épididyme est maintenu au-dessus du testicule, en dehors du septum, dans un repli particulier de 1 centimètre de large, qui se détache de celui-ci, à 4 ou 5 centimètres du testicule ; de telle sorte que l'épididyme est comme flottant contre la lame séreuse : la portion de celle-ci, située entre l'épididyme et le testicule, forme un septum étroit (*fig.* 2, *i*), entre les deux lames duquel rampent quelques vaisseaux, et qui se trouve renforcé, à sa partie postérieure, par quelques fibres blanches (*fig.* 2 et 3, *e*), constituant une sorte de ligament qui unit d'une manière solide l'épididyme au testicule.

L'épididyme présente deux extrémités : l'antérieure et la postérieure. L'extrémité antérieure ou *tête*, *c*, est la plus volumineuse des deux. Elle est continue au testicule par les canaux efférents, qui se détachent en ce point de l'organe pour se réunir et former un seul canal. C'est en ce même point que les vaisseaux sanguins testiculaires passent du cordon dans la substance de la glande. L'extrémité postérieure de l'épididyme ou la *queue*, *d*, moins volumineuse que la tête, dépasse le testicule en arrière, et se trouve fixée à cet organe d'une manière très-intime par un faisceau très-court de fibres blanches, *e*, qui se continue avec le ligament, *e'*, attaché à la tunique fibreuse, de façon que l'épididyme, à cette extrémité, est comme maintenu, d'une manière solide, entre ces deux ligaments, et semble contourner le bord inférieur du septum pour constituer, en arrivant à la face interne de ce repli, le canal déférent.

3° **Cordon testiculaire.** — Le *cordon testiculaire,* qui surmonte le testicule, et établit la communication de cet organe avec le système circulatoire et les parties extérieures de l'appareil générateur, est essentiellement constitué par les vaisseaux et les nerfs testiculaires, et la portion inguinale du canal déférent, le tout enveloppé par le feuillet viscéral de la tunique séreuse. Ces différentes parties forment une masse allongée, aplatie d'un côté à l'autre, élargie inférieurement, au niveau de l'épididyme, et se resserrant vers la partie supérieure pour franchir le canal inguinal (*fig.* 1, 2 et 3, *o*). Ce cordon est libre dans la cavité vaginale, sauf à son bord postérieur, uni, dans toute sa hauteur, par le septum de la gaîne, à la paroi correspondante de celle-ci.

Les parties constituantes du cordon, rassemblées supérieurement, vont en divergeant à mesure qu'elles se rapprochent de l'extrémité inférieure de cet organe, et se séparent en plusieurs faisceaux dont la position respective est importante à déterminer.

Le faisceau antérieur (*fig.* 2 et 3, *k*) est formé par les *vaisseaux* et les *nerfs testiculaires* ou *spermatiques,* comprenant : 1° l'*artère grande testiculaire,* qui vient de l'aorte postérieure, parcourt, dans le cordon, un certain trajet en ligne droite ; puis, à quatre ou cinq travers de doigt au-dessus de l'épididyme, commence à former des flexuosités nombreuses, et telles, que l'artère dépliée présente une longueur dix fois plus considérable que l'espace qu'elle parcourt. Parvenue à la tête de l'épididyme, l'artère, après avoir envoyé quelques divisions propres à cet organe, pénètre dans le testicule par l'ouverture qui donne origine au canal déférent. 2° Les *veines* et *lymphatiques* testiculaires, satellites de l'artère, et formant comme celle-ci, à partir de l'épididyme, une série d'inflexions serrées, anastomotiques entre elles, puis devenant rectilignes en arrivant à la partie supérieure, d'où elles se dirigent à la région sous-lombaire pour se dégorger : les veines, dans la veine-cave postérieure ; les lymphatiques, dans les ganglions sous-lombaires. Ces différentes flexuosités vasculaires, surtout celles des veines, forment, au-dessus de l'épididyme, ce corps allongé, épais et pyramidal, *k*, qui a reçu le nom de *corps pampiniforme*. 3° Les *nerfs*, de nature ganglionnaire, formant un plexus en communication avec le plexus solaire, et accompagnant principalement les vaisseaux artériels.

Un second faisceau, situé en arrière du premier, est constitué : 1° par le *canal déférent* (*fig.* 3, *l*), qui se présente sous la forme d'un cordon cylindrique, dur au toucher, faisant suite à la queue de l'épididyme, remontant, dans une direction rectiligne et à peu près verticale, à la face interne du septum postérieur, contre lequel il est maintenu, de même que l'épididyme, par un repli flottant de la séreuse, offrant, vers la partie inférieure, une largeur de 3 ou 4 centimètres, augmentant à mesure que l'organe remonte vers l'anneau inguinal, et qui s'accroît plus encore dans l'abdomen. Ce repli se détache du septum à peu près vers le quart postérieur de la largeur de celui-ci. Le canal déférent, qu'il maintient entre ses deux lames, se rapproche du faisceau antérieur du cordon en arrivant à l'anneau inguinal, puis, dans l'abdomen, il s'en sépare pour se diriger vers le bassin, où il se termine dans les vésicules séminales. 2° L'artère *petite testiculaire* (*fig.* 2 et 3, *h*), née de l'iliaque externe, se continuant entre les deux lames du septum, au bord postérieur du cordon, jusqu'à l'épididyme, où elle s'épuise en fournissant des divisions au canal déférent.

Indépendamment de ces deux faisceaux constitutifs essentiels du cordon testiculaire, et dans l'intervalle qui les sépare, M. H. Bouley a signalé un groupe de fibres blanchâtres, maintenues entre les deux lames du septum moyen, et qu'il considère comme un muscle particulier, de la nature des muscles de la vie organique, qu'il désigne sous le nom de *muscle blanc* [1]. Ces fibres, suivant M. Bouley, prendraient leur origine à la face externe du péritoine, au niveau de l'orifice de la gaîne vaginale, puis s'irradieraient entre les lames du septum jusqu'à l'épididyme, pour se diriger ensuite en arrière, vers la queue de cet organe, où, en se condensant, elles formeraient l'espèce de ligament musculaire qui unit cet organe avec le feuillet pariétal de la séreuse. Ce serait à

---

[1] *Rec. de Méd. vét.* 1853, p. 679.

la contraction très-puissante de ce muscle blanc, toujours suivant M. Bouley, que serait due la rétraction si énergique du cordon vers l'anneau inguinal, lorsqu'on met cet organe à nu pour le saisir. Nos dissections particulières ne nous ont, en aucune façon, confirmé l'existence de ce muscle ; les fibres blanches, dont parle M. Bouley, ne nous paraissent être autre chose que des fibres dartoïques, trop faibles pour avoir une part quelconque dans les mouvements du testicule, qu'il convient d'attribuer exclusivement à l'action du crémaster.

Article II.

PRÉLIMINAIRES RELATIFS A LA PRATIQUE DE LA CASTRATION CHEZ LES SOLIPÈDES.

Dans ces préliminaires, nous aurons à étudier l'âge auquel il convient de pratiquer l'opération, les conditions générales et particulières les plus favorables pour son exécution, les soins préparatoires qu'exige l'animal avant d'être opéré, et, enfin, la position qu'il convient de lui donner pour l'opération.

§ 1er. — Age auquel il convient de pratiquer la castration.

Le cheval peut subir la castration à toutes les époques de la vie, depuis les premiers jours qui suivent la naissance jusqu'à dix, quinze ans et au-delà. Mais, attendu que l'opération est d'autant plus facile à exécuter et moins dangereuse, pour l'animal, que celui-ci est plus jeune, il est de règle, depuis longtemps, de ne jamais l'ajourner au-delà d'une certaine limite d'âge. D'un autre côté, connaissant les effets de la castration sur l'animal, les modifications qu'elle imprime à tout l'organisme, modifications d'autant plus profondes, que l'opération a été faite à un moment plus rapproché de la naissance, la pensée a dû naturellement venir, tout en cherchant à annihiler, par l'émasculation, les défauts propres au cheval entier, de la retarder assez, cependant, pour donner aux animaux le temps d'acquérir les qualités particulières dont le développement paraît subordonné à l'influence de l'appareil reproducteur, savoir : la force, l'énergie, l'ardeur au travail, etc.

De là deux systèmes contraires : la castration hâtive et la castration tardive, lesquels, dès le principe, se sont trouvés en présence, et ont tour-à-tour rallié les opinions des auteurs qui, à différentes époques, se sont occupés de la question, et l'ont résolue, chacun à leur manière, plus ou moins en conformité avec les doctrines et les idées de leur temps.

L'origine du débat, au reste, ne remonte pas très-haut, les anciens, dans leurs écrits, n'ayant rien laissé qui puisse faire présumer qu'elle était leur pensée à cet égard. Les premières notions qu'on ait à ce sujet ne datent que du xvi⁰ siècle, et se rencontrent dans l'ancienne *Maison rustique* [1], et dans Olivier de Serres [2], lesquels auteurs donnent pour tout précepte de ne pas châtrer avant l'âge d'un an, afin que le sujet soit suffisamment fortifié pour subir l'opération sans danger. Il faut arriver ensuite aux écrivains du siècle dernier pour commencer à trouver la question sérieusement discutée.

Alors régnait, d'une manière à peu près générale, l'opinion que la castration tardive est la plus avantageuse. Les animaux coupés jeunes, disait-on alors, n'arrivent jamais à leur complet développement; ils restent à un certain degré d'imperfection, qui se serait effacé si on les eût opérés plus tard; ils ont la croupe et l'encolure moins développées, le tempérament moins affermi; ils sont, enfin, disait-on toujours, plus faibles, moins énergiques, etc. En conséquence, on conseillait de ne pas châtrer avant l'âge de trois, quatre ou même cinq ans, admettant que les animaux, alors seulement, pouvaient être bien conformés, avoir du feu, de la vigueur, et conserver après la castration une partie de ces qualités, qu'ils n'eussent pu acquérir si on les eût trop tôt soumis à l'opération.

Les meilleurs esprits, Huzard et Hartmann [3], F. de Feugré [4], Tessier [5], ont partagé cette manière de voir, qu'ont professée également, à une époque plus rapprochée de nous, Vatel [6], H. d'Ar-

<hr>

[1] *La Maison rustique*, par Ch. ESTIENNE et J. LIÉBAULT. Paris, 1563.

[2] *Théâtre d'Agriculture*. Paris, 1600.

[3] *Traité des haras*. Paris, 1788.

[4] *Dict. univ. d'Agricult. prat. et d'Econ. rurale*. Paris, 1809.

[5] *Cours complet d'Agriculture*. Art. *Castration*. Paris, 1821.

[6] *Elém. de pathol. et de chirurg. vét*. Paris, 1828.

boval [1], et qui a longtemps servi de règle de conduite aux éleveurs de notre pays, à ceux de la Normandie notamment. De la sorte, on se proposait, non-seulement d'obtenir le bénéfice des qualités que le sujet acquiert en se développant entier, mais encore de conserver pour la reproduction ceux que leur conformation plus parfaite rendrait propres à cet usage ; raisons principales auxquelles se joignaient quelques autres motifs secondaires, tels que : l'usage établi ; le désir de laisser plus d'apparence à l'animal pour la vente ; l'espoir que l'acheteur, obligé de faire pratiquer lui-même la castration, s'interdirait de la sorte le droit de redhibition s'il y avait lieu de l'exercer, etc.

L'expérience a prouvé l'inexactitude de ce calcul, et fait voir que, non-seulement la castration tardive ne réalise pas les avantages qu'on en attendait, mais qu'elle exerce au contraire sur l'animal une influence défavorable, de nature à réagir jusque sur les qualités mêmes des races.

Ainsi, sans parler des suites plus fâcheuses de l'opération faite à un âge avancé, il est certain qu'un animal adulte, dont le caractère s'est formé sous l'influence dominante de l'appareil reproducteur, venant à être privé tout-à-coup, par la castration, de ce stimulant organique, perd d'abord sa fierté et son énergie, et, par cela seul, cesse d'être, pour le travail, ce qu'il était auparavant, ne conservant, de son ancienne condition, qu'un caractère difficile, ombrageux, qui le rend toujours plus dangereux et moins docile qu'un cheval châtré jeune.

Il faut dire, pour rester dans la vérité, que ces effets ne sont pas constants, ou plutôt ne se manifestent pas toujours d'une façon très-évidente. On les a même niés. Lacoste [2], par exemple, combat l'opinion que la castration tardive diminue l'énergie du cheval. Il cite des faits nombreux, prouvant que l'opération à un âge avancé ne nuit en rien à la force, à la résistance, aux fatigues. Il rappelle que beaucoup d'animaux, châtrés à cinq, à dix, à quinze ans et même plus, ont conservé toute leur vigueur première, et ont fait le même service qu'auparavant.

---

[1] *Dict. de Méd. et de Chirur. vét.* 2ᵉ édit. Paris, 1836, t. Iᵉʳ.
[2] *Journ. des Vét. du Midi,* 1851, p. 13.

Lacoste n'ajoute pas, pourtant, et c'est ce qui importe le plus ici, que les chevaux châtrés tard valent mieux que les autres. De sorte que, à supposer que la castration tardive soit réellement, sous ce rapport, sans inconvénient, cela ne saurait constituer, vu les désavantages nombreux qu'elle offre d'un autre côté, un argument en sa faveur.

Eu égard à la conformation seule, la castration tardive n'offre pas plus d'avantages, car les formes mêmes qu'on espérait conserver à l'animal, en le châtrant plus tard, s'altèrent sensiblement. Le corps, à cet âge, ayant pris tout son développement, si l'animal vient à être privé des attributs de son sexe, les muscles diminuent de volume, les parties antérieures du corps se rétrécissent, l'encolure s'amincit, et la tête seule où domine le système osseux, reste grosse et lourde. L'arrière-main, toujours plus étroite sur l'animal entier, ne pouvant plus acquérir le développement qui lui manque, la croupe reste pointue, rétrécie, anguleuse ; les cuisses deviennent encore plus plates. Et de tout cela résulte, dans l'ensemble de l'économie, un défaut d'harmonie et de proportions qui trahit au premier aspect un animal dégénéré.

On a reproché, il est vrai, à la castration hâtive, de diminuer, en arrêtant le développement des parties antérieures du corps, l'ampleur de la poitrine. Mais l'observation a démontré que cette diminution est inappréciable en fait. Si elle existe, d'ailleurs, elle est sans danger, puisqu'elle ne peut s'aggraver par voie de génération. Et, comme le fait fort bien observer M. Goux [1], elle est, de plus, sans inconvénient pour l'individu qui, n'ayant point à courir, à appeler sa femelle, à se défendre contre des rivaux, à déployer enfin la fougue, la vélocité, l'énergie de l'état sauvage, peut supporter, sans que sa santé en souffre, cette légère atténuation de sa puissance respiratrice.

La castration tardive a d'autres inconvénients encore. Les animaux, gardés entiers jusqu'à l'âge de quatre ou cinq ans, sont difficiles à élever, à dresser, ne peuvent être abandonnés avec les pouliches qu'ils fécondent, souvent de trop bonne heure, sans profit pour le propriétaire. En outre, et par cela seul qu'on les

---

[1] *Journ. des Vét. du Midi*, 1849, p. 61 et suiv.

possède, on est souvent tenté de livrer à la reproduction quelques-uns de ces animaux non châtrés, bien qu'ils soient dépourvus des qualités nécessaires à un bon reproducteur, et que leur conformation aurait dû tout-à-fait éloigner d'un tel rôle; étalons de hasard desquels on n'obtient que des produits défectueux, abâtardis, qui ne peuvent que contribuer par eux et leurs descendants à la dépréciation de l'espèce.

Le choix des bons étalons ne se trouve pas davantage aidé par l'habitude de châtrer les animaux à l'âge adulte, attendu que ce n'est pas à quelques apparences extérieures seulement, révélant des qualités plus ou moins passagères, que l'on a l'habitude de s'en rapporter en cette circonstance; attendu, encore, que les reproducteurs ne sont pas uniquement des animaux de belle conformation, choisis parmi les autres, après un examen superficiel, et que, le plus souvent, ce sont des individus, dont la descendance est connue, créés tout exprès pour cet usage, et dont l'éducation est dirigée de manière à assurer en eux les qualités exigées pour l'importante fonction qu'ils ont à remplir.

Ainsi, de quelque manière qu'on l'envisage, la castration tardive, sans offrir aucun avantage réel, présente d'assez nombreux inconvénients, pour engager définitivement les praticiens et les éleveurs à y renoncer. C'est de la sorte que le comprennent aujourd'hui la plupart des hommes dont le nom fait autorité, et qui ont développé, dans des écrits divers, les arguments que nous venons de résumer, MM. Renault[1], Yvart[2], Huzard fils[3], Magne[4], Goux[5], Cailleux[6], Lacoste[7], etc. C'est ainsi que l'ont compris depuis longtemps les Anglais, dont l'expérience dans l'art de perfectionner les races peut sur ce point, comme sur tant d'autres, être à juste titre invoquée, et qui ont été les premiers à reconnaître les avantages incontestables, démontrés par les faits et par

[1] *Maison rustiq. du* XIXᵉ *siècle*, 1837, t. II, p. 260.
[2] *Ibid.*, p. 400.
[3] *Des haras domestiques.* 1843.
[4] *Traité d'hygiène vétérinaire appliquée.* 1857, t. I.
[5] *Journ. des Vét. du Midi.* 1849.
[6] *Moniteur des Comices.* 1858, t. IV, p. 178.
[7] *Journ. des Vét. du Midi.* 1851.

le raisonnement, de la castration hâtive sur la castration tardive.

Le principe de la castration hâtive, admis en thèse générale, la question ne se trouve qu'à moitié résolue, car il reste encore une assez grande latitude pour la détermination précise de l'âge le plus convenable, durant cette période de la vie où l'opération est considérée comme hâtive, et qui s'étend de la naissance jusqu'au moment où l'animal commence à être apte à la reproduction, c'est-à-dire vers l'âge de trois ans à trois ans et demi, limite extrême fixée pour la castration, par les partisans, de plus en plus nombreux, de l'opération faite dans le jeune âge. Il y a lieu de se demander, en effet, s'il convient d'atteindre cette limite, ou s'il est préférable d'opérer plus tôt, à une époque plus ou moins rapprochée de la naissance? La question, non moins débattue que la précédente, mérite une égale attention.

Les réformateurs les plus radicaux, opposant un excès à un autre, ont proposé de faire la castration dès les premiers jours qui suivent la naissance, ou tout au moins pendant le temps de l'allaitement, ce qu'on appelle *castrer au lait, castrer à la mamelle.* Les Anglais, les premiers, ont préconisé et expérimenté cette méthode, qui a l'avantage de n'exercer qu'une très-faible influence sur la santé du poulain, et qui favorise, jusqu'à un certain point, le développement général du corps. C'est surtout pour les chevaux destinés aux travaux agricoles que les auteurs anglais recommandent la castration à la mamelle, à l'âge de quatre ou cinq mois, tout en admettant qu'il y a quelque avantage à attendre l'âge de douze ou dix-huit mois, suivant la conformation du sujet, pour les animaux que l'on destine aux services du gros trait ou du carrosse.

En France, cette opinion a rencontré des défenseurs, citant chacun, à l'appui de la castration des très-jeunes poulains, des faits plus ou moins concluants et tendant à prouver que cette opération, pratiquée dans les premiers jours qui suivent la naissance, n'a pas empêché les animaux d'acquérir de remarquables qualités, sous le double rapport de la force et de la conformation [1]. Dans le nombre, nous devons particulièrement citer M. Goux (*loc. cit.*),

---

[1] V. le *Journ. des Haras,* 1841, t. XXVIII, p. 113.

un de ceux qui ont le plus vivement insisté sur les avantages de
la castration à la mamelle.

« En opérant à la mamelle, dit M. Goux, alors que les organes
générateurs n'ont pu encore exercer aucune influence sur l'économie, on voit les parties, dont la présence des testicules aurait
activé le mouvement, conserver les caractères qui les distinguent
chez les femelles. La tête reste légère, l'encolure et les épaules ont
une conformation en tout point contraire à celle qui a été indiquée
chez les chevaux châtrés dans un âge avancé. A des formes lourdes et
disgracieuses ont succédé des conditions de souplesse et d'élégance,
et tandis que le développement du train antérieur est modifié dans
ce sens, les parties postérieures, au contraire, la croupe, les reins,
où siége la vigueur du cheval, acquièrent une ampleur et un
développement musculeux, qu'ils ne peuvent pas acquérir chez
les chevaux laissés entiers ou châtrés plus tard. »

Dans ce passage de son excellent travail, M. Goux a plutôt
fait ressortir les avantages de la castration hâtive considérée en
général que ceux de la castration à la mamelle; et l'on peut toujours se demander si ces mêmes avantages, très-réels lorsqu'ils
sont envisagés dans leur ensemble, sont sans restriction aucune
alors que l'opération est faite dans les premiers mois de la vie; si,
par exemple, l'absence prématurée de l'appareil générateur, en
détournant trop tôt l'activité organique qui, sous l'influence de cet
appareil, tend à se porter vers le système musculaire, ne donnerait pas une prépondérance excessive au système lymphatique,
de manière à augmenter les dispositions à l'engraissement, au
détriment de la force musculaire. Et, en conséquence, s'il ne
vaudrait pas mieux attendre, avant d'enlever les testicules, qu'ils
aient eu le temps de donner, au développement de l'animal, une
impulsion favorable, sans avoir encore absorbé pour eux-mêmes la
somme de vie dont ils dépouillent à leur bénéfice le reste de
l'économie; le moment de transition, d'ailleurs, qu'on fixe communément de dix-huit mois à deux ans, étant différent pour
chaque individu, suivant son plus ou moins de précocité.

M. Goux s'est fait cette objection, et en a tenu compte d'abord;
mais l'expérience lui ayant démontré qu'elle n'est pas fondée,
il croit, après avoir cité des faits à l'appui de sa doctrine, pouvoir

dire que : « sans nuire en rien à la conformation des diverses parties du corps, la castration à la mamelle n'empêche pas les jeunes animaux de prendre toutes les conditions de taille, d'élégance et de force qui font les chevaux de bon service. En effet, ajoute-t-il, en châtrant à la mamelle, on ne dérange aucun équilibre, on ne détruit aucune harmonie dans les fonctions vitales ; on se borne à empêcher de s'éveiller la fonction inerte et passive qui réside dans les organes qu'on enlève. »

Mais ce ne sont là que des avantages en quelque sorte négatifs, des absences d'inconvénients pour mieux dire qui, tout en empêchant de rejeter absolument la castration à la mamelle, ne sauraient être cependant des raisons déterminantes pour son adoption exclusive. M. Goux complète son argumentation par les motifs plus concluants qui suivent. Ainsi, dit-il, « la légèreté de la tête, l'élégance de l'encolure, la finesse de la crinière, la souplesse des épaules, la hauteur du garrot, en un mot, la distinction des parties antérieures, la force et le développement des parties postérieures, témoignent des effets de la suppression des organes génitaux presque immédiatement après la naissance. »

En outre, ajoute le même auteur, la castration ayant pour effet d'adoucir le caractère, on en préviendra d'autant plus sûrement les vices qu'elle sera pratiquée plus tôt. Mais c'est surtout, dit-il, sous le rapport de l'élève et du dressage que la castration à la mamelle est avantageuse. Dépouillés de bonne heure de tout désir ardent, ils deviennent plus doux, plus maniables ; leur éducation est infiniment plus facile ; on peut laisser ensemble les poulains et les pouliches, sans craindre que les premiers s'épuisent prématurément en vains efforts, qui n'ont d'autre résultat que de produire des tares articulaires de nature à les déprécier plus ou moins, etc.

Telle est là thèse soutenue par M. Goux, à l'aide d'arguments que nous avons essayé d'analyser sans les affaiblir. Faut-il la considérer comme vraie de tout point, et comme devant servir désormais de règle de conduite invariable ?

Telle n'est pas l'opinion d'un autre vétérinaire, le regrettable Cailleux, de Caen, auquel sa grande expérience de la question donne le droit d'être écouté.

S'il est vrai, dit Cailleux [1], que la castration, pratiquée dans les six premiers mois de la vie, est avantageuse, en ce sens qu'elle n'a aucune conséquence fâcheuse pour la santé de l'animal, qu'elle guérit avec facilité, et garantit ainsi le propriétaire contre toutes les mauvaises chances qu'entraîne l'opération pratiquée plus tard, il est vrai, aussi, « qu'elle arrête le développement du sujet, et semble paralyser l'effort ordinaire et régulier de la nature. Si l'on veut en juger, que l'on compare, la seconde année, les poulains ainsi châtrés à ceux qui ont été conservés entiers, et l'on verra quelle différence ils offriront ! Les premiers se présenteront plus petits, moins étoffés ; les membres plus grêles, plus faibles. Chez quelques-uns, les aplombs seront moins corrects ; la région dorsale légèrement abaissée fera paraître le rein long et creux. Avec le temps, ces poulains prennent de la taille, mais peu de volume ; ils ont toujours le poitrail étroit, la croupe mince, et annoncent peu d'énergie. A l'âge de quatre ans, ils sont généralement trop enlevés ; plusieurs ont la côte plate ; quelques-uns sont d'un tempérament débile. »

Et ces inconvénients de la castration prématurée, ajoute M. Cailleux, sont presque aussi grands quand on opère sur les sujets d'un an. A cet âge encore, l'opération ne saurait être faite sans dommage. Elle serait sans danger à dix-huit mois, mais comme alors il faudrait la faire en automne, on serait privé du vert, ressource précieuse pour le rétablissement du cheval opéré. De ces considérations, il résulte pour M. Cailleux que l'âge de deux ans est celui que l'on doit préférer. A ce moment, le développement est assez avancé pour n'avoir rien à redouter de l'opération, soit relativement à la conformation, qui ne peut plus en souffrir, soit par rapport aux accidents, qui se produisent rarement à cet âge.

Ce sont les poulains châtrés à deux ans, dit le même auteur, qui lui ont paru toujours les meilleurs du pays ; ce sont eux qui obtiennent le plus de primes dans les concours destinés à encourager la castration dans le jeune âge ; qui remportent les prix, sur l'hippodrome de Caen, dans les courses au trot fondées dans

[1] *Monit. des Comices*, 1858, t. IV, p. 178.

le même but d'encouragement, attendu qu'ils ont toujours plus de vitesse que les poulains châtrés à trois ou quatre ans.

Nous voilà bien loin des avantages attribués à la castration à la mamelle; et il faut ajouter que la position de M. Cailleux, au milieu d'un pays d'élève, où la castration est pratiquée sur une échelle plus large que dans aucune autre partie de la France, donne à ses assertions une incontestable autorité.

Que conclure de ces affirmations contraires? C'est que si la castration à la mamelle a pu, dans des circonstances exceptionnelles, offrir certains avantages, elle ne saurait cependant devenir une règle générale, en présence des faits assez nombreux qui en ont montré les inconvénients. Sans doute, elle peut convenir à certaines organisations énergiques, comme en offrent les races du Midi; mais attendu qu'on ne peut, dès la naissance, juger quand elle est indiquée, et que, d'ailleurs, il n'y a pas d'inconvénient à attendre, il nous paraît rationnel de fixer à *deux ans*, pour les races du Nord, l'âge le plus convenable pour la castration, et d'admettre pour celles du Midi l'âge d'*un an* à *dix-huit mois*.

Les Anglais, que l'on peut toujours citer pour ce qui se rattache aux questions chevalines, se maintiennent entre ces deux limites, et châtrent communément leurs poulains vers l'âge de quinze à dix-huit mois. Beaucoup de propriétaires, en France, suivent la même coutume, et s'en trouvent bien. Cet âge peut donc, à juste titre, être envisagé comme le plus propre à concilier la majorité des intérêts, la limite, d'ailleurs, devant varier suivant le climat, la race à laquelle l'animal appartient, le service auquel on le destine, sa conformation particulière, etc.

Ainsi, sachant que le cheval hongre, par l'ensemble de ses formes, se rapproche d'autant plus de la femelle qu'il a été châtré plus jeune, il sera indiqué, chez les races légères, dont l'avant-main n'est pas suffisamment développée, de retarder un peu l'opération, d'attendre deux et même trois ans, de manière à laisser d'abord rétablir, par l'influence de l'appareil générateur, l'équilibre entre le train antérieur et le train postérieur. S'agit-il, au contraire, d'animaux d'espèce commune, ayant la tête forte, l'encolure et les épaules chargées, il convient de les castrer plus tôt, pour leur donner plus de légèreté et de vitesse, comme cela est nécessaire, par exemple, chez les chevaux destinés à la cavalerie légère. Et cette règle, que nous formulons à l'égard des races, s'applique aussi bien aux individus, pris isolément, qui offrent ces mêmes particularités dans leur conformation extérieure.

Tels sont les principes généraux, longtemps controversés, aujourd'hui arrêtés sur des bases rationnelles, qui doivent servir de guide pour la détermination de l'âge auquel il convient de pratiquer la castration des poulains. C'est, en l'état actuel de la science et de la pratique, le dernier mot de la question, et il est peu probable que les circonstances le fassent désormais changer.

§ 2. — **Conditions favorables à l'opération. Soins préliminaires.**

La castration, une des opérations les plus communes de la chirurgie vétérinaire, et à cause de cela trop souvent abandonnée à des opérateurs de tout ordre, est pratiquée la plupart du temps sans précaution aucune; et, dans la majorité des cas, il ne paraît pas en résulter, il faut le reconnaître, de bien sérieux inconvénients. Il n'est pas contestable, néanmoins, que le soin de n'opérer que lorsque l'animal se trouve dans de certaines conditions de temps, de lieu, de santé individuelle, reconnues les plus propres à favoriser la guérison, n'offre des chances de succès plus nombreuses. D'où la nécessité de tenir compte de ces conditions, et avec d'autant plus de raison que de toutes les grandes opérations, la castration, sauf les cas où il s'agit de remédier à un état morbide qui rend l'opération urgente, est une de celles pour lesquelles on peut le mieux choisir son moment; qu'il est le plus aisé d'ajourner ou d'éviter quand une circonstance quelconque la rend inopportune ou dangereuse.

Ainsi, bien que l'on puisse presque toujours impunément castrer les animaux en toute saison, il est néanmoins rationnel de choisir de préférence, pour opérer, les saisons tempérées, le printemps et l'automne, durant lesquelles les animaux qui ont subi l'opération se trouvent moins exposés aux excès thermométriques de l'été et de l'hiver, dont l'influence se fait sentir d'une manière diverse, sans doute, mais toujours pernicieuse. En hiver, les animaux ont à redouter, outre le froid, nuisible toujours à la prompte cicatrisation de la plaie, les brusques variations de température, les pluies, les grands vents, qui, durant la période fébrile surtout, sont de nature à occasionner des répercussions dangereuses sur les organes essentiels de la vie. Durant l'été, au contraire, on peut craindre, par suite de la putréfaction des matières sécrétées par les plaies, l'apparition de phénomènes gangréneux plus ou moins graves, outre que les animaux, alors tourmentés par les insectes, s'exposent d'eux-mêmes à faire naître des complications pouvant retarder leur guérison. Ces circonstances justifient donc, amplement, le choix généralement conseillé, pour pratiquer la castration, d'une saison de température moyenne, du printemps surtout, à cause du vert que l'on peut, à cette époque, donner aux animaux opérés.

Il faut considérer encore, avant de livrer l'animal aux chances d'une opération toujours grave, ce qu'on nomme la constitution médicale du lieu; se convaincre qu'il ne règne dans le pays aucune influence épizootique ou enzootique, ou seulement cet état particulier de l'atmosphère qui, sans qu'on puisse en préciser la cause, se manifeste d'une manière fâcheuse, en faisant obstacle à la marche régulière des plaies, en donnant à toutes les lésions traumatiques un caractère pernicieux, accompagné le plus souvent de troubles généraux. Quand on soupçonne l'existence de conditions semblables, le mieux est de s'abstenir de toute opération, sinon de commencer par ne châtrer qu'un petit nombre d'animaux à la fois, afin de juger, par les résultats que l'on obtient, s'il y a lieu ou non de continuer sur les autres. De la sorte, on se met à l'abri de ces mortalités, parfois si cruelles, qui surviennent dans les contrées d'élève, et portent la plus grave atteinte à la fortune des propriétaires et du pays.

On recommande encore, et avec raison, de n'opérer que lorsque le sujet se trouve dans un parfait état de santé, « sous bon poil, » comme on dit communément. On conçoit, en effet, que la castration, pratiquée sur un animal atteint d'une affection quelconque, ne peut que compliquer cet état préexistant, lequel à son tour aggrave plus ou moins les suites de l'opération. La coïncidence de la gourme est surtout à redouter, en ce que cette affection critique peut faire naître sur la partie opérée des engorgements phlegmoneux difficiles à combattre.

Des inconvénients analogues se présentent quand on opère des animaux fatigués, épuisés par des travaux forcés ou de longues maladies, et qui, dans cet état, sont nécessairement plus exposés aux accidents consécutifs à l'opération, outre qu'ils sont toujours beaucoup plus longtemps à se remettre.

A un point de vue analogue, on a encore signalé, comme contre-indiquant la castration, l'excès d'embonpoint, indice presque certain d'un affaiblissement organique, qui donne moins de force de résistance aux actions traumatiques. L'état pléthorique, prédisposant trop fortement à la réaction inflammatoire, est également nuisible.

Au moment de pratiquer l'opération, bien que l'on puisse négliger ces soins excessifs : diète prolongée, saignée, repos, etc., recommandés par certains auteurs et que l'on suivait rigoureusement autrefois, surtout au temps où régnait la doctrine physiologique, soins dont l'effet le plus certain était de retarder, sinon de compromettre plus ou moins la guérison, il ne saurait être inutile de prendre quelques précautions, en les subordonnant d'ailleurs à l'état du sujet. Si celui-ci est d'un bon tempérament, dans toutes les conditions de santé voulues, on se borne, pour toute préparation, à le laisser au repos pendant la journée qui précède l'opération. Si l'on a affaire à un animal énergique, vif, excitable, on prolonge le repos; on y ajoute la diète, même une petite saignée, s'il se trouve dans un état pléthorique prononcé. Quand il est, au contraire, affaibli, épuisé par des fatigues, des affections de longue durée, il convient d'attendre qu'il ait réparé ses forces par quelques jours d'un bon régime. Dans tous les cas, le sujet, le jour de l'opération, devra être à jeun et reposé.

Il importe, enfin, avant d'opérer, de nettoyer l'intérieur du fourreau avec de l'eau tiède savonneuse, afin de faire tomber la matière sébacée abondante ou *cambouis* qu'il renferme, en quantité d'autant plus grande que l'animal est plus âgé, et dont la présence peut être nuisible, accroître l'irritation des parties, lorsque l'engorgement inflammatoire de la région inguinale, qui suit l'opération, s'étend jusqu'au fourreau.

§ 3. — Position à donner à l'animal pendant l'opération.

Une précaution plus importante à observer, avant de pratiquer la castration, est d'assujétir convenablement l'animal, de manière à avoir toute la facilité possible pour l'opération et à se mettre soi-même à l'abri des atteintes du sujet. Pour réaliser ces conditions, on place habituellement celui-ci dans la position couchée, sur le côté gauche quand on opère avec la main droite, sur le côté droit quand on se sert de la gauche, et on maintient le membre postérieur superficiel de l'animal, relevé vers l'épaule, afin de mettre à découvert la région inguinale.

Cette position est, de toute façon, la plus commode et la plus sûre. Il est certains praticiens, cependant, qui, ne tenant pas compte des dangereux mouvements auxquels peut se livrer le sujet pendant l'opération, ne craignent pas de pratiquer la castration sur le cheval, en laissant celui-ci dans la position debout. Ainsi, sans compter un châtreur, dit *le Polonais*, qui a joui, il y a quelques années, d'une certaine réputation, qu'il devait précisément à cette manière de procéder, et quelques autres châtreurs de profession, qui agissent de la sorte, en vue surtout de pouvoir se passer d'aides et de soustraire ainsi à toute indiscrétion leur mode opératoire, dont ils croient faire un secret, nous pouvons citer un vétérinaire habile, M. Bouillard, de Pont-de-Vaux (Ain), qui pratique, comme ces derniers, la castration sur l'animal debout. Malgré l'expérience de ce praticien, nous n'osons recommander sa méthode assurément exceptionnelle, la position couchée étant incontestablement préférable, soit pour l'exécution méthodique et régulière de l'opération, soit pour mettre l'opérateur à l'abri de tout danger, des atteintes auxquelles l'expose autant la position fausse et gênée qu'il est alors obligé de prendre, que l'état de liberté dans lequel reste l'animal lui-même.

Le mode actuellement le plus en usage pour l'assujétion des solipèdes qui doivent subir la castration, est l'abattage sur un bon lit de paille, à l'aide des *entraves*, appareil spécial comprenant les entravons, au nombre de quatre, et le lacs; plus, à titre de pièces accessoires, une plate-longe et une capote à lunettes.

Les *entravons* (*fig.* 4) sont de fortes courroies de cuir souple, longues de 50 centimètres, larges de 6 centimètres, épaisses de 1 centimètre. A l'une des extrémités est une boucle dont l'ardillon doit dépasser à peine le bord sur lequel il appuie, afin qu'on puisse désentraver avec facilité. A 10 centimètres à peu près de cette extrémité est fixé, sur la face externe, un anneau de forme ovalaire dans sa partie libre. L'autre extrémité,

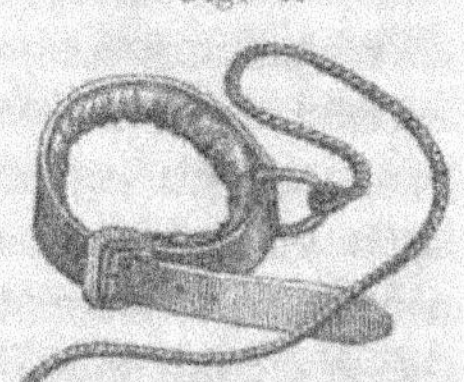
Fig. 4.

plus mince que le reste de l'entravon, porte plusieurs trous destinés à recevoir l'ardillon de la boucle. La face interne est rembourrée dans toute l'étendue qui est en rapport avec la peau de l'animal, quand l'entravon est en place. Le *lacs* est une forte corde, d'environ 3 mètres de long sur 2 ou 3 centimètres de diamètre, et dont une des extrémités est fixée à l'anneau de l'un des entravons qui, pour cela, est un peu plus grand que l'anneau des autres.

La *plate-longe* (*fig.* 7, *d, j, p*) est une sangle de chanvre tressé, longue d'environ 5 à 6 mètres, aplatie dans les 4/5es de sa longueur, et tordue en corde dans le reste de son étendue. La partie plate, large de 7 à 8 centimètres, porte une ganse à son extrémité.

La *capote*, appelée le plus souvent *capote à lunettes* (*fig.* 5), est un appareil en toile, taillé sur la forme de la tête qu'il est destiné à recouvrir, avec des trous pour laisser passer les oreilles, et se fixant sous les mâchoires à l'aide de petites courroies bouclées. Cette capote est piquée et rembourrée sur les côtés, de manière à protéger la tête contre les corps durs, lorsque l'animal est à terre. A défaut de capote, on peut faire usage d'une forte couverture de laine étendue sur la tête et retenue par un lien, passant sur le chanfrein, se croisant sous la gorge et noué sur le cou.

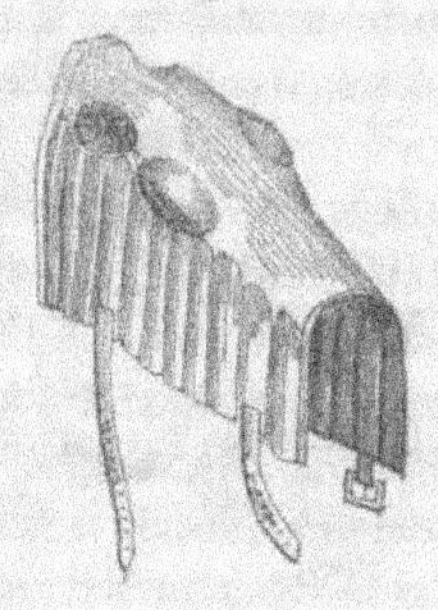
Fig. 5.

Quand on doit coucher l'animal, on choisit un local assez vaste où l'on puisse se mouvoir en toute liberté autour du sujet abattu. Le terrain doit être uni et résistant; on le recouvre d'un épais lit

de paille, de 3 mètres de long sur 2 mètres 50 de large. A défaut
d'un lit dans ces conditions, on peut abattre l'animal sur un
fumier étendu, recouvert de paille fraîche, ou plus simplement
encore sur le gazon.

Le lit, quel qu'il soit, étant préparé, l'animal est amené au
bord, tenu par un bridon ou par la longe passée dans la bouche,
la tête couverte de la capote. On place alors les entravons à chaque
paturon, en les serrant assez pour que le pied ne puisse en sortir.
On les dispose de manière à ce que la boucle soit en dehors pour
les quatre membres; de la sorte, les ardillons ne peuvent pas
blesser les parties voisines, et on a plus de facilité, quand l'opération est terminée, pour désentraver l'animal. Les entravons
placés, tous les anneaux doivent être tournés les uns vers les
autres, ceux de devant en arrière et ceux de derrière en avant.
L'entravon qui porte le lacs se place toujours au membre antérieur
opposé à celui sur lequel on couche l'animal, et doit être posé le
dernier. Quand les quatre entravons sont placés, on fait passer le
lacs dans les quatre anneaux, en commençant par le pied postérieur correspondant au membre antérieur auquel ce lacs est fixé.
Ainsi, quand l'animal, ce qui arrive le plus souvent, doit être
couché sur le côté gauche, l'entravon portant le lacs étant
fixé au membre antérieur droit, on passe le lacs dans l'anneau
du pied postérieur droit, puis dans l'autre pied postérieur,
ramené ensuite en avant dans l'anneau antérieur qui est contre le
lit, et engagé enfin dans le premier anneau qui a servi de point de
départ (*fig.* 6), de telle sorte
que les quatre pieds se trouvent pris autour du lacs, dont
le bout est confié à un aide.

Les choses en cet état, on rapproche modérément les pieds
les uns des autres, on passe
en même temps la plate-longe

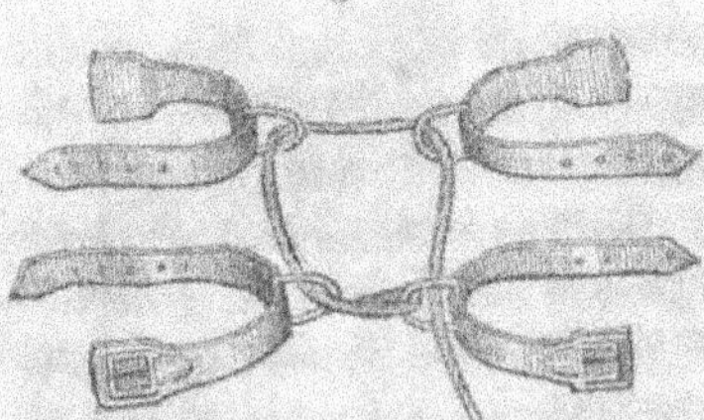

Fig. 6.

autour du corps, le plus près possible des épaules, et les extrémités
en sont tenues par un ou plusieurs aides placés de l'autre côté du
lit; un autre aide s'empare de la queue; et ces dispositions prises,
on fait tomber l'animal sur le lit par une série de mouvements qui

doivent être exécutés avec promptitude et d'une manière simultanée. D'abord l'aide, chargé de la tête, prend d'une main, — la droite, si on abat sur le côté gauche, — la longe ou la rêne du filet et la tient à la hauteur de la nuque; de l'autre main, il saisit l'extrémité de la mâchoire inférieure, en passant le pouce dans la bouche et l'appuyant sur les barres, et, au moment d'agir, il tire fortement la tête sur le lit en la renversant sur elle-même. Pour les forts chevaux, deux hommes sont utiles à la tête : l'un tient la mâchoire et l'oreille; l'autre tire sur le lit la rêne ou la longe passée sur la nuque. En même temps, à un signe donné, les aides, qui tiennent la plate-longe et la queue, tirent de leur côté sur le lit, pendant que l'aide qui tient le lacs, aidé de l'opérateur qui dirige la manœuvre, tire du côté opposé, de manière à rapprocher brusquement les quatre extrémités. Sous ces efforts réunis, l'animal tombe immédiatement et sans secousse, si l'on a agi avec ensemble, surtout si l'on n'a pas tiré sur le lacs avec trop de force, de manière à dérober les pieds du sol.

L'animal couché sur le lit, on tire le lacs pour rapprocher les membres le plus possible, on le passe de nouveau dans tous les anneaux, puis on le fixe par une anse qui serre les tours du lacs, et dans laquelle on étreint une forte poignée de paille formant point d'appui au nœud résultant de cette anse, et permettant plus tard, lorsqu'elle est retirée, de défaire ce nœud sans difficulté. On recommande en même temps à l'aide qui tient la tête de la porter dans la plus grande extension; ce qui facilite la respiration et amoindrit beaucoup les efforts de l'animal.

Lorsque l'animal est ainsi abattu, il reste, pour opérer la castration, à dégager la région inguinale. Pour cela, après l'avoir désentravé, on amène vers l'épaule, par une forte flexion, le membre postérieur qui se trouve en dessus (*fig.* 7). Avec l'anse de la plate-longe, *p*, on saisit le canon de ce membre postérieur; l'autre extrémité est passée sur le garrot, puis sous l'encolure, ramenée ensuite sur l'épaule, et, enfin, conduite sous le jarret autour duquel on lui fait faire deux tours; on achève par un ou plusieurs tours embrassant le canon, suivant le degré de solidité qu'on veut obtenir, et on confie le bout de la plate-longe, jusqu'à ce que l'opération soit terminée, à un aide placé, en *d*, vers la région dorso-lombaire.

Quand l'opération est terminée, il s'agit de *désentraver* l'animal pour le faire relever. Cela exige encore quelques précautions. Deux aides sont alors utiles, indépendamment de celui qui n'a cessé de tenir la tête. L'un d'eux commence par délivrer le membre postérieur assujéti sur l'épaule, afin de l'entraver de nouveau ; pour cela, l'aide, *d*, retenant toujours le membre, afin d'éviter tout mouvement violent de l'animal, relâche peu à peu la plate-longe, dont l'animal n'est tout-à-fait débarrassé que lorsque le pied est repris dans l'entrave. Puis, les deux aides, se plaçant vis-à-vis des pieds, débouclent ensemble et sans effort les entravons de

Fig. 7.

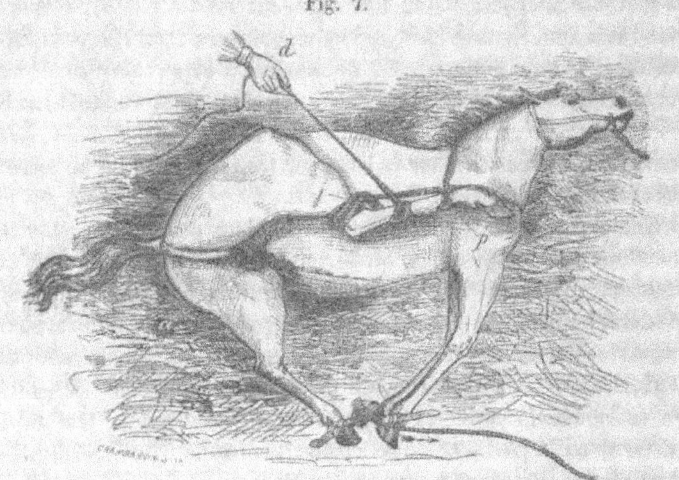

dessous, mais ne les retirent pas encore tout-à-fait du pied. Ils débouclent ensuite ceux de dessus ; cela fait, tirant sur le lacs, ils enlèvent ensemble les quatre entravons, de sorte que les quatre membres de l'animal se trouvent à la fois en liberté. Si, au lieu d'agir avec ces précautions, on désentravait les pieds les uns après les autres, le cheval pourrait chercher à se relever dès qu'il se sentirait un pied ou deux en liberté ; il retomberait alors nécessairement, et serait exposé à se heurter sur le sol, et peut-être à blesser les assistants.

Dès que l'animal est désentravé, son premier mouvement est de porter en avant son membre antérieur, qui peut ainsi aller frapper l'aide tenant la tête. Pour éviter cette atteinte, celui-ci doit aussitôt se porter en arrière. Puis il aide l'animal à se relever, en tirant sur le licol ou la rêne du bridon, de manière à ramener du côté du corps la tête et l'encolure. Cela fournit à l'animal une sorte de point d'appui, qui lui est, en ce moment, d'autant plus nécessaire, que ses jambes étant encore engourdies par la situation gênante qu'elles ont gardée pendant l'opération, il est davantage exposé à retomber et à frapper ainsi de la tête sur le sol. Dès qu'il est debout, on ôte la capote, on le bouchonne s'il est en sueur, et on le conduit à l'écurie ou on le promène, suivant l'indication.

Quand on a un grand nombre de castrations à faire en même temps, il est avantageux d'avoir un double appareil pour abattre et fixer les animaux, c'est-à-dire deux lits, deux paires d'entraves et deux plates-longes, de telle sorte qu'on puisse confier à un aide le soin d'assujétir un animal pendant qu'on en opère un autre, et ainsi de suite; cette simple précaution évite une perte de temps considérable.

Le mode d'assujétion que nous venons de décrire est à la fois le plus commode, le plus sûr, et, aussi, le plus universellement en usage. Il est des cas, toutefois, où l'on manque des ustensiles nécessaires à sa mise en pratique; il s'agit alors de les remplacer par des objets équivalents. Une longue corde tient lieu de plate-longe; une couverture remplace la capote. Quant aux entravons, on y supplée par de simples anneaux de corde, plusieurs fois enroulés autour des paturons, et auxquels on a préalablement attaché des anneaux de fer pour faire passer le lacs. Lorsqu'on n'a pas d'anneaux de fer, on les remplace par des anses faites, au moyen d'un nœud, sur les cordes qui servent d'entraves; ou bien encore on se borne à ménager, entre les tours qui embrassent le paturon, assez d'espace pour laisser un passage au lacs. On conçoit que ces moyens sont bien inférieurs, pour la commodité d'application, aux véritables entraves, outre l'inconvénient qu'ils offrent d'exposer le paturon à être blessé par les cordes. Mais, à défaut d'autre appareil, ils peuvent cependant être utilisés avec avantage; seulement il convient, pour éviter le frottement des cordes, d'envelopper celles-ci avec des étoupes ou du vieux linge.

Quelquefois les animaux qu'il s'agit d'abattre sont méchants ou ombrageux, au point de rendre impossible l'application des entraves. En ces circonstances, il y a des précautions spéciales à prendre. Il faut d'abord deux plates-longes : l'une est passée autour du thorax, comme dans les cas ordinaires; l'autre, fixée au paturon antérieur, du côté où le sujet doit tomber, est tenue en arrière. Pour placer cette dernière, l'animal étant supposé dangereux à approcher, on commence par l'étendre à terre, avec le nœud coulant développé en un cercle d'une certaine grandeur, près du bord antérieur du lit; cela fait, on amène le cheval, contenu par le nombre d'aides nécessaire, et on le manœuvre jusqu'à ce qu'il mette le pied antérieur désigné dans le cercle formé par le nœud; alors on tire promptement la plate-longe en haut, et on serre le nœud coulant dans le paturon. Le pied ainsi pris, on passe immédiatement l'autre plate-longe autour du corps, on approche l'animal le plus près possible du lit, au besoin on approche le lit lui-même, et, au signal donné, tous les aides agissent simultanément pour déterminer la chute du sujet. Les uns tirent sur la tête, sur la queue, sur la plate-longe qui entoure le corps, comme dans les cas ordinaires, pendant que deux autres tirent en arrière la plate-longe qui tient le pied, de manière à lui faire perdre son appui sur le sol. Aussitôt l'animal tombé, la tête étant maintenue solidement, par autant d'aides qu'il est nécessaire, on lie chaque bipède par la partie moyenne; et, les tenant suffisamment écartés l'un de l'autre pour éviter les atteintes, au moyen de deux plates-longes, que plusieurs aides tirent en avant et en arrière, on peut mettre les entraves que l'on rassemble ensuite à la manière ordinaire.

L'important, quand on abat un cheval de la sorte, est de procéder avec promptitude et surtout avec ensemble, afin de ne pas manquer la manœuvre, car, ayant affaire à un sujet irritable, difficile à manier, il deviendra plus emporté encore, après avoir été ainsi tourmenté, et donnera d'autant plus de peine pour recommencer qu'il se tiendra sur ses gardes.

Voici un autre moyen employé quelquefois pour abattre les chevaux méchants. Avec une plate-longe ou un lacs très-long, on forme, dans son milieu, une large ganse avec laquelle on entoure le corps; on en dirige ensuite les deux bouts entre les membres postérieurs, on les replie ensuite, de dedans en dehors, un autour de chaque paturon, et tirant brusquement de chaque côté et d'arrière en avant, pendant que l'aide qui tient la tête repousse celle-ci en arrière en la renversant, on fait tomber l'animal sans l'exposer à se blesser. On sera plus sûr encore du résultat si on entoure les deux paturons antérieurs avec une plate-longe, dont le bout, dirigé en arrière, entre les membres postérieurs, est confié à un aide qui tire à lui pendant que les autres agissent sur la tête et sur les membres postérieurs, comme il a été dit. L'animal à terre, on achève de l'assujétir en plaçant les entraves.

Tels sont les moyens les plus efficaces dont on puisse faire usage pour maîtriser et assujétir les poulains et les chevaux qui doivent subir la castration. Il en est d'autres encore que l'on pourrait utiliser dans les mêmes circonstances; mais, attendu qu'ils n'offrent pas d'avantages particuliers sur ceux qui précèdent, nous n'avons pas à les décrire ici, renvoyant d'ailleurs aux traités généraux de chirurgie les lecteurs qui désireraient les connaître. Toutefois, nous ne devons pas quitter ce sujet sans dire un mot de certains modes spéciaux d'assujétion propres à la castration, encore en usage dans certaines localités.

En Normandie et dans un grand nombre de localités du nord de la France, où l'on châtre beaucoup de chevaux, on emploie depuis longtemps le mode spécial d'abattage suivant, qui a pour principal avantage de pouvoir être mis en pratique par deux hommes seulement, au besoin par un seul, et permet ainsi de se passer des aides nombreux réclamés par la méthode ordinaire avec les entravons, et que l'on peut n'avoir pas toujours à sa disposition. Voici ce procédé (*fig.* 8) :

Le cheval est placé, le côté droit contre un mur, au bord d'un bon lit de paille. On met une entrave à chacun des deux pieds antérieurs; puis on fixe, par un nœud coulant, l'extrémité d'une longue et forte corde, *a*, au paturon postérieur gauche. Cette corde passe, de gauche à droite, par les deux anneaux des entraves de devant, réunies quelquefois en une seule entrave double, et va ensuite se fixer à un anneau scellé dans le mur, ou bien à une roue de charrette, soit en dessous du ventre, soit en arrière et au-dessus du corps de l'animal.

Cela fait, on fixe une autre corde, *b*, de la même manière, au membre postérieur droit; puis on la fait remonter vers le garrot où on la maintient pendant que l'extrémité contourne l'encolure, en passant par dessous, de droite à gauche, pour venir rejoindre la corde au-dessus du garrot, passer dans l'anse qu'elle forme en ce point, et se replier de manière à tomber sur le côté gauche, en *c*.

L'animal entravé de la sorte, un aide tient la longe du licol par le bout, un autre, si on l'a à sa disposition, tient la queue, et le cheval, excité par le fouet ou par un moyen quelconque à faire

Fig. 8.

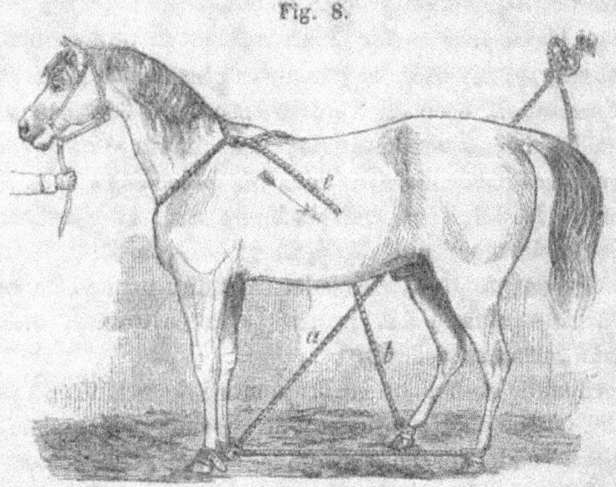

un mouvement en avant, tombe aussitôt sur son côté gauche. Dès qu'il est à terre, l'opérateur saisit la corde qui pend sur le garrot, et il s'en sert pour ramener le pied droit sur l'épaule, et fixer ce membre dans cette position, par quelques nœuds ordinaires, jusqu'à ce que l'opération soit achevée.

La coutume était fort répandue autrefois, et n'est pas encore tout-à-fait perdue aujourd'hui, de placer l'animal sur le dos pour opérer la castration. On avait pour cela plusieurs moyens, dont voici le plus simple et le plus solide en même temps (*fig.* 9).

Il faut avoir quatre entraves, dont deux portent un lacs. On commence par ceindre le corps avec une sangle large et solide, munie de deux anneaux de fer, *a*, fixés de chaque côté de la poitrine, à environ 45 centimètres l'un de l'autre. On met ensuite

les quatre entravons, de manière à placer en diagonale, l'un
devant, l'autre derrière, les deux qui portent un lacs. Ces lacs
sont ramenés séparément, en avant d'une part, en arrière de
l'autre, dans l'anneau libre de l'entravon du même bipède latéral,
et de dehors en dedans; puis, dirigés de nouveau en sens inverse,
de façon que le lacs fixé à un pied antérieur vient passer entre
les jarrets, et celui fixé à un pied postérieur entre les genoux. Les
lacs ainsi disposés sont confiés à deux aides placés, l'un en avant,
l'autre en arrière, et qui tirent en sens inverse. Les deux pieds de

Fig. 9.

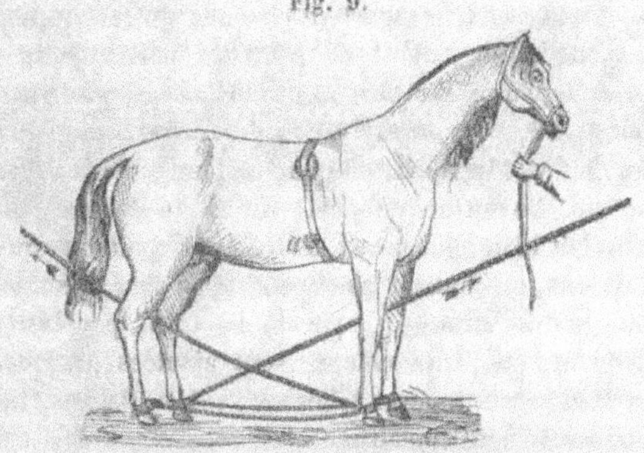

chaque bipède latéral se rapprochent, et un troisième aide, qui
tient la tête, détermine la chute de l'animal. Aussitôt qu'il est
abattu, on passe les cordes qui ont réuni les pieds dans les
anneaux de la sangle, et on les fixe à ces anneaux par un
nœud facile à défaire. Les membres, dans cette position, se trouvent fortement fléchis contre le corps, ce qui met plus complète-
ment la région inguinale à découvert quand l'animal, ensuite, est
ramené dans la position dorsale où le retiennent des aides placés
de chaque côté.

Il est d'autres moyens de maintenir le cheval dans cette position; nous les ferons connaître en décrivant les procédés où cette
position est réclamée.

Article III.

DESCRIPTION DES DIVERS PROCÉDÉS DE CASTRATION EN USAGE SUR LES SOLIPÈDES.

La castration, nous l'avons dit, se pratique par un grand nombre de méthodes différentes, qui, pour le cheval et les autres solipèdes, notamment, comportent chacune un certain nombre de variétés, constituant autant de procédés particuliers, dont le nombre avec le temps s'est fort multiplié. Chez les anciens, on ne connaissait guère, pour la castration du cheval, que l'écrasement et l'emploi du feu. Plus tard, on imagina l'usage de la ligature, des casseaux, etc. De sorte que déjà, au siècle dernier, alors que l'opération était bien loin encore d'être aussi commune qu'elle l'est devenue depuis, on châtrait les chevaux par cinq ou six procédés : par le feu, par les casseaux, par la ligature, par bistournage, par écrasement, etc., auxquels se sont ajoutées quelques autres méthodes indiquées depuis, telles que : le ratissage, la torsion bornée et l'écrasement linéaire.

De ces différents modes de castration, offrant des avantages inégaux, quelques-uns seulement se sont généralisés dans la pratique. Nous les ferons connaître, néanmoins, les uns et les autres, sauf à apprécier ensuite le degré d'utilité de chacun d'eux.

Lorsqu'on procède à la castration par l'un ou par l'autre de ces divers modes opératoires, tantôt on opère sur les testicules après les avoir mis à découvert par une incision des bourses, et tantôt on opère sans diviser les enveloppes. Quand on met à nu le testicule, ou bien on le sépare immédiatement par section totale du cordon, ou bien on fait précéder la division du cordon de l'application d'un lien compresseur maintenu en place plus ou moins longtemps. Ces modifications principales dans la manière d'opérer peuvent servir de base à une classification rationnelle des différentes méthodes de castration aujourd'hui en usage.

Ainsi, on peut partager ces méthodes en trois groupes :

I.

Méthodes par incision des bourses et division immédiate du cordon.

1. — EXCISION SIMPLE.
2. — RATISSAGE.
3. — ARRACHEMENT ET TORSION.
4. — ECRASEMENT LINÉAIRE.
5. — CASTRATION PAR LE FEU.

II.

Méthodes par incision des bourses et interruption de la continuité, entre le testicule et le cordon, par application d'un appareil de compression.

6. — CASTRATION PAR LA LIGATURE.
7. — CASTRATION PAR LES CASSEAUX.

III.

Méthodes sans incision des bourses.

8. — ECRASEMENT.
9. — BISTOURNAGE.

Nous suivrons, ci-après, cette classification, résumant les caractères principaux des méthodes usitées dans la castration du cheval.

§ 1er. — Castration par Excision simple.

L'*excision simple* est un mode de castration, consistant dans la section du cordon testiculaire, par l'instrument tranchant, sans emploi d'aucun moyen complémentaire pour arrêter l'hémorrhagie. Ce procédé, tout-à-fait élémentaire, est en usage, de toute antiquité, sur les petits animaux domestiques; mais il n'a pas été employé chez les grands quadrupèdes, à cause des dangers pouvant résulter de la perte de sang qui l'accompagne. Lafosse est le premier, et à peu près le seul, qui en conseille l'application usuelle. Dans l'article qu'il consacre à cette question, il exprime son étonnement des précautions qu'on prend habituellement pour couper les chevaux; il déclare en avoir opéré un grand nombre sans faire de ligature et sans appliquer le feu, ce qui n'a pas, selon lui, empêché leur guérison, et il termine en disant qu'il n'y a point d'exemple, que la perte de sang, qui en résulte, ait amené la mort d'aucun opéré [1].

Malgré cette déclaration de Lafosse, la castration par excision simple ne s'est pas répandue dans la pratique, aucun praticien n'ayant osé encourir la responsabilité des accidents qui pourraient résulter d'une telle manière d'opérer. Elle a cependant, depuis, plusieurs fois été tentée, mais seulement à titre d'expérience.

Le manuel opératoire est des plus simples. L'animal étant fixé à terre, on met un des testicules à découvert par une incision longitudinale, assez profonde pour comprendre toute l'épaisseur des enveloppes; on saisit ensuite l'organe avec la main gauche, et d'un coup de bistouri, on divise le cordon au-dessus de l'épididyme par une section transversale. Le cordon, cédant à sa rétractilité naturelle, remonte aussitôt dans la gaîne vaginale. On procède de même pour le second testicule, et l'opération est terminée. L'animal est reconduit dans son écurie, sans qu'on prenne d'autre soin pour empêcher le sang de couler, que de maintenir l'animal dans une parfaite immobilité pendant deux ou trois jours.

L'effet immédiat, résultant d'une semblable opération, est l'hémorrhagie, qui se manifeste dès que l'animal, délivré de ses liens, est relevé et abandonné à la liberté de ses mouvements. Elle dure un certain temps, et finit par s'arrêter spontanément, grâce à la formation d'un caillot obturateur à l'extrémité des vaisseaux testiculaires.

L'abondance et la durée de cette hémorrhagie n'ont du reste rien de fixe, et varient suivant une infinité de circonstances : la taille et l'âge des animaux; leur état de force ou de débilité; le volume des artères; le plus ou moins d'intégrité, de rétractilité

[1] *Dictionn. d'hippiat.*, 1775, t. Ier, p. 196.

vitale de ces vaisseaux ; l'état de repos ou de mouvement dans lequel restent les animaux après l'opération, etc. Une autre cause, influant sur la quantité de sang perdue, est l'étendue de l'incision faite aux bourses. Ce qui, en effet, à la suite de cette opération, contribue le plus efficacement à arrêter l'hémorrhagie est l'accumulation du sang dans la cavité vaginale, où il se coagule et constitue un obstacle direct à l'écoulement d'une plus grande quantité de ce fluide. Or, ce caillot se formera avec d'autant plus de facilité que la plaie des bourses, étant plus petite, se trouvera fermée avec plus de rapidité.

Des expériences sur ce mode de castration ont été tentées à diverses époques. En les rappelant sommairement, nous ferons mieux apprécier la valeur pratique de cette opération. C'est d'abord Matheron, cité par H. d'Arboval [1], lequel excisa les deux testicules sur un cheval morveux ; l'animal, après avoir saigné abondamment pendant quatre heures, tomba dans un grand état de faiblesse, resta six heures couché, puis se releva, mangea, et paraissait guéri quand, au bout de cinq jours, on le sacrifia. Mathieu, toujours d'après H. d'Arboval, fit la même expérience, à Turin, en présence de Toggia, et le cheval guérit. Fr. de Feugré [2], de son côté, l'a répétée plusieurs fois avec succès. Il en fut de même sur un jeune cheval, très-vigoureux, opéré à l'école d'Alfort, en présence des professeurs Gilbert et Barruel. Plus tard, Barthélemy [3], désirant s'assurer définitivement si l'hémorrhagie, qui survient à la suite de cette opération, compromet la vie de l'animal, renouvela l'expérience sur cinq chevaux, et dans chacun d'eux l'opération réussit. Sur un sujet, l'hémorrhagie ne commença qu'au bout d'un quart d'heure ; un autre ne perdit pas un litre de sang ; un troisième n'en perdit pas 6 centilitres. On observa que les chevaux les plus faibles furent ceux chez lesquels l'hémorrhagie dura le plus longtemps. Ces résultats, exceptionnellement heureux, ne furent pas toujours obtenus. Ainsi, Gohier [4], qui expérimenta sur six che-

[1] *Dictionn. de Méd. vét.*, 1838, t. Ier, art. *Castration.*
[2] *Dictionn. univ. d'Agr. pratiq.*, 1809, t. II, p. 90.
[3] *Comptes-Rendus* de l'école d'Alfort. (Séance du 12 novembre 1815.)
[4] *Mém. et Observ. sur la Chir. vét.*, etc., 1816, t. II, p. 32.

vaux et divers petits animaux, en vit périr trois dans les vingt-quatre heures, après qu'ils eurent perdu dix, onze et dix-huit litres de sang ; les autres en perdirent à peu près la même quantité, mais ils résistèrent davantage ; ils furent sacrifiés. Chez les uns et les autres, l'hémorrhagie se continuait pendant une durée moyenne de 1 à 2 heures.

M. Goubaux a, dans un autre but, repris ces expériences [1], se proposant, non de juger ce mode opératoire, comparativement aux autres procédés, mais de rechercher la quantité de sang qui peut s'écouler à la suite de cette opération ; il la pratiqua sur deux chevaux, et constata les résultats suivants :

1re *Exp.* — Le sujet de l'expérience est un cheval de gros trait, de taille élevée, âgé de dix ans, et depuis environ soixante heures à la diète. On pratique l'excision du testicule sur l'animal abattu ; l'hémorrhagie ne se manifeste que lorsque l'animal est relevé, un quart d'heure après la section du cordon. Pendant une demi-heure, elle donne environ 1 décilitre de sang par minute, puis elle diminue, et finit par s'arrêter ; elle reparaît, une heure après, sous l'influence des mouvements violents auxquels se livre l'animal, et s'arrête définitivement, trois heures cinquante minutes après l'opération, ayant donné environ 7 litres 3 décilitres de sang.

On conserve l'animal pendant trois jours, durant lesquels sa santé ne paraît pas sensiblement altérée, et au bout de ce temps on le sacrifie. On constate alors que les bourses ont la même forme et le même volume qu'avant l'opération ; un caillot sanguin occupe la place des testicules, et fait suite à un autre caillot résistant qui existe à l'extrémité du cordon testiculaire, et en obstrue les vaisseaux dans l'intérieur desquels le sang est coagulé. La plaie des bourses est fermée par du sang desséché qui en maintient les bords agglutinés.

2e *Exp.* — Exécutée sur un cheval de race normande, taille moyenne, âgé de cinq ans, affecté de morve chronique. L'hémorrhagie commence dès que l'animal est debout, dure une heure et demie, et donne environ 5 litres de sang ; reparaît trois quarts d'heure après, dure cinquante-cinq minutes et donne 2 litres ;

----

1 *Rec. de Méd. vét.*, 1853, p. 1099.

cesse jusqu'au lendemain, puis se manifeste de nouveau, juste vingt-quatre heures après l'opération, dure quatre heures, donne alors 6 litres et demi, et, enfin, cesse tout-à-fait, après avoir donné en tout 13 litres et demi de sang. L'animal est sacrifié quarante-huit heures après l'opération, et l'on constate, dans la région opérée, les mêmes phénomènes.

De toutes ces expériences, ressort un fait général, c'est qu'à la suite de la castration par excision simple, l'hémorrhagie, après avoir duré un temps plus ou moins long, finit presque toujours par s'arrêter spontanément, d'autant plus vite, que l'animal est plus jeune et plus vigoureux; ce résultat paraît dû principalement à la fermeture de l'ouverture pratiquée sur les enveloppes. Toutefois, cette terminaison heureuse n'est pas tellement certaine qu'elle puisse justifier l'introduction dans la pratique d'un semblable procédé opératoire, d'autant que, lorsque l'hémorrhagie qui l'accompagne ne détermine pas la mort, elle réagit toujours, d'une manière fâcheuse, sur la santé de l'animal, par la perte de sang qu'elle entraîne.

A la méthode par excision simple appartient le procédé suivant, qui, après avoir été publié dans un journal de Prague, en Autriche, a été reproduit par un journal français [1]. L'auteur, Anson Graëf, dit que cette méthode lui est particulière, et qu'il est le seul, dans la monarchie autrichienne, qui pratique ainsi la castration, sur le cheval, le taureau ou le bélier. L'animal reste debout, et l'opérateur commence par fixer les bourses au moyen d'un cordon de soie, qu'il serre par un nœud particulier; puis il fait au scrotum deux très-petites incisions, et par une forte pression, en fait sortir les testicules. Après cela, il tient appliqué sur les incisions, pendant un quart d'heure, un morceau de glace, détache ensuite le cordon avec précaution, et l'opération se trouve terminée sans qu'il soit besoin de ligature, d'onguent ni d'autre chose. Les chevaux peuvent immédiatement être employés à leur service ordinaire.

Telle est la courte description donnée par l'auteur autrichien; il n'ajoute pas si le cheval est ou non entravé, de quelle manière

---

[1] *Journal des Haras,* année 1841, t. XXVII, p. 242.

est fixé le cordon de soie, quelle est sa destination, et à quel moment il opère l'ablation des testicules; autant d'omissions qui rendent impossible une appréciation motivée de cette méthode. Quant à l'emploi du réfrigérant, nous n'y voyons qu'un moyen hémostatique parfaitement rationnel, mais beaucoup plus long et d'un résultat moins sûr que l'emploi d'une ligature, d'un casseau ou même simplement du feu.

On a proposé encore la division simple du canal déférent, comme moyen de castration. D'expériences faites par un chirurgien anglais, Lambert, il paraît résulter qu'en interrompant la continuité du canal par une division, on détermine l'atrophie du testicule. Le fait est possible, mais il paraît peu probable qu'on use jamais de ce mode d'émasculation.

§ 2. — Castration par Ratissage ou Râclement.

Le *ratissage* est un mode de castration consistant à séparer le testicule du cordon, en promenant le tranchant d'un instrument sur ce dernier organe, jusqu'à ce que l'on en ait obtenu la division complète.

Ce procédé paraît originaire de l'Inde. La première mention scientifique qui en ait été faite en Europe se trouve consignée dans un rapport présenté à la Société d'agriculture de la Seine (séance du 25 avril 1815), et dans lequel on lit [1] : « M. Beugnot, vétérinaire à Avallon (Yonne), qui a rempli, pendant plusieurs années, les fonctions de vétérinaire au 4e régiment de chasseurs à cheval, en Espagne, a fait connaître à la Société une nouvelle méthode de pratiquer la castration des chevaux. Elle a fait l'objet d'un mémoire présenté au général Digeon, par M. Beugnot, et par M. Bernard, vétérinaire au 17e dragons. Cette méthode, qui consiste à user et à ratisser le cordon spermatique avec un rasoir, jusqu'à ce qu'il soit entièrement détruit, a été pratiquée avec succès par plusieurs vétérinaires en Espagne; elle leur a été communiquée par des maréchaux anglais, faits prisonniers, et paraît être usitée

[1] *Annal. de l'Agricult. franç.*, 1815, t. LV, p. 20.

aux Indes-Orientales. Elle n'est suivie d'aucun des accidents qui
accompagnent quelquefois l'emploi des casseaux [1]. »

Depuis lors, ce même procédé a été décrit par plusieurs vétérinaires anglais qui l'avaient également rapporté de l'Inde, notamment par M. Crundall, de l'armée anglaise à Madras [2], et par
M. Hurford, du 15e King's-hussars [3], qui l'un et l'autre le donnent
comme un moyen simple et expéditif, et d'un succès certain chez
les vieux chevaux comme chez les jeunes. En France, le ratissage a
été soumis à l'expérience par Gohier [4] et par Geffroy [5], à qui il a
réussi comme aux vétérinaires anglais ; après quoi, malgré les
succès obtenus, la méthode est généralement tombée dans l'oubli.

Le manuel opératoire, bien qu'un peu plus compliqué que celui
de l'excision simple, n'offre pas plus de difficultés sérieuses. Dans
l'Inde, d'après MM. Crundall et Hurford, après avoir mis le testicule à nu, on le saisit de la main gauche, puis on coupe toutes
les parties constituantes du cordon, à l'exception du faisceau vasculaire que l'on sépare, avec les doigts, des tissus environnants ;
cela fait, avec un bistouri, dont le tranchant rugueux ne coupe
pas, on ratisse l'artère jusqu'à ce qu'elle soit rompue, opération
qui, suivant M. Hurford, n'exige pas plus de vingt secondes. Il
n'y a pas d'hémorrhagie consécutive. Le scrotum se remplit d'un
coagulum sanguin qui est éliminé en quelques jours ; puis la suppuration s'établit, et au bout d'une vingtaine de jours, l'animal
peut reprendre son service.

Gohier, dans les expériences qu'il fit pour s'assurer de la valeur
de cette méthode, après avoir appris les succès qu'en avait
obtenus Beugnot, sur un grand nombre de chevaux, essaya le pro-

---

[1] Ce rapport, donnant comme tout-à-fait nouveau le procédé indien, manquait
en partie de vérité, le ratissage paraissant avoir été usité en France bien avant la
communication de MM. Beugnot et Bernard. Mais étant resté le partage exclusif
des châtreurs de profession, il ne fut pas connu des vétérinaires, qui, depuis
leur institution officielle, s'étant toujours tenus, systématiquement, à l'écart de
ces opérateurs empiriques, ont eu le tort trop souvent d'en ignorer les pratiques.

[2] *The Veterinarian*, de Londres, 1831, n° de décembre.

[3] *Ibid.*, 1852, n° de septembre.

[4] *Mém. et Observ. sur la Chir. vét.*, 1813, t. Ier, p. 222 ; 1816, t. II, p. 144.

[5] *Mém. de la Soc. vét. du Calv. et de la Manche*, 1830, t. Ier, p. 87.

cédé suivi par ce dernier. L'animal étant fixé à la manière ordinaire ou sur le dos, ainsi qu'on le fait en Allemagne, il incisa le scrotum, mit la glande à nu, la saisit de la main gauche, et avec la droite, tenant un bistouri bien tranchant ou un rasoir, il ratissa le cordon jusqu'à ce que le testicule, se détachant, restât dans la main de l'opérateur. L'amputation des deux testicules achevée, il abandonna à la nature l'hémorrhagie légère qui se produisit et finit par s'arrêter spontanément.

H. d'Arboval, après avoir rappelé les essais de Gohier, ajoute que, lorsqu'on a mis le testicule à découvert, il faut isoler le canal déférent, s'il est trop gros, sinon on peut le laisser; qu'il convient de tordre d'abord le cordon, et de râcler ensuite en tenant l'instrument tranchant dans une direction transversale, avec sa lame couchée sur le cordon, de manière à le couper par petites lamelles jusqu'à sa destruction complète. Geffroy (*loc. cit.*) opérait en tenant le bistouri obliquement, le tranchant tourné vers l'abdomen; il le faisait agir de haut en bas, en râclant le cordon et en appuyant dessus; en quinze ou vingt coups, il obtenait la division du cordon.

Quel que soit le procédé employé, le premier effet, résultant immédiatement du ratissage, est l'éraillement suivi de la déchirure des vaisseaux, lesquels, une fois divisés, se retirent sur eux-mêmes, et se ferment, à leur extrémité, par l'enchevêtrement des franges déchirées que produit l'action de l'instrument sur les tuniques vasculaires. De telle sorte qu'il n'y a aucune perte de sang, ce qui permet d'abandonner l'animal, sans autre précaution, aux soins de la nature.

Les effets consécutifs de l'opération sont généralement favorables. Nous avons vu que les vétérinaires anglais signalent ce procédé comme absolument sans danger. M. Geffroy déclare de même que ce moyen fort simple lui a toujours réussi et lui a paru exempt des inconvénients de la castration par casseaux. Gohier, il est vrai, a toujours eu une hémorrhagie de 1 à 2 livres de sang chez cinq sujets, de 6 à 12 livres chez trois autres, suivie, chez tous, d'un fort engorgement du fourreau et des bourses, se déclarant au bout de peu de jours; mais aucun des animaux en expérience ne mourut. De son côté, M. Beugnot, qui avait opéré en Espagne près de trois cents chevaux, sans éprouver d'accidents, raconte plus tard, dans une lettre à Gohier, qu'ayant châtré, à Avallon, quatre chevaux, en suivant la méthode indiquée, deux de ces chevaux furent atteints d'une hémorrhagie considérable, qu'il fut obligé, n'ayant pu saisir les vaisseaux, d'arrêter par des points de suture au scrotum, et qu'il en résulta un fort engorgement des parties génitales : les points de sutures enlevés le cinquième jour, et l'accident soigné à la manière ordinaire, la guérison s'en suivit néanmoins.

De ces faits, il résulte que la castration par ratissage, bien que moins dangereuse que la simple excision, a aussi ses inconvénients, que l'on ne peut éviter qu'en opérant avec soin, lentement, de façon à produire une dilacération complète des parois vasculaires et, par suite, l'oblitération exacte de l'artère. Mais alors l'opération devient très-longue, ce qui est un inconvénient sérieux quand on a un grand nombre d'animaux à opérer en même temps, indépendamment de la souffrance plus prolongée qu'on fait endurer à chacun. C'est pourquoi, toutes autres choses étant égales d'ailleurs, on préfère généralement au ratissage, l'une ou l'autre des méthodes suivantes, non moins efficaces et plus expéditives.

§ 3. — Castration par Arrachement ou Torsion.

1º Définition. Historique. — La castration par *arrachement* ou *torsion* est un mode d'émasculation qui consiste à séparer le testicule du cordon par une traction plus ou moins forte, après avoir vaincu la résistance de ce dernier organe en le tordant plusieurs fois sur lui-même.

Cette méthode de castration est une des plus anciennes qui aient été mises en usage, ce qu'explique suffisamment la simplicité du manuel opératoire, qui n'exclut pas l'efficacité du résultat obtenu. Se confondant dans les descriptions sommaires laissées par les auteurs anciens, avec les méthodes par excision simple et par écrasement [1], elle paraît surtout avoir été mise en usage, dans le principe, chez les jeunes animaux des espèces bovine et ovine. Etait-elle alors également usitée chez le cheval? On peut le présu-

[1] ARIST., *Hist. anim.*, IX, 50; COLUM., VI, 26; PALLAD., VI, 7.

mer, par analogie, mais sans avoir à cet égard aucune certitude; car il faut arriver à une époque relativement très-moderne pour trouver, dans les auteurs, la première mention écrite touchant l'application au cheval de ce mode de castration.

C'est dans les écrivains hippiatres du siècle dernier que l'on commence seulement à en parler; il est vrai de dire qu'on le cite alors comme étant depuis longtemps en usage en Allemagne et dans les autres Etats du nord de l'Europe, où il était choisi de préférence à tout autre par les châtreurs de profession. Le procédé allemand fut pour la première fois porté à la connaissance de l'école d'Alfort et des vétérinaires français, en 1816 [1]; depuis il acquit une certaine popularité par la pratique d'un opérateur, se disant *Polonais* et connu sous ce nom, qui vint en 1826 se fixer à Caen, où il réussit à se faire une sorte de célébrité, dans l'exercice de sa profession, par sa manière d'opérer, consistant, comme déjà nous l'avons dit, à laisser l'animal debout.

Avant cette époque, quelques vétérinaires avaient tenté d'introduire la torsion dans la pratique chirurgicale. Le premier qui paraît l'avoir essayée est Delaguette, vétérinaire de la Garde impériale, dont les expériences, entreprises de concert avec Lavigne et Méné, également vétérinaires dans la Garde, sont antérieures à 1811. M. Decoste, en 1829 [2], annonce aussi l'avoir employée avec avantage. M. Renault, en 1837 [3], mentionne à son tour ce procédé, et complète la description du manuel opératoire, donnée jusque-là d'une manière fort abrégée. Enfin parut, en 1839, l'article de M. Chévrier [4] qui, en présence des succès obtenus par le *Polonais*, tenta d'introduire la castration par torsion dans la pratique usuelle; il fit quelques essais et donna, avec détail, dans son article, la description du procédé employé par lui.

A ce moment, il n'avait encore été question que de la torsion pratiquée avec la main seule. Mais ce mode exige une grande force de la main qui retient le cordon testiculaire, pendant que l'autre

---

[1] *Comptes-Rendus* de l'école d'Alfort. (Séance du 10 novembre 1816.)

[2] *Rec. de Méd. vét.*, 1829, p. 502.

[3] *Maison rustiq. du XIX⁰ siècle*, t. II, p. 262.

[4] *Rec. de Méd. vét.*, 1839, p. 132.

imprime au testicule le mouvement rotatoire qui détermine la torsion; de là, dans l'exécution de l'opération, une assez grande difficulté, qui fit naître l'idée de suppléer à la force souvent insuffisante de la main à l'aide d'instruments appropriés. Depuis longtemps, en Allemagne, on emploie des instruments semblables. En France, ce furent MM. Renault et Delafond qui, d'abord, essayèrent d'apporter à la pratique de l'opération cette modification importante. On lit, en effet, dans les Comptes-Rendus de l'école d'Alfort pour 1833, que ces deux professeurs, en vue de remédier aux accidents que peut provoquer l'application des casseaux, ont songé à substituer la torsion au mode opératoire actuel, et ont fait, en conséquence, construire un instrument particulier pour exécuter les difficiles manipulations que cette opération nécessite [1]. Les essais auxquels se livrèrent les auteurs de ce procédé nouveau n'eurent sans doute que peu de succès, puisque l'un d'eux, M. Renault, n'en fait pas mention dans l'article CASTRATION de la *Maison rustique*, écrit par lui et publié en 1837.

L'innovation, toutefois, fit son chemin; et, soit que l'on n'ait fait qu'adopter le procédé des deux professeurs d'Alfort, soit que la même idée ait été conçue par d'autres que par eux, plusieurs vétérinaires mirent peu après en pratique ce mode de torsion, qui reçut le nom de *torsion bornée*, et en obtinrent des résultats plus ou moins avantageux. M. Molyneux, vétérinaire à Londres, l'essaya un des premiers. Il fit usage du nouveau procédé en 1834, en se servant, pour fixer le cordon, de deux casseaux, et, pour le tordre, d'une pince particulière qu'il nomme *forceps à torsion* (torsion-forceps) [2]. Plusieurs vétérinaires anglais, la même année et plus tard, imitèrent la pratique de M. Molyneux, et en obtinrent des résultats analogues.

En France, M. Périer, vétérinaire au 2ᵉ carabiniers, songea aussi, de son côté [3], vers la même époque, à faire usage, pour pratiquer la castration par torsion, d'instruments semblables, dont il déposa les modèles, quelques années après, dans le

---

[1] *Rec. de Méd. vét.*, 1833, p. 526.
[2] *The Veterinarian*, 1835, nᵒ d'avril.
[3] *Rec. de Méd. vét.*, 1833, p. 851.

cabinet des collections de l'école d'Alfort. Le procédé alors n'était pas encore sorti du domaine limité de la pratique expérimentale, lorsque la Société centrale de médecine vétérinaire, ayant mis au concours, en 1848, la question de la castration, reçut deux mémoires, l'un de M. Benjamin, l'autre de M. Dillon, qui tous deux annonçaient avoir mis en usage, sur une large échelle, dans leur clientèle, la torsion bornée, et se prononçaient également en faveur de cette méthode opératoire, préférablement à tous les autres modes de castration.

A une époque ultérieure, l'auteur d'un des mémoires, M. Dillon, a voulu réclamer en sa faveur la priorité du nouveau procédé. Mais la déclaration faite par lui-même, dans son premier travail, où il dit tenir de M. Périer la connaissance et l'usage des instruments de torsion, laisse cette réclamation, qui s'est plusieurs fois renouvelée avec une certaine ardeur, absolument sans fondement. Quant à M. Benjamin, il se borne à faire mention des résultats obtenus, dans sa pratique, par l'emploi de la torsion bornée, en rapportant d'ailleurs la connaissance des instruments dont il a fait usage, à M. Dabrigeon, lequel n'avait fait, de son propre aveu, qu'imiter les pinces de MM. Renault et Delafond.

A la suite de ces travaux et de ces communications, divers essais furent tentés pour apprécier la valeur du nouveau mode opératoire. Dans le nombre doivent être principalement citées les expériences de M. H. Bouley [1], qui a le mieux fait connaître le manuel de l'opération, et le plus contribué à en fixer l'importance absolue et relative.

2º **Manuel de l'opération.** — La torsion, comme on l'a vu par ce qui précède, peut s'exécuter de deux manières différentes, soit à l'aide des mains seules, ce que nous nommerons la *torsion libre*, soit en faisant usage de pinces spéciales, ce qui constitue la *torsion bornée*. De là deux modes principaux, que nous étudierons séparément.

I. TORSION LIBRE. — Ce mode de torsion peut se faire en tordant le cordon, soit au-dessus, soit au-dessous de l'épididyme.

a. — *Torsion au-dessus de l'épididyme.* — C'est le procédé de

---

[1] *Rec. de Méd. vét.*, 1853, p. 673 et 833.

torsion ancien, le seul employé en Allemagne, celui du *Polonais*
et des châtreurs de profession. On l'a mis en pratique de plusieurs
façons. Les châtreurs, autrefois, commençaient par mettre le testicule à nu en ouvrant le scrotum avec un couteau, puis extir-
paient l'organe avec les dents ou avec les mains.

L'arrachement avec les dents avait lieu surtout sur les animaux
jeunes ou de petite taille. Pourtant, s'il faut en croire Godine
jeune, le même moyen serait usité, dans certaines contrées,
sur les grands quadrupèdes. Ainsi cet auteur a cité [1] l'exemple
d'un Russe qui, vers 1830, à Paris, pour châtrer un cheval à la
mode de son pays, saisissait les cuisses et les jarrets de l'animal,
les maintenait avec vigueur dans ses bras, et, par un mouvement
rapide, lui arrachait les testicules — sans doute après avoir
ouvert les bourses — avec les dents, dont il faisait, de la sorte,
« des instruments de torsion et d'arrachement. » Le même individu pratiqua cette opération avec succès au haras de Viroflay, et
dans les écuries de quelques amateurs.

Nous n'insisterons pas pour faire ressortir tout ce qu'a de répu-
gnant une semblable manière de procéder, et nous passerons de
suite à la description de l'opération pratiquée à l'aide des mains
seulement, telle que l'exécutent beaucoup plus généralement les
châtreurs de profession, et telle que la faisait notamment le *Polonais,* dont nous avons déjà plusieurs fois parlé.

Ce dernier, dont le procédé fut longtemps un mystère, avait
réussi à attirer l'attention sur lui en opérant sur l'animal debout,
sans l'entraver ni le retenir par aucun lien. Il se plaçait contre le
membre postérieur gauche de l'animal, passait le bras gauche en
avant du grasset, saisissait avec cette main un des testicules ;
puis, passant, derrière le membre, la main droite armée d'un bistouri à serpette, il incisait longitudinalement le scrotum à sa partie
inférieure. Le testicule sortait à l'instant de ses enveloppes. L'opérateur, déposant le bistouri entre ses dents, prenait le testicule en
entier avec la main droite, saisissait le cordon entre le pouce et
l'index gauches, le comprimait fortement, et exécutait la torsion
avec la main droite, jusqu'à ce que le testicule se détachât. Il

---

[1] *Journ. de Méd. vét. théoriq. et pratiq.*, 1831, p. 366.

opérait de même sur le second testicule, et l'opération se trouvait terminée, sans que l'animal, chose remarquable, eut cherché à se défendre, sans même qu'il fût sorti de la complète immobilité dans laquelle il tombait dès le moment où était pratiquée l'incision des bourses, et qu'il faut attribuer, sans doute, à une sorte de stupéfaction produite par l'intensité de la douleur.

Comme il est peu probable, malgré l'expérience faite, que beaucoup de vétérinaires osent tenter de pratiquer l'opération de la sorte, nous considèrerons cette manière de procéder comme purement exceptionnelle, et poserons en principe la nécessité d'opérer sur l'animal abattu et convenablement fixé, en observant les précautions suivantes propres à faciliter la manœuvre opératoire.

Ainsi, après avoir mis le testicule à nu par une incision des enveloppes, au lieu de procéder immédiatement à la torsion, on commence par inciser ou déchirer, au-dessus du testicule, toute la portion du cordon, septum et canal déférent, située en arrière du faisceau vasculaire; puis, saisissant le cordon de la main gauche, le plus haut possible, on le serre fortement entre le pouce et l'index, afin de limiter le point où la torsion doit s'opérer. Cela fait, on saisit le testicule de la main droite, en passant un doigt, pour le maintenir avec plus de solidité, entre l'épididyme et la glande, et on fait tourner plusieurs fois le testicule sur lui-même, jusqu'à ce que le cordon, se trouvant assez affaibli, on puisse, en tirant avec la main droite, tandis que la main gauche continue à retenir le cordon, séparer complétement le testicule.

Ce procédé, très-simple en apparence, est d'une extrême difficulté pratique, car il exige une grande force des doigts, dont les opérateurs ne sont pas tous également pourvus. De plus, comme malgré tous les efforts, la compression qu'on exerce sur le cordon n'est jamais fort énergique, cet organe se tord sur une certaine étendue, et, par suite, l'occlusion des vaisseaux testiculaires peut n'avoir lieu que d'une manière incomplète. C'est pour remédier à cet inconvénient que l'on tenta d'abord de pratiquer la torsion au-dessous de l'épididyme, mode opératoire dont nous allons maintenant parler.

b. — *Torsion au-dessous de l'épididyme.* — Ce procédé est celui qui a été mis en pratique par M. Chevrier. Comme les vétérinaires

qui les premiers avaient essayé la castration par torsion, M. Chevrier commença par tordre le cordon au-dessus de l'épididyme;
mais redoutant les douleurs produites par la déchirure des tissus,
il renonça à ce moyen, et essaya de tordre à la partie la plus inférieure du cordon. Pour cela, l'animal étant abattu, le testicule mis
à nu par une incision des bourses, il commençait par déchirer,
avec les doigts, la portion du septum qui unit l'épididyme au testicule, ou, quand l'adhérence était trop forte, incisait avec le bistouri
le tissu serré et résistant qui forme la partie postérieure de ce septum, puis déchirait le reste avec les doigts, de manière que les
deux organes n'étaient plus unis que par les vaisseaux testiculaires et le canal déférent; cela fait, il saisissait l'épididyme de la
main gauche, en le soutenant pour former point d'appui, et de la
droite, prenant le testicule, il lui faisait subir un mouvement de
rotation; au bout de huit à dix tours, il se trouvait entièrement
détaché du cordon. L'épididyme étant rentré, un point de suture
pratiqué au milieu de l'incision du scrotum l'empêchait de sortir
des enveloppes. Le second testicule était enlevé de même, et on
faisait relever l'animal.

Cette méthode opératoire, qui a surtout pour objet de faciliter
l'extirpation de la glande testiculaire, a été essayée par quelques
vétérinaires, MM. Olivier [1], Lagrange [2], etc., qui tous annoncent
en avoir obtenu de bons résultats. Nous aurons plus loin occasion
d'examiner si ce procédé justifie ces appréciations favorables, reposant sur un trop petit nombre d'essais pour avoir la valeur d'un
jugement définitif.

c. — Bistournage à découvert. — Sous ce nom, M. Miquel, de Béziers, a publié [3] l'observation d'une opération pratiquée sur un âne,
et qui n'est autre chose qu'un mode différent de pratiquer la torsion libre. Ayant percé le septum, au-dessus de l'épididyme, il
passa deux fois le testicule dans cette ouverture, après quoi il fit
relever l'animal et l'abandonna à lui-même. Au bout de 36 heures,
les testicules mortifiés se détachèrent d'eux-mêmes sans occasion-

---

[1] *Mém. de la Soc. vét. de l'Hérault*, 1840, 3ᵉ série, p. 35.
[2] *Mém. de l'Associat. vét. du Nord et du Pas-de-Calais*, 1845, t. Iᵉʳ, p. 95.
[3] *Journ. des Vét. du Midi*, 1846, p. 19.

ner d'hémorragie, et la guérison fut achevée en quelques jours. L'expérience n'ayant pas encore donné à ce fait une valeur pratique, nous nous bornons à le citer sans commentaires.

II. Torsion bornée. — Comme déjà nous l'avons dit, la torsion, avec la main seule, constitue une opération difficile, qui ne donne souvent qu'un résultat incomplet, par suite de l'extension du mouvement rotatoire vers la partie supérieure du cordon. De plus, en procédant de la sorte, on est exposé à ce que, pendant l'action, quand on veut reprendre position pour faire un nouveau tour, le testicule se détorde. C'est en vue de remédier à ce double inconvénient que l'on a imaginé la *torsion bornée*, consistant spécialement à étreindre le cordon, dépouillé de ses enveloppes, entre les mors d'une pince placée en travers, et à rompre sa continuité, avec une autre pince, de manière à ce que la torsion se trouve limitée au point exact où on la pratique.

On fait usage, pour cette opération, d'instruments spéciaux, au nombre de deux, mais à chacun desquels on a donné des formes variées. Ces instruments sont : la pince fixe ou limitative et la pince mobile.

La pince *fixe* ou *limitative* est celle destinée à maintenir le cordon, pendant qu'avec l'autre instrument on opère la torsion. Elle a été confectionnée sur différents modèles. La première construite, et en même temps la plus simple, est celle de MM. Renault et Delafond (*fig.* 40). Elle est formée de deux branches aplaties, articulées à leur extrémité comme un compas, d'une longueur totale de 40 à 45 centimètres, larges de 1 à 2 centimètres et épaisses d'un demi-centimètre. L'une des deux branches, dite branche *femelle*, porte, à 4 ou 5 centimètres de l'articulation, une échancrure ovalaire, de 9 à 10 centimètres de contour, dans laquelle s'engage une saillie exactement correspondante de l'autre branche ou branche *mâle*. C'est dans cette échancrure qu'est retenu et comprimé, par la saillie de la branche mâle, le cordon testiculaire, que l'on fixe plus solidement encore en ménageant de légères crénelures sur les bords des branches qui doivent être en contact.

Une autre pince fixe, celle de M. Périer (*fig.* 41), a l'échancrure, ainsi que la saillie correspondante, de forme quadrangulaire,

profonde de 9 centimètres et large de 10. Cette forme est préférable à la précédente, vu que l'échancrure alors, par sa forme et par
son étendue, retient mieux le cordon, lorsque celui-ci s'étale et tend
à déborder sous la pression que lui fait subir le rapprochement des
branches. De plus, dans ce dernier modèle, les branches sont
légèrement courbées au lieu d'être droites, comme dans le premier,

Fig. 10.

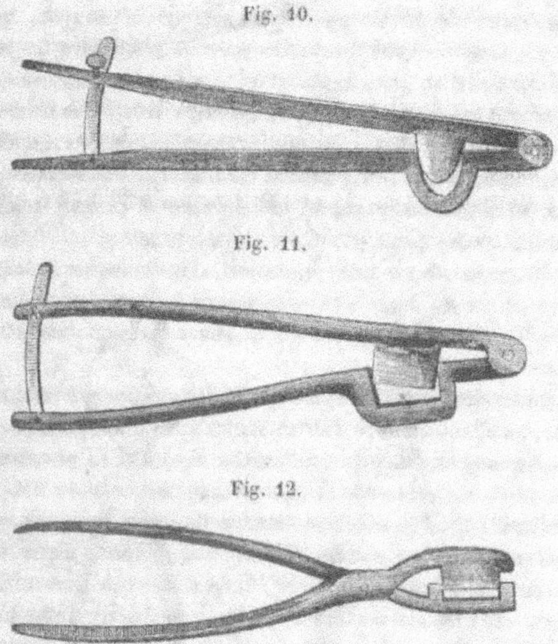

Fig. 11.

Fig. 12.

ce qui la rend plus facile à tenir dans la main. L'une et l'autre,
d'ailleurs, portent une vis de pression qui permet de maintenir la
pince serrée quand les branches ont été rapprochées.

On a fait subir encore, à la pince fixe, d'autres modifications,
notamment, en substituant, à la forme de compas, celle de la
pince-tenaille ordinaire (*fig.* 12), en conservant, d'ailleurs, à
l'échancrure et à la saillie correspondante, entre lesquelles le cordon est maintenu, la forme rectangulaire, nécessaire pour bien

retenir cet organe. Voici une autre forme donnée à cet instrument (*fig.* 13) ; le mors inférieur, pour former l'échancrure, est

Fig. 13.

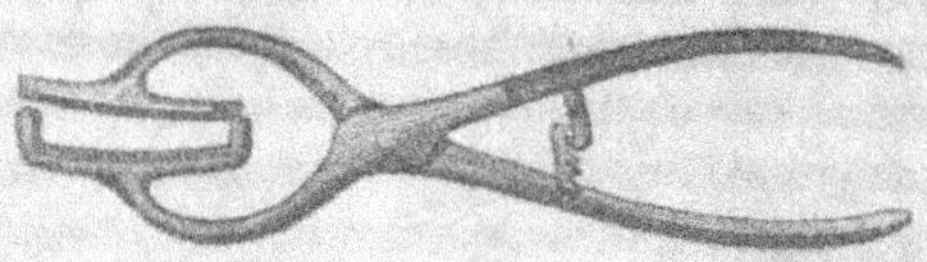

relevé à ses deux extrémités, à chacune desquelles est une fente dans laquelle s'engage l'extrémité correspondante, amincie, de l'autre mors.

La pince *mobile* (*fig.* 14 et 15), longue de 30 à 35 centimètres,

Fig. 14.   Fig. 15.

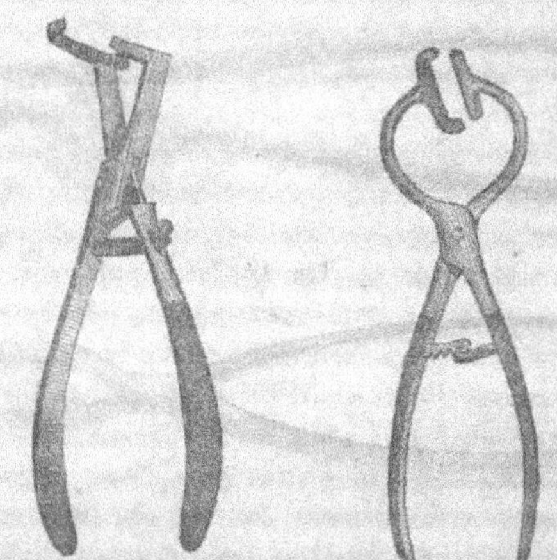

a la forme d'une pince ordinaire ; ses mors, au lieu de se terminer en ligne droite, forment angle droit à leur extrémité, de manière à ce qu'on puisse sans difficulté saisir le cordon transversalement, en tenant la pince dans une direction parallèle à la longueur de cet organe, et manœuvrer sans gêne pour exécuter la torsion. Le mors inférieur est relevé à ses deux extrémités, de manière

à former dans sa longueur une excavation rectangulaire où se
loge le cordon, que l'on maintient serré par le rapprochement de
l'autre mors formant seulement une tige droite s'adaptant exactement à l'excavation. Il est utile qu'à leur surface de contact, ces
mors soient crénelés, afin d'accroître leur adhérence avec le cordon
à étreindre. Comme pour la pince fixe, les branches de la pince
mobile peuvent être maintenues rapprochées par une vis de pression ou une crémaillère à ressort, permettant de rendre leur effet
plus durable sans fatiguer la main.

A défaut de ces instruments spéciaux, on pourrait faire usage,
pour remplacer la pince fixe, de casseaux longs et étroits, ou de
morailles en bois; et, pour remplacer la pince mobile, d'un instrument quelconque, agissant de la même manière. Mais on n'opére-
rait jamais, ainsi, avec autant de promptitude et de commodité,
que lorsqu'on fait usage des pinces décrites ci-dessus, qui écrasent
le cordon dans une partie beaucoup plus circonscrite, et en rendent la torsion d'autant plus aisée.

Les instruments préparés, on commence l'opération. L'animal est
abattu, fixé comme dans les autres procédés. Le testicule mis à
nu par une incision longitudinale des enveloppes, avec le bistouri
droit on isole le cordon, d'abord en incisant, immédiatement
au-dessus de la queue de l'épididyme, le ligament qui unit cet
épididyme au fond de la gaîne vaginale, puis en continuant cette
incision de manière à couper tout le septum postérieur, et en comprenant dans l'incision le canal déférent, jusqu'à la partie antérieure du cordon, où se trouve l'artère grande testiculaire qu'il
suffit de tordre seule.

Cela fait, on étreint le cordon dans l'échancrure de la pince
fixe, on le serre par le rapprochement des branches de l'instrument, à 2 ou 3 centimètres au-dessus de la tête de l'épididyme;
puis on confie la pince à un aide, qui la maintient exactement
serrée, et évite, avec soin, d'exercer sur le cordon des tiraillements qui, se transmettant aux parties supérieures, ne seraient
pas sans danger. On s'empare alors de la pince mobile, on
engage le cordon entre ses mors, au-dessous de la pince fixe, on
la serre fortement des deux mains, et on commence à tordre en
tournant l'instrument de droite à gauche. Le même mouvement de

torsion est continué jusqu'à ce que le cordon cède et se rompe ; il faut généralement, pour cela, de dix à quinze tours complets. C'est toujours l'artère, dans ce cas, qui résiste le plus, sa disposition flexueuse lui permettant de s'allonger beaucoup plus que les parties qui l'environnent. Néanmoins, elle finit toujours par céder. Quand elle est rompue, on ouvre la pince fixe, de laquelle s'échappe aussitôt le cordon, qui remonte dans la gaîne vaginale, par le fait de la rétractilité de ses fibres musculaires. On répète la même manœuvre pour l'autre testicule, et, en moins de deux minutes, l'opération peut être terminée. Les cordons n'ont plus alors qu'une longueur de 15 à 18 centimètres, et à cause même de leur grande rétractilité, il importe de tordre le plus près possible de l'épididyme, afin de prévenir un retrait dans la cavité abdominale, qui pourrait avoir d'assez graves conséquences.

Il est des opérateurs qui, pour éviter toute chance d'hémorrhagie, notamment celle par l'artère petite testiculaire, tordent le cordon tout entier. Mais, de la sorte, outre que l'on a moins de facilité pour saisir l'organe dans la pince limitative, la torsion de l'artère grande testiculaire est, elle-même, bien moins exactement faite. Or, comme c'est l'oblitération de cette dernière artère qui est le but essentiel de l'opération, mieux vaut la comprendre seule entre les mors de la pince, et assurer, de la sorte, sa torsion complète, en ayant soin, en tordant, de ne pas agir avec trop de rapidité et de violence, ce qui exposerait à rompre l'artère avant qu'elle ne fût fermée par l'entortillement de ses fibres dilacérées, et rendrait l'hémorrhagie inévitable. Il faut tourner lentement, sans secousses, de manière à distendre peu à peu les fibres du vaisseau, et ne desserrer la pince limitative qu'après s'être assuré que le petit tourillon vasculaire, produit par la torsion du vaisseau, offre la solidité nécessaire pour opposer un obstacle invincible à la sortie du sang.

III. Torsion de l'artère seule. — La torsion exclusive de l'artère testiculaire est un procédé opératoire qui a été particulièrement mis en usage par les vétérinaires anglais, MM. Molyneux, Richardson, Simonds, Dawr, etc. [1], qui s'accordent à en signaler les

[1] *The Veterinarian*, 1835 à 1840, *passim*.

excellents résultats, lui attribuant surtout l'avantage de ne causer que peu de douleur, et d'être suivi d'une prompte guérison.

Le procédé est des plus simples à mettre en pratique. Après avoir découvert le cordon par une incision du scrotum, on pratique, sur le milieu du corps pampiniforme, une incision longitudinale, longue environ de 2 centimètres; par cette ouverture, on extrait et on isole une des circonvolutions de l'artère testiculaire; quand elle est suffisamment déplissée, on la divise transversalement, et on tord le bout supérieur par le procédé suivi pour toutes les artères, et consistant, après avoir fixé le vaisseau entre les deux mors d'une pince à baguette, à 2 centimètres environ au-dessus du point coupé, à saisir l'extrémité avec une pince anatomique ordinaire, et à faire faire à celle-ci quinze à vingt tours complets, de manière à fermer complétement la lumière du vaisseau tordu. Cela fait, on achève l'opération en divisant le reste du cordon, au niveau du point où l'artère a été tordue, par une section transversale.

De cette manière, tout en arrivant au résultat essentiel de l'opération, qui est l'oblitération de l'artère, on évite les tiraillements violents sur le plexus nerveux du cordon, qui sont la conséquence de la torsion du cordon entier, et la vive douleur qui en résulte. Un tel procédé est donc rationnel en soi, et son introduction dans la pratique pourrait, à juste titre, être envisagée comme un perfectionnement apporté à l'opération.

§ 4. — Castration par Écrasement linéaire.

Sous le nom d'*écrasement linéaire*, on désigne une méthode chirurgicale nouvellement introduite dans la pratique, par M. le docteur Chassaignac, ayant pour but d'obtenir la division des tissus sans effusion de sang, et consistant dans l'application, autour des tissus qu'on veut diviser, d'une chaîne métallique mise en mouvement par un mécanisme puissant [1].

L'application, à la castration des animaux, de ce mode de division des tissus a suivi de près la publication de l'ouvrage de

---

[1] CHASSAIGNAC, *Traité de l'Écrasement linéaire*. Paris, 1856.

M. Chassaignac. C'est à M. H. Bouley que l'on est redevable des premières tentatives de castration à l'aide de ce procédé, ainsi que de la détermination des circonstances dans lesquelles ce moyen peut être employé avec avantage [1]. Il n'est pas à notre connaissance que d'autres essais de ce genre, sans doute à cause du prix élevé de l'instrument dont on se sert, aient été répétés en France. Mais des expériences ont été faites à Saint-Pétersbourg par MM. Prosavof, Roschnof, ainsi que le constate un Mémoire envoyé au rédacteur du *Recueil*, par M. Buhse, vétérinaire des écuries de l'empereur de Russie, lequel même revendique pour M. Prosavof la priorité de l'application de l'écrasement linéaire à la castration du cheval. M. H. Bouley, qui analyse [2] le Mémoire de M. Buhse, daté du 26 août 1858, démontre aisément l'erreur involontaire, commise par ce dernier, dans sa revendication en faveur de M. Prosavof, en rappelant que lui-même, M. H. Bouley, avait adressé sa première communication à la Société centrale de médecine vétérinaire, le 10 juillet 1856.

Disons maintenant en quoi consiste le nouveau mode opératoire.

On se sert, pour le mettre en pratique, d'un instrument spécial, l'*écraseur linéaire* (*fig.* 16), consistant essentiellement en une chaîne métallique, *a*, formée d'une série de petites pièces ovalaires, articulées entre elles comme les pièces de la scie à chaînette. Cette chaîne est adaptée, par chacune de ses extrémités, à deux branches de fer parallèles, *b*, en contact par leur bord interne, portant à leur bord externe une série de dentelures, *d*, en scie, renfermées dans l'intérieur d'une gaîne métallique, *g*, munie parfois, sur une de ses faces, d'une fenêtre longitudinale; elles glissent avec facilité dans cette gaîne, et sont fixées, à leur extrémité inférieure, à la partie moyenne d'un levier à deux branches, *l*, qui peut, en s'inclinant d'un côté ou de l'autre, les faire mouvoir alternativement. La gaîne, contenue inférieurement dans un renflement en bois, *m*, qui sert de poignée, porte de chaque côté un cliquet, *c*, à ressort, qui, en s'abaissant, s'engrène par son

---

[1] *Rec. de Méd. vét.* (Bull. de la Soc. centr. de méd. vét.), 1856, pag. 704; *Nouv. Dict. pratiq. de méd. vét.*, Paris, 1857, t. III, p. 144.

[2] *Rec. de Méd. vét.*, 1858, p. 1151.

bout inférieur dans les dentelures latérales des branches, retient celles-ci, et, en les empêchant de remonter, ne laisse pas à l'anse formée par la chaînette la possibilité de s'agrandir à mesure qu'elle se trouve resserrée par l'action du levier inférieur.

En appuyant sur le bout supérieur du cliquet, les deux grandes branches, que la seconde figure représente libres et dégagées de la gaîne qui les renferme, reprennent toute la liberté de leurs mouvements, ce qui permet de les remonter autant qu'il est nécessaire pour donner à l'anse de la chaînette la grandeur voulue pour l'opération.

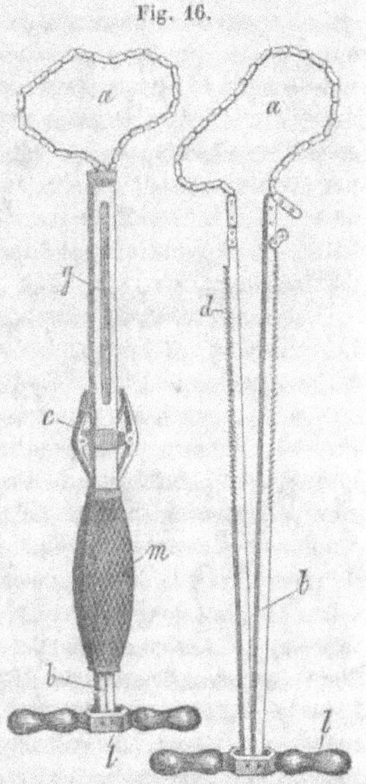

Fig. 16.

Pour faire usage de l'écraseur, on embrasse avec la chaînette, *a*, la partie dont on veut opérer la séparation ; puis, tenant de la main gauche le manche, *m*, de la gaîne métallique, et le levier inférieur, *l*, dans la main droite, on presse alternativement sur l'un et sur l'autre bras, de manière à faire descendre d'un cran, à chaque mouvement du levier, une des branches de l'appareil. Les deux branches s'engagent ainsi peu à peu dans la gaîne, entraînant avec elles la chaînette métallique, et rétrécissant, à mesure, l'anse formée par celle-ci. La chaînette étreint d'abord étroitement les tissus qu'elle entoure; puis, quand elle les a réduits à leur plus petit volume, elle pénètre progressivement dans leur substance, et finit par les diviser complétement, en raison de la force irrésistible qui lui est communiquée par l'action du levier inférieur.

L'instrument, dont nous venons de faire connaître la construction et le mécanisme, est l'écraseur tel qu'il est sorti primitivement des mains de l'inventeur. Depuis, il a été modifié dans sa forme, mais non dans son principe. Au lieu de deux branches parallèles, il n'en a plus qu'une seule, dentée d'un seul côté, et mue par la pression d'un petit levier à ressort placé sur le côté de la gaîne, et qui, à travers une ouverture de celle-ci, vient, par son extrémité, appuyer, chaque fois qu'on abaisse le levier avec le doigt, sur une des dents de la branche principale de l'instrument, et le fait ainsi descendre. De la sorte, les deux extrémités de la chaînette sont entraînées à la fois, ce qui fait que la section des tissus s'exécute par pression seule; tandis qu'avec le premier appareil, en tirant alternativement sur les deux extrémités de la chaînette, il y a, en outre, un léger mouvement de scie, qui rend plus complète l'action de l'instrument.

On se rend aisément compte des effets de l'écraseur linéaire. Les vaisseaux, divisés par la pression mécanique qu'exerce l'instrument, présentent, après leur section, la même disposition physique, à leur extrémité tronquée, que s'ils avaient été tordus ou arrachés; leurs tuniques interne et moyenne, divisées les premières, sont plissées et refoulées en dedans du vaisseau, de manière à former une espèce de tampon qui en ferme la lumière, tandis que la membrane celluleuse, s'allongeant comme un tube de verre étiré à la lampe à émailleur, et s'agglutinant avec elle-même, achève de constituer un obstacle infranchissable au cours du sang. La section des parties s'opère, de la sorte, sans donner lieu à aucune hémorrhagie. Mais, pour assurer ce résultat, il importe d'opérer avec lenteur, de laisser au moins, suivant la nature des tissus, de quinze à trente secondes, entre chaque mouvement imprimé au levier. Si on divisait les tissus trop rapidement, la section des vaisseaux serait trop nette et les hémorrhagies seraient presque autant à redouter qu'après la division avec l'instrument tranchant.

La castration, avec l'écraseur linéaire, se pratique en observant exactement les règles qui viennent d'être retracées. Le testicule étant mis à nu, on entoure avec la chaînette le cordon en bloc, afin d'avoir une plus grande masse de tissus à serrer, et de pouvoir, de la sorte, prolonger la constriction. Cela fait, mettant le

levier en mouvement, on serre peu à peu l'anse de la chaîne jusqu'à ce qu'on ait opéré la division complète du cordon, en ayant
soin d'agir avec assez de lenteur pour prévenir toute hémorrhagie
par l'artère testiculaire. Il faut ainsi, pour chaque testicule, cinq,
six minutes, et même davantage. Cette lenteur, nécessaire à l'opération, est le premier inconvénient de la castration par l'écrasement
linéaire, et suffira pour l'empêcher de devenir jamais un procédé
pratique, surtout pour les opérateurs ayant à châtrer un grand
nombre d'animaux à la fois. Toutefois, cette méthode, en certains
cas particuliers et sur des sujets isolés, pourra être utilisée avec
avantage, en raison des suites généralement favorables de l'opération.

Ainsi, comme l'a constaté M. H. Bouley, on détermine, à l'aide
de l'écraseur linéaire, une section nette du cordon, sans perte de
sang, laissant une plaie simple, non compliquée de meurtrissure
de tissus, de la présence de corps étrangers, ne produisant qu'un
faible engorgement, suivi d'une suppuration peu abondante, et
marchant promptement à la cicatrisation. En outre, une fois
les testicules enlevés, l'opération se trouve entièrement terminée et
l'animal peut être abandonné à lui-même, sans qu'il soit nécessaire
de recourir à aucune autre manipulation. D'autres avantages sont
encore attribués, par M. Buhse, à l'écrasement linéaire ; mais ils
nous paraissent d'un caractère trop hypothétique pour que nous
ayons à nous y arrêter. L'auteur russe, qui leur accorde une valeur réelle, en tire la conclusion que l'écrasement linéaire est un
mode de castration appelé à remplacer, dans l'avenir, tous les
autres procédés.

M. H. Bouley, moins absolu, ou plutôt mieux éclairé par l'expérience, ne croit pas que l'écrasement linéaire, malgré les avantages
attribués par lui-même à ce procédé, puisse jamais devenir un
mode usuel de castration, à cause d'un grave inconvénient qu'il
lui a reconnu, celui d'exposer au développement des hernies,
par suite de l'extrême lenteur nécessaire à son exécution,
pendant laquelle les animaux sont sollicités à se livrer aux mouvements expulsifs les plus violents, chaque fois que l'on serre la
chaîne de l'écraseur. Aussi, recommande-t-il, de la manière la
plus expresse, de n'employer jamais l'écrasement linéaire pour

châtrer un cheval, sans avoir, au préalable, éthérisé l'animal. De la sorte, les chances de hernie sont évitées, et l'on profite de tous les avantages qui se rattachent à l'emploi de cette méthode.

Dans tous les cas, si les avantages de l'écrasement linéaire, comme moyen usuel de castration, restent assez contestables pour qu'il n'y ait pas lieu d'espérer de le voir adopter par la généralité des vétérinaires, ce n'en est pas moins un procédé utile, dont on pourra tirer parti en telle circonstance donnée, et, notamment, comme nous le verrons plus loin, pour l'amputation des tumeurs formées par l'induration du cordon testiculaire.

§ 5. — **Castration par le Feu.**

1º **Définition. Historique.** — La castration *par le feu* est un procédé d'émasculation, dans lequel on fait usage, comme moyen hémostatique, d'un fer chauffé à blanc avec lequel on opère la section du cordon, ou que l'on applique à l'extrémité du cordon après en avoir séparé le testicule par l'instrument tranchant.

Ce mode de castration est un des plus anciens qui aient été employés chez le cheval. Déjà il est décrit comme procédé usuel dans Absyrte ; il est mentionné également dans Végèce, puis dans Palladius, qui le cite comme un moyen d'application récente sur les veaux. On le voit reparaître ensuite dans la plupart des traités de *mareschallerie* des xviie et xviiie siècles, notamment dans Markham, La Guérinière, Gaspard Saunier, Garsault, Lafosse, Hartmann, qui ne font guère, au surplus, que se répéter les uns les autres, sans rien ajouter aux détails donnés, par les auteurs grecs et latins, sur le manuel opératoire. Des auteurs plus modernes : Rozier, Huzard, Delabère-Blaine, Fr. de Feugré, Vatel, H. d'Arboval, etc., qui ont parlé à leur tour de la castration par le feu, se bornent également à transcrire, avec plus ou moins de brièveté, la description des anciens hippiatres ; ce qui prouve que, jusque-là, l'opération n'avait encore été l'objet d'aucune étude suivie de la part des hommes de l'art. Aussi, ce moyen de castration est-il un de ceux qui sont le plus exclusivement demeurés aux mains des empiriques et châtreurs de profession, et cela, autrefois plus encore qu'aujourd'hui, comme en fait foi le reproche que Garsault, il y a un siècle, adressait aux maréchaux à ce sujet.

De nos jours, il en est à peu près de même. Malgré la facilité de l'opération, il n'y a encore qu'un très-petit nombre de vétérinaires qui la conseillent et la mettent en pratique. Doivent être cités, parmi ces derniers, MM. Carrière [1], Huart [2], Petitclerc [3], dont les essais constituent à peu près tout ce qui a été tenté pour établir la valeur scientifique de ce mode de castration, que mettent actuellement en usage les frères Chéret, châtreurs renommés dans le nord de la France, sous le nom de *Coupeurs de Bapaume*, et dont M. Huart, vétérinaire à Valenciennes, a divulgué le procédé (*loc. cit.*).

La castration par le feu est encore employée dans plusieurs contrées autres que la France. C'est le procédé le plus communément usité en Angleterre, en Amérique et dans les pays tropicaux. Il est en usage aussi en Allemagne et même chez les Arabes, non parmi les tribus du Tell, mais seulement dans le Désert, chez les gens pauvres, comme mesure de précaution contre la fougue de leurs chevaux.

2° **Instruments servant à l'opération.** — Pour pratiquer la castration par le feu, on fait usage d'instruments spéciaux, qui sont principalement : une *pince*, pour fixer le cordon à cautériser, et un *cautère*, pour l'application du feu sur l'organe.

La PINCE, désignée autrefois sous les noms de *fer à châtrer*, de *morailles à châtrer*, a varié de forme suivant les époques et suivant les opérateurs. Construite en fer ou en bois, elle se compose, en principe, de deux ou de trois branches droites, larges, aplaties, articulées à charnière par une extrémité, et se serrant, à l'autre extrémité, soit avec la main seule, soit à l'aide d'une vis, d'une crémaillère, d'une courroie ou d'une simple corde, permettant d'exercer sur les branches de l'instrument toute la pression que l'opération exige. A défaut d'une pince semblable, on peut se servir d'un long casseau, de morailles en bois ordinaires, de deux simples morceaux de bois attachés avec une corde à leurs extré-

---

[1] *Journ. des Vét. du Midi*, 1848, p. 309.

[2] *Rec. de Méd. vét.*, 1854, p. 52; 1855, p. 641; 1857, p. 55.

[3] *Ibid.*, 1855, p. 645.

mités (ABSYRTE). Mais ces appareils, bien qu'à la rigueur pouvant suffire pour retenir le cordon, ne conviennent pas cependant en ce que, étant trop étroits, ils ne peuvent suffisamment préserver les parties voisines de l'action du calorique. A plus forte raison serait-il irrationnel de n'employer, pour fixer le cordon, aucun instrument et d'y substituer la seule pression de la main. C'est pourquoi il est préférable, dans tous les cas, de se servir des pinces spécialement construites en vue de cette opération.

Ces pinces, avons-nous dit plus haut, sont à deux ou à trois

Fig. 17.   Fig. 18.   Fig. 19.

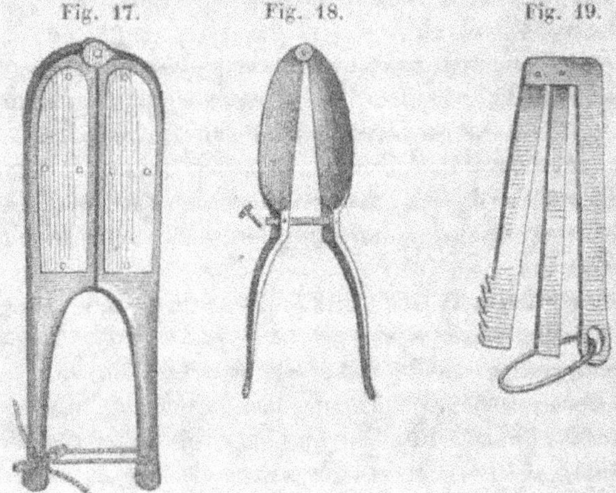

branches. La pince à deux branches, ou *simple*, peut être en bois ou en fer. La pince en bois (*fig.* 17), forte et résistante, présente une longueur de 25 à 30 centimètres, une épaisseur de 1 centimètre, une largeur de 7 à 8 centimètres. Ses deux branches, en contact par leur face interne dans la moitié à peu près de leur étendue, se terminent en se rétrécissant de manière à figurer deux manches que l'on maintient rapprochés avec une corde. Sur la face qui doit être en rapport avec le cautère, l'instrument est recouvert d'une plaque métallique qui le garantit de l'action destructive du feu. La pince simple en fer (*fig.* 18) a ses deux branches amincies en lame de couteau vers leur bord interne; on peut les maintenir rapprochées, soit, comme on le voit

dans la figure, par une vis de pression agissant sur une tige
fixée à demeure d'un côté, et glissant, de l'autre, dans une cou-
lisse; soit par tout autre système.

La pince à trois branches, ou *double*, permet de saisir en même
temps et de cautériser à la fois les deux cordons testiculaires. Elle
est beaucoup plus communément usitée que la précédente, et en
usage depuis longtemps; on la trouve décrite et figurée pour la

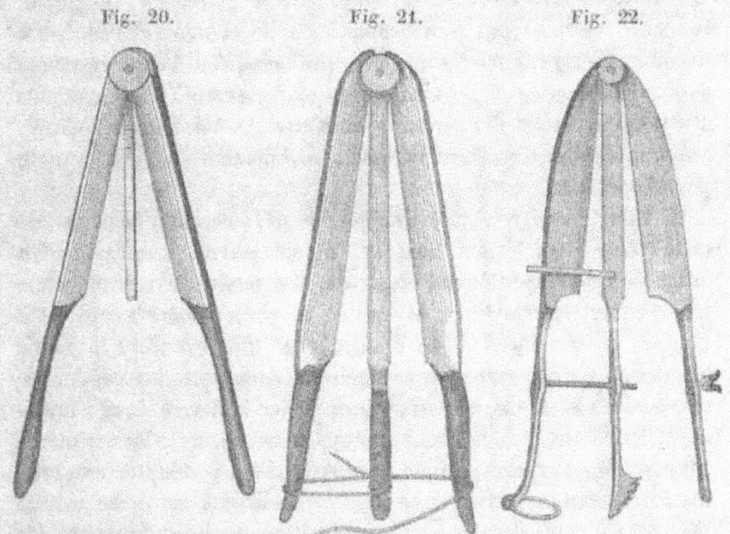

Fig. 20.   Fig. 21.   Fig. 22.

première fois dans Garsault [1]. On a donné, d'ailleurs, à cette
pince, des formes assez variées. Celle de Garsault (*fig.* 19), la plus
anciennement connue, en même temps la plus simple, et celle
dont se sert encore M. Petitclerc [2], est formée de trois branches en
fer, aplaties, longues de 10 à 15 centimètres; deux de ces branches, mobiles par rapport à la troisième, s'articulent sur l'extrémité, recourbée à angle droit de celle-ci. Elles peuvent encore
être réunies toutes trois à une charnière commune. A l'autre extré-

[1] *Nouveau Parfait mareschal.* Paris, 1741. Pl. XXII, *fig.* 4.
[2] *Rec. de Méd. vét.*, 1835, p. 647.

mité, l'appareil se serre par un anneau s'accrochant aux crans d'une crémaillère comme dans les morailles ordinaires.

La pince des frères Chéret (*fig.* 20), dont M. Huart a fait connaître le procédé, offre une forme un peu différente. Les trois branches, articulées à une seule charnière, sont de dimensions inégales ; ainsi les deux branches externes sont d'une longueur de 30 centimètres, tandis que celle du milieu n'a que 17 centimètres, sur 1 centimètre d'épaisseur. Par leur face interne, les deux branches latérales sont amincies en lame de couteau et réduites à 5 millimètres d'épaisseur, de sorte que lorsqu'elles sont appuyées sur la tige centrale, elles forment un angle rentrant où se loge plus aisément la portion du cordon à cautériser. A leur extrémité libre, ces branches se terminent en poignées, donnant prise à la main pour l'opération.

M. Huart, qui a donné dans le *Recueil* (*loc. cit.*) la figure de cette pince, écrit plus tard, au même journal [1], qu'ayant fait usage de l'instrument ainsi construit, il a trouvé la tige moyenne trop courte, surtout pour les cas où le cordon est engorgé, et il propose en conséquence de donner aux trois branches la même longueur, ce qui permettra d'opérer, dans tous les cas, avec une égale facilité. On peut d'ailleurs varier la forme de ces branches, leur donner à chacune une poignée (*fig.* 21), les maintenir rapprochées par une simple corde, ou bien y adapter une crémaillère combinée avec une tige se vissant à un écrou mobile (*fig.* 22) ; à cette dernière pince se voit encore, sur la partie des branches où est serré le cordon, une tige transversale fixée à la branche moyenne, et destinée à retenir le cordon lorsque celui-ci tend à fuir en arrière, pendant qu'on serre la crémaillère.

Le CAUTÈRE en usage pour la castration n'affecte pas une forme absolument fixe. On peut se servir du cautère cultellaire ordinaire (*fig.* 23), du cautère hastile (*fig.* 24), ou du couteau de feu (*fig.* 25) usité surtout chez les anciens. Mais afin de pouvoir concentrer dans l'instrument une assez grande quantité de calorique pour la formation prompte de l'eschare, il est préférable d'avoir un cautère spécial fort et épais, et par cela même plus lent à se

---

[1] *Rec. de Méd. vét.*, 1837, p. 55.

refroidir. Tel est le cautère (*fig.* 26) des frères Chéret, dont la partie cautérisante est épaisse et courte, et dont la tige fait continuité avec le dos de cette partie, disposition qui a l'avantage de diminuer les dimensions de l'instrument, sans nuire à son action, et, par suite, de moins exposer les organes environnants à être brûlés par son approche. On peut donner encore au cautère la forme d'un prisme trapèzoïde (*fig.* 27), présentant de la sorte deux tranchants et une surface plane inférieure, avantageuse pour cau-

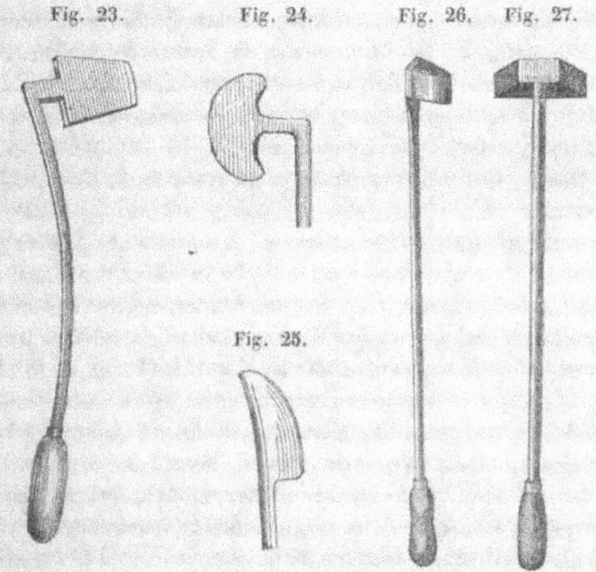

Fig. 23.   Fig. 24.   Fig. 26.   Fig. 27.

Fig. 25.

tériser de nouveau le cordon, lorsque, après l'ablation du testicule, on juge utile une nouvelle application du feu.

Outre la pince et le cautère, on devra se munir encore, pour l'opération, d'un bistouri convexe, d'un peu de poudre de colophane ou de toute autre résine, et enfin de quelques lambeaux de vieilles toiles trempées dans l'eau pour préserver les parties voisines de l'action du calorique.

3° **Manuel de l'opération.** — L'animal abattu et le testicule mis à nu, comme dans les autres méthodes, il faut d'abord procéder à l'application de la pince. Celle-ci doit embrasser le cordon d'avant en arrière. Les frères Chéret, M. Petitclerc, et la plupart de ceux qui font usage de ce procédé, comprennent dans la pince la totalité du cordon, qu'ils saisissent immédiatement au-dessus de l'épididyme. M. Petitclerc recommande seulement, une fois le cordon isolé, de lui faire subir deux ou trois torsions, de manière à en former un faisceau plus ramassé qui permette de cautériser en même temps les artères grande et petite testiculaire. M. H. Bouley [1] ne croit pas ce surcroît de précaution nécessaire, et conseille, au contraire, d'isoler d'abord le faisceau antérieur du cordon par la section transversale du septum postérieur, comprenant l'artère petite testiculaire et le canal déférent. De la sorte, le champ de la cautérisation se trouve borné à la partie du cordon où se trouve placée l'artère principale, et cela suffit au but qu'on se propose, l'hémorrhagie par la petite testiculaire n'étant nullement à redouter.

Avant d'appliquer la pince, on a eu soin de la graisser pour empêcher le cordon d'y adhérer. Quand elle est en place, on fait, avant de la serrer, remonter les enveloppes, puis on étreint le cordon à l'aide de l'appareil mécanique dont elle peut être munie: vis, crémaillère, courroie bouclée ou simple corde, et on la confie à un aide, qui se borne à la soutenir, en la maintenant toujours appliquée contre l'animal, quelques mouvements qu'il fasse. Lorsque la pince, comme celle des frères Chéret, est dépourvue de tout appareil, l'aide a en outre pour mission de la serrer fortement entre ses doigts, par les deux poignées qui la terminent.

Quand on fait usage de la pince double ou à trois branches, il faut, avant de cautériser, mettre à découvert les deux testicules, puis les introduire simultanément entre les mors de l'instrument; cela fait, on serre, à 4 centimètre environ, au-dessus de l'épididyme, comme avec la pince simple.

Le cordon étant fixé entre les branches de la pince, il reste à en opérer la section, ce que l'on peut faire, soit avec le bistouri, soit avec le cautère lui-même.

La section avec le bistouri, conseillée par Fr. de Feugré, prati-

---

[1] *Nouv. Dict. de Méd. vét.*, t. III, p. 142.

quée par M. Carrière, est peu usitée. Elle se fait immédiatement au-dessus de l'épididyme, à un travers de doigt de la pince, après quoi on applique le plat du cautère chauffé à blanc à l'extrémité du cordon coupé, en refoulant celle-ci contre la pince; on détermine ainsi la formation d'une eschare qui suffit pour mettre obstacle à l'hémorrhagie, et dont on augmente l'épaisseur et l'imperméabilité en la recouvrant d'une couche de poudre de résine que l'on fait fondre à sa surface par une nouvelle application du fer rouge.

La section avec le cautère lui-même est le mode le plus en usage, celui dont les anciens se servaient et que pratiquent encore généralement les vétérinaires et les châtreurs de profession. L'emploi du cautère tranchant devient alors indispensable. On le fait chauffer à blanc, et on en applique perpendiculairement la partie tranchante sur le cordon, à 1 centimètre de la pince, au point même où l'on aurait incisé avec le bistouri. Pour en faciliter l'action, on tend le cordon avec la main gauche, puis en pressant et sciant, on fait mouvoir le cautère jusqu'à ce que soit opérée la division complète du cordon. Cela fait, comme dans l'autre procédé, on étend une couche de poudre de colophane sur le bout du cordon coupé, et on achève de le transformer en eschare en y appliquant de nouveau le cautère chauffé au même degré.

On opère avec la pince simple comme avec la pince double; et, dans les deux cas, on commence par le testicule droit, qui se trouve en dessus, afin que sa présence ne gêne pas l'amputation du second testicule.

La cautérisation achevée, on desserre la pince, sans l'enlever, afin de voir si le sang ne coule plus par l'artère. Si les parties restent sèches, la cautérisation est suffisante, et l'on peut abandonner le cordon à sa rétractilité. Mais s'il y a encore un peu d'hémorrhagie, il faut de nouveau serrer les pinces au-dessus du premier point, et réappliquer le cautère sur la partie excédante saupoudrée de colophane, de manière à la transformer définitivement en une eschare suffisamment résistante.

L'emploi de la résine, seule ou mélangée avec de la cire ou de l'huile, pour donner plus de force à l'eschare, est un complément de l'opération aussi anciennement usité que l'opération elle-même.

Les hippiatres grecs, et ceux du moyen-âge, en prescrivent l'emploi tout comme les auteurs modernes. Il est, cependant, des châtreurs qui remplacent ces substances par d'autres plus ou moins efficaces : tels sont les frères Chéret, qui se servent d'une pommade formée d'un mélange de populéum et de sulfate de cuivre, et qu'ils font passer aux yeux du propriétaire comme la chose principale dans la réussite de l'opération. Cette pommade, qui se fond sans se carboniser, ne saurait avoir évidemment l'efficacité de la résine ; et, quoi qu'en dise M. Huart, qui lui attribue l'avantage d'empêcher l'agglutination des lèvres de la plaie du scrotum, et de favoriser ainsi le travail de la suppuration, elle ne nous paraît guère servir qu'à en imposer, par sa couleur bleue, à la crédulité des propriétaires.

La cautérisation des deux cordons terminée, on conseille de faire, sur la région scrotale, des lotions avec de l'eau froide, afin, dit-on, de ralentir le cours du sang dans l'artère, et de hâter la solidification du caillot qui doit se former dans son intérieur. N'est-il pas à craindre, au contraire, que la réaction qui suit le refroidissement, en accélérant le mouvement circulatoire, ne produise un effet tout opposé? Les lotions froides sont donc, sinon dangereuses, au moins inutiles, envisagées de la sorte ; mais elles peuvent servir à combattre l'érythème léger que l'approche du fer rouge a pu déterminer sur les parties voisines ; et, à ce titre, il y a lieu d'en conseiller l'usage, si, par l'application de linges mouillés autour de la région scrotale, on n'a pas prévenu cet effet du rayonnement calorifique.

Après la cautérisation et les lotions, on fait relever l'animal. Quelquefois, alors, les enveloppes testiculaires donnent du sang ; mais cette légère hémorrhagie s'arrête toujours d'elle-même, et ne réclame aucun soin particulier.

Le mode opératoire que nous venons de décrire est celui que suivent la grande généralité des opérateurs, en Europe et en Amérique. Il nous reste, maintenant, pour compléter l'histoire de la castration par le feu, à dire un mot du procédé suivi par les Arabes du Désert, procédé qui offre, d'ailleurs, une grande analogie avec le précédent, et se trouve, de plus, exactement semblable à celui décrit par Absyrte. Voici ce procédé : le cheval abattu, on serre fortement, entre deux morceaux de bois, la partie supérieure des bourses; puis, avec un instrument tranchant, rougi au feu, on fend inférieurement le scrotum. Les testicules sortis, on serre, dans un lien de soie ou de chanvre, le cordon testiculaire, et, entre la ligature et la glande, on coupe ce cordon avec le fer rouge; la faucille est l'instrument habituellement en usage pour cette double section. Cela fait, on cautérise de nouveau, avec le fer porté au rouge seulement, l'extrémité tronquée du cordon, en ayant soin de ne pas brûler la ligature. Puis, on panse la plaie avec un topique, que les Arabes appliquent dans toute solution de continuité, confectionné le plus souvent avec du sel trempé dans de l'huile chaude, et que l'on maintient par un bandage qui va s'attacher sur les reins.

§6. — **Castration par Ligature.**

1° Définition. Historique. — La castration *par ligature* consiste à étreindre, dans un lien flexible, la totalité ou une partie seulement du cordon spermatique, de manière à interrompre la circulation dans le testicule, et à prévenir ainsi tout danger d'hémorrhagie.

Ce procédé, auquel sa simplicité pratique permet d'attribuer une origine assez reculée, ne se trouve pas, néanmoins, indiqué dans les anciens auteurs. C'est à tort que la plupart des écrivains qui, à l'époque moderne, ont écrit sur la castration, attribuent ce procédé à Hiéroclès, lequel se borne à répéter, en l'abrégeant, la description, donnée par Absyrte, de la castration par le feu, et consistant, comme nous venons de le voir, à lier préalablement les bourses avec un cordon, afin de retenir l'organe qu'on doit amputer avec le fer rouge.

En réalité, ce sont les hippiatres du siècle dernier, Gaspard de Saunier (1734), Bartlet (1756), qui les premiers en parlent; seulement, ils le citent comme un procédé depuis longtemps en usage, soit en France, soit en Angleterre. Lafosse, à son tour, le recommande, comme supérieur à tout autre moyen de castration, et il en donne la description, en introduisant, dans le manuel opératoire, une modification consistant à ne comprendre, dans la ligature, que l'artère testiculaire, et non, comme on le faisait avant lui, la totalité du cordon : innovation qui a fait attribuer à cet auteur la remise en pratique de la castration par ligature.

Delabère-Blaine [1], Vatel [2], et quelques autres, loin d'adopter les idées de Lafosse, se sont, au contraire, élevés contre ce mode d'opérer, qu'ils considèrent comme nuisible et pouvant entraîner, plus souvent que les autres méthodes, la perte des sujets opérés. D'un autre côté, plusieurs praticiens modernes, qui ne partagent pas ces craintes, sont revenus à ce moyen de castration, auxquels ils attribuent divers avantages. Tels sont : Sire [3], Delaguette [4], Miquel [5], M. Chiquot-Fontenille [6], M. Goux [7], qui conseille particulièrement l'emploi de la ligature pour la castration des animaux à la mamelle, et, enfin, M. Macé [8], qui s'est formellement prononcé pour ce mode d'émasculation, de préférence à tout autre. Il est difficile de concilier ces opinions contradictoires, sinon en admettant que les opérateurs ont dû se trouver dans des conditions différentes, adopter des méthodes opératoires dissemblables. On va voir, en effet, par l'indication des procédés divers de castration par ligature, et par l'énumération des circonstances dans lesquelles il y a lieu de préférer les uns ou les autres, que cette méthode peut offrir des résultats assez variés, de nature à motiver les appréciations les plus opposées.

2° **Manuel de l'opération.** — La castration par ligature, qui n'exige d'autre instrument qu'un simple bistouri convexe, avec un fil de soie ou de chanvre ciré, se pratique par plusieurs procédés, comprenant principalement :

---

[1] *Notions fondamentales de l'Art vétérin.* (Trad. de l'anglais.) Paris, 1828.

[2] *Elém. de Pathol. vétérin.* Paris, 1828.

[3] *Manuel de l'Ecuyer et du Vétérinaire*, 1809, p. 198.

[4] *Journ. de Méd. vétérinaire théoriq. et pratiq.*, 1831, p. 358.

[5] *Journ. des Vétérinaires du Midi*, 1846, p. 14.

[6] *Id.*, 1847, p. 260.

[7] *Mém. sur la Cast. du cheval*, 1849, p. 34.

[8] *Rec. de Méd. vét.*, 1852, p. 253.

La ligature du cordon et du scrotum ensemble;

    —   du cordon mis à nu;

    —   sous-cutanée;

    —   du canal déférent.

I. LIGATURE DU CORDON ET DU SCROTUM. — Ce mode de ligature consiste à embrasser, avec un fil ciré, le scrotum au-dessus des testicules, de manière à comprendre, dans l'anse formée par le fil, le cordon et toutes les enveloppes. Le nœud est fortement serré, et on laisse tomber ensuite le scrotum et les testicules par mortification, ou bien on les ampute avant leur chute complète. Cette opération, qui participe de la castration par écrasement, dont il sera question plus tard, a cessé d'être employée chez le cheval. Elle n'est usitée, et dans quelques circonstances seulement, que chez les petits et les grands ruminants, sous le nom de *fouettage*, qu'on a aussi donné (G. de Saunier, 1741) à l'opération par le procédé qui va suivre.

II. LIGATURE DU CORDON MIS A NU. — Ce mode d'application de la ligature est le plus simple et, en même temps, le plus généralement en usage. Il convient surtout pour les animaux jeunes, encore à la mamelle, chez lesquels l'emploi d'une autre méthode, l'application des casseaux, notamment, pourrait n'être pas sans difficulté.

On pratique la ligature du cordon par deux procédés : à *testicules couverts* et à *testicules découverts.*

a. — *Ligature à testicules couverts.* — Le testicule recouvert par les enveloppes étant saisi avec la main, on incise le scrotum inférieurement, en ayant soin de ne pas aller au-delà du dartos, et de conserver la tunique fibreuse qui recouvre et soutient l'organe. Cette tunique étant dégagée de ses adhérences avec le dartos, on applique la ligature à sa partie supé-

Fig. 28.

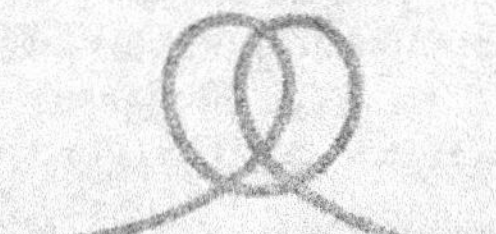

rieure, et on serre avec force. On se sert pour cela de la ficelle de fouet cirée, avec laquelle on forme une anse double comme pour le nœud de la saignée (*fig.* 28); quelques opérateurs ne font qu'un nœud simple, qui est bien suffisant, surtout chez les jeunes animaux. L'important est de serrer avec énergie, sans toutefois entamer la tunique érythroïde; on y parvient plus aisément, en attachant un petit bâtonnet à chaque extrémité de la ficelle. Quand on a serré au degré voulu, on arrête la ligature par un nœud droit.

Au bout de vingt-quatre ou quarante-huit heures, on excise le testicule au-dessous de la ligature, et on laisse en place celle-ci, qui est éliminée ensuite par les progrès de la suppuration. Si on amputait le testicule immédiatement après l'opération, la ligature pourrait glisser et tomber; et l'hémorrhagie qui en résulterait serait d'autant plus grave, que l'on éprouverait alors de très-grandes difficultés pour replacer le lien.

M. Goux, qui a particulièrement préconisé ce mode de castration pour le poulain à la mamelle, prévient la chute de la ligature, en passant la ficelle, à l'aide d'une aiguille tenant à l'un de ses bouts, à travers le cordon et au-dessous du premier nœud, auquel il en ajoute un second, un troisième si cela est nécessaire. De la sorte, il peut enlever immédiatement le testicule, sans avoir à craindre d'hémorrhagie consécutive.

b. — *Ligature à testicules découverts.* — Cette ligature s'applique immédiatement sur le cordon, et comprend la totalité ou une partie seulement de cet organe. La *ligature totale* ou de la masse entière du cordon est la plus anciennement en usage; c'est celle indiquée pour la première fois par Gaspard de Saunier et depuis décrite par la plupart des auteurs. Pour la pratiquer, on met le testicule à nu par une incision comprenant la totalité des enveloppes, et on applique la ficelle au-dessus de l'épididyme, en prenant les mêmes précautions que pour la ligature à testicules couverts. Comme il est alors plus facile d'opérer la striction complète des parties, on peut, aussitôt après l'application du lien, faire l'amputation du testicule. Quelques praticiens, cependant, pour plus de sûreté, attendent un jour avant d'exciser l'organe. On obtient le même résultat en retranchant le testicule seul et laissant l'épididyme, qui suffit pour empêcher la ligature de glisser.

La *ligature partielle* se pratique en incisant d'abord la partie postérieure du cordon, comprenant le canal déférent et l'artère petite testiculaire, et en appliquant ensuite la ligature sur le faisceau antérieur. La striction s'exerçant sur une masse moindre de tissus est d'autant plus efficace. Certains praticiens pensent arriver au même résultat en liant le cordon à son origine, c'est-à-dire à son point de jonction avec la glande, après avoir incisé le ligament et le petit septum qui unissent le testicule à l'épididyme dans toute leur partie postérieure. Ce procédé est défectueux, attendu qu'il est toujours dangereux, comme nous le verrons plus tard, de laisser l'épididyme pendre en liberté au bout du cordon.

Quelque méthode que l'on adopte, une précaution qu'on ne doit jamais négliger, c'est d'inciser largement les enveloppes afin d'éviter les inconvénients d'une cicatrisation trop prompte. Il faut aussi avoir soin, après l'opération, de laisser la plaie ouverte, pour faciliter l'écoulement des matières; quand on a voulu obtenir la réunion immédiate de la plaie, on n'a réussi qu'à déterminer la gangrène, et la mort des sujets. Afin d'empêcher cette cicatrisation trop prompte, le moyen le plus simple est de laisser les fils assez longs pour qu'ils dépassent le niveau de la plaie; les liquides séro-sanguinolents coulent alors le long de ces fils, et cela suffit pour prévenir l'inconvénient que nous venons de signaler. On fera bien encore, ainsi que le conseille M. H. Bouley, en laissant pendre un fil de chaque cordon lié, de nouer ensemble les deux fils par-dessus la portion de scrotum intermédiaire aux deux incisions pratiquées. Par ce moyen, on s'oppose à la rétractilité trop grande du cordon, qui peut aller, lorsque rien ne lui fait obstacle, jusqu'à rentrer en totalité dans l'abdomen, et déterminer des accidents parfois d'une extrême gravité.

c. — *Ligature de l'artère testiculaire seule.* — Cette ligature se pratique sur le cordon mis à nu, comme dans l'opération à testicules découverts; seulement, le lien est appliqué sur l'artère exclusivement, sans intéresser le reste du cordon. Lafosse, le premier, a parlé de cette opération, mais sans en préciser exactement la limite anatomique. Il se borne à dire que l'on passe un fil double et ciré, à l'aide d'une aiguille courbe, au travers du cordon, à un travers de doigt au-dessus du testicule, de manière à ne comprendre, dans le lien, que la partie vasculaire, et à éviter le « nerf spermatique. » Il y a possibilité de limiter l'opération d'une manière plus rigoureuse, et de ne comprendre réellement dans le lien que le vaisseau lui-même. Pour cela, après avoir découvert le cordon, on pratique, sur le faisceau antérieur soulevé par le doigt, une incision longitudinale, de 2 à 3 centimètres d'étendue, qui découvre l'artère flexueuse. Cela fait, avec une aiguille courbe munie d'un fil ciré, on circonscrit la totalité du paquet artériel qui se trouve au niveau du fil ciré, et on serre le fil par-dessus. Comme le remarque M. H. Bouley, si on se bornait à saisir une anse artérielle isolée, on serait exposé à lier seulement une flexuosité ascendante, inférieure, par conséquent, à la portion d'artère que l'on couperait ensuite, et l'hémorrhagie se produirait tout naturellement, quand on ferait cette section. Ce danger cesse d'être à craindre, en liant à la fois toutes les circonvolutions qui se présentent. La ligature appliquée, le cordon est coupé au-dessous, et on attend la cicatrisation en prenant les mêmes précautions que dans le cas précédent.

III. LIGATURE SOUS-CUTANÉE. — Ce mode de castration, connu autrefois sous le nom de *point doré*, nommé encore *castration à l'aiguille*, consiste à lier le cordon dans l'intérieur même des bourses, sans mettre le testicule à découvert. Appliqué avec quelques succès sur le taureau, notamment pour remédier au bistournage manqué, on l'a essayé aussi sur les solipèdes; mais on n'a pas encore obtenu, chez ces derniers, des résultats assez encourageants pour persévérer dans la pratique de cette opération.

Le manuel opératoire est d'ailleurs fort simple : avec une aiguille munie d'un fil ciré, on traverse le scrotum de part en part sans toucher au cordon, puis on repasse ce fil dans les mêmes trous, en sens inverse, en ayant soin de pousser le cordon du côté opposé; on forme ainsi une anse dans laquelle le cordon se trouve compris, et en serrant avec force les deux bouts qui ressortent au dehors, le cordon se trouve étreint; il ne tarde pas ensuite à s'atrophier.

M. Miquel [1], au lieu de faire ressortir le fil par la piqûre primitivement faite, lui donne issue à 1 ou 2 centimètres en arrière, de telle sorte qu'une faible partie du scrotum se trouve comprise dans la ligature. On fixe ainsi aux enveloppes la partie liée du cordon, on l'empêche de flotter dans l'intérieur des bourses, et on a l'avan-

[1] *Journ. des Vétérinaires du Midi*, 1846, p. 23.

tage, en outre, de donner une plus facile issue au pus, qui s'écoule au dehors en suivant le fil.

M. Chiquot-Fontenille (*loc. cit.*) a imaginé, pour opérer une constriction plus parfaite, d'attacher les extrémités du fil en dehors du scrotum, sur un billot que l'on tord comme un garrot. Ce billot est long de 9 centimètres, sur un diamètre de 1 centimètre, et porte une rainure circulaire à une de ses extrémités. Le billot est appliqué contre le scrotum, la rainure au niveau du fil, que l'on noue par-dessus en serrant un peu. Cela fait, on opère, à l'aide du billot, un mouvement de torsion sur les fils jusqu'à ce qu'on juge la compression suffisante; puis on fixe le billot à l'aide des bouts du fil, que l'on a laissés assez longs pour qu'ils puissent faire deux fois le tour du scrotum, et passer ensuite entre le billot et la peau, afin d'assujétir les fils, le tout sans serrer. Le billot, qui ainsi n'est pas exposé à être dérangé, est enlevé trente heures après l'opération. Il est survenu alors un engorgement assez considérable qui disparaîtra avec le temps.

La ligature sous-cutanée, qu'on a proposée pour remplacer le bistournage des solipèdes, n'entrera jamais dans la pratique à cause du grave inconvénient qu'elle présente, lorsque la ligature serre exactement le cordon, de laisser dans l'intérieur du scrotum un organe mortifié qui peut, si la gangrène s'en empare, devenir la source des plus graves accidents. D'un autre côté, si la compression, produite par la ligature, est insuffisante, le testicule conserve une demi-vitalité non moins à redouter, à cause de l'inflammation suppurative qui l'accompagne toujours, et qui peut devenir assez intense pour entraîner la perte du sujet. Tout au plus, cette méthode est-elle applicable aux jeunes animaux, chez lesquels le faible volume des cordons permet d'exercer une compression suffisante pour oblitérer complétement les vaisseaux, et dont les tissus deviennent moins aisément le siége de cette réaction vitale, qui expose les sujets plus avancés en âge au développement de la gangrène.

Dans la ligature sous-cutanée, on peut ne lier que l'artère testiculaire, soit en procédant comme pour la ligature totale, mais en ayant soin de ne comprendre dans l'anse du fil que le faisceau antérieur du cordon; soit en incisant légèrement le scrotum, à sa partie supérieure et antérieure, de façon à mettre à découvert l'artère, que l'on lie ensuite comme il a été dit. Dans ces deux cas, on laisse le testicule dans les bourses, et il s'atrophie comme lorsqu'on lie le cordon en entier [1].

Ce procédé offre les mêmes inconvénients que le précédent; il détermine un fort engorgement gangréneux, occasionné par la présence dans les bourses des testicules mortifiés, et les suites n'en sont pas moins à craindre.

IV. LIGATURE DU CANAL DÉFÉRENT SEUL. L'idée de cette opération a été conçue en vue de conserver aux animaux leur vigueur et leur énergie, tout en éteignant en eux les désirs de rapprochements sexuels, cause principale des inconvénients offerts par les chevaux entiers. On s'est basé, pour émettre cette opinion, sur ce que l'appétit vénérien semble déterminé, surtout, par la stimulation résultant du contact du sperme avec les vésicules séminales; de sorte que, si l'on supprime l'arrivée de ce fluide dans les vésicules, en liant le canal, on détruit chez l'animal toute envie de rapprochement, sans porter atteinte d'ailleurs à l'influence favorable que la présence des organes reproducteurs exerce sur l'ensemble de l'économie. Telle est au moins l'idée émise il y a quelques années par un chirurgien anglais, Taylor [2], lequel, à l'appui de sa doctrine, cite un fait d'application, suivie de succès, sur un chien.

A supposer qu'il y ait avantage, chose douteuse, quand on considère l'objet véritable de la castration, à obtenir des animaux offrant tous les caractères de la masculinité, sauf l'aptitude à se reproduire, la méthode du docteur Taylor serait, jusqu'à un certain point, acceptable si le fait physiologique sur lequel elle repose était vrai. Mais l'expérience a prouvé le contraire. Ainsi M. Miquel (*loc. cit.*), qui a essayé cette ligature sur un baudet, a constaté

---

[1] Ce procédé était employé autrefois lorsqu'on voulait, sans enlever les testicules, priver l'animal de la faculté de reproduire. Le plus souvent, alors, on pratiquait ce qu'on nommait le *barrage*, en liant l'artère en deux points et coupant entre les deux ligatures; ou bien on *battait* l'artère avec un morceau de bois, comme l'indique un ancien auteur (Simon WINTER, *Traité des Races de chevaux*. Nuremberg, 1709).

[2] *The Lancet*, 1851.

que cet animal n'avait rien perdu de son ardeur pour le coït.
Loin de là, l'impossibilité de la satisfaire complétement ne servait
qu'à l'entretenir dans un état d'excitation bien loin du but qu'on
devait se proposer, sans compter que les deux sujets sur lesquels
l'expérience fut faite, moururent de la gangrène à la suite d'épanchement dans l'intérieur des bourses.

Cela doit suffire pour faire considérer la ligature du canal déférent, que l'on peut, au reste, pratiquer expérimentalement, soit
sur le cordon mis à nu, soit par la méthode sous-cutanée, comme
une opération hors du domaine de la pratique, et qu'il n'y a lieu
en aucune façon de recommander.

§ 7. — Castration par les Casseaux.

1° Définition. Historique. — Sous les noms de *casseaux*,
cassots ou *billots*, on désigne un petit appareil formé de deux
pièces de bois s'appliquant l'une contre l'autre et que l'on maintient réunies à l'aide d'un lien plus ou moins serré. L'écrasement
du cordon testiculaire entre ces deux pièces de bois est ce qui constitue la méthode de *castration par les casseaux*.

L'émasculation par les casseaux est une combinaison évidente
des deux moyens de castration les plus anciennement en usage :
l'excision et l'écrasement. Cependant l'application de ce procédé
ne remonte pas aussi loin que cette origine présumée pourrait le
faire supposer. Loin de là, il paraît être, de tous les moyens usuels
de castration, le plus récent. Nous remarquerons d'abord qu'il n'en
est aucunement question dans les auteurs anciens, et que c'est à
tort que H. d'Arboval en attribue l'invention à Hiéroclès, cet hip-
piatre s'étant borné, pour ce qui se rattache à cette question, à
répéter Absyrte. Même silence dans les auteurs qui ont suivi, jusqu'au xviiie siècle. Le seul document connu, relatif à la castration
par les casseaux, antérieur à cette époque, est un manuscrit daté
de l'an 1600, dû au capitaine Emilio Asinarii, faisant partie de la
bibliothèque du duc de Gênes, et découvert tout récemment par
M. Ercolani, de Turin, lequel en a fait l'objet d'un travail que
M. Prangé a traduit et publié en français [1]. Les casseaux, dans le

---

[1] *Rev. de Méd. vét.*, 1856, p. 753.

procédé décrit par l'auteur de ce manuscrit, s'appliquent non immédiatement sur le cordon, mais par-dessus les enveloppes, ce qui rapproche beaucoup plus ce procédé de l'écrasement par la férule fendue (*ferula fistula*), tel qu'il est décrit dans les agronomes latins, que de la castration par les casseaux, comme on la pratique aujourd'hui, et qui, apparemment, vu le silence unanime gardé à ce sujet par tous les écrivains antérieurs au XVIIIe siècle, ne devait pas être connue avant cette époque.

Combien de temps fut en usage l'application des casseaux pardessus les enveloppes? On l'ignore également. Tout ce qu'on peut dire, c'est que cette méthode fut continuée plus d'un siècle encore, car on la trouve décrite dans Gaspard de Saunier (1734). Quant au procédé actuel, les premiers auteurs qui en fassent mention sont: Garsault d'abord [1], et après lui Lafosse [2]. Cependant on ne saurait attribuer au premier de ces deux auteurs le mérite de cette innovation, car, par la manière dont il s'exprime, on reconnaît que l'opération devait être déjà assez répandue. Lafosse blâme l'emploi des casseaux comme dangereux pour la vie des sujets; mais cette opinion défavorable est suspecte de la part de celui qui préconisait l'excision simple comme le mode de castration le plus avantageux; dans tous les cas, elle démontre que la castration par casseaux était encore alors mal appréciée, faute de l'expérimentation étendue qui a fourni plus tard la preuve de sa complète innocuité.

Quoi qu'il en soit, à partir de ce moment, la méthode se répandit vite, se substituant de plus en plus à tous les autres moyens de castration, à mesure que l'expérience permettait d'en constater la supériorité et les avantages, tellement qu'à la fin du siècle dernier, elle était déjà, comme de nos jours, la méthode opératoire la plus universellement usitée, le moyen de castration par excellence. En raison du caustique qu'on appliquait sur les casseaux, on l'appelait alors *castration par les caustiques*, nom sous lequel elle est décrite dans les auteurs de ce temps. On l'appelait aussi *billotage*, du nom de billots donné primitivement aux casseaux.

Jusqu'à une époque relativement rapprochée de nous, on appli-

---

[1] *Nouv. Parfait mareschal.* Paris, 1741.

[2] *Dict. d'hippiatriq.* Paris, 1784.

quait les casseaux, exclusivement, sur le cordon testiculaire mis à
nu par une incision comprenant toute l'épaisseur des enveloppes.
Depuis on a perfectionné le procédé en imaginant de l'appliquer
sur le cordon recouvert de la tunique fibreuse, ce qui constitue le
procédé dit à *testicules couverts*, le premier étant Fig. 29. Fig. 30.
dénommé, par comparaison, procédé à *testicules*
découverts. Le procédé à testicules couverts, in-
connu au siècle dernier, paraît dû aux vétérinaires de Normandie. Ce sont eux au moins qui
les premiers l'ont décrit et en ont fait connaître
les avantages. Aujourd'hui les deux procédés sont
connus et adoptés partout.

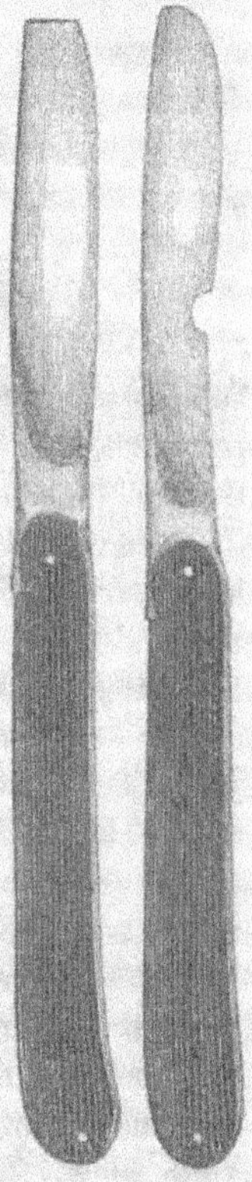

2° Instruments servant à l'opération.
— Les instruments employés pour pratiquer la
castration par les casseaux sont : un bistouri, une
double paire de casseaux, une pince spéciale,
des ciseaux et de la ficelle.

Le *bistouri* doit être convexe sur le tranchant ;
le bistouri convexe ordinaire convient parfaitement dans ce cas. Cependant quelques vétérinaires, dans la crainte des accidents que détermine parfois la pointe de l'instrument, pendant
les mouvements auxquels l'animal peut se livrer,
ont adopté l'usage d'un bistouri sans pointe. Tel
est le bistouri Cailleux (*fig.* 29), légèrement courbé
sur le tranchant, et terminé carrément à son extrémité comme un rasoir [1]. Tel est encore le bistouri Lacoste (*fig.* 30) séparé, par une sorte de
cran, en deux parties, dont l'une, celle de la
base, sert à couper la ficelle, et l'autre, celle de
la pointe, sert à diviser les enveloppes [2]. Quelque instrument
qu'on emploie, l'essentiel toujours est de l'avoir propre, bien
tranchant, de manière à faire une plaie simple, sans déchirure
ni éraillement.

[1] *Rec. de Méd. vét.*, 1832, p. 199.
[2] *Journ. des Vét. du Midi*, 1851, p. 160.

Les *casseaux* (*fig. 31*) sont formés de deux pièces demi-cylindriques, qui se joignent par leur surface plane, et figurent, lorsqu'elles sont réunies, un cylindre droit, long de 14 à 16 centimètres, et de 25 à 30 millimètres de diamètre, dimensions qui varient nécessairement suivant la taille de l'animal, ou mieux, suivant

Fig. 31.

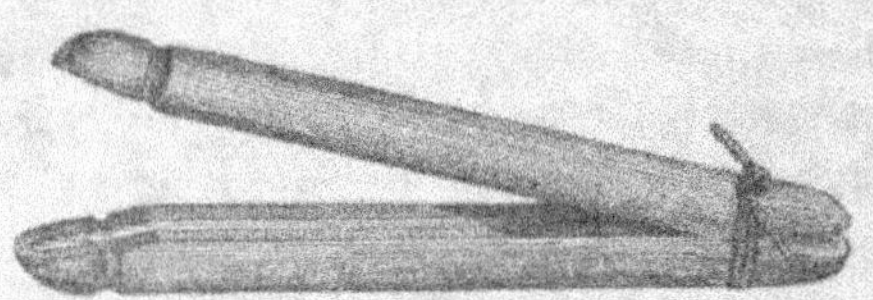

l'étendue des parties à comprimer. Les extrémités sont arrondies pour éviter les contacts irritants avec les parties voisines. À 2 centimètres de chaque bout existe une entaille circulaire, profonde d'environ 3 millimètres, et destinée à recevoir le lien qui doit unir les casseaux mis en place. Chaque extrémité du casseau porte la moitié de cette entaille, et, à sa face interne, forme un biseau de 3 centimètres d'étendue, qui dépasse par conséquent l'entaille circulaire, et a pour effet, lorsque les casseaux sont serrés à un bout par la ficelle, de tenir les deux autres bouts écartés. Cette disposition offre un double avantage, d'abord de rendre plus énergique la constriction du premier lien quand on rapproche les deux autres bouts pour comprimer le cordon, et en second lieu de favoriser l'écartement spontané des casseaux, quand on veut les enlever, après la mortification complète du cordon.

La surface interne des casseaux peut être entièrement plane, et certains praticiens emploient ces instruments construits de la sorte. Mais, le plus généralement, ils sont creusés, à leur partie moyenne, d'une gouttière ou cannelure longitudinale, destinée à loger des substances caustiques, par lesquelles on se propose, en ajoutant leur action corrosive à la compression opérée par les casseaux, de déterminer une mortification plus prompte et plus complète du cordon. Le caustique le plus anciennement en usage à cet effet est le sublimé corrosif retenu sur l'appareil à l'aide d'une pâte formée avec de la farine. C'est encore la substance que l'on emploie le plus communément, aujourd'hui, dans cette opération. Le mode d'application varie : tantôt on mêle la poudre de sublimé avec la pâte; tantôt on garnit d'abord la cannelure avec de la pâte seule et on met la poudre caustique par-dessus; enfin, on peut remplacer le sublimé par du sulfate de cuivre, de l'acide arsénieux, par de la pâte de Canquoin, etc.

Beaucoup de praticiens actuellement, et nous sommes de leur avis, rejettent l'emploi du caustique, qu'ils considèrent comme au moins inutile, attendu que la compression énergique subie par le cordon amène cet organe à un degré de mortification tel, qu'il se trouve transformé en un tissu inerte sur lequel le caustique est absolument sans action. Ce corps a d'ailleurs un autre inconvénient : quand on enlève les casseaux, il en reste toujours une certaine quantité imprégnée à l'extrémité du cordon, et lorsque celui-ci remonte dans l'anneau, il occasionne, sur les parties qu'il touche, un engorgement qui augmente les chances d'accidents. Cependant, tout en rejetant l'emploi de substances irritantes, nous croyons utile de conserver la cannelure du casseau, attendu que la compression, en s'exerçant entre des surfaces moins étendues et en deux points différents du cordon, est, par cela seul, plus complète et plus exacte.

Vu leur mode d'application et l'effort énergique qu'ils doivent supporter, les casseaux doivent être confectionnés avec un bois assez dur et résistant pour qu'ils ne puissent se briser quand on les serre sur le cordon, et assez sec cependant pour ne pas fléchir sous la pression, et annuler ainsi toute action compressive. Le chêne, l'orme, le noisetier ou le coudrier coupé l'année avant, le sureau sec sont les bois qui remplissent le mieux ces conditions diverses. Pour fabriquer économiquement des casseaux, on peut prendre un rameau de vieux sureau, présentant les dimensions voulues, le fendre dans son milieu en deux parties égales, enlever l'écorce et la moelle, puis faire l'entaille et le biseau des extrémités.

Les casseaux préparés, comme il vient d'être dit, il ne reste plus, pour s'en servir, qu'à les assembler deux à deux, en les nouant au moyen de deux tours de ficelle placés dans l'entaille d'une des extrémités. On ne donne pas toujours exactement aux casseaux la forme et la disposition que nous venons de décrire. Ainsi, quelquefois, on ne ménage aucun biseau à leur face interne; ce qui rend à la fois leur application moins facile et leur action moins parfaite. D'autres fois, au lieu de les assembler avec de la ficelle, on emploie, comme M. Bouillard, dont nous décrirons plus loin le procédé avec détail, une virole de fer; ou bien, comme M. Charlier, on réunit par un bout les deux casseaux au moyen d'une vis en fer, faisant office de charnière, sur laquelle ils s'ouvrent et se ferment comme les branches d'un compas; et à l'autre bout, on les unit par une ficelle comme à l'ordinaire. Mais ces modifications, d'un caractère tout exceptionnel, ne sont que des complications qui ne prévaudront pas sur l'appareil simple généralement en usage.

Quelle que soit d'ailleurs l'espèce de casseaux employés, il faut nécessairement en préparer deux paires semblables pour chaque animal; de plus, on fera toujours bien, pour le cas où les casseaux dont on se sert viendraient à se briser, d'en avoir une ou plusieurs autres paires de rechange.

Quant à la *ficelle*, il n'est pas indifférent de la bien choisir. Elle doit être d'un diamètre uniforme, avec la surface lisse, afin qu'on puisse la serrer facilement, mais non cependant trop glissante, ce qui rendrait le premier tour plus aisé à se relâcher. La ficelle de fouet un peu forte remplit ces conditions; on en fait trois tours; deux suffisent avec la ficelle dite *en trois*. Pour serrer chaque casseau en place, il faut en préparer une longueur de 40 à 50 centimètres. Avant d'en faire usage, on a la coutume de la cirer pour la rendre plus glissante d'abord, et augmenter ensuite son adhérence, quand elle est enroulée. Quelquefois, afin de la serrer plus aisément, on attache à ses extrémités de petits bâtonnets; cette précaution est inutile, la ficelle n'ayant pas à exercer de compression sur les casseaux, préalablement serrés au degré convenable, et l'effort devant se borner à la faire porter exactement elle-même autour de l'appareil. Dans tous les cas, il est bon d'avoir une certaine étendue de cette ficelle de rechange, afin de ne pas être arrêté dans l'opération si elle venait à se casser.

La *pince à castration* est destinée à serrer aussi exactement que possible les casseaux mis en place et à faciliter ainsi l'application de la ficelle. De simples tenailles de forges pourraient, au besoin, servir à cet usage. Mais cet instrument serait d'un emploi peu commode. On se sert généralement, et avec beaucoup plus d'avantage, d'une pince spéciale (*fig. 32*), dont les mors, incurvés en demi cercle à concavité interne, forment, en se rapprochant, un anneau complet qui embrasse exactement les deux casseaux et les maintient rapprochés avec toute la solidité désirable. Pour que la compression s'exerce sans obstacle, il convient que l'écartement

Fig. 32.   Fig. 33.

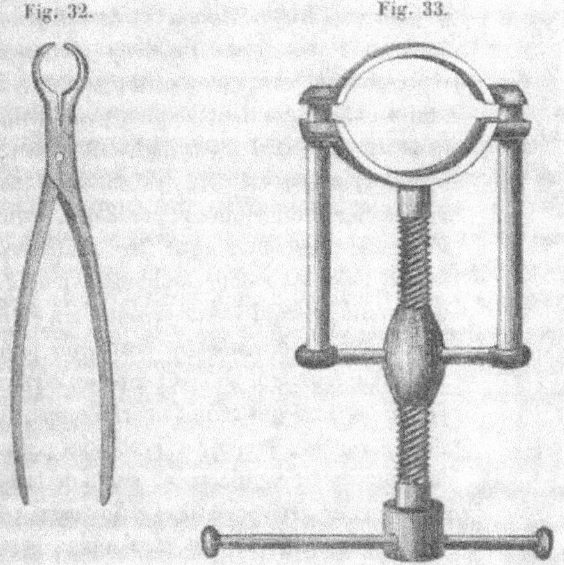

des mors soit moindre que le diamètre du cylindre formé par les deux casseaux réunis. Il est bon, en outre, de ménager au bord interne des mors des dentelures qui entrent dans le bois et assurent la fixité de l'instrument.

On donne à la pince à castration une longueur de 30 à 35 centimètres. Plus longue, elle aurait plus de force ; mais elle serait moins portative, et cet inconvénient ne serait pas compensé par l'avantage inutile d'un surcroît de force non exigé par le peu d'effort réel que doit exercer cet instrument. Enfin, les mors

de la pince ne doivent pas présenter une épaisseur de plus de
1 centimètre, et cela, afin qu'ils puissent serrer les casseaux entre
le bord du cordon comprimé et l'échancrure où l'on place la ficelle,
sans gêner l'application de celle-ci.

Outre cette pince, on a imaginé, pour remplir le même office,
un petit appareil, sorte d'étau portatif (*fig.* 33), à l'aide duquel
l'opérateur peut exercer seul la compression des casseaux sans
avoir besoin de recourir à un aide. M. Bouley [1] donne la description de ce petit instrument, existant dans les collections de l'école d'Alfort, et dont il ignore l'inventeur. Il est formé de deux mors concaves,
représentant, lorsqu'ils sont rapprochés, une ouverture elliptique dont le plus petit diamètre est
moindre que celui du cylindre des casseaux. Le
mors supérieur est fixe, et supporté par deux
tiges de fer cylindriques et parallèles, réunies inférieurement par une autre tige transversale. Le
second mors est mobile, et glisse le long des deux
tiges parallèles qui le traversent à ses extrémités;
il peut être rapproché ou écarté du premier, à
l'aide d'une vis qui se meut dans un écrou soutenu
par la traverse qui réunit inférieurement les deux
tiges parallèles. Fermé, ce petit étau présente une
hauteur de 12 centimètres, sur 6 de largeur, ce
qui le rend très-portatif et d'un usage très-com-
mode. Il mériterait, dit M. Bouley, d'être plus
répandu.

Fig. 34.

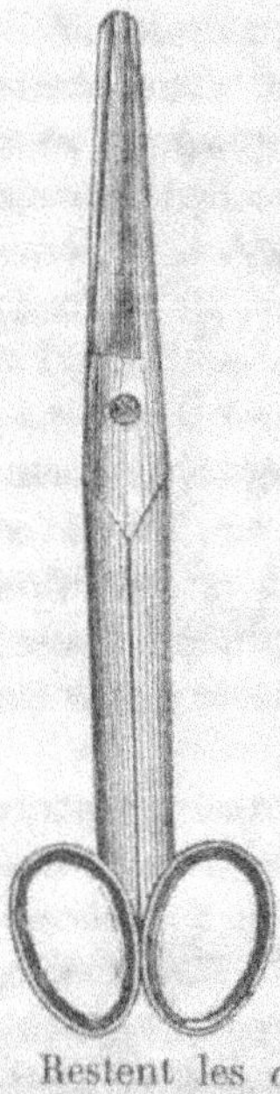

Restent les *ciseaux* (*fig.* 34), dernier instrument utile pour
la pratique de la castration. Comme ils n'ont guère d'autre usage
que celui de couper l'excédant de la ficelle employée pour serrer
les casseaux, on peut à la rigueur s'en passer, et se servir du
bistouri, si l'on n'a qu'une seule opération à faire. Mais quand on
a plusieurs castrations à pratiquer de suite, il faut éviter de
couper la ficelle avec le bistouri qui doit servir à inciser les enve-

[1] *Nouv. Dict.*, etc., 1857, t. III, p. 116.

loppes, afin de ne pas en émousser le tranchant. Alors les ciseaux sont indispensables, à moins que l'on ne fasse usage du bistouri Lacoste dont nous avons parlé plus haut.

3° **Manuel de l'opération.** — La castration par les casseaux peut s'exécuter, ainsi que nous l'avons dit déjà, suivant deux procédés : à *testicules découverts*, procédé ancien, et à *testicules couverts*, procédé nouveau, celui-ci différant du premier en ce que, au lieu de saisir, dans les casseaux, le cordon testiculaire seul, on y comprend en même temps la tunique fibro-séreuse qui sert d'enveloppe immédiate au cordon et au testicule.

I. PROCÉDÉ A TESTICULES DÉCOUVERTS. — L'animal étant abattu sur le côté gauche, si, comme c'est le cas le plus ordinaire, on se sert de la main droite, ou sur le côté droit, si on opère de la main gauche, les instruments tenus par un aide ou placés à la portée de l'opérateur, celui-ci se met à genou vers la croupe de l'animal, à l'origine de la queue et procède à l'opération ainsi qu'il suit :

Il commence par *saisir le testicule*. Prenant d'abord le gauche, s'il opère de la main droite, et réciproquement, c'est-à-dire celui qui occupe la position la plus inférieure, afin que, l'opération étant terminée d'un côté, ni l'écoulement du sang et des autres liquides qui s'échappent de la plaie, ni la présence du casseau déjà en place, ne soient une cause de gêne quand on opère sur l'autre testicule.

Pour exécuter ce premier temps, l'opérateur passe les quatre doigts de la main droite en dessous de l'organe et le pouce en dessus, et tire en bas, de manière à distendre à la fois les enveloppes et le cordon, et à donner supérieurement prise à l'autre main. Quelquefois, par suite du gros volume du testicule ou de l'extrême rétraction du cordon, une seule main ne suffit pas pour amener l'organe au fond des bourses. Alors, il faut y mettre les deux mains, une en avant, l'autre en arrière, et, en les rapprochant l'une de l'autre, forcer le testicule à descendre. Si la résistance persiste, on change de position : on se place en face de la région inguinale, et saisissant à poignée la masse scrotale, on la serre fortement en faisant remonter le testicule vers l'anneau inguinal, puis on le fait redescendre au fond des bourses qu'on tire de nouveau à soi. Par ce moyen, on détruit la plus grande partie des adhérences de l'organe, et on facilite d'autant sa préhension. Aussi est-il rare qu'après cette double manœuvre, le testicule le plus difficile à saisir d'abord ne se laisse pas prendre sans peine entre les seuls doigts de la main.

On use parfois d'un autre moyen pour faire cesser la rétraction spasmodique du cordon, et faire descendre dans les bourses le testicule remonté vers l'anneau. Il consiste à donner de petits coups de verge sur le nez ou les lèvres de l'animal, et même à piquer ces parties, qui sont très-sensibles, avec une épingle; la douleur qui en résulte produit sur l'attention de l'animal un effet de dérivation qui livre le cordon testiculaire à son extensibilité naturelle. Quand ce moyen suffit, il est préférable à la manipulation violente plus haut indiquée, et à laquelle il ne faut recourir qu'à la dernière extrémité; car, par le surcroît d'inflammation dont elle est suivie, elle ne peut qu'ajouter aux chances fâcheuses de l'opération. Un moyen, dans tous les cas préférable, est l'emploi des inhalations d'éther ou de chloroforme, qui, en relâchant instantanément le système musculaire, laissent à l'opération toutes les facilités que peuvent permettre la disposition anatomique des parties.

Quand le testicule descend aisément au fond des bourses, quelque moyen qu'on ait employé pour obtenir ce résultat, on revient à sa position première vers la croupe; et saisissant alors le testicule de la main droite, on embrasse le cordon en avant avec la main gauche, que l'on fait remonter le plus haut possible, afin de pouvoir serrer fortement au-dessus de l'épididyme. On tient ainsi l'organe pressant sur le fond des enveloppes, et, en comprimant, tout en tirant en bas, on amène celles-ci au degré de distention nécessaire pour pouvoir les inciser.

Le testicule maintenu comme nous venons de le dire, et, le plus possible, dans une direction parallèle au raphé, c'est-à-dire à la ligne médiane du corps, on procède à l'*incision des enveloppes*. Pour cela, prenant le bistouri de la main droite, on en promène le tranchant, d'avant en arrière, sur la grande convexité du testicule mise en relief, de façon à diviser les bourses dans leur partie la plus inférieure, précaution utile pour favoriser l'écoulement subséquent des produits de la suppuration. En un seul coup ou en deux coups au plus, toutes les enveloppes : scrotum, dartos, tunique fibro-séreuse, doivent être incisées et le testicule mis à nu. L'incision sera parallèle au raphé, et d'une étendue qui dépassera un peu celle de la glande, afin qu'ensuite elle ne se ferme pas avec trop de promptitude. On recommande également d'épargner le testicule quand on fait agir le bistouri, non pas que cela modifie en rien les suites de l'opération, puisque l'organe doit être enlevé, mais pour éviter à l'animal une douleur inutile.

L'incision faite, le testicule paraît immédiatement et s'échappe au dehors. L'opérateur, qui a déposé le bistouri, saisit l'organe de la main droite, sans opérer aucun tiraillement, se bornant, si le cordon se rétracte, comme il arrive presque toujours, à le soutenir, en cédant même un peu à cette rétraction. Afin de l'annuler d'une manière complète, et d'exercer en même temps une compression plus parfaite, M. Vautherin a conseillé d'inciser transversalement le septum postérieur, avec le canal déférent et l'artère petite testiculaire, et de ne comprendre ainsi dans les casseaux que le faisceau antérieur ou vasculaire [1]. La plupart des opérateurs négligent, sans inconvénient, cette précaution.

Les choses en cet état, on procède à l'*application des casseaux*. Pour cela, tandis que l'opérateur maintient, avec la main gauche, les enveloppes relevées, et que, avec la main droite, il tire en bas le testicule de manière à tendre le cordon, un aide prend une paire de casseaux liés par un bout, les tient écartés, et les portant en avant, il embrasse entre eux le cordon, d'avant en arrière. L'opérateur alors, avec la main droite, qui a abandonné le testicule, saisit les casseaux par leurs bouts écartés, les rapproche, puis avec la main gauche il ajuste l'appareil à sa place, s'assure qu'aucune portion des enveloppes n'a été prise avec le cordon, étale ce dernier organe, afin que sa compression soit plus complète, et enfin pousse le casseau en arrière, pour laisser le plus de prise possible à la pince sur les bouts postérieurs encore libres. Après quoi, il rapproche encore, avec les doigts, les deux casseaux, le plus qu'il peut ; et l'aide, alors, les saisissant en dedans de l'entaille circulaire, entre les deux mors de la pince à castration

[1] *Clinique vétérinaire*, 1844, p. 531.

tenue horizontalement, les serre jusqu'à ce qu'ils soient en contact.

A ce moment, la douleur étant très-vive, l'animal se livre à des mouvements plus ou moins violents, que l'aide, qui tient la pince, doit suivre, afin d'éviter tout tiraillement du cordon ; il y parviendra plus sûrement, en ayant la précaution, au lieu de tirer sur les casseaux, de pousser ceux-ci contre la paroi abdominale, de manière à maintenir le cordon dans un état de relâchement propre à prévenir tout accident. Le plus souvent, surtout lorsque l'opérateur n'est pas sûr de son aide, il exécute lui-même ce temps de l'opération ; puis, quand les casseaux sont suffisamment serrés, et la douleur éteinte par la compression du cordon, il confie à l'aide le soin de les assujétir dans cette position, au moyen de deux ou trois tours de ficelle serrés dans l'entaille circulaire de leur extrémité, et arrêtés au moyen d'un nœud droit. Il n'est pas nécessaire, quand on applique cette ficelle, de la serrer avec une force extrême, ce qui expose à la casser ; il suffit, les casseaux étant déjà au contact par l'action de la pince, de les entourer exactement avec cette ficelle, et de faire un nœud solide. Afin d'opérer une striction plus complète avec les casseaux, il est des opérateurs qui, avant de placer cet appareil, trempent dans l'eau le bout par lequel il est lié, ce qui a pour effet de contracter la ficelle, et de déterminer, par suite, un rapprochement plus intime des casseaux. Si les casseaux se trouvaient trop longs pour le cordon, ou si leur coaptation ne paraissait pas suffisante, on pourrait, en dedans du premier lien, en mettre un second qui achèverait de consolider l'appareil.

La position du casseau sur le cordon testiculaire n'est pas indifférente à considérer. H. d'Arboval conseillait de le placer le plus haut possible au-dessus de l'épididyme. Cette méthode est irrationnelle, à cause du gonflement consécutif des enveloppes, qui, tendant à repousser les casseaux avec d'autant plus d'énergie que ceux-ci sont plus remontés, peut, de la sorte, occasionner de dangereux tiraillements. D'un autre côté, il ne faudrait pas que, une fois les casseaux en place, une certaine étendue du cordon se trouvât à découvert au-dessous et en dehors de la gaîne vaginale, circonstance des plus favorables au développement de l'affection spéciale du cordon, connue sous le nom de *champignon*. Entre ces deux inconvénients extrêmes, et pour les éviter l'un et l'autre, l'opérateur devra placer les casseaux immédiatement au-dessus de l'épididyme, de telle sorte que, sans être tiraillé, le cordon reste néanmoins entièrement couvert par les enveloppes.

A une époque encore peu éloignée de nous, on avait l'habitude de placer les casseaux à l'origine même du cordon, sous l'épididyme, qu'on laissait ainsi en partie ou en totalité, afin, disait-on, de conserver en partie à l'animal son caractère mâle, sa vigueur primitive. On a complétement abandonné cette coutume, dont le résultat le plus sûr était d'exposer le sujet à des végétations plus ou moins graves sur l'excédant du cordon pendant hors des bourses. De nos jours, on applique exclusivement les casseaux au-dessus de l'épididyme.

Une précaution essentielle à observer, quand on fait usage de casseaux garnis de caustique, est de ne pas laisser tomber de cette substance sur les parties autres que celles qui doivent être comprimées ou retranchées. Pour cela, avant d'appliquer les casseaux, on commence par les essuyer de manière à enlever toute la poudre escharotique qui se trouve en excès au-delà des bords de la rainure moyenne; puis, en les plaçant, on a le soin de les poser de suite à l'endroit où ils doivent rester, en évitant surtout de les faire remonter en haut du cordon, où ils pourraient déposer une partie du caustique. Enfin, quand ils sont définitivement fixés, avec un linge ou un peu d'étoupes, on enlève toutes les parcelles de la substance caustique qui pourraient être tombées dans l'intérieur ou au pourtour de la plaie.

Les casseaux appliqués ainsi que nous l'avons dit, on achève l'opération en amputant le testicule devenu libre au-dessous de l'épididyme, lequel est laissé en place, afin d'empêcher le glissement de l'appareil compresseur. Quelquefois on laisse le testicule lui-même, et il reste jusqu'à sa mortification complète; mais il est préférable de l'amputer avant de faire relever l'animal, cela évitant au cordon le tiraillement causé par le poids d'un corps inutile.

L'animal étant relevé, les deux casseaux en place prenant la direction du cordon, déterminée par celle du trajet inguinal, figurent un V, dont l'ouverture est en avant et embrasse les côtés du fourreau. De plus, les deux casseaux, quand ils ont été bien placés, se trouvent un peu obliques en bas et en arrière, de telle sorte que leur extrémité postérieure, plus descendue que l'autre, ne frotte pas à la face interne des cuisses pendant la marche.

II. Procédé a testicules couverts. — Ce procédé, nous l'avons dit déjà, diffère du précédent en ce qu'au lieu de diviser la totalité des enveloppes, on limite l'incision aux deux premières tuniques, le scrotum et le dartos, laissant intacte la tunique érythroïde sur laquelle on place les casseaux.

Pour cette opération, l'animal est abattu, le testicule saisi et refoulé au fond des enveloppes comme lorsqu'on veut châtrer à testicules découverts. L'incision est faite dans le même point, dirigée dans le même sens, mais avec plus d'attention, afin de ne pas aller plus loin qu'il ne faut. A cet effet, tenant solidement le bistouri de la main droite, on en promène le tranchant, avec légèreté, sur la convexité du testicule, de manière à n'intéresser que le scrotum; repassant ensuite le bistouri dans le même trajet, on complète, si elle ne l'a pas été d'abord, la division du dartos, et celle du tissu lamineux sous-jacent qui l'unit à la tunique érythroïde; aussitôt après les deux lèvres de la plaie s'écartent, d'autant plus que l'animal est plus jeune. Mais la séparation ne s'opère pas encore entre le dartos et la tunique fibreuse, qu'unit assez intimement, surtout vers la partie postérieure du testicule, la couche celluleuse interposée. Pour commencer à détruire leur adhérence, on repousse en bas le testicule, avec les doigts de la main gauche, en même temps qu'on détruit avec le tranchant du bistouri, légèrement promené sur la convexité du testicule, les dernières couches celluleuses qui retiennent la tunique dartoïque. Cette dissection sera faite avec plus de soin vers la queue de l'épididyme où l'adhérence est plus intime, et continuera jusqu'à ce que les lèvres de la plaie scrotale cessent de s'écarter.

L'opérateur alors, quittant le bistouri, se sert de ses doigts pour achever de détruire les adhérences existant entre le dartos et la tunique fibreuse. A cet effet, il passe l'index en dessous du testicule, le pouce en dessus, et en faisant agir ces deux doigts, il parvient, assez aisément, à faire remonter vers l'anneau le dartos détaché. Il trouve plus de résistance à la partie postérieure ; pour la vaincre, il saisit le testicule de la main droite, remonte les enveloppes contre le cordon avec la main gauche, et pendant qu'il les retient dans cette position, avec l'indicateur de la main droite, il traverse, en arrière du cordon, au niveau de la queue de l'épididyme, les couches cellulo-fibreuses condensées en ce point, et les déchire par une forte traction, qui a pour résultat de dégager complétement l'organe couvert de sa tunique fibreuse. S'il éprouvait trop de résistance pour effectuer ce temps de l'opération, ainsi qu'il arrive chez les animaux avancés en âge, mieux vaudrait alors faire usage du bistouri droit, que l'on plongerait, le tranchant en arrière, à travers ces couches, lesquelles ensuite seraient divisées transversalement et d'un seul coup.

Reste à placer les casseaux. Pour cela, on met le cordon à découvert jusqu'à 5 ou 6 centimètres au-dessus de l'épididyme, en évitant de dépouiller au-delà la tunique érythroïde qui le recouvre ; et pendant que l'on tient les enveloppes à cette hauteur, on procède à l'application du casseau comme lorsqu'on châtre à testicules découverts. Seulement l'opération offre plus de difficulté à cause du plus grand volume du cordon.

L'application des casseaux terminée sur les deux testicules, on fait relever l'animal sans amputer les organes, comme on le fait dans l'autre procédé. Il est utile d'agir de la sorte, car la compression, s'exerçant sur une masse plus considérable, peut être ainsi moins parfaite, et qu'il est bon, en laissant le testicule, de prévenir, d'une manière certaine, la chute du casseau ; cela d'ailleurs est alors sans inconvénient, vu que, la tunique fibreuse supportant l'organe, on n'a pas à craindre les tiraillements que la masse testiculaire, par son poids, pourrait exercer sur le cordon.

Telles sont les différentes manœuvres opératoires de la castration par casseaux, ainsi qu'elle doit être pratiquée chez les animaux qui présentent une conformation normale. Mais, quelquefois, le cordon est si court et le testicule si petit qu'il est impossible de procéder comme nous venons de l'indiquer. « En ce cas, dit M. H. Bouley, il faut renoncer à saisir l'organe avant l'incision des premières enveloppes. L'opérateur doit recourir à l'assistance d'un aide pour remplacer sa main droite, dans le premier temps opératoire, et tendre la peau, au fond de l'aine, sur le testicule rétracté, afin de donner à l'incision du scrotum la direction et la netteté voulues; ou bien encore, de concert avec son aide, il fait à la peau un pli transversal au raphé, et il l'entame de son sommet vers sa base. Les enveloppes une fois incisées, l'aide maintient leurs lèvres tendues, en exerçant une traction, avec ses deux mains, sur leurs commissures, et l'opérateur continue la dissection jusqu'à ce qu'il soit arrivé aux dernières couches celluleuses sus-jacentes à la tunique fibreuse (*Nouv. Dict.* cité, p. 121). »

Arrivé là, reste à saisir le testicule, couvert de son enveloppe, si l'on veut opérer à testicules couverts; mais, l'impossibilité d'appliquer ce procédé fait que, le plus souvent, alors, il y a nécessité d'inciser la tunique érythroïde et d'opérer à testicules découverts.

4° **Enlèvement des casseaux.** — Lorsque les casseaux sont restés appliqués assez longtemps pour déterminer la mortification du cordon et, par suite, l'arrêt du sang dans les vaisseaux testiculaires, il y a nécessité de les enlever afin que puisse s'accomplir sans obstacle le travail de la cicatrisation. Dans le principe, on s'épargnait cette précaution; l'opération faite, on laissait les casseaux en place jusqu'à ce qu'ils tombassent d'eux-mêmes, ce qui avait lieu au bout de dix, quinze, vingt jours et quelquefois davantage, suivant la saison, les chaleurs hâtant leur chute. C'est ainsi que recommandent d'opérer Gasp. de Saunier et Garsault. De nos jours, cette coutume est suivie encore par quelques praticiens. On ne peut que condamner une telle manière de procéder, qui n'a que des inconvénients sans offrir aucun avantage en compensation.

Ainsi, dès le moment où ils ont produit tout leur effet; où les artères, suffisamment oblitérées par les caillots qu'elles renferment, ne laissent plus craindre le retour de l'hémorrhagie; dès le moment, enfin, où ils ne sont plus utiles, les casseaux ne sont plus autre chose que des corps étrangers, et tout au moins nuisibles par l'irritation qu'ils entretiennent dans la plaie. D'un autre côté, en donnant prise aux dents de l'animal, aux crins de la queue, ils laissent, jusqu'au moment où ils sont tombés, le sujet exposé à des tiraillements plus ou moins graves du cordon. De plus, comme ils dépassent les bords de la plaie, ils font obstacle à l'engorgement scrotal, parfois assez considérable, qui survient à la suite de l'opération, et cela peut amener, comme le remarque M. H. Bouley (*Nouv. Dict.*, III, p. 165), des tiraillement douloureux de la partie supérieure du cordon, par le fait de l'effort que produit sur le casseau la masse scrotale distendue par l'œdème, effort qui peut être assez considérable pour déterminer la rupture même du cordon et donner lieu ainsi à des hémorrhagies redoutables. Ou bien, si le cordon cède, il s'allonge, et quand l'engorgement a cessé, il reste une portion de ce cordon à découvert, hors des enveloppes, qui peut devenir le siége d'une végétation et d'une induration, plus ou moins prononcées. Quand les casseaux sont laissés en permanence jusqu'à leur chute spontanée, ils ont d'autres désavantages encore. Ainsi, ils peuvent produire des excoriations sur les parties qui les environnent, sur le fourreau, à la face interne des cuisses, etc. Ou bien, s'ils sont de petite dimension, ils entrent dans les plaies, en partie ou en totalité, d'où résulte la formation de foyers purulents, de fistules, qui ne disparaissent que lorsque les casseaux ont été extraits comme pourraient l'être des corps étrangers accidentellement introduits.

Ces motifs réunis paraîtront plus que suffisants pour faire rejeter, comme irrationnelle, la pratique consistant à laisser les casseaux en place jusqu'à ce qu'ils tombent d'eux-mêmes, et pour faire admettre, en principe, qu'il convient de les enlever dès que leur présence cesse rigoureusement d'être utile. Ce moment est fixé, par la généralité des praticiens, et avec raison, du troisième au quatrième jour. Alors la mortification du cordon est complète, le cours du sang suspendu, et l'hémorrhagie n'est plus à redouter. Quand on a opéré à testicules découverts, la compression du cordon ayant été plus immédiate, l'effet est plus prompt, et la mortification achevée en quarante-huit heures. Mais il n'y a pas d'inconvénient à attendre un jour de plus, au cas où l'artère ne serait pas encore parfaitement oblitérée. Quand l'opération a été faite à testicules couverts, vu la plus grande épaisseur du cordon, il est prudent de n'enlever les casseaux qu'au bout de quatre jours accomplis. On est sûr alors d'éviter tous les accidents pouvant être la conséquence d'une mortification incomplète de cet organe.

D'un autre côté, il serait imprudent, comme le faisaient autrefois certains praticiens qui, n'envisageant dans l'application des casseaux que l'effet des caustiques, et supposant que l'action de ces substances était parfaite au bout de vingt-quatre heures, enlevaient les casseaux après ce temps écoulé; comme le pratiquent encore quelques vétérinaires, se faisant une idée exagérée des inconvénient pouvant résulter de la présence des casseaux; il serait imprudent, disons-nous, d'enlever ceux-ci avant les délais fixés, car ce serait s'exposer sans motif réel au retour presque certain de l'hémorrhagie.

Le moment de faire tomber les casseaux étant fixé, on procède à cette petite opération sur l'animal debout, maintenu avec un tord-nez, et le pied postérieur droit, ou un pied antérieur, tenu levé par un aide, moyen d'assujétion bien suffisant, dans l'état d'abattement où se trouve alors le sujet. On se munit d'une feuille de sauge et d'une paire de ciseaux, et se plaçant en arrière du membre postérieur gauche, on appuie la main gauche sur la base de la queue; ainsi placé, avec les ciseaux, on commence par couper tout ce qui dépasse au-dessous des casseaux : soit le testicule entier, devenu alors noir et racorni, soit l'épididyme seulement, suivant le procédé opératoire suivi, de manière qu'après la chute des casseaux, les cordons, en se rétractant, n'entraînent, dans la plaie, que le moins possible de tissu mortifié.

Après cela, saisissant la feuille de sauge, et appuyant le pouce sur le bout postérieur des casseaux, afin d'y prendre un point d'appui, on coupe en travers, au niveau de la ligne de réunion des deux casseaux, le lien qui les maintient rapprochés à cette extrémité. Ils s'écartent alors, si le lien antérieur a été assez serré pour faire revenir sur eux-mêmes les deux biseaux du plan interne; ou bien, ce qui arrive plus communément, ils restent adhérents à la couche de matière organique qui les sépare; il suffit en ce cas, pour les désunir, d'introduire à plat la lame de la feuille de sauge entre les deux casseaux, et de la faire pivoter sur elle-même; de la sorte, on écarte assez les deux casseaux pour détruire toute adhérence entre eux et le cordon, et ils tombent d'eux-mêmes, ou bien n'exigent plus, pour se détacher, qu'un très-léger effort.

Lorsque les casseaux sont tombés, reste, à l'extrémité du cordon, une lame de tissu parcheminée, brunâtre, mesurant en hauteur le diamètre du casseau, et qui n'est autre chose que l'eschare produite par l'action compressive de l'instrument. Il est inutile de chercher à exciser cette eschare, ce qui exposerait à couper trop près du vif et à produire ainsi une hémorrhagie ; tandis qu'en la laissant entière, elle assure la parfaite oblitération de l'artère ; de plus, elle contribue à tenir béante l'ouverture de la plaie et à favoriser ainsi l'écoulement de la suppuration. Dès que les casseaux sont enlevés, elle disparaît dans la plaie, où elle est entraînée par la rétractilité du cordon, puis se détache peu à peu et finit par être chassée au dehors par l'inflammation éliminatrice.

5º **Opération par le procédé Bouillard.** — M. Bouillard, vétérinaire à Pont-de-Vaux (Ain), est l'auteur de modifications nombreuses à la méthode ordinaire de castration par casseaux. Ces modifications portent sur tous les temps de l'opération, sur la nature des instruments, sur la manière de fixer l'animal, sur la position de l'opérateur et sur le manuel opératoire. Nous allons indiquer succinctement la manière d'opérer de M. Bouillard, sans nous arrêter à signaler les différences existant entre sa méthode et l'ancienne, différences qui ressortiront d'elles-mêmes de cette description.

a. — *Instruments servant à l'opération.* — Dans le principe, les *casseaux* employés par M. Bouillard ne différaient pas sensiblement des casseaux ordinaires. Leur construction était la même, seulement l'une des extrémités se trouvait évidée à partir de l'entaille, de manière à pouvoir y adapter une virole en fer-blanc, remplaçant la ficelle, pour fermer le casseau.

Fig. 35.

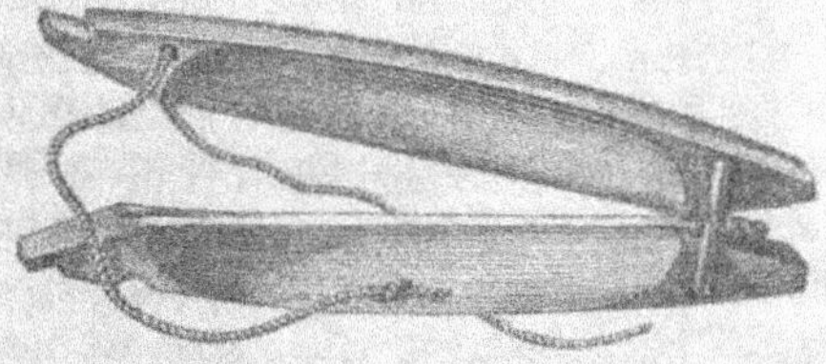

Depuis lors, M. Bouillard a changé la forme de ces instruments. Actuellement, il se sert de casseaux en chêne (*fig.* 35), longs de

15 à 18 centimètres, formés de deux branches plates, se joignant sur champ, épaisses chacune de 10 à 14 millimètres et larges de 20 à 23. Les faces qui se joignent sont amincies, par un double biseau, en lame de couteau, de manière à n'avoir pas plus de 5 à 6 millimètres de largeur, et sont creusées d'une gouttière longitudinale. Les deux bouts qui doivent être réunis, sont fixés l'un à l'autre au moyen d'un anneau en fort fil de fer recuit qui passe dans un trou existant sur chacune des branches, et dont les bouts réunis sont tordus ensemble. A l'autre extrémité, l'une des branches porte un trou semblable dans lequel passe une ficelle solide, longue de 50 à 60 centimètres, avec un nœud à chaque bout pour l'empêcher de glisser, soit dans le trou où elle est maintenue, soit dans les doigts, et que l'on noue sur une échancrure correspondante que porte l'autre branche. Un évidement ménagé tout-à-fait à l'extrémité des branches sert à l'application des pinces. Enfin, des biseaux, taillés au bout et en dedans de chaque branche, facilitent, d'un côté, leur écartement, et de l'autre, le passage de la lame du bistouri quand on veut plus tard couper la ficelle.

Fig. 36.

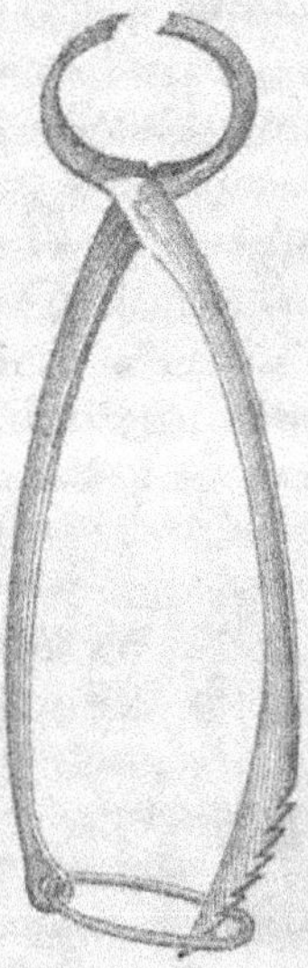

Au moment de s'en servir, M. Bouillard mouille ses casseaux, et place un peu de sublimé corrosif dans les rainures, puis essuie exactement, avec un peu d'étoupes, toutes les faces où il peut être tombé du caustique. Ces casseaux, dit l'auteur, en comprimant le cordon sur une moindre épaisseur, ont l'avantage de moins faire souffrir les animaux, d'être plus commodes à placer que les autres. Ils peuvent servir plusieurs fois; mais à chaque application, il faut s'assurer que les branches se joignent bien. Leur prix ne doit pas s'élever au-dessus de 50 centimes la paire.

La *pince* à castration de M. Bouillard (*fig.* 36), longue seulement de 20 centimètres, est très-légère. Les mors, ressemblant à ceux des tricoises, serrent les casseaux en les prenant par le bout; à cet effet, une petite échancrure, semi-lunaire et dentelée, est pratiquée à chaque mors. A l'autre extrémité, se trouve une crémaillère pareille à celle des morailles, et à l'aide de laquelle la pince se tient toute seule serrée sur les casseaux pendant que l'opérateur noue la ficelle autour de ceux-ci. On confectionne ces pinces en acier non trempé, moins lourd et plus raide que le fer.

L'opération peut être pratiquée à l'aide d'un bistouri convexe ordinaire. M. Bouillard trouve plus commode l'emploi d'une *lame de rasoir* privée de son manche, lequel pourrait gêner l'action de la main; en outre, cet instrument, sans pointe, a l'avantage de n'exposer à blesser ni l'opérateur ni l'animal.

b. — Fixation de l'animal; manuel de l'opération. — C'est par le mode de fixation du sujet, avons-nous dit déjà, que le procédé de M. Bouillard se distingue plus spécialement du mode de castration généralement en usage. Ce vétérinaire opère sur l'animal debout. Il ne fait exception que pour les poulains âgés de quelques semaines, plus faciles que les animaux adultes à maintenir sans danger dans la position couchée. Les sujets plus âgés restent debout, simplement attachés, ou bien sont tenus à la main par un licol ou une bride. On met en outre un tord-nez, et l'aide chargé de le tenir se place du même côté que l'opérateur, contraignant l'animal, au moyen du tord-nez, à tourner la tête comme pour voir celui-ci. M. Bouillard recommande, d'ailleurs, de n'entraver aucun des membres pendant l'opération, ce qui porterait l'animal à se laisser tomber. Il suffit, quand il est trop indocile, outre l'application du tord-nez, de lui mettre une capote et de lever un pied antérieur.

L'opérateur peut indifféremment se placer à droite ou à gauche: il commence par appuyer une main sur la croupe pour prévenir l'animal; après quoi, avec l'autre main, il embrasse les testicules, s'assure ainsi qu'ils sont bien descendus, que les cordons sont sains, que rien enfin ne contre-indique l'opération.

Lorsque l'animal est tranquille, l'opérateur, avec la main gauche, saisit un des testicules, ordinairement celui du côté opposé, en touchant le moins possible les parties environnantes, tire l'organe en bas pour tendre la peau des bourses, puis, serrant le cordon entre le pouce et l'index, et faisant saillir le testicule à la partie inférieure des enveloppes, avec la lame de rasoir tenue dans la main droite, il incise ces membranes d'un seul coup, dans le sens longitudinal. Durant cette opération, de quelque côté qu'on se place, il faut, pour agir commodément, embrasser le membre postérieur que l'on a contre soi, passant une main par derrière, entre les cuisses, l'autre par devant la rotule, et l'on incise alors: d'avant en arrière, si l'on se tient à gauche, et d'arrière en avant, si l'on se place à droite. Mais cette position est difficile à prendre quand l'animal est de forte taille; on se place, en ce cas, en avant, et presque sous le ventre, où l'on peut aisément, sans trop se baisser, saisir les testicules et faire l'opération.

M. Bouillard opère généralement à testicules découverts, dé sorte que l'incision pratiquée, le testicule se trouve aussitôt à nu. Parfois, cependant, il ne descend pas immédiatement: il faut alors le tirer légèrement, détourner l'attention de l'animal en le frappant, en le poussant et le tirant pour le faire tourner ou lui faire écarter les jambes. Le testicule descendu, on place le casseau au-dessus de l'épididyme, en ayant soin, pendant qu'on le serre, de tenir tendue la partie antérieure du cordon, afin qu'elle ne puisse remonter au-dessus du casseau et échapper ainsi à l'action compressive de l'instrument. Avant de lier le casseau, on s'assure encore qu'il est placé horizontalement et qu'il ne pince pas la peau. La ligature faite, on retranche le testicule en laissant l'épididyme, comme dans le procédé ordinaire; on peut même laisser l'organe en totalité s'il est d'un petit volume.

Quand l'opération est faite d'un côté, on opère de l'autre sans changer de position, ou bien on passe soi-même de l'autre côté de l'animal, où l'aide a déjà eu le soin de se placer, et on agit comme précédemment. Si, après que les casseaux sont appliqués, on voit s'écouler un peu de sang par les artérioles des enveloppes testiculaires, on maintient, au-dessus des casseaux, une petite masse d'étoupe imbibée d'eau fraîche, et l'hémorrhagie cesse.

M. Bouillard ne laisse les casseaux en place qu'un jour ou deux, et les enlève comme les autres casseaux, en excisant d'abord, avec des ciseaux courbes, tout ce qui est au-dessous, puis en coupant la ficelle qui les tient réunis. Les soins consécutifs, les précautions à prendre en cas d'accidents, ne diffèrent pas de ce que l'on fait dans la méthode ordinaire.

En résumé, suivant M. Bouillard, ce mode opératoire, sans offrir plus de danger pour l'opérateur, évite à l'animal une position qui l'expose à beaucoup d'accidents ; outre l'avantage qu'il lui a reconnu, dans quelques circonstances, où s'est manifestée accidentellement la hernie inguinale, de rendre la réduction de cette hernie plus facile que par les moyens ordinaires. Nous le répétons cependant, malgré ces affirmations, corroborées par une longue expérience pratique, il nous paraît douteux que le procédé de M. Bouillard soit jamais adopté par la généralité des praticiens. Pour oser opérer la castration de la sorte, il faut plus que de la force et de l'adresse ; il faut un instinct inné de résolution que les opérateurs ne possèdent qu'exceptionnellement, alors que tous peuvent aisément acquérir le degré d'habileté nécessaire pour faire l'opération sur l'animal abattu.

§ 8. — **Castration par Ecrasement.**

1° Définition. Historique. — *L'écrasement* des testicules et du cordon testiculaire, encore appelé *froissement, meurtrissure, collision, contusion, bistournage*, est un procédé d'émasculation spécialement caractérisé en ce qu'il se pratique sans incision des enveloppes, et qui semble avoir été imaginé en vue de conserver aux animaux une partie de leur énergie, tout en éteignant en eux la faculté génératrice.

L'écrasement, concurremment avec l'incision simple, est l'un des premiers modes de castration dont on ait fait usage. Son emploi remonte aux temps les plus reculés de l'antiquité. Ainsi, déjà, il se trouve mentionné dans les Ecritures [1]. Hippocrate le décrit comme le procédé spécialement mis en pratique, sur les jeunes enfants, pour obtenir l'espèce d'eunuques connus sous les noms de *thlibiæ* ou de *thlasiæ* [2]. Aristote, de son côté, nous apprend que ce mode opératoire convenait particulièrement aux jeunes animaux [3] ; et les auteurs latins, qui répètent Aristote, d'après Magon, parlent

[1] *Levitiq.*, cap. XXII, v. 24, 25.
[2] HIPPOCRATE, *Tr. de la génération*, III.
[3] ARISTOTE, *Hist. des anim.*, III, 1.

de l'application de cette méthode dans les mêmes circonstances, en ajoutant qu'elle était principalement employée sur les veaux [1].

L'écrasement a aussi, dans l'antiquité, été mis en pratique sur les chevaux, et cela depuis une époque qu'on ne saurait préciser, mais qui doit être fort reculée. Absyrte, au ıv⁰ siècle, rapporte que c'est par ce moyen que les Sarmates opéraient la castration de leurs poulains [2]. Plus tard, Laurent Rusé, qui écrivait vers le commencement du xıv⁰ siècle, rappelle que c'était le procédé usité chez les Maures et les autres peuples orientaux se servant de chevaux hongres, et il donne même une description assez détaillée du manuel de l'opération. Depuis lors, la méthode n'a pas cessé d'être en usage en Orient, et de nos jours encore, elle est suivie par les Arabes du Désert, qui l'appliquent particulièrement sur les jeunes chevaux. Elle est également usitée dans l'Inde, où il serait possible qu'elle eût pris naissance.

En Europe, la castration par écrasement s'est perpétuée longtemps, et a été appliquée sur la plupart des espèces domestiques : sur les veaux, les agneaux, les chiens, les porcs, et, enfin, sur les poulains. Elle a été recommandée, chez le cheval, par les auteurs de l'ancienne *Maison rustique* (1565), comme préférable à l'amputation des testicules, en ce qu'elle offre moins de danger et laisse à l'animal plus de vigueur. Ce motif, passé en principe, a suffi pour maintenir encore, pendant plusieurs siècles, la castration par écrasement en faveur dans diverses contrées de l'Europe, notamment en Italie, en France et en Allemagne. Aussi la trouve-t-on encore mentionnée dans quelques auteurs de la fin du siècle dernier, qui continuent à lui attribuer l'avantage spécial de conserver aux animaux opérés de cette manière, une plus grande vivacité, les rapprochant des chevaux entiers, d'où le nom de *castrati allegro*, donné en Italie aux chevaux qui avaient subi cette opération [3]. En Allemagne, on désignait l'animal opéré par écrasement, sous le nom de *klopthengst*, cheval froissé [4] ; en France, on l'appelait

<hr>

[1] COLUMELLE, VI, 26 ; PALLADIUS, VI, 7.
[2] *Medicin. veterin.*, XXII, 98. (Edit. de JEAN RUEL. Paris, 1530.)
[3] BRUGNONE, *Trattato delle razze di Cavalli*. Turin, 1781.
[4] HARTMANN, *Traité des Haras*. Paris, 1788.

quelquefois *cheval bistourné*, bien que cette qualification, comme nous le verrons plus loin, rappelle une opération qui diffère en quelques points de l'écrasement proprement dit.

Aujourd'hui la méthode par écrasement est généralement abandonnée, au moins en Europe. Les auteurs qui en parlent, F. de Feugré, Vatel, H. d'Arboval, etc., se bornent à quelques brèves indications, puisées aux sources que nous venons de mentionner, sans rien ajouter à ce qu'on trouve dans les anciens auteurs, touchant le manuel de l'opération, et d'après cela proscrivent ce procédé comme douloureux et barbare ; jugement rigoureux qui a empêché l'écrasement d'être l'objet d'aucun essai méthodique de la part des vétérinaires, et l'a classé, pour ainsi dire, en dehors de la véritable chirurgie. Une telle appréciation serait fondée s'il s'agissait, ce qui n'a jamais eu lieu, de l'application de ce mode opératoire sur l'animal adulte ; mais, elle ne saurait être acceptée pour ce qui regarde l'opération sur les jeunes sujets, chez lesquels le froissement ou l'écrasement du testicule, convenablement pratiqué, pourrait, aujourd'hui comme autrefois, être employé avec avantage, et constituer un moyen d'émasculation non moins rationnel que le martelage ou le bistournage, qui, au surplus, ne sont autre chose eux-mêmes que des modifications du procédé primitif par écrasement, en vue de son application chez l'animal adulte [1].

2º **Manuel de l'opération.** — L'écrasement, qui se pratique sans incision préalable des bourses, consiste à comprimer entre deux corps résistants, ou à froisser plus ou moins énergiquement avec la main, soit le testicule, soit le cordon testiculaire. De là deux procédés principaux dans l'exécution de cette méthode de castration : l'écrasement total et l'écrasement du cordon seul.

I. Écrasement total. — Ce mode d'écrasement est le plus anciennement en usage. C'est celui de la Bible, d'Aristote et des

[1] Les auteurs français qui ont parlé de l'écrasement ont tous cité un récit de Levaillant, relatif à une coutume d'un peuple d'Afrique, les Gonaquois, lesquels, suivant le célèbre voyageur, écrasent entre deux pierres plates les testicules de leurs animaux, de manière qu'avec le temps ces organes acquièrent un volume prodigieux, et deviennent un mets très-délicat. On ne voit guère ce que cette coutume a de commun avec la castration proprement dite.

auteurs latins; c'est également le procédé des Orientaux, tel que,
de nos jours, ils l'appliquent encore. Il a été décrit, pour la première fois, par Hippocrate, qui le cite, nous l'avons dit, comme
un des moyens employés pour faire des eunuques.

« L'enfant, dit Hippocrate, étant placé dans un bain, on lui
froisse peu à peu les testicules entre les doigts, pendant le temps
nécessaire pour en meurtrir la substance et en détruire l'organisation. Ou bien l'*on tord* le cordon spermatique, jusqu'au point
d'intercepter le cours des liquides destinés à la nutrition des parties;
et le testicule ne tarde pas à se durcir et à se transformer en
squirrhe (*De genit.*, III). »

Il est aisé de voir, dans cette description, la première trace de
ce que, plus tard, en l'appliquant aux animaux, on a appelé le
bistournage. Il est probable, en outre, que le procédé décrit par
le grand médecin grec devait servir pour les veaux et les agneaux
comme pour les enfants; mais on ne saurait affirmer s'il était
également en usage sur les solipèdes. On peut seulement présumer
que c'était le procédé suivi par les anciens Sarmates, les seuls
connus dans l'antiquité comme pratiquant sur leurs chevaux la
castration par écrasement, ce mode opératoire offrant la plus
grande ressemblance avec celui des anciens Orientaux, tel que le
fait connaître Laurent Rusé, au XIVᵉ siècle, lequel procédé, enfin,
est lui-même à peu près identique à celui actuellement suivi par
les Arabes du Désert. Voici la méthode décrite par L. Rusé :

« L'animal étant abattu, les pieds liés, on le met sur le dos; puis,
on prend une tablette de bois bien unie, arrondie et polie de tous
côtés, et aussi large qu'il faut pour y étendre les enveloppes testiculaires. On perce cette planche à chaque extrémité, de manière
à ce qu'il y ait une palme (environ 25 centimètres) d'une ouverture à l'autre. On prend ensuite une forte corde de chanvre ou de
crin qu'on passe dans les trous de la tablette, et l'on a un bâton
rond, de la grosseur d'une lance, également percé, à chaque
extrémité, d'un trou où passe la corde, de manière que le bâton
vienne se fixer contre la planche. Après avoir convenablement étalé,
entre les mains, la masse des enveloppes testiculaires, on les
fait passer entre la tablette et le bâton, que l'on serre l'un contre
l'autre, aussi fortement que l'on peut, avec la corde. Cela fait,

avec un maillet en bois, on frappe tout doucement sur le bâton, de manière à rompre, en totalité ou en partie, les nerfs (le cordon) du testicule. Après l'opération, les testicules se dessèchent, se réduisent à rien, tandis que les bourses restent entières. »

Quant au procédé actuel des Arabes, il consiste à saisir, entre un morceau de bois et une corde, la partie supérieure des bourses, à écraser le cordon, ainsi retenu, à petits coups de maillet, pendant qu'un aide achève de meurtrir les testicules, en les massant entre les doigts.

L'analogie est évidente entre les deux modes opératoires; ils ne diffèrent essentiellement que sur un seul point : le massage des testicules entre les doigts, dont ne parle pas Laurent Rusé. Mais, si l'on considère que le froissement de la substance testiculaire était habituellement pratiqué dans l'antiquité, comme en témoigne Hippocrate; que les Arabes aujourd'hui encore suivent cette coutume qu'ils doivent tenir, ainsi que toutes leurs autres pratiques médicales, d'une ancienne tradition, il y a lieu d'admettre que le silence gardé sur ce point, par l'auteur du XIVe siècle, n'est qu'une simple omission. D'où nous pouvons conclure que le procédé de castration par écrasement du cordon et froissement du testicule entre les doigts, a été de tout temps et est encore le mode particulièrement employé chez les Orientaux pour les jeunes chevaux, la castration par le feu étant réservée, chez ces peuples, ainsi qu'on l'a vu précédemment, aux animaux d'un âge plus avancé.

Un autre mode d'écrasement total a été indiqué par les auteurs de la *Maison rustique* du XVIe siècle, comme étant surtout en usage sur les poulains d'un an; il consiste à comprimer les testicules entre les mors plats d'une tenaille, jusqu'à complète mortification de ces organes. Brugnone, à son tour, parle de ce mode opératoire, en ajoutant que l'on peut remplacer la paire de tenailles par tout autre instrument semblable. Ces indications nous autorisent à penser que ce fut là le moyen mis en usage, pour opérer les poulains par écrasement, dans les localités de l'Europe où l'on recourait à ce mode de castration. Aujourd'hui il n'est plus guère en usage que dans quelques parties de l'Italie, dans les campagnes du Piémont, notamment. Néanmoins, chez les sujets trop jeunes pour être bistournés, et en prenant quelques précautions, il y aurait peut-être possibilité de l'utiliser avec avantage, les inconvénients qu'on lui reproche étant pour le moins imaginaires.

II. Écrasement du cordon seul. — L'écrasement du cordon seul n'est autre chose que le *martelage*, particulièrement en usage sur l'espèce bovine, mais que le peu de longueur des bourses et des cordons rend, sinon impossible, au moins très-difficilement exécutable chez les solipèdes, ce qui nous dispense d'en décrire ici le manuel opératoire.

Un autre mode d'écrasement du cordon, spécialement usité chez le cheval, est le procédé suivi dans l'Inde, et qu'a fait connaître, il y a quelques années, M. Tapp, officier de l'armée anglaise [1]. On couche l'animal sur le dos; puis ayant ramené le testicule dans le fond des bourses, un aide applique une ficelle qu'il serre par un nœud coulant, autour des bourses, afin d'empêcher le testicule de descendre vers l'anneau inguinal. Un autre aide, avec ses mains, enduites d'une pommade faite de beurre et de curcuma, serre fortement le cordon testiculaire pendant environ vingt minutes. Les cordons se ramollissent sous cette pression, que l'on prolonge en appliquant, sur les enveloppes, une sorte de casseau en bambou qui est serré fortement, et qui reste en place jusqu'à ce que l'animal, ayant été relevé et conduit à sa place, ait uriné une première fois. Alors on enlève le casseau, et de cette compression résulte une tuméfaction considérable, sur laquelle on se borne à faire des affusions d'eau fraîche. Peu après commence, dans les testicules mortifiés, un travail de résorption qui se termine par une atrophie complète.

Il n'est pas à notre connaissance que ce mode de castration ait jamais été usité en Europe.

§ 9. — Castration par Bistournage.

1° **Définition. Historique.** — Sous le nom de *bistournage*, on désigne un mode de castration consistant à tordre, sans le déchirer, le cordon testiculaire, jusqu'au degré nécessaire pour amener l'oblitération complète des vaisseaux spermatiques, et,

[1] *The Veterinarian*, 1854.

par suite, l'atrophie de la glande séminale. Ce procédé diffère de la torsion déjà décrite, en ce qu'on l'exécute sans inciser les bourses, et en laissant, par conséquent, les parties à la place occupée par elles, après que le cordon a été tordu. C'est, en un mot, une véritable *torsion sous-cutanée.*

A ne consulter que les auteurs qui ont écrit sur la castration des animaux, il serait difficile de déterminer l'origine réelle du bistournage. Mais, si l'on considère que cette opération n'est qu'une modification du procédé par écrasement, un perfectionnement qui a eu pour résultat essentiel de rendre celui-ci applicable aux animaux qui ont passé le premier âge, on est autorisé à admettre que la pratique du bistournage a dû suivre de près l'usage du procédé par écrasement, c'est-à-dire qu'elle remonte à l'origine même de la castration. Cette opinion se trouve, en partie, confirmée par le texte d'Hippocrate, cité plus haut, concernant la castration des enfants, et dans lequel il est dit que la torsion s'employait, simultanément avec l'écrasement du cordon, pour anéantir la vie dans le testicule. Or, la chirurgie des animaux, chez les anciens, étant généralement calquée sur celle de l'homme, rien ne s'oppose à ce que l'on considère la torsion sous-cutanée du cordon chez les animaux comme déjà en usage en ces temps reculés.

Toutefois, il n'est possible de rien affirmer à cet égard, le bistournage ne se trouvant mentionné dans aucun des auteurs anciens, grecs ou latins. C'est dans l'*Hippiatrique*, de Laurent Rusé, au xive siècle, qu'il en est pour la première fois question; et, encore, n'est-il possible de tirer, du texte bref et assez vague de cet auteur, que de bien faibles éclaircissements, relativement à l'histoire du bistournage. L. Rusé se borne à dire, en effet, que la castration par le fer étant dangereuse, mieux vaut *tordre*, comme on le fait aux bœufs; mais que cela ne se peut faire qu'aux poulains, les chevaux ayant les *nerfs* (les cordons) trop forts et trop durs, ce qui, dit l'auteur que nous citons, exposerait à rompre le cuir avant les cordons, et pourrait mettre la vie de l'animal en danger.

Il résulte de ce texte que l'opération dont il s'agit avait commencé à être mise en pratique, à une époque à peu près ignorée, sur les animaux de l'espèce bovine, et que lui, L. Rusé, a dû être un des premiers à la conseiller pour l'espèce chevaline, en faisant d'ailleurs observer qu'elle n'est possible que sur le poulain. Il en résulte aussi que l'opération pratiquée à cette époque n'est pas précisément identique au bistournage, tel que nous le connaissons, car, alors, contrairement à ce qui se fait aujourd'hui, on comprenait les enveloppes testiculaires dans le mouvement de torsion imprimé au cordon.

Ce n'est donc que plus tard que le véritable bistournage fut connu, mais sans qu'on puisse assigner aucune date précise à sa découverte, les renseignements nécessaires, pour cela, faisant totalement défaut dans les auteurs antérieurs à notre époque. Jean Liébault, de l'ancienne *Maison rustique* (1565), Olivier de Serres (1600), font déjà, il est vrai, allusion à ce mode opératoire, lorsqu'ils conseillent la torsion du cordon, de préférence à l'amputation des testicules, pour conserver aux animaux une certaine vigueur; mais la description qu'ils donnent de l'opération est trop incomplète pour qu'on en puisse rien conclure sur la nature exacte du procédé dont ils veulent parler.

Le mot de bistournage même n'était alors pas encore connu. On ne le trouve, au moins, dans aucun auteur antérieur au xviiie siècle; et ceux des écrivains de ce temps qui l'emploient, tels que : Delcampe, Lafosse, Hartmann, etc., se bornent à le définir en ces termes : opération consistant à saisir et à tordre violemment, par deux fois, les testicules sur eux-mêmes, sans ouvrir le scrotum, jusqu'à anéantir la vie dans les testicules.

Cette opération, ajoute Lafosse, n'est plus pratiquée que par de vrais ignorants; reste à se demander si l'auteur du *Dictionnaire d'Hippiatrique* entendait parler de la torsion en masse indiquée par L. Rusé, ou du bistournage, rationnellement pratiqué, seul en usage aujourd'hui : question d'autant plus difficile à résoudre, que l'opération, par suite de la différence existant dans la disposition anatomique des organes, ne se fait pas de même chez les ruminants et chez les solipèdes.

Quoi qu'il en soit, il reste au moins acquis, de ce qui précède, que le bistournage, en général, jusqu'à une époque relativement très-rapprochée de nous, n'avait été ni véritablement connu, ni scientifiquement décrit. Le bistournage des solipèdes, en particulier, bien qu'encore fort en usage dans les départements du centre et du sud-ouest de la France, ainsi qu'en Provence, où on le réserve presque exclusivement aux chevaux de la Camargue, a trouvé peu de faveur auprès des hommes de science. Aussi l'opération, n'étant pas enseignée dans les Ecoles ni dans les livres, a-t-elle été négligée et repoussée par la généralité des vétérinaires, qui la considèrent comme une pratique barbare et grossière, et est-elle restée exclusivement aux mains des empiriques et des châtreurs de profession [1].

Toutefois, il faut dire que l'opinion, sur ce point, depuis quelques années, tend sensiblement à se modifier. Plusieurs vétérinaires éclairés, bravant le préjugé, n'ont pas craint de le combattre, en cherchant à atténuer les préventions qui pèsent encore sur le bistournage des solipèdes. Un des premiers, M. Miquel, de Béziers [2], a tenté de réhabiliter cette opération qu'il considère comme la méthode de castration sous-cutanée par excellence, ajoutant que l'empirique qui l'exécute fait sans s'en douter une des plus difficiles et des plus savantes opérations de la chirurgie moderne; et il cite à ce propos l'opinion de Bernard, l'ancien directeur de l'école de Toulouse, qui n'hésitait pas à voir dans le bistournage une pratique tout-à-fait rationnelle.

A peu près à la même époque, M. Géraud, alors vétérinaire à Cléraus (Dordogne), dans un mémoire, dont l'analyse seule a été publiée [3], vint, à son tour, préconiser le bistournage qu'il présente

---

[1] Dans le sud-ouest, les châtreurs de profession, en assez grand nombre, sont presque tous béarnais. Quelques-uns sont sédentaires et se bornent à opérer, dans un rayon plus ou moins étendu, les animaux de la région qu'ils habitent. Les autres sont nomades; ils ont leur habitation au pays natal, arrivent au printemps dans la localité qu'ils ont coutume d'exploiter, courent les foires, les villages, portant une ceinture rouge qui les fait partout reconnaître; puis, la saison terminée, ils s'en retournent. Le bistournage du cheval appartient spécialement à ces châtreurs béarnais. On considère même l'opération, dans le pays, comme le privilége de quelques familles, qui s'en transmettent le manuel, de génération en génération, et dont quelques-unes prétendent le posséder depuis plusieurs siècles.

[2] *Journ. des Vét. du Midi*, 1846, p. 16.

[3] *Ann. de la Soc. Vét. de Libourne*. 1846.

comme bien supérieur aux procédés par division des tissus. Puis il donne de l'opération une description s'appliquant si exactement au bistournage du taureau, qu'il est permis de soupçonner que M. Géraud, au moment où il écrivait, n'avait pas vu encore bistourner de solipède. Aussi, lorsque plus tard on a invoqué ce travail comme un témoignage en faveur du bistournage, l'a-t-on fait, croyons-nous, sans l'avoir lu; et M. Goux, d'Agen, qui peu après, dans son mémoire couronné par la Société centrale de Médecine vétérinaire, fit connaître incidemment, et pour la première fois, le procédé suivi par les châtreurs, est-il plus dans le vrai lorsqu'il dit que M. Géraud, sans doute, devait avoir fait « de la chirurgie du cheval sous la peau du taureau. »

La question en était là lorsque M. Delorme, vétérinaire à Arles, dans une série de lettres écrites à différents journaux [1], et provoquées par la publication de divers travaux relatifs à l'histoire de la castration, a essayé de nouveau d'appeler l'attention des vétérinaires sur le bistournage, en le présentant comme « un moyen d'émasculation préférable à tous les procédés connus, » et a soutenu, à ce sujet, avec M. Ercolani, de Turin, répondant par la même voie [2], une polémique qui a fourni, au vétérinaire d'Arles, l'occasion de développer, en faveur de cette opération, tous les arguments propres à la faire apprécier d'une manière favorable. M. Prangé, traducteur de M. Ercolani, est intervenu dans le débat, en donnant, d'après M. Marc Clamour, d'Arles, une description du procédé suivi dans la Camargue, qui ne paraît pas différer essentiellement de celui que l'on suit dans les départements du sud-ouest [3]. M. Pinaud, vétérinaire à Carcassonne, s'est joint à M. Delorme pour approuver l'opération, qui se pratique, dit-il, avec beaucoup de succès dans tout le Midi, par les châtreurs de profession [4]. Plus récemment encore, la cause du bistournage des solipèdes a été plaidée, avec une grande chaleur

[1] *Journ. de Méd. vét. de Lyon*, 1855, p. 402; *Rec. de Méd. vét.*, 1856, p. 929; *Ibid.*, 1857, p. 124 et 201.
[2] *Rec. de Méd. vét.*, 1857, p. 129.
[3] *Ibid.*, 1857, p. 206.
[4] *Ibid.*, 1859, p. 646.

d'expressions, par MM. Reboul père et fils, vétérinaires à Coursan (Aude), qui ont traité la question, le premier, dans un mémoire adressé à la Société impériale et centrale de Médecine vétérinaire, et qui a été l'objet d'un rapport lu, par M. Sanson, dans la séance du 12 janvier 1860 [1]; le second, dans deux lettres adressées au rédacteur du *Journal des Vétérinaires du Midi* [2], en vue spécialement, l'un et l'autre, de recommander le procédé d'un châtreur, M. Turon Soubervie, dit Lamarche, auquel ces deux honorables vétérinaires, mus par un zèle plus louable, peut-être, que fondé, paraissent tenir à faire une réputation.

Ces opinions concordantes, émises par plusieurs praticiens également recommandables, devront, ce nous semble, modifier dans un sens favorable le préjugé régnant relatif au bistournage des solipèdes, et permettre à cette opération de prendre désormais sa place dans la chirurgie rationnelle. Sans doute, les difficultés pratiques qu'offre son exécution lui donnent un caractère exceptionnel, qui pour longtemps encore peut-être sera un obstacle à sa vulgarisation parmi les vétérinaires qui peuvent arriver au même résultat par des moyens d'une bien plus facile exécution. Mais cela ne saurait être, pour eux, une raison d'ignorer ou de paraître ignorer plus longtemps une pratique populaire, après tout, dans le Midi, où elle donne de bons résultats, et qu'un peu d'habitude les mettrait bien vite en état d'exécuter aussi bien que les châtreurs eux-mêmes.

Guidé par ces motifs, nous avons cru devoir faire une étude nouvelle de cette opération. Nous nous sommes adressé, à cet effet, à plusieurs des plus habiles opérateurs du pays, qui nous en ont donné la démonstration complète, et nous ont ainsi permis de reconnaître que tous opèrent exactement de la même manière, prennent les mêmes précautions; raison suffisante pour admettre la complète analogie du procédé que nous avons vu pratiquer, avec celui mis en usage dans les autres régions du Midi où nous n'avons pu le constater personnellement, et dont les meilleures descriptions jusqu'à ce jour publiées, n'avaient donné encore

[1] *Rec. de Méd. vét.*, 1860 (Bull. de la Soc.), p. 227.
[2] *Journ. des Vét. du Midi*, 1860, p. 61 et 180.

qu'une idée incomplète. Nous ne faisons pas exception pour le procédé Lamarche, préconisé par MM. Reboul, lequel, ainsi qu'il sera plus loin aisé de s'en convaincre, malgré le témoignage contraire de ces deux vétérinaires, ne diffère en rien du procédé suivi par les autres châtreurs méridionaux.

2° **Age convenable. Soins préliminaires.** — C'est vers l'âge de deux à quatre ans que l'on pratique habituellement le bistournage des chevaux. On comprend qu'il serait difficile d'opérer avant cet âge, les testicules alors n'étant pas assez developpés pour que les doigts puissent aisément les saisir ; et plus tard, les tissus offrant, à l'opérateur, une résistance quelquefois insurmontable.

L'animal à bistourner n'exige pas de soins préalables, ni aucune préparation générale ou locale, sinon la diète quelques heures avant l'opération. On se bornera donc, le moment venu, à l'assujétir convenablement. Pour cette opération, on le fixe habituellement couché et maintenu sur le dos.

A cet effet, on commence par abattre le sujet à la manière ordinaire avec les entraves et la plate-longe. A défaut d'entraves, les châtreurs du Midi font usage du procédé suivant que l'on pourrait appliquer en d'autres circonstances. Ayant une longue corde ou deux lacs, de 3 ou 4 mètres de long chacun, ils les réunissent bout à bout, et les rapprochant ensuite l'un de l'autre, ils forment, avec l'extrémité où ils sont réunis, un nœud coulant double (*fig.* 37), en 8 de chiffre, dans chacun des anneaux duquel est passé un paturon antérieur. Les bouts libres des deux cordes

Fig. 37.

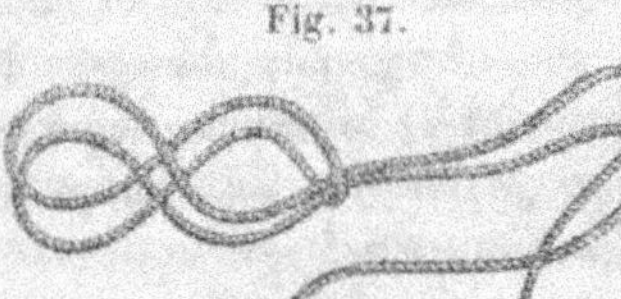

sont dirigés en arrière et vont embrasser chacun, de dehors en dedans, l'un des paturons postérieurs. Ils sont ramenés ensuite entre les membres antérieurs, et confiés à un aide qui se place en avant, près de celui qui tient la tête et du côté opposé au lit. Cet aide, en tirant les cordes à lui, rapproche les membres postérieurs des membres antérieurs, et prépare ainsi la chute de l'animal, qui est déterminée par l'action combinée de l'aide qui tient la tête, d'un autre tenant la queue, et d'un troisième qui tire

sur une plate-longe entourant le corps, comme dans la méthode
ordinaire.

Lorsque le sujet est de haute taille et d'une certaine force, au
lieu d'embrasser avec les cordes mêmes les paturons postérieurs,
il est plus sûr d'y placer préalablement deux entravons, dans les
anneaux desquels on fait passer les cordes. Nous avons vu procéder
de l'une et de l'autre manière, qui sont indifféremment adoptées
par les châtreurs. Quel que soit, au surplus, le mode suivi, dès
que l'animal est à terre, on assujétit les pieds, en tirant d'abord
fortement en avant les cordes qui retiennent les paturons postérieurs, puis, après avoir enroulées celles-ci plusieurs fois autour
des paturons et des canons, en les nouant d'une manière solide sur
les canons.

L'animal ensuite est mis sur le dos, la croupe un peu plus haut
que le garrot; on facilite son maintien dans cette position en creu-
sant le lit de paille sur lequel il se trouve couché. Puis, afin d'annuler la forte tension musculaire des membres qui pourrait gêner
l'opération, on les amène en état de flexion, les quatre pieds rapprochés du ventre, au moyen d'une troisième corde ou d'une
plate-longe, qui passe sur le dos et dont les deux extrémités sont
fixées aux pieds. Pour poser cette corde, on fait d'abord, à l'une
de ses extrémités, une anse que l'on fixe à l'un des pieds postérieurs retenus en l'air; puis on passe l'autre bout sous le dos, on
ramène la corde vers l'autre pied postérieur que l'on embrasse avec
ce même bout, et en tirant fortement, on oblige les quatre pieds
réunis à se rapprocher du ventre. Cela fait, la corde est nouée
d'une manière solide, et les quatre membres restent ainsi fléchis.
Avant de fixer cette corde, il est toujours bon d'interposer un
linge épais, un sac plié en plusieurs doubles, un coussin quelconque, entre elle et la peau, cela afin d'éviter que celle-ci ne soit
entamée par les frottements de la corde.

Quand les membres sont ainsi assujétis, deux aides se placent
de chaque côté du sujet, près des cuisses et le soutiennent dans
la position qu'on lui a donnée, en même temps qu'ils tirent en
avant les membres postérieurs de façon à dégager le plus possible
la région inguinale. Enfin, un autre aide, chargé de la tête, tient
celle-ci relevée, le nez tourné en l'air et non trop fléchie sur l'en-

colure, de manière à laisser à l'animal toute facilité pour respirer.

3° Manuel de l'opération. — Jusqu'à présent, la presque totalité des auteurs, y compris MM. Reboul, qui ont écrit sur le bistournage, l'ont considéré comme n'étant autre chose que la torsion du cordon testiculaire seul, dans l'intérieur de la gaîne séreuse, après rupture du septum postérieur et de la bride fibreuse qui unit la queue de l'épididyme à la face interne et postérieure de la tunique érythroïde.

Il n'en est rien. Chez le cheval, comme chez le bœuf et le mouton, en pratiquant le bistournage, *on tord, tout à la fois, le cordon, la tunique érythroïde et le crémaster* uni à cette dernière. L'opération consiste donc, en réalité, à séparer cette tunique du dartos qui la recouvre, en détruisant les adhérences qui unissent ces deux membranes, vers le fond des bourses principalement; puis à faire exécuter au cordon deux, trois ou un plus grand nombre de tours sur lui-même, jusqu'à ce qu'il offre une dureté suffisante, indiquant que la torsion a atteint le degré voulu.

Cette opération, fort simple en soi, n'en est pas moins d'une grande difficulté pratique en raison de l'effort considérable, chez certains sujets surtout, que nécessite la destruction des adhérences sous-dartoïques. Elle exige en conséquence une série de précautions qui en rendent le manuel assez compliqué, et dont aucune pourtant ne doit être omise, si l'on veut opérer avec chance de succès. La manœuvre comprend quatre temps principaux, que nous allons étudier successivement, savoir :

L'assouplissement des bourses ;

La rupture des adhérences entre le dartos et la tunique érythroïde ;

La torsion du cordon ;

L'application de la ligature.

1er TEMPS. — *Assouplissement préalable des bourses.* — Le sujet étant fixé, comme nous venons de le dire, l'opérateur se place à genoux, près de la queue, et commence l'opération. Il jette habituellement sur les bourses un verre de vinaigre, quelquefois un simple verre d'eau froide, ce qui est surtout utile chez les animaux âgés, chez les ânes, dont le scrotum présente une certaine rigidité. Chez les animaux jeunes, ce soin est inutile, d'autant

que, chez la plupart, l'opération elle-même ne tarde pas à provoquer une abondante transpiration qui suffit amplement à l'assouplissement de la peau scrotale.

Cela fait, il saisit à pleines mains la masse scrotale à son
origine, et faisant glisser les testicules entre les doigts, il les amène
au fond des bourses, tout en tirant sur les cordons ; puis, aban-
donnant les organes, il saisit de la main gauche les enveloppes
vides, le plus près possible de l'abdomen, de manière à en laisser
le fond libre au-dessus de la main ; alors, appliquant la main droite
à plat sur cette portion des enveloppes, par un mouvement circulaire et rapide, il la malaxe vigoureusement, la froisse, comme
dans l'action de savonner.

De la sorte, on produit un double effet. D'abord on distend, on
élargit les bourses tout en commençant à rompre quelques adhérences ; puis on dépouille la peau scrotale de la matière grasse qui
la recouvre ; cette peau est alors moins glissante et se prête mieux
aux manipulations qui doivent suivre.

2e TEMPS. — *Rupture des adhérences entre le dartos et la
tunique érythroïde.* — Ce temps de l'opération est le plus difficile
à exécuter ; il exige une manipulation spéciale, celle qui précisément constitue le *secret* des bistourneurs, et que l'on ne peut bien
faire sans une grande habitude et beaucoup de force. La manœuvre consiste, en résumé, à pénétrer, avec le pouce, entre la tunique érythroïde et le dartos, par une déchirure pratiquée à cette
dernière membrane, en pressant fortement sur elle à travers le
scrotum ; puis, une fois le pouce introduit de la sorte, à achever,
avec ce même doigt, la séparation des deux membranes, à peu
près comme on le fait quand on châtre à testicules couverts.

Pour cela, l'opérateur commence par faire saillir les testicules
au fond des bourses, en pressant des deux mains sur les cordons.
Puis il tire les enveloppes seules en refoulant les testicules. Ayant
ainsi achevé d'assouplir le scrotum, avec les deux mains, il le
pince vers son fond et de chaque côté, et l'étend en arrière de
manière à l'étaler horizontalement sur le périnée. Cette disposition
du scrotum est nécessaire pour en bien reconnaître la partie médiane, d'où il faut toujours partir pour assurer l'action du pouce.

Les choses en cet état, si l'on commence par le testicule gauche, qui est à droite de l'opérateur, — cas le plus ordinaire, — on applique l'extrémité du pouce de la main droite, vers le bord extrême du repli des bourses, l'ongle contre le raphé. La main est toute ouverte, étendue, placée de champ, dans le plan médian, le petit doigt en dessus. On porte aussitôt, en avant, le pouce plongé dans le scrotum, en glissant sur la verge, et en poussant les bourses devant soi, puis sur le côté, jusqu'à ce que celles-ci, ne pouvant plus s'étendre du côté du ventre, fassent résistance.

Le pouce se trouve alors arrivé au bord antérieur du cordon. En repliant la main, on saisit à la fois cet organe et le testicule que l'on maintient fixes; puis on presse fortement, avec l'extrémité du pouce, au niveau du bord supérieur, alors inférieur, de l'épididyme. Cette pression, ainsi exécutée, s'exerce extérieurement à la tunique érythroïde, entre cette tunique et la face interne du scrotum, et par conséquent elle ne porte que sur la lame dartoïque sous-jacente au scrotum. On la continue jusqu'à ce que l'absence de toute résistance entre les deux faces internes de la cavité scrotale doublée sur elle-même indique que cette lame, également doublée par le pli des bourses, est déchirée, transpercée par cette pression du doigt.

Tel est, dans toute sa simplicité théorique, ce fameux *coup de pouce* que les châtreurs empiriques prétendent aujourd'hui, souvent avec raison, savoir seuls exécuter. Il n'offre pas de difficulté sérieuse chez le cheval, quand l'animal est jeune, car le dartos alors ne résiste que faiblement à l'effort du pouce. Mais sur l'âne et le mulet, comme sur le cheval âgé, la résistance est quelquefois excessive, au point que ce n'est qu'en déployant la plus grande force que l'opérateur peut déchirer ce qu'il nomme le *bâtiment*, c'est-à-dire le dartos. Pour y parvenir, il est, dans certains cas, obligé de prendre un point d'appui, avec un de ses pieds, contre un corps résistant quelconque, afin de pouvoir peser de toute la force de son corps sur la lame doublée du dartos. Quand un premier effort n'a pas suffi, l'opérateur recommence, et toujours dans ce cas, il procède comme en premier lieu, c'est-à-dire étale d'abord le scrotum en arrière, replace le pouce à son point primitif d'application, marqué par l'empreinte de l'ongle, et le dirige en avant, ainsi qu'il a été dit, de façon à ne comprendre jamais sous le doigt que la couche dartoïque propre au testicule sur lequel il opère.

Lorsqu'ils ne peuvent, avec le pouce seul, *rompre le bâtiment*, certains opérateurs font usage d'un petit bâton de la grosseur du doigt, avec l'extrémité duquel ils pressent sur les bourses. Mais par ce moyen, on est exposé à déchirer les parties plus qu'il n'est nécessaire, et à donner lieu ainsi à des accidents. Il exige, pour être mis en pratique sans danger, une main exercée, et les praticiens habiles s'en passent toujours. L'emploi du bâtonnet doit donc être rejeté.

Le dartos une fois transpercé, comme il vient d'être dit, vers le bord antérieur du cordon, l'opérateur sent sur son pouce une bride résistante, qui n'est autre chose que la lame dartoïque séparée de la tunique érythroïde. Pour terminer le 2e temps de l'opération, il ne s'agit plus que de détruire cette bride, en prolongeant de bas en haut, — de haut en bas, si l'animal était dans sa position naturelle, — la déchirure déjà faite avec le pouce. Pour cela, ce même doigt étant introduit dans la déchirure, soutient, avec l'ongle, la bride dont il a été parlé, pendant que l'autre main, par sa face palmaire, pressant sur la face antérieure du scrotum, fait contre-appui au pouce, lequel alors se relevant avec force, prolonge de bas en haut la déchirure du dartos, et met ainsi à nu, dans sa plus grande étendue, la tunique fibreuse. On recommence la manœuvre une seconde, une troisième fois, s'il est nécessaire, et jusqu'à ce qu'on ne sente plus aucune bride en avant du cordon. Avec le même doigt, on achève la dilacération du dartos dans tous les points où il reste quelque adhérence, et quand on n'en reconnaît plus aucune, ce temps de l'opération est terminé.

Le testicule alors se trouve en parfaite liberté dans le scrotum; il ne suit plus cette enveloppe quand on la tire en haut; ou bien si on l'a soulevé en même temps, il retombe aussitôt dès qu'on cesse de le soutenir. En cet état, il est aisé d'agir sur le cordon, qu'aucune adhérence ne retient plus dans une position fixe, et de pratiquer la torsion, objet essentiel de l'opération [1].

[1] C'est dans l'exécution de ce 2e temps de l'opération que le procédé Lamarche, suivant MM. Reboul, se distingue essentiellement des autres procédés et leur est

3e Temps. — *Torsion du cordon.* — Cette torsion, généralement
facile à exécuter, se fait sans basculer préalablement le testicule,

« incontestablement supérieur. » Afin que l'on puisse comparer, et apprécier
à son exacte valeur cette prétendue supériorité, nous allons transcrire ici la description de cette partie de l'opération, pratiquée suivant la méthode Lamarche,
telle que la donne M. Reboul père, lui-même, dans son Mémoire, plus haut cité,
envoyé à la Société impériale et centrale de Médecine vétérinaire :

« Prenant, dit M. Reboul, — l'assouplissement des bourses étant achevé, —
le testicule gauche dans la main droite étendue, on promène le pouce d'arrière en
avant, et en suivant le bord supérieur de l'épididyme, afin de s'assurer de la position du canal déférent. Celle-ci une fois bien reconnue, l'opérateur devra placer
l'extrémité du doigt précité (le pouce) un peu en arrière de cet organe, et pousser
alors avec force, obliquement en avant et de dedans en dehors, dans la direction
de l'aine, comme s'il s'agissait de percer les premières enveloppes testiculaires et
de pénétrer dans l'intérieur des bourses. Après quelques efforts bien soutenus, le
pouce, qui, tout d'abord, avait rencontré une assez forte résistance, ne tarde pas à
se frayer un passage, ou pour mieux dire à rompre d'une manière plus ou moins
brusque le tissu des deux tuniques érythroïde et vaginale. La déchirure se produit ordinairement à l'endroit où l'expansion des fibres charnues du crémaster
offre le moins de résistance.

« Il ne reste plus, pour compléter cette première partie de l'opération, qu'à
séparer du bord supérieur et particulièrement de la queue de l'épididyme, la
portion repliée de la tunique séreuse dite *septum postérieur* de la tunique vaginale.
Pour cela faire, et tout en maintenant le pouce dans l'ouverture sus-indiquée, on
doit laisser échapper la glande, sur laquelle il convient de n'exercer jamais que de
bien faibles et bien légères pressions. La position de la main étant ensuite subite-
ment renversée, on pratique, d'une manière continue et d'avant en arrière, une
traction plus ou moins forte, suivant les cas, et l'on agrandit ainsi facilement la
voie déjà tracée dans l'intérieur des membranes précitées. Un petit bruit sec, ressemblant assez au léger craquement d'une étoffe qu'on déchire, annonce dans tous
les cas que le but est atteint (*Rec. de Méd. vét.*, 1860, p. 234). »

Tel est le procédé Lamarche. Point n'est besoin d'une attention très-grande pour
reconnaître, dans cette description, une manipulation absolument identique à celle
que nous avons, de notre côté, observée et décrite. Toute la différence porte sur
la désignation des parties déchirées par l'action du pouce, parties que M. Reboul,
persistant dans une erreur aujourd'hui démontrée, croit encore être constituées par
les tuniques érythroïde et séreuse, bien que, ainsi que nous le verrons plus loin,
il n'y a et ne peut y avoir d'atteint, en cette circonstance, que l'enveloppe dartoïque.

Ce point rectifié, nous ne nous occuperons pas davantage du procédé Lamarche, que rien ne distingue, pas plus dans les autres temps de l'opération que
dans celui-ci, du procédé suivi par la généralité des opérateurs du Midi.

comme cela a lieu dans le bistournage des ruminants, et en conservant à l'organe sa position naturelle à l'extrémité du cordon. L'opération consiste donc simplement à tourner plusieurs fois le cordon sur lui-même, jusqu'à ce qu'on le sente, sous le doigt, suffisamment tendu et résistant. Voici comment on y procède :

Avec la main droite, — supposant toujours qu'il s'agisse du testicule gauche, — dont le pouce est engagé comme au début de l'opération, on va saisir le cordon, puis on rabat la main en dehors des bourses, de façon à laisser le testicule en saillie au-dessus du pouce et de l'index. Alors, avec l'autre main, on prend le testicule, et appuyant le pouce de cette main contre l'extrémité postérieure de l'organe, on la pousse en dehors et en avant, pour lui faire commencer un tour que l'on achève en faisant manœuvrer à la fois tous les doigts de la main ; alors l'extrémité antérieure se porte en dedans et en arrière, et l'on continue jusqu'à ce qu'il y ait un demi-tour accompli. On poursuit la manœuvre, à laquelle concourt la main droite en empêchant le cordon de se détordre, jusqu'à ce que l'extrémité antérieure soit revenue en avant, ce qui fait un tour complet. On recommence ainsi plusieurs fois, ne s'arrêtant que lorsque le cordon a atteint le degré voulu de rigidité. Chez certains animaux, deux tours suffisent ; mais chez ceux dont le cordon est long, ou qui ont les tissus relâchés, il en faut trois, quatre, et parfois même davantage.

Dans la Camargue, suivant la description donnée par M. Prangé et celle donnée par M. Delorme, le manuel, suivi pour la torsion du cordon, paraît différer en quelques points de celui que nous venons de faire connaître. L'opérateur, embrassant et soutenant le cordon de la main gauche, saisit avec la main droite le testicule couvert de ses enveloppes, et lui fait exécuter de gauche à droite un mouvement de torsion, aussi étendu que le permet la résistance du scrotum. La main gauche, retenant le cordon tordu, on lâche le testicule pour laisser le scrotum revenir à sa position première, puis on fait une nouvelle torsion, continuant ainsi, en empêchant toujours, avec la main gauche, le cordon de se détordre, jusqu'à ce qu'on ait fait deux ou trois tours complets. La torsion étant jugée suffisante, pendant qu'on serre le testicule dans la main droite, on presse fortement, avec le pouce de la main gauche, sur le cordon tordu qui, devenu plus friable par le fait de l'opération, se rompt en plusieurs points, en faisant entendre le bruit d'un tissu qui se déchire. Quand le cordon n'offre plus de résistance, on lâche le testicule, et par le seul fait de la rétraction de ce qui reste du cordon, il vient immédiatement s'appliquer contre l'anneau inguinal.

L'opération terminée, le testicule ne se maintient pas dans une position absolument fixe. Généralement, il reprend sa position normale, l'extrémité antérieure en avant; quelquefois, cette extrémité reste en arrière. Dans tous les cas, le cordon, rétracté par la torsion, se retire, et le testicule se tient, par suite, fixé contre l'anneau.

Sur le second testicule, l'opération se fait de la même manière, mais en sens inverse et en changeant de main.

4e TEMPS. — *Application de la ligature.* — La torsion terminée, on a coutume, pour maintenir en place les testicules remontés contre l'abdomen et empêcher les cordons de se détordre, d'appliquer au-dessous des organes, et sur les enveloppes, une ligature qu'on laisse en place pendant un certain temps. Quelques opérateurs se servent pour cela d'un gros fil plié en quatre ou huit doubles, suivant sa force; d'autres emploient une ficelle ordinaire; d'autres, enfin, préfèrent de la filasse demi-tordue, de manière à avoir un lien moins dur, moins coupant. On le double sur lui-même pour qu'il ait plus de force, et on lui donne une longueur d'environ 2 mètres.

Pour placer cette ligature, on commence par tendre les bourses en les tirant à soi, et après s'être assuré que les testicules sont bien appliqués contre les anneaux inguinaux, avec la main gauche, on saisit le scrotum à poignée, le plus près possible de l'abdomen; puis on enroule le lien à sa base, tout contre les testicules, en serrant avec une certaine force. Afin de pouvoir convenablement serrer, l'opérateur a l'habitude de fixer l'un des bouts de la corde, en l'enroulant, soit autour de son bras gauche, soit autour de l'index de la même main qui serre les enveloppes, et avec l'autre main il l'enroule. Il fait ainsi huit à dix tours, et les arrête par une boucle simple, que le propriétaire dénoue lui-même en tirant un des bouts, qu'on a eu soin, à cet effet, de laisser plus

long. On enlève généralement le lien au bout de vingt-quatre
heures ; si aucun engorgement ne s'était alors manifesté, on pourrait le laisser un jour de plus.

Après l'opération, certains châtreurs ont l'habitude de verser
un demi-litre de vin sur les bourses, en vue de raffermir les parties. C'est là une précaution inutile, qui peut même devenir dangereuse, surtout l'hiver, par le refroidissement subit qu'elle cause.
Mieux vaut, avec un linge, sécher, essuyer les parties en sueur.

On délie ensuite l'animal, on le fait relever, et l'on n'a plus
autrement à s'en occuper.

4° **Résultats anatomiques de l'opération.** — Comme
déjà nous l'avons fait observer, le bistournage n'est pas ce qu'on a
cru généralement jusqu'à ce jour, la torsion du cordon testiculaire seul, isolé dans l'intérieur de la gaîne séreuse. Il consiste,
en réalité, dans la torsion simultanée du cordon et de la tunique
érythroïde qui le recouvre. M. Serres a, le premier, mentionné l
fait, après l'avoir observé, en 1851, sur un poulain âgé de deux
ans, qui, s'étant fracturé le fémur pendant l'opération, dut être
sacrifié, ce qui permit, l'autopsie étant faite, d'étudier l'état des
parties. Voici le résultat de cet examen :

« Le testicule gauche, perpendiculaire à son cordon, est renfermé
dans sa tunique érythroïde ; celle-ci est séparée entièrement du
dartos ; le cordon testiculaire, y compris le crémaster, offre huit à
dix tours ; les fibres de ce muscle, celles de la tunique érythroïde,
sont fortement tiraillées ; le cordon testiculaire est aussi très-
allongé. Les rapports du testicule et de l'épididyme ne sont nullement changés, si ce n'est que ces organes, au lieu d'être super-
posés, étaient parallèles [1]. »

Ayant eu également occasion, de notre côté, de faire l'autopsie
d'un cheval bistourné par un très-habile châtreur des environs
de Toulouse, et mort au moment où l'opération venait d'être
terminée, c'est-à-dire dans les meilleures conditions possibles
pour rencontrer les parties exactement dans l'état où les avaient
mises les manœuvres opératoires, nous avons pu vérifier l'exactitude des détails anatomiques donnés par M. Serres.

[1] *Journ. des Vétér. du Midi*, 1853, p. 58.

La planche ci-jointe (*fig.* 38), donne l'anatomie de la région opérée, telle qu'elle s'offrit à nous, après une dissection attentive. *A,* est le testicule droit, encore recouvert de la tunique érythroïde, tordue, avec le cordon, à sa partie supérieure. Tout autour se trouvent étalés les débris du dartos, *D,* complétement séparés du cordon, afin de mettre celui-ci à découvert. *B,* représente le testicule gauche mis à nu par une incision pratiquée à la partie

Fig. 38.

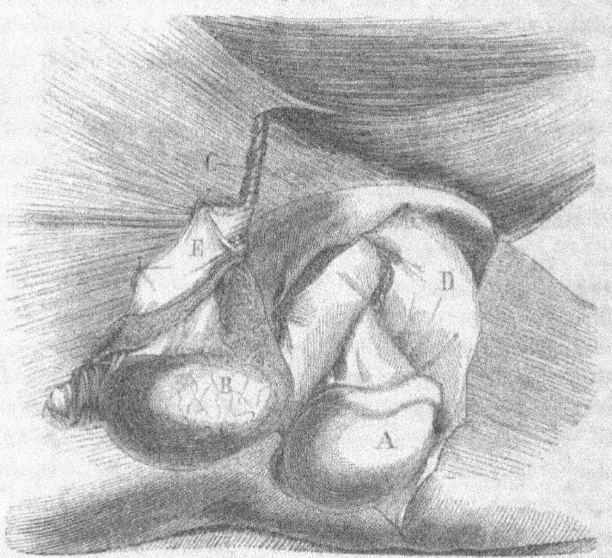

inférieure de la tunique érythroïde, relevée en *E,* de manière à laisser voir, par sa face interne, le testicule avec son faisceau vasculaire antérieur, la queue de l'épididyme et la naissance du canal déférent, s'engageant, avec le septum séreux qui sépare celui-ci du faisceau antérieur, dans la masse spiroïde ou cordée, *C,* formée par le cordon testiculaire, la tunique fibreuse et le crémaster tordus ensemble [1].

[1] MM. Reboul, de Coursan, tout récemment, ont vivement contesté ces effets anatomiques du bistournage, croyant encore, malgré l'observation depuis

On reconnaît, dans cette figure, que la position relative des testicules a changé; ainsi, l'extrémité antérieure est devenue postérieure, ce qui donne une idée plus complète encore des modifications que le bistournage fait subir aux rapports de situation des organes. Mais on reconnaît aussi que le testicule est resté dans la même situation, par rapport au cordon, qu'il n'a pas été basculé, et n'a subi lui-même aucune altération, aucune déchirure.

Cette torsion du cordon a pour conséquence l'arrêt de la circu-

longtemps publiée, et plus haut rappelée, de M. Serres, que l'on tord le cordon seul après avoir déchiré les tuniques érythroïde et séreuse, bien que la résistance connue de la première de ces deux membranes eût pu suffire, à défaut d'observation directe, pour faire exclure la possibilité de sa dilacération, à travers le scrotum, par la seule pression du doigt. À l'appui de cette opinion, néanmoins, M. Reboul fils, dans sa seconde lettre, rapporte l'expérience suivante :

Sur un cheval de quatre ans, que venait de bistourner M. Lamarche, alors que, la torsion étant achevée, il ne restait plus qu'à placer le lien, une incision fut faite sur le milieu du testicule; le scrotum et le dartos furent successivement divisés, à l'aide de l'instrument tranchant, « et dès-lors, dit M. Reboul, j'ai vu, de mes propres yeux vu, sortir, par l'ouverture béante, la glande spermatique revêtue seulement de la tunique albuginée. Le septum postérieur de la gaîne vaginale était rompu et retombait le long du cordon trois fois tordu sur lui-même ; les tuniques fibreuse et séreuse, entraînées par le crémaster, formaient, un peu au-dessous de l'organe sécréteur du sperme, une sorte de collerette ENROULÉE *autour de ce même cordon*. Cela fait, le testicule a été replacé dans les bourses et l'on a appliqué le lien (*Journ. des Vét. du Midi*, 1860, p. 181). »

A cela, nous pourrions répondre en demandant à M. Reboul : 1° s'il est bien certain de n'avoir pas pris, pour la tunique albuginée, la tunique fibreuse, confusion d'autant plus facile que cette dernière, dégagée de ses adhérences avec le dartos, par le fait même de l'opération, a dû s'échapper à travers l'ouverture, tout comme le fait le testicule quand on incise pour la castration à testicules découverts; 2° s'il n'a pas, non plus, pris le dartos pour le septum postérieur « retombant le long du cordon; » 3° pourquoi, enfin, il ne fait pas mention de l'épididyme, qui eût dû nécessairement sortir de l'ouverture avec le testicule et apparaître au dehors si la tunique fibreuse eût été réellement divisée. Mais il n'est pas besoin d'invoquer la possibilité de ces causes d'erreurs pour infirmer l'interprétation, donnée par M. Reboul, de l'expérience en question, la phrase soulignée du passage plus haut cité suffisant pour dissiper tous les doutes. Comment, en effet, les tuniques érythroïde et séreuse se seraient-elles trouvées « enroulées autour du cordon, » si elles n'avaient été tordues en même temps que cet organe ?

lation dans l'artère testiculaire, d'où résulte, dans le testicule, une suspension de vitalité qui en détermine peu à peu l'atrophie, but définitif qu'on se propose d'atteindre.

5° Difficultés, dangers de l'opération. — Le bistournage du cheval, comme on a pu s'en convaincre, est une opération non moins rationnelle que la plupart des autres procédés de castration, et qui n'a pas moins de droits que le bistournage des ruminants à prendre place dans le cadre de la chirurgie régulière. Mais un obstacle sérieux, qui s'opposera longtemps à son adoption par les vétérinaires, est sa difficulté d'exécution. Elle exige, en effet, non-seulement de l'adresse, de l'habitude, mais encore une certaine force de poignet, dont les vétérinaires, même les plus habiles, peuvent n'être pas tous également pourvus.

Cette difficulté, toutefois, n'est pas absolue, et dépend beaucoup de l'espèce et de l'état du sujet. Ainsi, l'opération se fait mieux sur le cheval que sur les autres solipèdes, et elle est d'autant plus facile que l'animal est plus jeune, qu'il a le cordon plus long. Sur l'âne, par exemple, elle est très-pénible, exige plus de temps, et quelquefois, surtout lorsque l'animal est âgé, elle est impraticable.

D'après cela, on conçoit que la durée de l'opération est excessivement variable suivant la force, l'âge du sujet, l'état des organes. Elle ne demande pas plus de deux ou trois minutes quand l'animal est dans de bonnes conditions; tandis que d'autres fois il faut un quart d'heure, une demi-heure, une heure même pour l'achever. En ce cas, mieux vaut y renoncer de suite, et pratiquer la castration par un autre procédé, plutôt que prolonger les souffrances de l'animal pour n'arriver qu'à un résultat douteux.

Outre les difficultés dépendant de l'état général du sujet, que nous venons de mentionner, on en rencontre d'autres tenant à la disposition particulière des parties. Ainsi le testicule peut être trop gros, trop mou, trop rond, engorgé, ou avoir contracté des adhérences anormales, et chacun de ces cas offre à l'opération un nouvel obstacle à vaincre. Le testicule *trop gros* oblige à ouvrir davantage la main qui le tient, et l'on a de la peine, au moment où on a soulevé la bride formée par le plissement du dartos, à la soutenir, lorsqu'on veut abandonner la glande pour achever la déchirure de la tunique dartoïque; en outre, le testicule, tenant le dartos plus tendu, fait qu'on plisse et retient celui-ci sur le pouce avec moins d'aisance. Si l'organe est *trop mou*, l'inconvénient se manifeste, non par rapport au testicule lui-même, mais par rapport au cordon, qui, participant à ce défaut de consistance, ne se distingue pas du dartos, de sorte qu'on a de la peine à les séparer l'un de l'autre en pressant avec le pouce, et que l'on est exposé à rompre le cordon au lieu du dartos, et à donner ainsi lieu à une hémorrhagie grave. Le testicule *trop rond,* se tord moins aisément, en ce qu'il n'offre pas autant de prise à la paume de la main, qui exécute le mouvement de torsion. Quand il est *engorgé*, il expose à des déchirures, à des dilacérations étendues, toujours suivies d'une forte tuméfaction et qui retardent plus ou moins la guérison. Il en est de même lorsqu'il existe *des adhérences morbides*, congénitales ou accidentelles, dont la rupture exige des efforts toujours compromettants pour les suites de l'opération, et qui, parfois, en rendent l'exécution impossible.

Quand l'une ou l'autre de ces diverses circonstances se présente, ou l'opération est tout-à-fait impraticable, ou bien elle ne peut s'exécuter que d'une manière imparfaite. Les organes alors conservent une partie de leur vitalité, et, les animaux, bien qu'ils perdent la faculté d'engendrer, restent tout aussi bruyants et dangereux qu'auparavant. C'est pourquoi, il est de beaucoup préférable, lorsque de tels cas se présentent, de pratiquer, au lieu du bistournage, la castration par ablation, seul moyen d'éteindre d'une manière complète, chez ces animaux, les ardeurs genésiques qui les entretiennent dans leur indocilité.

Dans quelque circonstance qu'on opère, outre l'adresse et la force, le bistournage des solipèdes exige encore, pour être bien exécuté, une certaine douceur de main, sans laquelle on est exposé, soit à froisser, à déchirer, le testicule et le cordon ; soit à dépasser le degré de déchirure ou de torsion nécessité pour la réussite de l'opération, ce qui, sans produire aucun effet utile, peut devenir la source de quelques accidents. Parmi les dangers auxquels on s'expose en agissant sans modération, il en est deux surtout qu'il importe de signaler. L'un est la *pénétration du pouce dans l'abdomen*, ce qui arrive lorsque, se hâtant trop et croyant passer entre le dartos et le cordon, on enfonce le doigt dans l'anneau inguinal; le fait a été observé, et la mort du sujet en a été la suite. L'autre accident, dû à l'inattention de l'opérateur, est l'*hémorrhagie*, par rupture du cordon testiculaire. Elle est surtout à craindre avec un cordon mou, petit, très-détaché. Elle se produit, soit quand, au lieu de presser sur les lames dartoïques, on appuie le pouce sur le cordon même; soit quand on opère la torsion avec trop de rapidité. Quelle qu'en soit la cause, lorsque l'hémorrhagie a lieu, on voit bientôt le scrotum se remplir par le sang qui s'y accumule et former une tumeur ayant le volume des bourses avant l'opération. Dans ce cas, ou l'animal succombe, ou bien il survit, et la tumeur reste alors plusieurs mois avant d'être résorbée.

Une autre circonstance, exigeant de l'opérateur la plus grande attention, est la coexistence d'une *hernie inguinale*. Pour éviter toute erreur sous ce rapport, il est indispensable de toujours s'assurer, avant d'opérer, si cette affection existe ou non. Quand on la rencontre, il faut la réduire avant d'agir sur l'appareil scrotal. L'oubli de ce soin peut être cause d'accidents mortels, tandis que, en opérant convenablement, après avoir réduit la hernie, le bistournage, au contraire, devient un excellent procédé pour en prévenir le retour et amener une guérison définitive.

Au moment où cet article est mis sous presse, paraît une note de M. J. Cauvet [1], vétérinaire à Narbonne, intervenant dans la discussion soulevée à propos du procédé Lamarche, pour faire connaître quelques-uns des accidents survenus à la suite du bistournage, pratiqué par M. Lamarche lui-même, en dépit des prétentions à l'infaillibilité affichées par ce dernier. Les accidents signalés par M. Cauvet, sont : 1° l'engorgement énorme des bourses, suivi d'abcès avec mortification des tissus, puis de fistule avec induration du cordon; 2° l'inflammation locale extrême suivie de la chute du scrotum par gangrène, laissant une plaie large et profonde longue à se cicatriser; 3° la mort du sujet, au bout de trois jours, avec tous les symptômes de ce que nous verrons, plus tard, constituer la péritonite de castration; 4° la mort du sujet, le lendemain de l'opération, avec une gangrène complète des organes génitaux.

---

[1] *Journ. des Vét. du Midi*, 1860, p. 245.

Il résulte de ces faits que le bistournage, bien que rarement suivi d'accidents, lorsqu'il est pratiqué par un opérateur habile, n'en est cependant pas aussi complétement à l'abri que certaines affirmations, trop légèrement prodiguées, tendraient à le faire croire: preuve nouvelle de la nécessité, pour les éviter, d'observer exactement, dans l'exécution de ce mode opératoire, les précautions ci-dessus recommandées.

Article IV.

PHÉNOMÈNES CONSÉCUTIFS A LA CASTRATION.

Les phénomènes qui se manifestent à la suite de la castration chez les solipèdes doivent être distingués en ceux qui suivent l'opération pratiquée sans incision des bourses, et ceux qui surviennent quand on a divisé les enveloppes testiculaires. Les symptômes apparents, dans le premier cas, ont peu d'importance, et tout l'intérêt de cette étude pathologique se porte sur le travail intérieur qui, à la suite de l'opération, amène peu à peu la transformation des parties et l'anéantissement de la faculté reproductive. Au surplus, ces phénomènes se trouvant de tous points semblables à ceux qui suivent l'application des mêmes procédés opératoires sur les grands ruminants, pour n'avoir pas à nous répéter, nous en renvoyons l'exposé au paragraphe qui sera consacré plus loin à l'étude des effets du bistournage chez le bœuf, et nous n'envisagerons ici que les effets produits quand il y a eu division des enveloppes et ablation de l'organe.

A la suite de la castration ainsi pratiquée, quel que soit d'ailleurs le procédé dont on ait fait usage, il reste une plaie étendue, de nature complexe par le nombre et la diversité des tissus lésés, et dans laquelle se succèdent différents phénomènes qui apparaissent, soit pendant l'opération ou immédiatement après, soit au bout d'un temps plus ou moins éloigné. Les premiers sont dits phénomènes *primitifs* ou *immédiats*, les autres sont les phénomènes *consécutifs* ou *secondaires*.

Indépendamment de ces phénomènes, qui se manifestent d'une manière constante, bien qu'à des degrés variables suivant les circonstances, et dont la succession ne représente autre chose que la marche normale de la plaie vers la guérison, peuvent se montrer d'autres symptômes, propres à certaines complications qui parfois surviennent dans le cours du travail inflammatoire, l'aggravent et en prolongent la durée. Ces lésions accidentelles devant être, plus loin, l'objet d'une étude spéciale, ne nous occuperons pas non plus dans le présent article.

§ 1er. — **Phénomènes immédiats.**

Doivent être considérés comme phénomènes immédiats ou primitifs les effets divers qui accompagnent ou suivent immédiatement l'opération; nous y comprendrons : la douleur, l'embarras des mouvements, l'hémorrhagie, l'écoulement séreux par la plaie, l'introduction de l'air dans l'abdomen.

1° **Douleur.** — La douleur est la conséquence inévitable de l'opération. Elle se produit : d'abord quand on incise les enveloppes; puis, quand on écrase, tord ou sectionne, d'une manière quelconque, le cordon testiculaire; et elle persiste plus ou moins après qu'on a cessé toute manœuvre opératoire, d'autant plus longtemps que la division ou la mortification du cordon a été moins complète, c'est-à-dire que les parties lésées ont conservé plus de rapports avec l'appareil nerveux du cordon.

La douleur, en outre, varie d'intensité, suivant le procédé opératoire mis en usage. Il est toutefois difficile d'établir, à ce point de vue, une classification irréprochable entre les diverses méthodes de castration, la douleur ressentie par l'animal dépendant bien moins du mode opératoire considéré en lui-même, que de la manière dont il est appliqué, du degré de dextérité de l'opérateur. On conçoit, en effet, tout procédé à part, que la douleur sera toujours moindre si l'on a soin d'éviter les manœuvres intempestives et trop prolongées, de produire la cessation prompte des fonctions nerveuses du cordon, que si l'on néglige ces précautions, et que, en thèse générale, les procédés les moins douloureux seront ceux, toujours, qui éteindront le plus promptement la sensibilité des parties.

Pour ce motif, nous inclinons à penser, contre l'opinion généralement adoptée, que la méthode par les casseaux, permettant d'obtenir, par une compression rapide et énergique, une très-prompte mortification du cordon, n'est pas plus douloureuse que n'importe quelle autre méthode. Elle est comparable, sous ce rapport, à la castration par ligature, n'occasionnant qu'une douleur de courte durée, qui cesse, ainsi qu'on l'a observé chez l'homme, aussitôt que la striction est opérée. Tandis que la torsion, par exemple, qui exige toujours un certain temps pour être terminée, et laisse nécessairement une petite portion de tissus meurtrie et endolorie à l'extrémité du cordon, doit entraîner, pour l'animal, des souffrances plus vives et plus durables.

On a supposé que la douleur résultant de l'opération peut être assez forte pour donner lieu à ces coliques plus ou moins vives qui se manifestent parfois lorsque l'animal se relève. Nous ne pensons pas, vu la courte durée de cette douleur, que telle puisse être la cause de ces coliques; il nous paraît plus rationnel de les attribuer, quand elles se manifestent, aux tiraillements éprouvés, durant l'opération, par le cordon testiculaire.

2º Embarras des mouvements. — Cet embarras se manifeste aussitôt que l'animal est relevé. Celui-ci semble alors étonné; il porte la queue entre les membres, et son train postérieur, surtout, paraît gêné pendant la progression. Le sujet marche en écartant les cuisses, et quand il est remis en place, son embarras se décèle par des piétinements, par les efforts auxquels il paraît quelquefois se livrer comme pour se débarrasser des casseaux qui le gênent.

Ces phénomènes, on le comprend, n'ont aucune gravité et ne réclament pas de soins particuliers. Ils disparaissent le jour même de l'opération ou le lendemain, et ne doivent appeler l'attention du praticien qu'autant qu'on les voit prendre un caractère de persistance ou d'exacerbation inaccoutumée; car alors ils sont l'indice d'accidents plus graves auxquels il peut devenir nécessaire de remédier. Hors ces cas exceptionnels, quelques heures de promenade rendent à la marche sa régularité habituelle. La gêne des mouvements peut encore apparaître au bout de quelques jours, quand l'inflammation se développe; elle ne constitue en ce cas qu'un symptôme secondaire, ne réclamant d'autres soins que ceux indiqués par l'état local qui en est la cause.

3° **Hémorrhagie.** — Après la castration, dans les cas ordinaires, l'hémorrhagie doit être nulle, l'opération ayant eu précisément pour objet principal, outre l'anéantissement de la fonction testiculaire, de faire obstacle à tout écoulement sanguin. C'est effectivement ce qui a lieu quand on opère la castration par un procédé produisant, d'une manière certaine, l'oblitération complète de l'artère grande testiculaire, comme le font les casseaux ou la ligature; alors l'artère petite testiculaire seule, si elle n'était pas liée, pourrait, avant de se fermer, donner quelques gouttes de sang, mais sans que cela ait aucune suite fâcheuse.

Avec les autres procédés opératoires, l'hémorrhagie est plus ou moins à craindre. Ainsi, elle peut se manifester après la castration par le feu, par la torsion, par l'écrasement linéaire, qui n'opposent qu'un obstacle relativement faible à l'écoulement sanguin. Cependant l'hémorrhagie, quand on use de l'une ou de l'autre de ces méthodes, est encore peu à craindre, à moins que l'opération ait été mal exécutée, et si elle se déclare, quelques lotions réfrigérantes suffisent pour l'arrêter. La castration par ratissage expose davantage à la perte de sang, mais non encore d'une manière sérieuse. C'est après l'excision simple que le phénomène se manifeste avec le plus d'intensité; il peut aller, dans ce cas, jusqu'à compromettre la vie du sujet.

Dans tous les cas, l'hémorrhagie est d'autant plus imminente, que l'animal est dans un plus mauvais état de santé, a un sang plus pauvre, plus fluide. Elle est peu à redouter lorsqu'elle ne dépasse pas certaines limites; elle peut alors suppléer utilement une saignée, et ne doit, en conséquence, inspirer aucune inquiétude, d'autant que, le plus souvent, elle cesse d'elle-même. Ce n'est que lorsqu'elle est abondante et persiste malgré tous les efforts, qu'il y a lieu de s'en préoccuper. Elle constitue alors un véritable accident, dont nous étudierons plus loin les caractères et le mode de traitement.

4° **Écoulement séreux par la plaie.** — Cet écoulement, qui accompagne l'hémorrhagie ou apparaît seulement lorsque celle-ci a cessé, provient de la sécrétion qui s'effectue continuellement à la surface interne de la gaîne séreuse, et dont le produit, n'étant plus retenu dans les cavités de cette gaîne, s'échappe en dehors. Cet écoulement est intermittent; il a lieu par gouttes ou par jets discontinus, et augmente pendant les mouvements de l'animal.

Au début, le liquide épanché offre tous les caractères de la sérosité ordinaire; il est très-fluide, de couleur jaune citrine, et coagulable seulement par la chaleur. Mais bientôt il se mélange avec la lymphe plastique qui s'exhale, à la fois, de la surface du cordon au-dessus du point où la circulation de cet organe a été interrompue, et des lèvres de la plaie scrotale, quand l'écoulement du sang a cessé; le fluide acquiert alors une consistance gélatineuse et se prend en masse, comme le sang lui-même, lorsqu'on le reçoit dans un vase. Cet écoulement séro-plastique marque la période qui s'écoule entre la fin de l'opération et l'invasion des symptômes inflammatoires. Il cesse dès que l'engorgement des bourses commence à se manifester, c'est-à-dire avant que se soient écoulées vingt-quatre heures, le premier effet de l'inflammation qui envahit la tunique vaginale étant de suspendre l'exhalation séreuse qui dans l'état normal s'opère à sa surface.

5° **Introduction de l'air dans l'abdomen.** — Ce phénomène consécutif de la castration, possible seulement quand la gaîne séreuse a été ouverte, consiste dans le passage de l'air à travers cette gaîne, d'où il pénètre ensuite dans la cavité abdominale par l'anneau inguinal. Fort souvent observée, et devant sans doute se produire plus fréquemment encore, cette introduction d'air, quand on réussit à l'observer, se manifeste, dit-on, par un bruit de *glouglou*, comparable à ce qu'on entend lors de l'entrée de l'air dans les veines. Mais le plus ordinairement elle passe inaperçue, bien que pouvant se continuer plusieurs heures après l'opération; elle se produit alors avec lenteur, favorisée par le mouvement inspirateur du diaphragme, et cesse dès que les adhérences entre le cordon et la gaîne s'établissent.

Pendant longtemps on a considéré cette introduction d'air dans l'abdomen comme un accident grave, pouvant être suivi de l'inflammation du péritoine. Mais à en juger par le grand nombre des cas où ce phénomène a pu avoir lieu sans qu'aucun symtôme caractéristique se soit manifesté, il paraît plus que probable que c'est là un phénomène d'une faible gravité, qui n'influe en rien sur la marche naturelle de l'opération, et qu'il n'est utile de signaler que pour dissiper les craintes qu'il a pu faire concevoir.

§ 2. — Phénomènes secondaires.

Les phénomènes secondaires sont ceux qui accompagnent le développement de l'état inflammatoire consécutif à l'opération. On y comprend : la fièvre de réaction, l'inflammation du cordon et des bourses, la cicatrisation de la plaie.

1° Fièvre de réaction. — La fièvre de réaction ou fièvre traumatique se manifeste à la suite de la castration comme à la suite de toute autre lésion traumatique. Précédant la suppuration, elle apparaît du deuxième au troisième jour, caractérisée par les mêmes symptômes que dans tous les autres cas où elle se développe : perte de l'appétit, constipation, raideur des reins, respiration agitée, muqueuses injectées, pouls accéléré, dur, serré, démarche embarrassée, etc.

Ces symptômes varient en intensité suivant la constitution des animaux, le mode opératoire mis en usage, la durée de l'opération. Ainsi la fièvre sera légère, de courte durée, si l'animal est de race commune, doué d'une faible sensibilité; si l'opération a été promptement faite. Elle sera intense, au contraire, chez un sujet de race distinguée, d'un tempérament nerveux, et qui aura éprouvé de vives souffrances pendant l'opération.

Sa durée, dans les cas ordinaires, varie de trois à quatre jours; elle se termine par l'établissement de la suppuration dans la plaie scrotale. A mesure que la sécrétion pyogénique devient plus parfaite, on voit disparaître peu à peu les signes généraux de la fièvre. L'appétit se réveille; l'animal relève la tête, paraît plus gai; en un mot, toutes les fonctions un moment troublées reviennent à leur état primitif, et la santé se rétablit complétement.

Vers le dixième ou le douzième jour au plus tard, la fièvre traumatique a tout-à-fait cessé, si la plaie a suivi sa marche naturelle. Quand elle passe cette limite, cela ne peut être dû qu'à une complication survenue durant le travail inflammatoire; elle réclame alors une surveillance plus attentive et de nouveaux soins qui seront plus loin exposés.

2° **Inflammation du cordon et des bourses.** — L'inflammation du cordon et des enveloppes scrotales est la conséquence nécessaire de la lésion traumatique résultant de l'opération; c'est le travail préparatoire à la cicatrisation de la plaie.

Celle-ci, suivant le procédé de castration mis en usage, offre des caractères différents. Ainsi, dans les procédés par les casseaux, par ligature à testicules couverts, le cordon, retenu au dehors par son extrémité, se trouve tendu dans la tunique vaginale; tandis qu'avec tous les autres procédés, le cordon, que rien ne retient, se rétracte vers la partie supérieure de la gaîne, entraînant avec lui : le fil, quand on a pratiqué la ligature simple; l'eschare, quand on a opéré par le feu; le bout tordu, quand on fait usage de la torsion, etc. Dans ces cas divers, l'intensité de l'inflammation peut varier suivant le plus ou moins de rétraction du cordon, le volume du corps étranger ou de l'eschare qu'il entraîne, etc.; mais il y a toujours une plaie multiple, complexe, dans laquelle se rencontrent de nombreux tissus divisés, qui, ne pouvant se réunir par première intention, deviennent nécessairement le siége d'une inflammation suppurative, précédée par un engorgement plus ou moins considérable des parties affectées.

Cet engorgement, premier symptôme de la période inflammatoire, est commun au cordon et aux enveloppes. Dans le cordon, il a pour cause première l'interruption de la circulation, d'où résulte la formation, dans l'artère et les veines spermatiques, de caillots sanguins qui servent plus tard à l'oblitération de ces vaisseaux. Au-dessus du point où la circulation a été interrompue, soit par les casseaux, soit par la ligature, soit par le feu ou par tout autre procédé, le tissu cellulaire du cordon s'infiltre de sérosité, et cette infiltration donne au cordon un volume considérable qui lui permet de remplir complétement la cavité vaginale. En moins de vingt-quatre heures, cet engorgement est tel que l'organe semble alors distendre la gaîne, d'où résulte un rapport plus intime entre les deux feuillets pariétal et viscéral de la tunique séreuse.

Bientôt après, les liquides qui distendent le cordon commencent à être résorbés, et celui-ci diminue de volume, tout en conservant une certaine rigidité qu'il doit aux caillots sanguins formés dans les vaisseaux testiculaires et qui doivent plus tard s'organiser.

Dans les bourses, l'engorgement commence également à apparaître vers le second jour. Il a pour cause immédiate une infiltration séreuse du tissu cellulaire sous-jacent au scrotum. Il est chaud, douloureux, s'étend plus ou moins sous le ventre, au fourreau, dont la muqueuse, refoulée en avant, forme un bourrelet qui parfois acquiert des proportions considérables. Tant que cette tuméfaction reste limitée à la face inférieure de la paroi abdominale, alors même qu'elle devient très-volumineuse, qu'elle gagne la partie antérieure du ventre et arrive jusqu'au-dessous du poitrail, elle est sans gravité réelle ; car après qu'elle a disparu de la région scrotale, elle ne forme plus qu'un œdème qui se résout ensuite peu à peu.

Mais le cas est plus sérieux lorsque l'engorgement, au lieu de gagner les parties déclives, remonte sur les côtés de l'abdomen, puis atteint la face interne des cuisses, en devenant de plus en plus tendu et douloureux. On peut craindre alors l'apparition de la gangrène, grave accident, sur lequel nous reviendrons plus loin, et que tous les efforts du praticien doivent, en ce cas, avoir pour objet de prévenir.

Cet engorgement inflammatoire, volumineux surtout chez les animaux d'un tempérament mou et lymphatique, ou chez les sujets usés par les maladies ou les fatigues, varie encore suivant le procédé mis en usage. Ainsi, il est toujours moindre quand on a pratiqué la castration par les casseaux, que lorsqu'on a fait l'opération par un autre procédé, notamment par la torsion ou la ligature, dont l'application est toujours suivie d'une très-forte tuméfaction, pouvant atteindre le volume d'une tête d'homme, et aller jusqu'à produire l'occlusion prématurée des lèvres de la plaie, ce qui empêche l'écoulement au dehors des produits de la sécrétion purulente succédant à l'engorgement, et a pour conséquence la formation d'un abcès dans l'intérieur de la gaîne vaginale.

La suppuration, consécutive à l'engorgement inflammatoire, commence par un léger suintement séro-purulent qui s'échappe des bords de la plaie, devient peu à peu plus abondant, plus épais, et finit par revêtir les caractères du véritable pus. Cette suppuration s'étend plus ou moins profondément, suivant le mode de castration mis en pratique. Ainsi, quand on a opéré par les casseaux, qui maintiennent le cordon tendu dans l'intérieur du sac vaginal, la sécrétion purulente, se limitant à l'extrémité du cordon et aux lèvres de l'incision faite aux enveloppes, reste en quelque sorte superficielle, extérieure; tandis que lorsque le cordon est rétracté, comme il arrive après la castration par la torsion, par la ligature, par le feu, etc., la suppuration, pour atteindre la portion de ce cordon qui doit être éliminée, est forcée de s'étendre à une plus grande profondeur. Telle est précisément la cause de l'engorgement plus considérable qui se manifeste quand on a fait usage de l'un de ces procédés qui, en laissant la rétraction du cordon s'opérer, ne font qu'ajouter, par cela seul, à la gravité de l'état inflammatoire.

Les casseaux sont encore avantageux, en cette circonstance, d'abord en faisant eux-mêmes obstacle direct au développement de la tuméfaction; puis, parce que, en maintenant béantes les lèvres de la plaie, ils empêchent l'accumulation, dans le sac vaginal, des produits de la sécrétion purulente. Il est utile, en effet, que, pendant le travail de la suppuration, la plaie reste ouverte, afin que les produits sécrétés puissent s'écouler au dehors; car si cet écoulement, par le fait du rapprochement des lèvres de la plaie, ne peut avoir lieu, comme il arrive quand on a opéré par un procédé autre que les casseaux, ou bien après que ceux-ci ont été enlevés, et notamment quand il y a eu retrait du cordon dans la gaîne, il se produit, comme nous l'avons dit, dans la cavité vaginale, une accumulation de matières, séreuses d'abord, devenant plus tard purulentes, et constituant alors, par leur séjour, un véritable abcès, dont il faut ensuite pratiquer la ponction pour en obtenir la guérison.

Indépendamment des circonstances qui précèdent, la durée, l'abondance de la suppuration, sont subordonnées encore à la netteté de la plaie, à l'étendue des parties lésées. Ainsi, elle est généralement plus abondante après l'opération à testicules couverts, où, par l'application du casseau sur la tunique fibreuse, on met à nu une plus grande surface celluleuse, qu'après l'opération à testicules découverts, ne comportant d'autre lésion qu'une incision nette des enveloppes scrotales. Entretenue principalement par la présence, soit des fils appliqués autour du cordon, soit des parties escharifiées ou gangrénées qui restent dans la plaie après l'opération, la durée de la suppuration dépend encore de la plus ou moins prompte élimination de ces corps étrangers. Elle est, conséquemment, d'autant plus longue, que ces corps se détachent et tombent plus difficilement; de là l'avantage général des procédés qui déterminent la prompte mortification, et, par suite, la rapide séparation des parties qui doivent être soustraites.

Quelquefois, lorsque par négligence, ou tout autre motif, on n'a pas procédé, au moment voulu, à l'enlèvement des casseaux, les bourgeons charnus, continuant à se développer tout autour, finissent par les recouvrir, et ceux-ci restent alors cachés au milieu des tissus indurés. Cela n'a d'autre conséquence que la persistance de la suppuration et de la plaie jusqu'au moment où, les casseaux étant extraits, la solution de continuité est rendue à ses conditions normales.

3° **Cicatrisation de la plaie.** — La manière dont s'opère la cicatrisation des plaies de castration, bien que dépendant, en partie, de la nature de la lésion, variable elle-même avec le procédé opératoire, a lieu d'une façon assez généralement uniforme, et que M. H. Bouley a exactement caractérisée en disant que cette cicatrisation s'accomplit suivant deux modes : par inflammation adhésive dans la partie supérieure du cordon, au point où le feuillet séreux pariétal se trouve en contact avec le feuillet qui enveloppe le reste du cordon; et par inflammation suppurative, à l'extrémité tronquée du cordon et dans la plaie scrotale.

La réunion adhésive de la partie supérieure du cordon est prompte à s'effectuer. Elle commence quelques heures après l'opération, favorisée par le contact intime que le gonflement du cordon établit entre la face externe de cet organe et la séreuse vaginale. Elle a lieu par l'intermédiaire de la lymphe plastique exhalée par la surface de cette séreuse, et qui, en s'organisant, consolide l'union entre le moignon du cordon et le feuillet pariétal de la gaîne.

Cette adhésion, véritable réunion par première intention, est complète, sans être encore très-intime, dès le second jour, lorsqu'on opère à testicules découverts. Elle se reproduit avec une grande promptitude si on la détruit avec le doigt; et cette puissance adhésive n'est pas le fait le moins remarquable à signaler parmi les phénomènes consécutifs de la castration. La réunion est plus immédiate encore quand on opère à testicules couverts, les deux feuillets qui doivent s'unir se trouvant alors maintenus dans le rapport le plus parfait par la pression des casseaux. Avec le temps, l'adhésion entre le cordon et la tunique séreuse devient de plus en plus intime, et le cordon lui-même finit par se transformer en une sorte de ligament fibreux, uni aux parties qui l'enveloppent, et qui tient lieu du cordon normal devenu sans emploi.

Une condition essentielle pour que cette réunion primitive s'opère, c'est que l'inflammation des parties se maintienne à un degré modéré. Si elle est trop intense, le liquide exhalé perd ses propriétés organisables, change de nature, se rapproche du pus et ne peut plus servir de moyen d'union entre le cordon et la gaîne. Le cordon alors reste de tous côtés isolé au centre de la plaie, devient le siége d'une irritation anormale, et acquiert un plus grand volume; les bourgeons de son extrémité ne contractent pas d'adhérences avec ceux des tissus ambiants, se développent à l'excès, et donnent lieu ainsi à l'altération pathologique que nous décrirons plus tard sous le nom de *champignon*.

Nous venons de voir de quelle manière se ferme la partie la plus profonde de la plaie. A sa partie inférieure, à l'extrémité du cordon et entre les lèvres mêmes de la solution de continuité, les phénomènes se succèdent, comme dans toutes les autres plaies, par le développement de granulations qui sécrètent du pus, sécrétion qui amène peu à peu le dégorgement du cordon, dont le bout se cicatrise ensuite comme un moignon, auquel aboutissent les vaisseaux spermatiques oblitérés; puis enfin le resserrement, jusqu'à fermeture complète, de la solution de continuité des enveloppes. Nous avons vu que ce résultat est plus ou moins prompt, suivant le procédé opératoire mis en usage; que, par exemple, la suppuration est plus longue après le procédé à testicules couverts qu'après le procédé à testicules découverts; mais si l'on considère d'un autre côté, que, dans le premier de ces deux modes, l'adhésion de la partie profonde de la plaie est plus prompte, plus complète, l'avantage reste encore, toute compensation de durée établie, au procédé par testicules couverts.

Toutefois, le temps exigé pour la cicatrisation varie peu d'un procédé à l'autre, attendu que, une fois l'extrémité inférieure du cordon escharifiée, la plaie se trouve toujours, quelque moyen qu'on ait employé pour produire cette escharification, dans des conditions organiques semblables. La moyenne, dans tous les cas, est de trente-cinq à quarante jours; s'il y a une différence de durée, dépendant du mode opératoire, elle est en faveur de la méthode par les casseaux.

Article V.

SOINS A DONNER AUX ANIMAUX QUI ONT SUBI LA CASTRATION.

1° **Soins immédiats à l'opération.** — Les premiers soins à donner aux animaux auxquels on fait subir la castration, sont exigés pendant l'opération même, qui devra toujours être pratiquée, non avec une hâte malhabile, de nature à en compromettre le succès, mais avec assez de rapidité pour ne pas prolonger inutilement les souffrances du sujet. A cet effet, on a dû préparer d'avance tout ce dont on pouvait avoir besoin, afin que la recherche d'un objet utile ne devînt pas ensuite une cause de retard. Puis, en faisant agir l'instrument tranchant, on a divisé les tissus d'une manière franche, nette, sans tâtonnement ni hésitation; et les bourses incisées, on a achevé sans interruption, de façon à éviter, dans tous les temps de l'opération, en agissant avec promptitude, attention et dextérité, *citò, tutò et jucundè,* les lésions complexes, les meurtrissures, les tiraillements du cordon, dont le premier effet est de nuire à la marche de la cicatrisation, et qui contribuent, plus encore que le choix d'un procédé opératoire défectueux, à faire naître les complications qui parfois viennent retarder la guérison.

C'est surtout dans la pratique de la castration qu'il est tenu compte à l'opérateur du temps qu'il emploie, et que son habileté est exposée à être mise en doute, quand on le voit opérer avec trop de lenteur. Avec un peu d'habitude, il ne doit pas lui falloir, pour opérer des deux côtés, par la méthode des casseaux, plus d'une minute. En y comprenant le temps nécessaire pour abattre le sujet et le mettre en position convenable, trois à cinq minutes suffisent. Les vétérinaires de Normandie, avec le mode d'abattage que nous avons décrit, ne demandent pour le tout, dans la plupart des cas, que deux minutes.

Une fois l'opération achevée, la plupart des auteurs conseillent de faire, sur la région inguinale et scrotale, des affusions d'eau froide, ayant pour objet de débarrasser la peau du sang répandu à sa surface, et d'arrêter, en même temps, la légère hémorrhagie capillaire qui se produit par la solution de continuité des enveloppes. Nous ne saurions approuver une telle pratique, à cause des refroidissements dont elle peut devenir la cause, et qui sont d'autant plus à redouter, en cette circonstance, que la région que l'on recommande de lotionner de la sorte se trouve presque toujours en sueur, par le fait même de l'opération. On ne peut pas espérer, d'ailleurs, que ces affusions froides fassent obstacle au développement de l'inflammation, tandis que l'on peut toujours craindre qu'elles ne provoquent une réaction plus vive.

Les lotions chaudes ou tièdes ne sont pas non plus utiles, si ce n'est à favoriser l'hémorrhagie dans la solution de continuité, outre que l'eau tiède, lancée sur la plaie, se refroidit vite, et peut produire, alors, les mêmes effets que l'eau froide.

Quand il est nécessaire d'enlever le sang répandu autour de la région opérée, ainsi que les substances caustiques qui ont pu tomber du casseau, il vaut mieux se borner à nettoyer les parties avec une boulette d'étoupe ou une éponge humectée, puis à les essuyer avec de l'étoupe ou un linge sec, de manière à laisser la plaie et les parties voisines parfaitement sèches, et à l'abri ainsi des refroidissements par évaporation. On aura soin, d'ailleurs, durant ce nettoyage, de toucher le moins possible à l'endroit opéré, d'éviter surtout le frottement de l'éponge sur la solution de continuité. On se bornera donc à laver le plat des cuisses, les jambes, le ventre, etc., et à sécher ensuite soigneusement toutes les parties, jusqu'à ce qu'il n'y reste aucune humidité.

Cela terminé, on fait relever l'animal, et, autant que possible, sans secousses, surtout quand on a opéré par un procédé autre que les casseaux ou la ligature, le moindre effort alors pouvant rompre le faible obstacle opposé à l'écoulement du sang, et déterminer l'apparition de l'hémorrhagie.

Dès que l'animal est debout, on le bouchonne, on l'essuie soigneusement pour sécher la sueur qui le recouvre ; puis on l'enveloppe d'une couverture plus ou moins chaude, suivant la saison. Ensuite on lui fait faire une promenade d'une heure ou deux, qu'on prolonge davantage si l'animal éprouve des coliques, pendant lesquelles il est porté à se débattre, à se rouler sur le sol, à se mordre ; la marche alors met le sujet à l'abri des meurtrissures, des coups auxquels il est exposé en se livrant, sur place, à des mouvements désordonnés, en même temps qu'elle contribue à calmer les douleurs abdominales qu'il éprouve.

La promenade est contre-indiquée quand le temps est peu favorable, ou bien encore quand, par suite du procédé employé, on peut craindre de voir, sous l'influence de la locomotion, l'hémorrhagie apparaître, comme il arrive quand on a opéré par le feu, par la torsion, ou tout autre procédé n'opposant qu'une faible barrière à la perte du sang.

Outre l'exercice, on a encore parfois prescrit, après l'opération, l'usage des bains froids jusqu'à mi-ventre ; aucune coutume ne saurait être plus pernicieuse ; c'est, comme nous le verrons plus loin, le moyen le plus sûr de provoquer la manifestation du tétanos chez les animaux opérés.

2° **Placement à l'écurie du sujet opéré.** — Après la promenade, l'animal sera conduit à la place qu'il doit occuper dans l'écurie. Autant que faire se pourra, on le laissera en liberté dans un local isolé, suffisamment spacieux, éclairé, bien aéré, mais à l'abri des courants d'air. Si l'on n'a ni boxe, ni stalle pour le loger, et qu'il faille le mettre dans une écurie commune à d'autres chevaux, on aura soin de le séparer de ces derniers, afin qu'il ne soit ni tracassé par eux, ni exposé à leurs atteintes. Dans tous les cas, on lui donnera une bonne litière, et on évitera de le laisser exposé à l'humidité et aux intempéries atmosphériques. Durant la belle saison, on peut laisser les sujets opérés au pâturage ; mais en ayant soin encore de leur réserver des abris contre la pluie et les vents froids, qui, dans l'état d'excitabilité où l'opération les a mis, pourraient les impressionner de la manière la plus défavorable.

On évitera aussi l'excès contraire, consistant à laisser les animaux renfermés dans des écuries trop chaudes, exactement closes, où l'air se renouvelle difficilement, rien n'étant plus nuisible à la marche des plaies et au prompt retour de la santé qu'une atmosphère chaude, humide, chargée de vapeurs ammoniacales ou altérée par des miasmes putrides. La circonstance est surtout fâcheuse quand plusieurs animaux opérés logent ensemble dans une même écurie, et rendent la viciation de l'air plus rapide encore ; il importe alors, pour faire disparaître la mauvaise odeur, les miasmes exhalés par la plaie du scrotum, de renouveler cet air fréquemment, si l'on ne veut pas avoir à constater les effets pernicieux de ces émanations putrides sur l'économie des animaux malades.

Après l'opération par les casseaux, le placement de l'animal exige quelques précautions spéciales, ayant surtout pour but d'empêcher que les casseaux ne soient arrachés prématurément par le sujet lui-même. Ainsi, pendant tout le temps que ces instruments restent en place, il convient de ne pas abandonner l'animal en liberté, ni dans les pâturages, ni dans une boxe ; car il pourrait tenter de les arracher avec les dents et donner lieu ainsi à des accidents parfois redoutables, qu'on évitera, soit en attachant les animaux à l'écurie avec deux longes, soit en leur mettant le collier à chapelet (*fig.* 39) ou le bâton à surfaix. Les animaux opérés ont encore la possibilité de se frotter sur l'extrémité des barres de

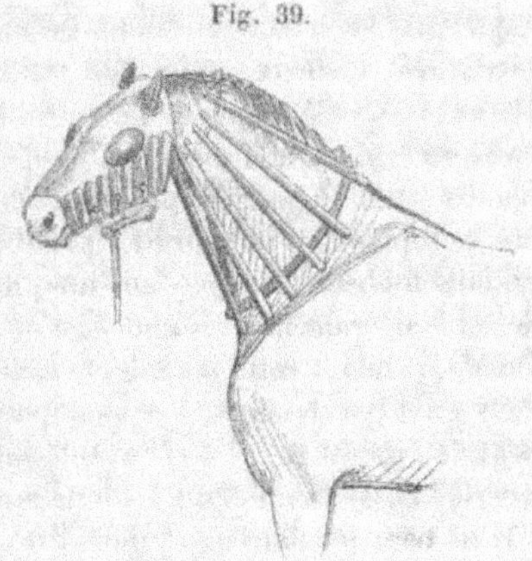

Fig. 39.

séparation, danger qu'on ne peut éviter, indépendamment des autres précautions prises, qu'en exerçant, pendant tout le temps que les casseaux restent en place, une surveillance attentive. Une précaution supplémentaire, tendant au même but, est de trousser la queue de l'animal ou de la lui tenir fixée de côté, en la laissant ainsi jusqu'à ce que les casseaux soient enlevés, ce qui empêche les crins de s'accrocher aux casseaux et d'opérer des tiraillements dangereux pouvant donner lieu à des hémorrhagies plus ou moins difficiles à arrêter.

3° **Régime du sujet opéré**. — L'animal, après l'opération, outre les soins ci-dessus, doit être soumis à un certain régime, c'est-à-dire à une diète plus ou moins rigoureuse en raison de ses forces et de sa constitution. S'il est en bon état, on ne lui donne, pendant les premiers jours qui suivent l'opération, que de la paille, de l'eau blanchie par de la farine d'orge et du son, quelques racines ou quelques herbes; ce régime est continué pendant tout le temps que dure la fièvre traumatique. Quand cette période est passée, vers le dixième jour environ, on rend, peu à peu, la nourriture plus substantielle, jusqu'à ce qu'on soit arrivé à rétablir la ration accoutumée.

Quelques vétérinaires recommandent une diète plus sévère encore. Ainsi, Cailleux, qui a tant contribué par sa pratique et ses écrits à préciser les règles de la castration, maintenait pendant trois semaines l'animal à la diète, et, au bout de ce temps-là seulement, commençait à augmenter progressivement la ration. Disons que, sous ce rapport, il ne saurait y avoir de règle absolue; la ligne de conduite à observer dépendant uniquement de la force du sujet et de son tempérament. L'essentiel est de ne pas modifier trop profondément, pendant cette période, le mode d'alimentation antérieurement suivi par le sujet. Par exemple, s'il était au vert, au moment de l'opération, il sera avantageux de continuer ce régime à l'écurie, et de même dans les autres cas.

Il est bon, pendant que l'animal est au régime, de lui faire faire un peu d'exercice, quelques promenades. Certains praticiens, allant plus loin, recommandent une promenade de trois ou quatre heures chaque jour. On ne voit pas l'utilité d'un semblable exercice; tandis que, d'un autre côté, on en conçoit aisément les inconvénients. Ainsi, on expose l'animal à des refroidissements, outre que la plaie peut être aggravée par le froissement des surfaces traumatiques, le frottement des casseaux, etc.

4° Soins locaux; pansement des plaies du scrotum. — Les plaies du scrotum, consécutives à l'opération, réclament aussi quelques soins. Toutefois, pendant les trois ou quatre premiers jours, il convient de s'abstenir de toute action directe sur les parties opérées; il faut laisser s'établir, sans y apporter aucun obstacle, le travail inflammatoire; après quoi, seulement, il est utile d'intervenir.

Il faut commencer, quand on s'est servi des casseaux, par enlever ces instruments, ce que l'on fait dès que la mortification du cordon est complète, c'est-à-dire, comme nous l'avons vu, vers le quatrième ou le cinquième jour. Après leur chute, reste une lame de tissus mortifiés, parcheminés, et mesurant en hauteur la largeur même des casseaux : c'est l'eschare produite par l'action compressive de ces derniers sur le cordon, et qu'on laisse entière pour prévenir toute hémorrhagie; elle rentre dans la plaie, où l'entraîne la rétraction du cordon, se ramollit, et se détache ensuite peu à peu.

Après l'enlèvement des casseaux, ou bien immédiatement après l'opération, quand on a châtré par une autre méthode, il est essentiel de s'opposer à l'adhésion des lèvres de la plaie scrotale, qui aurait pour conséquence de retenir, dans l'intérieur du sac vaginal, soit l'extrémité mortifiée du cordon, soit l'eschare produite par le feu, quand on a employé ce procédé, soit le lien quand on a opéré par ligature, etc., et d'ajouter, à la lésion existante, un surcroît d'inflammation déterminé par la présence de ces corps étrangers. Le sang et le liquide séro-purulent qui s'épanchent de l'intérieur de cette cavité, y sont également retenus, quand les lèvres de la plaie extérieure se rapprochent trop tôt, et deviennent la cause de ces forts engorgements des bourses et du fourreau si fréquents à la suite de la castration.

Pour rompre ces adhérences, il suffit, l'animal restant à sa place, d'introduire le doigt dans l'intérieur de la plaie; cela a pour effet de donner immédiatement issue à une certaine quantité de liquides, et d'amener aussitôt la diminution de la tumeur scrotale.

On avait l'habitude autrefois, aussitôt après l'opération, d'enduire d'un corps gras les lèvres de la plaie. Peut-être cette pratique avait-elle pour but de remplir l'indication que nous signalons. Actuellement, elle est encore mise en usage par certains praticiens, notamment par ceux qui opèrent la castration par le feu; et quelque idée que peuvent s'en faire ceux qui la suivent, il est permis de la considérer, au point de vue que nous indiquons, comme une coutume rationnelle.

Lorsque la suppuration est établie, la plaie ne réclame plus que des soins de propreté. Il faut éviter, d'abord, que le pus séjourne à l'entour de la solution de continuité; pour cela, il suffit de laver les parties une fois par jour avec de l'eau tiède savonneuse, vineuse ou chlorurée, en ayant ensuite la précaution d'enlever exactement, à l'aide d'une éponge ou d'un linge sec, l'humidité qui reste sur le scrotum ou à la face interne des cuisses.

Dans tous les cas, on doit absolument s'interdire d'explorer, avec le doigt ou un instrument quelconque, l'intérieur des plaies au-delà de l'extrémité tronquée du cordon, une semblable manœuvre ne pouvant avoir d'autre résultat que de détruire les adhérences qui s'établissent entre la face externe du cordon et le feuillet pariétal de la gaîne séreuse, et qui constituent précisément le phénomène essentiel de la cicatrisation des plaies de castration. En rompant ces adhérences, non-seulement on entrave la marche naturelle de la guérison, mais on provoque la tuméfaction du cordon testiculaire, et on donne lieu ainsi au développement de cet accident qui sera plus tard étudié sous le nom de *champignon*.

Pour le même motif, on s'abstiendra encore de pratiquer, dans la solution de continuité, les injections détersives recommandées par quelques auteurs. Tout au plus ces injections sont-elles indiquées quand, à la suite d'une hémorrhagie prolongée, le sac vaginal se trouve rempli de caillots sanguins qui pourraient, en se décomposant, devenir la source d'accidents gangréneux. Mais une fois les caillots évacués, la règle est de s'abstenir de toute injection nouvelle et de laisser la cicatrisation s'opérer sans l'aider d'aucun concours intempestif ou dangereux.

5° **Soins généraux et supplémentaires.** — Les soins généraux que réclame l'animal pendant la durée du travail inflammatoire, se borneront, dans la plupart des cas, à l'observation des précautions hygiéniques précédemment indiquées : séjour dans un lieu sain et aéré ; courtes promenades journalières, quand le temps le permet, avec soin d'éviter les refroidissements, les courants d'air ; régime rigoureux d'abord, pendant la durée de la fièvre, puis, de plus en plus substantiel, à mesure que le travail inflammatoire s'apaise ; enfin, remise de l'animal à son travail quand la fièvre a complétement cessé, c'est-à-dire du dixième au quinzième jour.

Ces soins ordinaires seront, dans certains cas, complétés par quelques soins supplémentaires, suivant l'indication qui pourra s'offrir. Telle est la saignée après l'opération, recommandée par beaucoup de praticiens, par Cailleux, notamment, qui la jugeait indispensable pour les chevaux nouvellement castrés, se trouvant en état d'embonpoint, et qui la faisait immédiatement après l'opération, quelquefois le lendemain ; il tirait alors environ 3 kilog. de sang à l'animal. Mais le plus grand nombre des vétérinaires considèrent cette saignée comme inutile, et bonne, tout au plus, à débiliter le sujet et à le rendre plus impressionnable aux influences extérieures. Nous partageons cette manière de voir.

Une diète rigoureusement observée suffit dans la grande majorité des cas pour prévenir une fièvre de réaction trop vive. Quand néanmoins cette fièvre se manifeste et s'accompagne de constipation, quelques lavements émollients et des boissons laxatives suffisent pour en atténuer les effets les plus marqués.

Il convient ensuite de porter attention aux accidents locaux qui peuvent survenir, et dont les plus ordinaires sont l'hémorrhagie et l'engorgement des bourses. Quand l'hémorrhagie est légère, elle s'arrête spontanément, peu de temps après l'opération. Si elle se prolonge au-delà de quelques instants, on applique des douches fraîches sur les lombes, on fait des lotions d'eau fraîche sur la région opérée ; en même temps qu'on laisse l'animal au repos, la marche ne pouvant que favoriser le retour du sang. Si, malgré ces moyens, l'hémorrhagie persiste, elle devient un véritable accident, réclamant des soins nouveaux qui seront indiqués plus loin.

L'engorgement des bourses, ainsi que l'œdème qui l'accompagne habituellement, ne réclament, dans la plupart des cas, aucun soin particulier. Ce n'est que lorsque la tuméfaction est considérable, qu'il est utile, pour en amener le dégorgement, de pratiquer avec le bistouri droit un certain nombre de mouchetures, de 2 à 3 centimètres de profondeur. Le liquide épanché s'écoule par ces ouvertures, et en peu d'heures, le volume de la tuméfaction se trouve considérablement réduit. Si l'œdème persiste après la cicatrisation de la plaie, et si l'on est dans la belle saison, on fait prendre à l'animal quelques bains d'eau courante, dont l'action résolutive achève de faire disparaître ce qui reste de l'engorgement.

Article VI.

ACCIDENTS POUVANT SURVENIR A LA SUITE DE LA CASTRATION.

La castration, bien que d'une exécution facile, est une opération toujours compliquée par suite du nombre, de l'importance fonctionnelle, de la vive sensibilité des parties qu'elle intéresse, des modifications variées, locales ou générales, et plus ou moins profondes, qu'elle entraîne. Ainsi, non-seulement, par la vive douleur qui l'accompagne, elle peut devenir le point de départ d'une réaction fâcheuse dans toute l'économie; non-seulement, en raison de la lésion locale qu'elle nécessite, elle peut se compliquer de tous les désordres consécutifs aux affections inflammatoires et au développement de la fièvre traumatique; mais encore, en supprimant un organe essentiel exerçant une influence marquée sur tous les actes de la vie, la castration doit troubler profondément l'équilibre fonctionnel de l'animal qui la subit, et peut devenir, de la sorte, une source féconde d'accidents graves.

Nous ferons remarquer, cependant, que ces accidents, bien que variés dans leur nature, sont loin d'être aussi fréquents que pourrait le faire supposer cet ensemble de conditions favorables à leur développement. Ce n'est qu'exceptionnellement, en la supposant pratiquée d'une manière rationnelle, que la castration offre des dangers, et encore, lorsqu'elle a des suites fâcheuses, cela tient-il le plus souvent à un mauvais état antérieur du sujet, ou bien à l'influence de certaines causes extérieures, indépendantes de l'opération elle-même. Quoi qu'il en soit, voici, sans prétendre les indiquer tous, — dans l'impossibilité où nous sommes de prévoir l'infinité des circonstances pathologiques accessoires, dépendant: d'obstacles imprévus apportés à la marche de la plaie, du mode d'abattage, de l'absence des soins prescrits, etc., qui peuvent compliquer l'opération et dont l'étude nous éloignerait de notre sujet, — voici, disons-nous, ceux de ces accidents qu'il est permis de considérer comme particulièrement liés à la pratique de la castration. Ce sont :

Les coliques,

L'arrachement des casseaux,

L'hémorrhagie,

L'engorgement de la région scrotale,

La gangrène,

Les abcès des bourses et de l'aine,

L'inflammation du cordon ou champignon,

Les fistules,

La hernie inguinale,

La péritonite,

Le tétanos,

L'amaurose.

1° **Coliques.** — Les coliques sont un des accidents les plus ordinaires et les moins graves qui puissent survenir à la suite de la castration; elles sont dues, soit à la douleur que fait éprouver au sujet le tiraillement du cordon exercé par le casseau, soit à un dérangement intestinal survenu à la suite des mouvements désordonnés provoqués par l'opération. Elles apparaissent quelquefois aussitôt après que l'animal est relevé; d'autres fois, elles ne se manifestent qu'au bout de quelques heures. Elles sont d'autant plus vives, en général, que le procédé de castration a été plus douloureux; c'est ainsi que le procédé par torsion en provoque parfois d'une extrême violence, et pouvant atteindre une durée moyenne de quatre ou cinq heures.

Les soins réclamés par les coliques de castration sont, en général, très-simples. Le plus souvent, une promenade suffit, en attendant que le cordon ait pris l'habitude de sa position nouvelle. Si les symptômes s'aggravent, on a recours aux lavements, à la saignée, après quoi on laisse l'animal au repos, cet accident n'ayant pas d'ailleurs, à moins de circonstances tout-à-fait exceptionnelles, des suites autrement dangereuses.

Quelquefois les coliques surviennent après l'opération de la hernie inguinale, par suite du pincement d'une anse intestinale entre les deux branches du casseau. Nous verrons, en nous occupant de la hernie de castration, les soins qui sont indiqués quand un semblable accident se manifeste.

2º **Arrachement des casseaux.** — Cet accident peut arriver lorsque l'animal, provoqué par la gêne qu'occasionne la présence des casseaux, porte les dents sur la région opérée, ou frotte violemment cette partie contre les corps résistants placés à sa portée; ou bien encore, lorsque les crins de la queue s'étant attachés aux casseaux, l'animal frotte cette partie contre le mur ou l'accroche à quelque aspérité. Ajoutons que la facilité que l'on a toujours de prévenir un semblable accident, en attachant l'animal très-court ou à deux longes, en lui mettant le collier à chapelet ou le bâton à surfaix, ne laisse pas, quand il arrive, que d'en faire peser la responsabilité sur l'opérateur, pour peu que celui-ci ait négligé ces fort simples précautions.

La conséquence la plus grave qui puisse résulter de l'arrachement des casseaux ou de l'un des deux est l'hémorrhagie. On y remédie en réappliquant le casseau et en mettant l'animal dans l'impossibilité de l'arracher de nouveau. Si on ne peut remettre le casseau en place, l'accident devient un cas d'hémorrhagie ordinaire, à laquelle on remédie comme il sera dit ci-après.

3º **Hémorrhagie.** — L'hémorrhagie est un des accidents les plus fréquemment observés à la suite de la castration. Elle est produite par l'ouverture de la grande testiculaire, soit que cette artère n'ait pas été complétement oblitérée par suite de l'insuffisance du procédé de castration mis en pratique, soit qu'une circonstance particulière en ait provoqué la réouverture accidentelle.

Suivant l'époque à laquelle elle se manifeste, l'hémorrhagie peut être primitive ou consécutive. On la dit *primitive* toutes les fois qu'elle apparaît comme conséquence immédiate de l'opération; elle est, dans ce cas, d'autant plus à redouter, que le procédé mis en usage offre moins de sûreté pour empêcher l'écoulement du sang. Ainsi, elle est surtout fréquente à la suite de la castration par l'une des méthodes : excision, torsion, emploi du feu, etc., où l'on ne se sert ni de fil ni de casseau pour étreindre le cordon. En parlant de ces méthodes en particulier, nous avons déjà mentionné les dangers qu'elles peuvent offrir sous ce rapport, et que toute l'habileté de l'opérateur ne réussit pas toujours à conjurer. Tandis qu'avec les casseaux, un semblable accident n'est pour ainsi dire jamais à craindre, au moins primitivement. Quand alors l'hémorrhagie se déclare, elle peut tenir à l'irrégularité de forme de ces instruments, à une compression inégale et, partant, insuffisante en certains points ; à leur confection, soit en bois trop sec, ce qui les expose à se rompre par les efforts de l'animal, soit en bois trop flexible, ployant sous l'effort du lien sans comprimer le cordon ; à l'application d'un lien mal noué, ou non assez serré, etc. La ligature expose également aux hémorrhagies, quand elle n'est pas serrée d'une manière suffisante, ou bien quand on opère sur une artère d'un tissu fragile, prompt à se rompre au-dessus du lien ; quand on fait usage d'un fil trop fin, ou quand on exerce une trop forte striction pouvant amener la division des tuniques artérielles.

L'hémorrhagie *consécutive* peut être le résultat d'un fait accidentel, survenant lorsque l'opération est terminée, ou d'une cicatrisation imparfaite du cordon. Contrairement à ce qui a lieu pour l'hémorrhagie primitive, rare surtout après la castration par les casseaux ou la ligature, l'hémorrhagie consécutive est plus commune à la suite de la castration par ces procédés que dans les autres cas, où le cordon retiré dans le sac vaginal se trouve mieux à l'abri de toute violence extérieure ; en outre, l'artère, ayant pu obéir librement à sa rétraction, s'est fermée d'une manière plus complète, entourée des tissus de nouvelle formation créés par le travail organisateur qui s'opère autour et à l'extrémité du cordon. L'hémorrhagie consécutive à la castration par casseaux peut se produire quand l'animal arrache les casseaux avec les dents, ou bien quand ils sont pris et tiraillés par les crins de la queue. Elle est à craindre encore quand on enlève trop tôt les casseaux, surtout quand ils n'ont pas été assez serrés. Enfin, l'hémorrhagie peut être une conséquence de l'enlèvement même des casseaux, pour peu qu'on exerce sur eux de trop fortes tractions, qu'on excise l'eschare trop près des parties vives, au lieu de la laisser entière pour fermer solidement l'artère et résister à l'afflux du sang.

A ces causes tout accidentelles des hémorrhagies testiculaires, s'ajoutent quelquefois l'inflammation, l'induration du cordon, qui, en empêchant la rétraction de l'artère, provoquent l'écoulement sanguin et le rendent plus redoutable. Quelquefois même l'affection du cordon s'accompagne d'un développement plus ou moins considérable des vaisseaux, constituant pour l'hémorrhagie une prédisposition fâcheuse qui ajoute encore à la gravité du cas. Il en est de même lorsque le sujet présente cet état de fluidité du sang si favorable au développement des hémorrhagies, et que l'on observe principalement chez les animaux lymphatiques, chétifs, ou qui ont éprouvé de longues souffrances.

Pour chaque espèce d'hémorrhagie, le moment où elle apparaît varie suivant les circonstances qui la font naître. Primitive, elle peut se manifester immédiatement ou quelques heures après l'opération, quelquefois plus tard, suivant le degré de solidité de l'occlusion du vaisseau. Consécutive, elle survient, en certains cas, aussitôt après l'arrachement ou l'enlèvement du casseau; d'autres fois, plusieurs heures ou même plusieurs jours après.

Quand l'hémorrhagie se déclare, elle se reconnaît aisément à son symptôme caractéristique : l'écoulement du sang au dehors. Très-faible, elle se décèle aux traces de sang répandues sur le sol, et qui vont s'augmentant d'une manière continue. Plus intense, elle forme un jet sanguin parfois considérable, rapide, de la grosseur d'une tige de paille, que l'on voit tomber de la région testiculaire. D'abord continu et pouvant alors donner environ 1 décilitre de sang par minute, ce jet se ralentit, devient un mince filet; puis le sang tombe goutte à goutte, et finit par cesser définitivement; ou bien il s'interrompt seulement, pour recommencer dès que l'animal se livre à quelques mouvements.

Parfois, surtout lorsque l'ouverture de la plaie est étroite, l'écoulement cesse sans que pour cela l'hémorrhagie s'arrête. Alors le sang reste dans le sac vaginal qui se remplit, se distend, et constitue une tumeur molle, rappelant par sa forme le scrotum du cheval entier. Si on comprime cette tumeur, elle se vide du sang qu'elle contient, l'hémorrhagie recommence, et ainsi de suite tant que le vaisseau n'est pas oblitéré par la constriction de ses parois. Lorsque le sang s'accumule ainsi au-dessous du cordon, il contribue, en se formant en caillot, à arrêter l'hémorrhagie; il serait donc irrationnel de chercher à l'extraire avant d'être assuré de l'oblitération complète de l'artère.

Quand l'écoulement a cessé par la formation, au-dessous du cordon, d'un caillot obturateur, on observe, peu après, un suintement, produit par le sérum du sang épanché, qui se sépare du caillot et se trouve, par suite, chassé au dehors. Ce phénomène est important à constater; car il indique que l'hémorrhagie a tout-à-fait cessé. On ne confondra pas d'ailleurs ce liquide avec la sérosité qui, chez certains sujets, s'échappe au dehors, quand on ouvre la tunique vaginale, et parfois continue de couler plus ou moins longtemps après l'opération.

Quelquefois, au lieu d'être continu, l'écoulement, comme nous l'avons dit, est intermittent, ce qu'on observe surtout dans les hémorrhagies violentes, alors que le sang, raréfié, est retenu momentanément dans les vaisseaux, pour recommencer à couler dès qu'il s'est reconstitué dans l'appareil circulatoire. Les faiblesses, les syncopes surviennent alors, avec une intensité variable, s'accompagnant d'un engorgement de la région opérée, rendu plus considérable par l'état d'appauvrissement du sang. En ce cas, ne tarde pas à se manifester une suppuration abondante, sanieuse, odorante, de mauvaise nature, dont les produits, se mêlant au sang qui continue de couler, constitueraient un véritable foyer de putréfaction, si les soins de propreté et l'emploi rationnel des moyens hémostatiques ne venaient s'opposer à cette aggravation de l'accident.

Le pronostic à porter sur la gravité de l'hémorrhagie ne dépend pas seulement de l'abondance de la perte du sang. Il varie encore suivant le moment où apparaît l'accident, suivant sa cause immédiate, etc. Ainsi, ce pronostic est d'autant plus fâcheux, que l'accident apparaît plus longtemps après l'opération, ce qui indique une artère d'un volume considérable et d'une difficile obstruction. Il est grave également lorsque le cordon a été déchiré par arrachement du casseau, et surtout si l'organe, fortement rétracté dans le trajet inguinal, est difficile à atteindre. Le danger, au contraire, est presque nul, quand l'hémorrhagie ne dépend que d'un défaut de compression de la ligature ou du casseau, ou bien lorsque, la castration ayant été faite par un autre procédé que les casseaux ou la ligature, le sang se montre aussitôt après l'opération, attendu qu'il est facile encore en ce moment de l'arrêter d'une manière définitive, par une nouvelle application du procédé d'abord employé.

On prévient toujours l'hémorrhagie de l'artère testiculaire en s'assurant, dès que la castration est opérée, que l'oblitération de l'artère est complète, et que tout écoulement de sang est rendu impossible ; en prenant ensuite toutes les précautions indiquées pour empêcher l'animal de se frotter sur la plaie, d'y porter les dents ; en l'observant assiduement pour pouvoir remédier de suite à l'hémorrhagie, si elle se manifeste. Dans le cas où on aurait opéré par un procédé autre que les casseaux ou la ligature, on maintiendrait une éponge mouillée sur la plaie jusqu'à ce qu'on n'ait plus à redouter l'ouverture du vaisseau, etc.

Si, malgré ces précautions, l'hémorrhagie apparaît, un *traitement* approprié doit aussitôt être mis en usage. Quand elle est légère, il suffit ordinairement, pour la faire cesser, de quelques douches fraîches sur les lombes, accompagnées de lavements froids, de lotions d'eau fraîche sur les parties, de la compression des enveloppes avec la main ; on favorise ainsi la formation de caillots obstructeurs à l'extrémité des vaisseaux. Lorsque ces moyens ne suffisent pas, on introduit dans la plaie un tampon d'éponge ou d'étoupes, mouillé de parties égales d'eau et de vinaigre, et on l'y maintient, en resserrant par-dessus les enveloppes, jusqu'à ce que l'hémorrhagie soit arrêtée.

Si, malgré tout cela, l'écoulement du sang persiste, il y a nécessité de recourir à une méthode plus efficace, à la cautérisation, à la ligature ou au tamponnement.

La *cautérisation* pourra être mise en usage quand, après avoir pratiqué la castration par le feu, l'hémorrhagie survient et résiste à tous les moyens. Alors on abat le cheval de nouveau, on tâche d'atteindre le cordon avec la main, on replace la pince et on recommence la cautérisation. C'est, dit M. Petitclerc, une opération très-délicate, qui demande beaucoup de précautions pour ne pas dilacérer le cordon, et pouvoir le ramener au dehors sans déchirure [1]. On a conseillé encore la cautérisation de la plaie au moyen d'un fer chaud, complétée par la combustion d'un peu de crins ou d'une autre substance pouvant brûler en produisant une couche carbonisée qui ajoute à la résistance de l'eschare. Ce moyen est insuffisant et même dangereux, l'hémorrhagie pouvant reparaître quand l'eschare tombe, et se montrer alors d'autant plus redoutable qu'elle s'accompagne d'une vive inflammation des parties.

Mais le plus souvent, pour arrêter les hémorrhagies qui ne cèdent pas aux applications froides, on a recours à la *ligature*. Pour la pratiquer, l'animal est abattu et fixé comme lorsqu'on veut faire la castration. On met un tord-nez, on pince la région dorsale pour favoriser le relâchement du cordon; puis, après avoir débarrassé le sac vaginal du coagulum sanguin, qui s'y est formé, on introduit la main pour rechercher l'extrémité tronquée du cordon; on la saisit et on tâche de l'amener au dehors par une traction modérée. Si, aux premières tentatives, on ne peut trouver le cordon, on cherche, avec les doigts, le repli séreux qui fixe le bord postérieur du cordon à la face interne du sac vaginal, on l'attire en gagnant sa partie antérieure, et le cordon arrive à la suite. Si la plaie scrotale se trouvait trop étroite pour permettre l'introduction de la main, il faudrait la dilater par une incision pratiquée en avant ou en arrière. On a conseillé encore, pour faciliter cette manœuvre, d'inciser verticalement la lèvre externe de la plaie, ce qui peut se pratiquer sans trop de difficulté, en faisant suffisamment relever la cuisse de l'animal.

Le cordon mis à nu, on le lie dans sa totalité, avec un fort fil ciré ou avec une ficelle, ou encore, ce qui vaut mieux, on applique un casseau à son extrémité libre. Quelquefois, surtout quand le cordon est tuméfié, on se contente de lier l'artère seule. A cet effet, on plonge l'aiguille, munie d'un fil ciré, dans le faisceau antérieur du cordon, en arrière du paquet vasculaire, sur lequel ensuite, en ramenant les fils en avant, on noue étroitement l'anse

[1] *Rec. de Méd. vét.*, 1855, p. 651.

serrée du fil. Cela fait, principalement si le cordon est court, il est utile de s'opposer à son ascension vers le trajet inguinal; on y parvient en arrêtant le fil, noué sur le cordon, aux lèvres de la plaie scrotale.

Malgré ses avantages, la ligature est une opération souvent dangereuse, difficile toujours, parfois même impossible. Dans ce dernier cas, on pratique le *tamponnement*, seule ressource du praticien, quand tout a échoué. On se sert, à cet effet, de plumasseaux ou d'étoupes mouillées, qu'on fait pénétrer le plus profondément possible dans la gaîne testiculaire, de manière à en remplir la cavité. L'étoupe sèche, qui ne serait mouillée que par l'imbibition du sang, se resserrerait par le tassement de ses filaments et formerait une masse moins considérable à opposer à l'hémorrhagie. On peut rendre ce tamponnement plus efficace, en recouvrant les premiers plumasseaux de résine pulvérisée, d'amadou ou d'agaric préparé, ainsi que l'ont essayé avec succès quelques vétérinaires.

Reste à fixer le tamponnement, ce que l'on fait à l'aide de la suture à bourdonnets ou de la suture des pelletiers. La première suture est préférable, à cause de la facilité qu'elle offre de pouvoir être desserrée dès que survient l'engorgement qui suit toujours l'opération; tandis que, avec la suture fixe des pelletiers, on expose la peau à être déchirée, et le tamponnement à tomber; on a essayé, il est vrai, de prévenir cette complication par l'application d'un bandage triangulaire, muni de trois liens, dont deux simples, remontant le long des flancs, se nouant l'un à l'autre sur les reins, et un troisième double, dirigé en arrière, passant sur les deux côtés de la queue et se nouant sur les lombes aux deux premiers. Mais un tel bandage ne porte pas d'une manière assez exacte sur l'appareil pour le soutenir complétement et en empêcher la chute; il ne peut donc dispenser de l'emploi de la suture.

Lorsque, par une cause ou une autre, viennent à tomber les plumasseaux introduits dans la plaie, ou l'hémorrhagie a cessé, et alors tout traitement est terminé; ou elle continue, et, dans ce cas, il faut replacer le tamponnement comme en premier lieu. Quand, au bout de trois ou quatre jours, rien n'est survenu, on se borne à couper les fils, laissant les tampons se détacher d'euxmêmes, car si on les arrachait avant que se soient spontanément détruites les adhérences qu'ils ont pu contracter avec les caillots des vaisseaux, on s'exposerait à provoquer de nouveau l'écoulement du sang.

Si, malgré un tamponnement persévérant, l'hémorrhagie continue, ce qui ne peut être dû qu'à une fluidité extrême du sang, on a recours aux hémostatiques les plus énergiques, et notamment au perchlorure de fer, employé à l'extérieur et à l'intérieur. Lorsque ce médicament puissant reste sans effet, ce qui ne peut arriver que très-exceptionnellement, il y a lieu de considérer le mal comme au-dessus de toute ressource. Néanmoins, on fera bien de persévérer, jusqu'au dernier moment, dans l'emploi des moyens recommandés, le sujet pouvant être sauvé tant qu'il lui reste quelques forces. On a vu guérir des animaux qui avaient perdu, de la sorte, d'énormes quantités de sang, et tromper ainsi les pronostics les plus fâcheux.

4º **Engorgement de la région scrotale.** — Cet engorgement est la conséquence à peu près inévitable de l'inflammation consécutive à l'opération, aggravée par la présence de l'appareil constricteur du cordon, par l'état de compression des organes. Surtout considérable chez les jeunes sujets, il se montre du deuxième au troisième jour de l'opération, et précède ainsi l'établissement de la suppuration.

D'une étendue très-variable, l'engorgement des bourses n'affecte parfois que le fourreau, finit par se fixer à la partie antérieure de ce repli cutané et se dissipe en peu de jours à mesure que la cicatrisation s'achève. Il rentre alors tout-à-fait dans les phénomènes normaux qui accompagnent la castration, et n'exige d'autre soin qu'un peu d'exercice. D'autres fois, comme on l'a particulièrement observé à la suite de la torsion, cet engorgement est plus considérable, s'étend autour des plaies, sous le ventre, arrive jusqu'aux parois thoraciques; alors l'animal paraît souffrir davantage; sa marche est embarrassée, et la tension du fourreau détermine une sorte de phimosis qui retarde la guérison.

Il n'y a pas lieu pourtant de s'inquiéter, surtout si la tuméfaction n'arrive pas à la région de l'aine, si la suppuration de la plaie est de bonne nature, si, enfin, l'état général du cheval n'en paraît pas trop affecté. Assez souvent la tuméfaction des bourses s'accompagne de la formation d'un œdème sous le ventre ; ce n'est là une complication sérieuse que si l'œdème se forme et se développe avec une certaine rapidité, car alors il peut annoncer l'apparition de la gangrène. Dans le cas contraire, lorsqu'il se borne à occuper les parties déclives, il est sans gravité. Une diète modérée, la promenade, une saignée légère, quand l'animal a des dispositions à l'état pléthorique, suffisent en général pour combattre cet engorgement. S'il est considérable et persistant, on pratique quelques mouchetures, afin de dégorger les parties ; on nettoie l'intérieur du fourreau pour enlever la matière sébacée qui entretient l'irritation, et la tuméfaction se dissipe sans laisser de trace.

En certains cas, l'engorgement se développe d'une manière plus tardive ; il apparaît alors vers le septième ou le huitième jour seulement et coïncide avec la diminution de la suppuration, l'affaiblissement de la fièvre, etc. Quand cela arrive, il y a lieu de penser que l'inflammation a envahi le cordon, ce qui constitue un accident d'un autre ordre dont nous nous occuperons plus loin.

5º **Gangrène.** — La gangrène est une complication fort redoutable et malheureusement assez fréquente de la castration. Provoquée par l'inflammation consécutive à l'opération, elle se manifeste en ce cas sous l'influence de causes semblables à celles qui déterminent son apparition dans toutes les lésions traumatiques. Ainsi, elle est commune surtout : dans les contrées méridionales, pendant les saisons où la température est chaude et humide, sur les animaux affaiblis ou de mauvaise constitution, et se déclare d'autant plus aisément que les plaies de castration, profondes, étendues, intéressant les tissus les plus divers, exposées à l'air, susceptibles par leur position déclive d'être le siège d'infiltrations sanguines ou séreuses propres à modifier plus ou moins la vitalité des tissus envahis, que ces plaies, disons-nous, sont dans les conditions les plus favorables au développement des accidents gangréneux. L'apparition peut être favorisée encore par le mode opératoire, quand ce mode est de nature à donner lieu à des infiltrations considérables ; par une opération imparfaitement exécutée, après laquelle on a laissé une partie du cordon dans un état de mortification incomplète, offrant une cause d'irritation nouvelle ; par l'enlèvement prématuré des casseaux, produisant le même effet; par le séjour dans la plaie d'une partie du caustique joint aux casseaux; par toutes les causes, enfin, qui ont pour effet d'ajouter à l'intensité des symptômes inflammatoires.

Quand elle survient, la gangrène s'annonce par les signes divers qui la décèlent en toute circonstance. A la région inguinale, on voit apparaître un fort engorgement qui acquiert promptement une très-grande étendue, et finit par atteindre, pour peu que le mal fasse quelques progrès, le périnée, le plat des cuisses, les flancs et toute la région abdominale jusqu'au thorax. Cette tuméfaction se distingue aisément, par la rapidité avec laquelle elle s'étend, de l'engorgement simple dont nous avons parlé. Elle en diffère encore par d'autres caractères. Ainsi elle se montre plus tardivement, est douloureuse au début, puis froide, œdémateuse, et en même temps crépitante sous le doigt. Du côté de la plaie, la sensibilité est très-vive; la suppuration est arrêtée et remplacée par un écoulement de matière séro-sanguinolente, sanieuse, exhalant une odeur fétide prononcée et caractéristique. A ces phénomènes locaux se joignent tous les signes d'une fièvre intense. L'animal perd l'appétit, éprouve des frissons, respire avec difficulté, tombe dans un état de prostation plus ou moins prononcé; et, si rien ne vient entraver la marche de ces graves symptômes, en cinq ou six jours il succombe à la violence du mal.

Les soins à donner quand de tels phénomènes se déclarent sont ceux qui conviennent à tous les cas de gangrène, et que nous n'avons, en conséquence, qu'à rappeler sommairement. En premier lieu, on procèdera à la destruction rapide de toutes les parties, de tous les tissus déjà atteints par le mal. L'excision des parties atteintes et la cautérisation par le fer rougi à blanc, sont les procédés à mettre alors en usage et dont l'efficacité sera d'autant plus grande qu'on les aura appliqués avec plus d'énergie, qu'on aura eu soin de dépasser les limites même du mal, afin d'assurer la destruction complète de tous les tissus atteints de mortification. On continuera par des lotions d'eau chlorurée, par l'application de poudres de quinquina, d'alun calciné, et autres poudres escharotiques et antiseptiques; par l'administration, à l'intérieur, d'infusions aromatiques, etc. Il importe surtout que ces moyens, et quelques autres analogues que pourront dicter les circonstances, soient appliqués avec toute la promptitude possible. S'ils restent sans effet, si malgré la médication la plus énergique, la gangrène continue ses progrès, il n'y a plus d'espoir à conserver ; une mort rapide ne tarde pas à survenir.

6° **Abcès des bourses et de l'aine.** — Dans certains cas, alors qu'on a lieu de croire guérie la plaie résultant de la castration, on voit l'animal être pris d'une certaine raideur de l'un de ses membres postérieurs ; et si l'on examine la région opérée, on constate la présence d'un abcès, soit dans les bourses, soit au pli de l'aine, du côté de ce membre. L'abcès des bourses, qui se montre surtout quand on a fait l'opération par la ligature, a, pour double cause, la brièveté de l'incision des enveloppes, et l'occlusion trop rapide des lèvres de la plaie, fermée avant l'achèvement du travail de cicatrisation autour et à l'extrémité du cordon. En ce cas, les produits de sécrétion formés au fond de la plaie, ne trouvant plus d'issue pour s'échapper, s'accumulent dans la partie inférieure du sac vaginal, et forment une tumeur purulente qui a tous les caractères de l'abcès. Le soin de conserver assez longs les bouts de la ligature, de manière à ce qu'ils dépassent les lèvres de la plaie, ne suffit pas toujours pour empêcher celle-ci de se former ; elle se resserre alors peu à peu autour des fils, et finit même par empêcher leur chute après qu'ils se sont détachés du cordon. Mais en ce cas une légère traction suffit pour rompre l'obstacle et donner issue à la matière purulente accumulée dans la tumeur.

En résumé, l'abcès des bourses est un accident généralement sans gravité ; une large incision avec le bistouri, suivie de l'évacuation du pus, suffit pour en amener promptement la guérison.

L'abcès, au lieu de se former dans les bourses, apparaît quelquefois dans la région de l'aine. Il se montre alors beaucoup plus tardivement, trois semaines, un mois et plus, après l'opération, et s'annonce par l'apparition, dans l'un des plis de l'aine, d'un engorgement qui peu à peu augmente, fait boiter l'animal, gêne sa marche et prend parfois des proportions considérables. La douleur est vive, le décubitus impossible. Enfin, au bout d'un temps de souffrance plus ou moins prolongé, on sent la fluctuation caractéristique de l'abcès. Cet accident est dû également à la trop grande promptitude de la fermeture de la plaie; seulement, dans ce cas, le pus, au lieu de s'accumuler sur place, va se faire jour plus loin, occasionnant, quelquefois, par sa présence, des phénomènes inflammatoires assez intenses. On les prévient en surveillant la cicatrisation de la plaie. Si, malgré toutes les précautions, l'abcès se forme, il ne reste plus qu'à l'ouvrir d'un coup de bistouri. L'animal, aussitôt soulagé, guérit ensuite en peu de jours.

7° **Inflammation du cordon; Champignon.** — L'inflammation des bourses, sous l'influence de causes diverses, peut, en certains cas, s'étendre jusqu'au cordon testiculaire, et alors elle donne naissance à un accident nouveau, qui, lorsqu'il a atteint un certain degré de complication, reçoit le nom de *champignon*, et que l'on considère, à juste titre, comme un des plus graves qui puissent survenir à la suite de la castration.

Il importe de ne pas confondre cette inflammation essentiellement anormale du cordon avec les phénomènes inflammatoires qui se manifestent constamment après l'opération, et par lesquels commence le travail organique de la cicatrisation. L'inflammation, en ce cas, loin de constituer un accident, est un phénomène utile, d'un caractère tout-à-fait réparateur, nécessaire enfin à la guérison de la solution de continuité.

Mais quand l'inflammation dépasse ces limites normales, et, par sa persistance, provoque de nouveaux désordres, elle devient une complication véritable, pouvant affecter une plus ou moins grande étendue du cordon. Quelquefois elle se borne à l'extrémité libre de cet organe, laquelle alors devient le siége d'une végétation cellulovasculaire, en forme de champignon, d'où le nom donné à cette production pathologique. D'autres fois le cordon entier se trouve envahi et offre l'aspect d'une masse indurée, à laquelle, pendant longtemps, on a donné le nom de *squirrhe du cordon*, bien qu'il n'y ait rien dans la tumeur qui rappelle le tissu cancéreux; les Allemands, avec plus de raison, désignent cet état sous les noms de *induration* ou *fistule* du cordon spermatique; ce n'est, en définitive, qu'une forme particulière, que le degré le plus avancé du champignon.

Entre ces deux états extrêmes, l'inflammation du cordon peut offrir des variétés infinies, de forme et d'étendue diverses, mais qu'on peut ramener, suivant la distinction établie par M. H. Bouley, à deux principales : le champignon *externe* ou *extra-scrotal*, existant à l'extrémité inférieure du cordon et faisant saillie hors de l'ouverture des bourses, et le champignon *interne* ou *intra-scrotal*, lequel, suivant l'étendue du cordon qu'il affecte, peut être encore *intra-inguinal* ou *intra-abdominal*, l'accident, en ce dernier cas, ayant atteint son maximum de gravité.

L'*étiologie* du champignon est un point fort obscur encore de l'histoire de cette affection. Se développant, d'une manière à peu près exclusive, à la suite de la castration par incision des bourses et mise à jour du cordon, quel que soit, d'ailleurs, le procédé employé, le champignon peut naître dans les circonstances les plus opposées et les moins propres à faire prévoir son apparition. Ainsi, tandis que parfois on le voit se manifester chez des animaux opérés dans les meilleures conditions possibles, chez d'autres sujets on attendrait en vain qu'il se montrât, alors que pourtant toutes les circonstances présumées favorables à son développement semblent avoir exercé leur influence.

Nonobstant, diverses causes ont été signalées comme étant de nature à favoriser l'apparition du champignon. La principale est l'excès d'inflammation de la plaie de castration, quelle que puisse être l'origine de cet état anormal de phlogose. Cette inflammation, par sa persistance, provoque, dans la région affectée, un afflux d'humeurs qui change le cordon en une masse dans laquelle la circulation, ne pouvant régulièrement s'établir, bien que le sang continue d'y être apporté par l'artère grande testiculaire, donne lieu à une hypertrophie d'une étendue variable ; cette excroissance anormale est ce qui constitue le champignon.

D'après cela, il est permis de considérer comme causes indirectes de l'accident qui nous occupe toutes les circonstances de nature à provoquer ou à entretenir l'irritation du cordon testiculaire : — des manipulations prolongées, des tractions violentes exercées pendant l'opération, — la distension du cordon exercée par les casseaux, soit que ceux-ci aient été placés trop haut, soit que le cordon se trouve lui-même trop court ; — l'exposition du cordon à l'air quand il présente une longueur excessive, et se trouve ainsi en partie à découvert au-dessous des bords de la

plaie; — des manœuvres inconsidérées exercées pendant le travail
de cicatrisation, telles que l'introduction du doigt entre le cordon
et la face interne du sac vaginal, l'usage d'injections détersives au
fond de la plaie, etc.; — une compression ou une mortification
insuffisante du cordon, par le fait d'une opération mal exécutée,
de l'enlèvement prématuré des casseaux, ce qui a pour résultat de
laisser le sang affluer de nouveau, par les vaisseaux non oblitérés,
au-delà de la partie saine du cordon, et d'y provoquer secondai-
rement un engorgement inflammatoire et les végétations constitutives de cette affection du cordon.

Une autre cause généralement admise du champignon est
l'étranglement du cordon par les lèvres de la plaie, alors que, se
cicatrisant d'une manière trop rapide, celle-ci se resserre autour
de la partie saine du cordon, à une certaine distance de son extrémité libre, laquelle, par suite, devient le siége de ce développement vasculaire, plus ou moins considérable, qui caractérise la
tumeur fongiforme.

Doivent encore être mentionnées parmi les causes qui peuvent
favoriser l'apparition de cet accident, certaines circonstances générales, dont l'influence, bien qu'indirecte, n'en paraît pas moins,
en certains cas, effective. Ainsi, par exemple : — la castration
pratiquée : chez un animal trop jeune, qui n'a pas encore jeté sa
gourme, et chez lequel, par cela même, toutes les lésions traumatiques sont plus particulièrement prédisposées aux engorgements inflammatoires; ou chez un étalon âgé, dont les organes
ayant acquis toute leur activité vitale, souffrent davantage de
l'opération; — les marches forcées, les grands mouvements, les
efforts excessifs que l'animal châtré peut être exposé à faire avant
la cicatrisation de la plaie, toutes causes devant nécessairement
occasionner, entre les lèvres de celle-ci, des frottements, des disten-
sions, des froissements qui deviennent, pour la lésion déjà existante, une source nouvelle de complications; — l'abaissement de
la température, qui dans ce cas agit, soit directement, par l'impression vive du froid sur la plaie, soit indirectement, par réper-
cussion sur l'organe enflammé, lorsque l'animal, sortant d'un lieu
chaud, est exposé brusquement à l'air froid.

M. Schutt, vétérinaire à Saint-Pétersbourg, dans un Mémoire

récemment publié [1], a particulièrement insisté sur cette influence du refroidissement, comme cause du champignon ou *induratio funiculi spermatici*, ainsi qu'il désigne cette affection, à l'exemple de tous les vétérinaires russes et allemands. La castration des étalons, remarque M. Schutt, ayant ordinairement lieu au printemps et à l'automne, saisons où le temps, surtout en Russie, est froid, humide et rude, les animaux châtrés se trouvent exposés, dès qu'on les conduit dehors pour leur faire prendre de l'exercice, à ressentir l'impression du froid, d'autant plus vivement qu'ils sont alors dans un état exceptionnel d'irritation et de sensibilité; de là, des arrêts de transpiration, des afflux du sang vers le centre, et, par suite, vers les parties irritées et souffrantes, qui en éprouvent une surexcitation défavorable, point de départ de l'induration, laquelle commence à se produire, en cas pareil, du sixième au septième jour après l'opération. Et la preuve de cette influence du froid, c'est que le champignon, qui était très-commun, suivant M. Schutt, lorsque les animaux nouvellement opérés étaient promenés en plein air, est devenu rare depuis qu'on leur fait prendre de l'exercice dans des manéges couverts.

Le même auteur mentionne d'autres causes pouvant donner naissance à l'induration du cordon; telles sont, par exemple : — le trop peu de mouvements de l'animal pendant le travail de la cicatrisation, d'où une moindre activité dans la circulation générale et, par suite, déplétion plus lente des vaisseaux testiculaires; — les métastases, lorsque, sur les animaux châtrés, se déclarent certaines maladies générales, telle que l'affection typhoïde, dont l'influence modificatrice s'exerce jusque sur le cordon testiculaire enflammé; — le séjour des animaux dans des écuries humides et malpropres, où séjournent des émanations miasmatiques, etc.; toutes causes dont l'action réelle, sans être pour chacune également démontrée, offre cependant assez de probabilité pour qu'il soit à propos d'y soustraire les animaux opérés.

Les *symptômes* du champignon varient suivant l'intensité du mal, l'étendue du cordon envahie par l'induration, la période

---

[1] *Memorabilien der Veterinair-Medizin in Russland*, etc., 1855, traduit par M. Fischer dans le *Rec. de Méd. vét.*, 1858, p. 497.

plus ou moins avancée de la maladie. Au début, l'accident s'annonce par certains signes généraux trahissant, dans la partie malade, l'existence d'une sensibilité anormale. Le train postérieur est gêné dans ses mouvements, les reins sont voussés et raides, comme pliés de côté. Si un seul cordon est malade, le membre correspondant se tient écarté; l'animal, en marchant, fauche ou traîne la jambe, éprouvant, pendant la progression, une gêne qui ne disparaît pas par l'exercice. Quand les deux côtés à la fois, cas plus rare, sont atteints, les deux membres s'écartent l'un de l'autre, comme pour éviter de comprimer le cordon, et l'animal, qui peut à peine marcher, ne se couche plus. Il perd l'appétit et offre tous les symptômes d'un trouble général prononcé. Son poil est piqué, son flanc retroussé; et son pouls accuse un état de fièvre plus ou moins intense. En outre, la région inguinale est douloureuse, le scrotum infiltré; la plaie ne se cicatrise pas, et les bourgeons terminaux du cordon, au lieu d'adhérer avec ceux du sac vaginal, et de clore ainsi la communication de cette cavité séreuse avec l'air extérieur, restent libres, continuent à suppurer et à se développer. Si, à ce moment, on introduit le doigt dans la plaie, on sent le cordon plus volumineux qu'à l'ordinaire, douloureux, dur et inégalement renflé.

Quand l'induration se borne à l'extrémité inférieure du cordon, c'est-à-dire à la partie de ce cordon restée en dehors des bourses, de manière à constituer le champignon *extra-scrotal*, il apparaît, à son début, sous la forme d'une tumeur rougeâtre, cellulo-vasculaire, du volume d'une noix à peu près et situé au centre de la plaie scrotale. Cette production, qu'alimente le sang de l'artere grande testiculaire, s'accroît avec une extrême rapidité, pendant que les lèvres de la plaie qui l'entourent, se resserrant au-dessus d'elle, finissent par s'appliquer sur le cordon, dont l'extrémité hypertrophiée se détache alors au fond de la plaie creusée comme une sorte d'infundibulum.

Le champignon présente, quand il est arrivé à ce point, l'aspect d'une végétation rougeâtre, granuleuse, saignante, évasée en tête de clou, rétrécie à sa base, et de laquelle suinte constamment une matière séro-purulente qui se dessèche à sa surface en formant des croûtes brunes. Le volume de cette tumeur est variable.

Parfois elle reste stationnaire; le plus souvent elle augmente et prend des proportions énormes, égales au volume du poing, à celui de la tête et même davantage. Elle pourrait ainsi s'accroître indéfiniment si on n'y mettait un terme par une opération chirurgicale. Quelquefois, après avoir acquis un certain développement, elle passe à l'état de tumeur chronique, et persiste ensuite durant des années sans nuire autrement à la santé ni au service des animaux; tout au plus, contribue-t-elle à entretenir une boiterie dont on peut, en quelques cas, méconnaître la cause, mais à laquelle il est aisé de remédier, dès que la source du mal est découverte.

Quelle que soit son étendue, lorsque le champignon reste, de la sorte, extérieur ou borné à l'extrémité du cordon, il n'occasionne qu'une douleur légère, non accompagnée de symptômes généraux. Une certaine gêne dans les mouvements, plus, un peu d'amaigrissement, quand le champignon est volumineux et entraîne une plus grande déperdition des fluides, sont les seuls phénomènes que l'on observe alors. Mais l'induration, au lieu de rester terminale, peut se prolonger dans le trajet inguinal, envahir une plus ou moins grande étendue du cordon, arriver jusqu'à l'anneau inguinal supérieur, s'étendre même au-delà de cet orifice, dans la cavité abdominale, et jusqu'à la région sous-lombaire, en suivant la direction des vaisseaux du cordon. Cet état, le plus grave, constitue le champignon *interne, profond* ou *intra-scrotal*, ou la véritable induration du cordon. Il s'accompagne de tous les symptômes généraux, voussure et raideur des reins, marche embarrassée, perte d'appétit, fièvre, etc., plus haut signalés, et plus particulièrement remarquables alors par leur persistance et leur intensité.

Comme symptômes locaux, on observe d'abord un œdème plus considérable des bourses; puis, en introduisant le doigt dans la plaie, on sent l'engorgement remontant à une hauteur dont on ne peut pas toujours reconnaître la limite supérieure.

Avec le temps, ces premiers symptômes se modifient, suivant l'étendue de l'induration, les complications dont elle peut devenir le siége. Quand elle ne dépasse pas les limites du trajet inguinal, il peut arriver que, une fois formé, le champignon n'augmente plus; en ce cas, la douleur cesse; tous les symptômes généraux s'apaisent, et l'animal, malgré la claudication que détermine la présence de la tumeur, et l'écoulement purulent qu'elle entretient, peut encore rendre des services. Mais si l'induration dépasse l'orifice supérieur du trajet inguinal et pénètre dans l'abdomen, ce dont on s'assure par l'exploration rectale, le cas est plus grave. La tristesse, l'abattement, la perte de l'appétit, l'amaigrissement, l'affaiblissement excessif, tout indique l'intensité et la continuité des souffrances endurées par l'animal. La tuméfaction de la région inguinale reste considérable et envahit les parties voisines, pendant que, de l'intérieur de la plaie, continue à s'écouler une quantité abondante d'un pus séreux qui s'échappe par diverses fistules.

En cet état, la maladie du cordon testiculaire peut encore se terminer heureusement, par une suppuration abondante. Il se forme alors un abcès au sein du cordon, et l'issue, au dehors, du pus accumulé dans cette poche, est suivie d'un retour plus ou moins prompt à la santé, et de l'affaissement de la tuméfaction, qui disparaît au bout de six mois à un an, à moins que l'animal, épuisé par de longues souffrances, ne succombe avant ce terme. Les suites sont encore plus à redouter lorsque le pus, accumulé dans le foyer, ne trouve aucune issue pour s'échapper au dehors; alors la mort peut survenir, soit par suite des vives souffrances que l'animal endure, soit par l'ouverture du foyer dans l'intérieur du péritoine, soit par infection purulente. De toute manière, dans ces derniers cas, le danger est extrême, et doit faire porter le pronostic le plus défavorable sur l'issue de la maladie, si l'on ne peut appliquer à temps les moyens convenables.

Considéré isolément, le cordon testiculaire affecté d'induration, suivant le degré auquel le mal est arrivé, offre des caractères divers de volume, de forme, d'altération. Au début, on ne trouve, dans son épaisseur, que les produits organisés de l'inflammation adhésive; il paraît alors formé d'un tissu homogène, blanc, dur, irrégulièrement fibreux, criant sous le scalpel, au milieu duquel ont disparu les parties constitutives du cordon, à l'exception des artères qui ont continué d'apporter le sang à l'organe malade, et des veines, ordinairement oblitérées par des caillots sanguins qu'a produits, dans ces vaisseaux, le ralentissement du mouvement circulatoire.

Après un certain temps, la masse indurée du cordon, qui parfois atteint la grosseur du bras, se creuse, en différents points, de cavités purulentes contenant une matière sanieuse, noire, d'une odeur fétide. Ces cavités, d'abord petites et isolées, se réunissent peu à peu en foyers plus grands qui finissent par ne plus former qu'un abcès unique, lequel s'ouvre au dehors, en bas ou sur les côtés du scrotum, cas le plus heureux, ou bien se dirige vers l'abdomen, et peut, alors, amener une terminaison funeste.

Par sa face externe, le cordon induré n'est presque jamais libre. Le plus souvent, des adhérences s'établissent entre le cordon et les enveloppes scrotales qui le recouvrent, soit dans sa partie inférieure seulement, soit dans une plus grande étendue, et il en résulte une union intime qui ne peut plus être détruite qu'à l'aide de l'instrument tranchant. Au-delà du cordon, d'autres altérations se manifestent. Quelquefois, le rein, la cuisse, la partie du bassin correspondant au côté malade, deviennent le siége d'ulcérations fistuleuses ; les parois de la vessie s'épaississent. Enfin, quand le mal est avancé, ces différentes altérations se rencontrent à la fois, et tous les organes environnants participent plus ou moins à cette désorganisation du cordon.

Il est rare que le cordon malade tout entier soit adhérent aux enveloppes. Le plus ordinairement, une certaine étendue de sa surface, celle qui correspond à l'extrémité inférieure du cordon, reste libre, et devient la source d'une sécrétion continue, qui entretient à la partie déclive du scrotum une ou plusieurs fistules, lesquelles parfois se prolongent jusque dans l'intérieur du cordon induré, notamment lorsqu'il y existe des abcès. Dans d'autres cas, la peau se ferme tout-à-fait au-dessous du cordon ; le pus alors continuant à être sécrété profondément, et, ne trouvant aucune issue, s'accumule sous forme d'un abcès sous-cutané.

Des notions qui précèdent touchant les formes diverses que peut affecter le champignon, il est permis maintenant de conclure sur le degré de gravité offert par cet accident. Quand il est simplement extérieur, borné à la partie terminale du cordon, il ne constitue qu'une affection locale, peu dangereuse en elle-même, ne portant aucun obstacle au service de l'animal, et d'ailleurs, par le fait de sa position superficielle, d'une guérison généralement facile.

Quand, au contraire, l'altération atteint les parties supérieures du cordon, il en résulte toujours un état fort grave, d'autant plus à redouter dans ses suites que l'induration s'étend davantage vers la cavité abdominale, où il devient plus difficile de l'atteindre pour la combattre. Avec le champignon se manifestent alors des troubles généraux plus ou moins persistants : la constitution du sujet s'altère, et la maladie peut se terminer par la mort, si la fonte purulente n'amène la disparition graduelle de l'induration, ou si, par un traitement approprié, on ne s'oppose aux progrès de la maladie.

Le *traitement* du champignon comprend des moyens assez nombreux, ayant les uns et les autres leur utilité relative, mais dont aucun ne convient également à tous les cas. Se résumant dans l'application de certains topiques, dans la cautérisation et dans l'extirpation par l'instrument tranchant, ces procédés divers remplissent chacun des indications spéciales ; de telle sorte que le choix à faire entre eux dépend surtout de l'état du cordon malade.

En premier lieu, lorsque le champignon se déclare, et se distingue à peine encore de l'infiltration extérieure qui l'accompagne, on peut s'en tenir au traitement antiphlogistique qui convient à toutes les tumeurs inflammatoires : applications émollientes, mouchetures à la surface de la tumeur, saignée générale, s'il y a fièvre, etc., avec ponction des abcès formés dans la région scrotale ou dans l'aine, dès qu'ils sont arrivés à maturité.

Lorsque l'engorgement du cordon persiste et s'étend, on essaie d'en amener la résolution par l'application de topiques résolutifs ou fondants, tels que le vésicatoire, la pommade mercurielle, la pommade d'iodure de potassium, etc., dont on peut aider l'action par quelques pointes de feu pénétrantes dans l'engorgement scrotal. Si l'usage de ces substances médicamenteuses reste sans effet, il ne reste qu'un parti à prendre, c'est de procéder à l'ablation complète de la tumeur indurée. La méthode d'extirpation qu'il convient d'employer alors varie suivant l'état du cordon, son plus ou moins d'isolement et d'adhérence, etc.

Lorsqu'on reconnaît n'avoir affaire qu'à un champignon externe, simple, limité à la partie inférieure du cordon, et formant un gros bourgeon facile à isoler, on peut faire disparaître la tumeur, soit par des applications réitérées d'alun calciné, soit en l'excisant à sa base et cautérisant l'extrémité du cordon, soit par l'application d'une ligature sur le pédicule de la tumeur. Lorsque celle-ci prend un plus grand développement, tout en restant extérieure, ou au moins parfaitement accessible, le moyen le plus sûr et le plus prompt est l'extirpation, exécutée comme la castration elle-même, par les casseaux ou par la ligature, dont l'effet est d'isoler, de la manière la plus complète possible, la partie saine du cordon de la partie malade, et, en favorisant la chute de celle-ci, de déterminer l'oblitération complète des vaisseaux testiculaires.

De ces deux moyens, les casseaux, toutes les fois qu'on pourra les appliquer sans trop tirailler la portion saine du cordon, seront, en raison de la compression plus complète qu'ils exercent, préférables à la ligature. Pour en faire l'application, on couche l'animal, et on le fixe comme lorsqu'on veut opérer la castration ; on incise longitudinalement le scrotum à sa partie inférieure, dans l'étendue nécessaire pour mettre la tumeur à découvert, on détruit avec l'instrument tranchant, ou mieux, avec le doigt, pour éviter les hémorrhagies, les quelques adhérences pouvant exister entre les enveloppes scrotales et la périphérie du champignon ; et quand on a mis ainsi la tumeur en complète liberté, on applique le casseau, toujours par-dessus le crémaster, comme dans le procédé de castration à testicules couverts.

Si le champignon est volumineux ou remonte très-haut, au lieu d'un casseau droit, on prend un casseau courbe (*fig.* 40), auquel on donne plus de longueur et qui par sa forme peut être serré sur le cordon à une plus grande profondeur. Le casseau appliqué est maintenu en place plus ou moins longtemps. Quelques opérateurs l'enlèvent au bout de trois ou quatre jours, craignant les effets irritants résultant

Fig. 40.

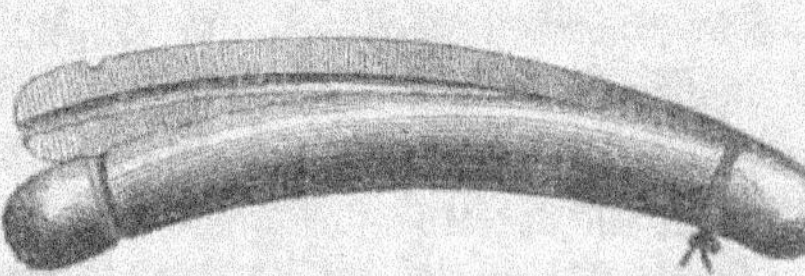

de la présence de cet appareil. Une telle crainte n'est nullement fondée ; tandis que, d'un autre côté, l'enlèvement prématuré du casseau, avant que la masse indurée du cordon ne soit entièrement mortifiée, peut offrir les plus graves inconvénients, dont le moindre est le retour du champignon Aussi, le plus souvent, laisse-t-on le casseau de six à huit jours; certains opérateurs attendent même qu'il tombe tout seul, sans que la guérison en soit pour cela plus compromise.

Lorsque l'induration du cordon remonte à une telle hauteur qu'on ne peut appliquer le casseau sans tirailler fortement cet organe, et sans donner lieu ainsi à de nouveaux accidents, il y a nécessité de recourir à l'emploi de la *ligature*.

On se sert, à cet effet, d'un mince cordonnet de fil ou de soie, ou bien d'un fil ciré très-solide, que parfois on remplace par un fil de plomb. La manière d'appliquer le fil dépend du volume de la tumeur à embrasser. Dans tous les cas, il faut commencer par isoler le cordon en détruisant les adhérences existant à son pourtour. Cela fait, si la tumeur est facile à circonscrire vers sa partie supérieure, on fait avec le fil une anse double que l'on passe sur la partie saine du cordon, pendant que deux aides, tenant chacun une des extrémités de ce fil, tirent avec mesure et en sens inverse, perpendiculairement à la direction du cordon, jusqu'à ce que l'opérateur, en plaçant le doigt au point où la constriction s'exerce, juge qu'elle est portée au degré suffisant.

Si la racine du champignon se trouvait trop volumineuse pour pouvoir être efficacement comprimée par un seul fil embrassant sa circonférence, on pourrait fendre le cordon, dans le sens de sa longueur, en deux ou quatre parties et lier chacune d'elles le plus près possible de leur origine. On pourrait encore faire usage des ligatures multiples (*fig.* 41 et 42), qui, n'embrassant, dans leurs anses respectives, qu'une partie de la masse à lier, l'étreignent avec une plus grande énergie. A cet effet, on a une forte aiguille portant un fil double, avec laquelle on traverse la tumeur une ou plusieurs fois. On divise chaque fois l'anse de fil entraînée par l'aiguille, et l'on a ainsi une série de ligatures que l'on noue, chacune, sur la portion de la masse indurée qu'elles embrassent. On en complète l'effet par une ligature commune étroitement serrée au niveau même des ligatures partielles.

Quand la tumeur remonte trop haut pour que l'on puisse, le fil

étant appliqué sur la portion saine du cordon, le serrer par des
tractions perpendiculaires à la direction de cet organe, il faut,
pour pouvoir amener ce fil au degré de constriction nécessaire, se
servir d'appareils particuliers, semblables aux serre-nœuds dont
les chirurgiens font usage.

Le plus usité et le plus commode de ces appareils est un tube
simple en bois ou en métal, ou mieux un tube double, imité du
porte-nœud de Levret (*fig.* 43), plus long que le cordon testiculaire, mesuré de l'anneau inguinal à son extrémité libre. Chacun

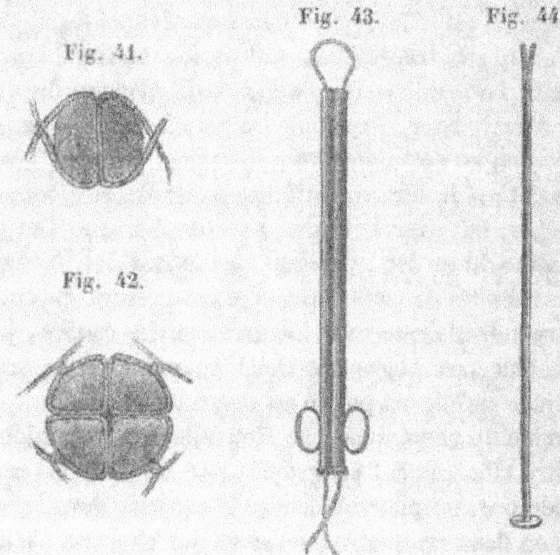

des bouts du lien étant engagé dans un des tubes, on embrasse, le
plus haut possible, le champignon avec l'anse supérieure formée
par ce lien, et on étreint le cordon en tirant avec force les deux
fils qui débouchent de l'extrémité inférieure du tube; quand la
striction est jugée suffisante, on noue ces deux fils sur le tube, ou
bien si celui-ci est simple, on interpose, entre son extrémité et les
deux bouts du lien, un petit bâtonnet sur lequel on fait le nœud.
Puis on fixe le porte-nœud lui-même, soit au cordon, soit aux
enveloppes, et de manière à ce que l'animal étant debout ne puisse
l'arracher avec les dents.

On peut faire usage encore, dans le même but, de deux porte-ligature ou porte-mèche (*fig.* 44), formés d'une tige bifurquée à une extrémité, et sur l'entaille de chacun desquels, une fois le fil noué mis en place, on fait passer les bouts de ce fil, l'un en avant, l'autre en arrière du cordon; des aides tirent sur ces fils en dehors du trajet inguinal, pendant que l'opérateur, avec ses porte-ligature faisant office de poulies de renvoi, les maintient perpendiculaires à l'axe du cordon. Cette constriction, il faut le dire, n'est jamais aussi efficace que celle exercée à l'aide du tube portenœud; mais elle peut suffire dans la grande majorité des cas.

Quand on étreint de la sorte un cordon volumineux, il est rare qu'on puisse, dès le premier jour, exercer une compression suffisante pour amener l'oblitération complète des vaisseaux testiculaires. D'où la nécessité, à mesure que le fil se relâche par la flétrissure des parties comprimées, de serrer de nouveau le lien, pour éviter que la circulation, continuant dans l'organe induré, ne le fasse de nouveau végéter et s'accroître. Avec le porte-nœud à double canule, il suffit, pour rétrécir progressivement l'anse de la ligature, de faire tous les jours pivoter l'instrument sur lui-même, jusqu'à ce que les parties se trouvent complétement divisées. Si l'on n'a qu'un tube simple, on serre le fil en faisant tourner comme un levier le petit bâtonnet sur lequel les fils sont noués, et qui, alors, se serrent à la façon d'un garrot. Avec les porte-ligature entaillés, on n'a pas la possibilité d'exercer ainsi, avec un même fil, la striction progressive. En ce cas, il faut chaque fois appliquer un fil nouveau qu'on serre sur le précédent.

Un autre mode de ligature, permettant d'exercer aisément une forte compression, dont on peut ensuite chaque jour augmenter les effets, consiste dans l'emploi d'un fil de plomb, que l'on serre autour du cordon avec une pince à mors plats, et auquel on ajoute de nouveaux tours de torsion, à mesure que le rend nécessaire la diminution de volume des tissus.

Ces procédés divers, malgré leur efficacité, présentent tous le même inconvénient : celui de n'agir qu'avec lenteur, et de laisser ainsi séjourner pendant longtemps, dans la plaie, toute la masse des tissus mortifiés qui, par leur présence, peuvent devenir la source d'accidents gangréneux redoutables. Afin d'éviter cet inconvénient, on peut substituer, à la ligature, un mode de division depuis longtemps en usage en pareil cas, et consistant dans l'emploi d'un cautère actuel tranchant, avec lequel, après l'avoir porté au rouge blanc, on ampute immédiatement la partie malade du cordon, comme on le fait dans le procédé de castration par cautérisation. M. Goux (*loc. cit.*) fait connaître un autre moyen de pratiquer ce mode d'amputation, dû à M. Dupuy, de Marmande. L'instrument employé est une espèce de pince, en forme de fortes tricoises, dont le tranchant est très-gros et très-mousse, et avec laquelle, après l'avoir chauffée à blanc, on mord et on ampute le cordon. A cet effet, le cordon étant d'abord mis à nu, on traverse le champignon avec une ficelle qui sert à le tirer au dehors, puis on engage le cordon dans la fente d'une planchette tenue de la main gauche et qui sert à faire remonter et à soutenir les enveloppes contre l'anneau, ainsi qu'à les préserver des atteintes du fer rouge. Un aide tire sur la ficelle passée dans le champignon, et l'opérateur saisissant le cordon le plus haut possible avec la pince chauffée à blanc, l'étreint graduellement de manière à ne pas déterminer une chute trop rapide des tissus indurés, et à laisser à l'eschare préservatrice de l'hémorrhagie le temps de se former.

Un mode d'amputation qui atteint, d'une manière plus simple, et peut-être plus sûre, au même but, est la division par l'écrasement linéaire. Avec la chaîne de l'écraseur, on embrasse la base du champignon mis à découvert, et l'on serre graduellement en ayant soin de mettre un certain temps, une demi-minute environ, entre chaque mouvement du levier moteur de la chaîne. En dix ou vingt minutes, suivant le volume du cordon, on en opère la séparation complète. « Les avantages immédiats et éloignés qui se rattachent à l'application de ce procédé, dit M. H. Bouley, sont si considérables qu'ils doivent faire passer par-dessus le seul inconvénient qu'il présente, celui d'exiger un temps assez long pour l'achèvement de l'opération. Et effectivement, par l'emploi de ce moyen, on réalise tous les bénéfices de l'excision simple, sans en avoir les inconvénients; une fois l'opération terminée, toute la masse du champignon étant éliminée d'emblée et sans hémorrhagie, la plaie se trouve conséquemment transformée en une plaie simple, dans laquelle rien ne peut plus mettre obstacle à la cicatrisa-

tion [1]. » On n'a plus à redouter, ajoute le même auteur, ni les
longues suppurations qu'entraîne toujours le séjour dans les tissus
de fils et de parties mortifiées, ni des infiltrations consécutives de
nature à provoquer une nouvelle induration au-dessus du point
divisé, comme il arrive souvent après l'application de la ligature.
La douleur elle-même, bien qu'ayant plus de durée au moment de
l'opération, est moins longue, en somme, puisqu'elle ne se prolonge pas au-delà et qu'il n'y a pas lieu d'y revenir. Tout milite donc
en faveur de ce procédé, récemment introduit, par M. H. Bouley,
dans la chirurgie des animaux domestiques, et à laquelle, dans
ce cas particulièrement, il est appelé à rendre d'utiles services.

Nous avons jusqu'à présent considéré le champignon comme
étant ou pouvant être facilement isolé des parties qui l'entourent.
Mais il se peut que l'induration ait contracté des adhérences avec
les enveloppes scrotales et les autres tissus de la région de l'aine ;
ou bien qu'elle se prolonge jusque dans l'abdomen. Quand il en
est ainsi, les procédés que nous venons de décrire cessent d'être
applicables. Il y a lieu alors de substituer à l'ablation totale de la
partie indurée du cordon, la destruction partielle de cette induration, au moyen de l'instrument tranchant seul ou combiné avec
l'action de la cautérisation. M. Schutt, de Saint-Pétersbourg
(*loc. cit.*), pour l'extirpation partielle avec l'instrument tranchant
seul, recommande le procédé suivant : le scrotum est fendu
d'avant en arrière, et transversalement, pour éviter toute tension
ultérieure ; puis, par la dissection, on détache aussi haut que possible le cordon spermatique des parties environnantes ; cela fait,
le cordon est fendu crucialement jusqu'au fond de l'induration, et
avec une feuille de sauge, on enlève de chacun des fragments du
cordon une partie en bec de flûte, de manière que la pointe des
parties enlevées se dirige vers le fond, où doit rester au moins
encore un pouce de l'induration. On met ensuite des étoupes dans
les incisions et autour du bout du cordon pour en empêcher la
réunion par première intention ; on remplit l'espace par une étoupade compressive, et on réunit les lèvres de la plaie par une
suture. Ce pansement reste en place jusqu'à ce qu'il tombe de lui-

---

[1] *Nouv. Dict. pratiq. de méd. vét.*, etc., 1857, t. III, p. 460.

même, ce qui arrive ordinairement du troisième au quatrième jour, moment où la suppuration se trouve déjà établie, et doit, en continuant, achever la fonte de la tumeur indurée.

Ce procédé est rationnel; mais comme il exige, pour pouvoir être appliqué, l'isolement préalable du cordon, il ne peut guère que remplacer la ligature ou l'écraseur linéaire, dans les cas où ces derniers procédés sont recommandés. Quand l'adhérence entre le cordon et les parties qui l'entourent est telle qu'on ne pourrait la détruire sans s'exposer à de graves hémorrhagies, ou bien quand la tumeur se prolonge jusque dans l'abdomen, il faut renoncer à isoler le cordon, et tâcher d'atteindre les parties qui se dérobent à l'action du bistouri, par la cautérisation avec le fer rouge ou par les caustiques potentiels. De la sorte, on peut détruire d'abord la plus grande partie de la masse indurée, faciliter l'évacuation des foyers purulents qui se sont formés dans son intérieur, et enfin, obtenir la fonte ultérieure, par suppuration, de la portion restante de l'induration.

On applique la cautérisation par divers procédés. Le plus simple consiste à faire pénétrer dans la tumeur de longs cautères droits, coniques ou olivaires (*fig.* 45, 46, 47) de dimensions proportionnées à la profondeur de l'engorgement. L'animal étant abattu et fixé

Fig. 45.   Fig. 46.   Fig. 47.

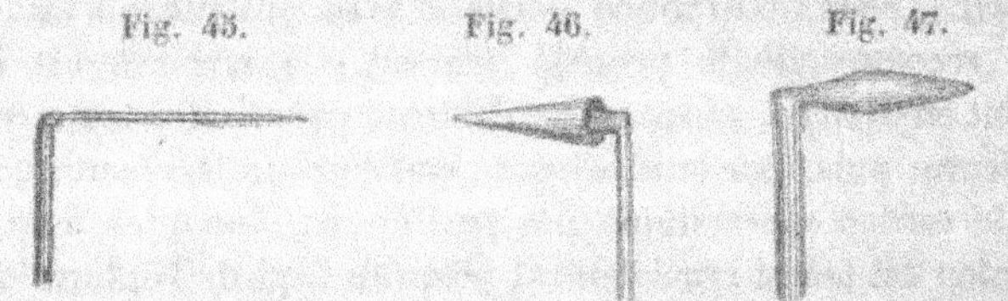

sur le dos, on commence par débrider la fistule qui aboutit au cordon induré; on enlève en même temps, si on le peut, une partie de la tumeur; puis, s'emparant du cautère chauffé à blanc, on le fait pénétrer dans l'épaisseur et au centre du cordon, en imprimant au cautère, pour faciliter son introduction, un léger mouvement de rotation. Dès qu'il commence à se refroidir, on doit en avoir un autre, porté à la même température, que l'on enfonce davantage; et on continue ainsi jusqu'à ce qu'on soit parvenu à la limite supérieure de l'induration, qu'il importe de ne pas dépasser.

Si l'on rencontre un foyer purulent, on ne va pas au-delà, afin de laisser à la suppuration le soin d'achever ce que le cautère a commencé. Il suffit, après avoir ainsi attaqué le cordon, d'appliquer autour de lui, dans la masse indurée qui l'enveloppe, quelques pointes de feu pénétrantes qui hâtent sa résolution.

Un autre mode de cautérisation consiste à extirper d'abord, le plus complétement que l'on peut, la tumeur indurée, puis à cautériser sa racine avec le fer rouge. Mais, attendu que, par suite de la profondeur des parties que l'on attaque avec le cautère, on n'est jamais certain d'opposer à l'hémorrhagie un obstacle offrant une résistance suffisante, outre que la pénétration du fer rouge dans une partie si voisine du péritoine, expose à de sérieux accidents inflammatoires, il est préférable de substituer à ce mode opératoire, soit la cautérisation simple plus haut décrite, soit, dans les cas où la tumeur pénètre trop profondément pour pouvoir être atteinte dans toute son étendue par le fer rouge, l'emploi des caustiques, tels que la potasse, l'acide arsénieux, le beurre d'antimoine, le sublimé corrosif, etc. Pour les appliquer, on fend le cordon en quatre, par une incision cruciale, et au point de réunion des fragments, on place un cône préparé avec la substance caustique, que l'on maintient par une étoupade et quelques points de suture, laissant le tout en place jusqu'à la chute de l'eschare.

On obtient encore des résultats heureux par l'action combinée du cautère actuel et des caustiques, dont on peut renouveler l'application si, après la chute de l'eschare, on juge la cautérisation insuffisante. Quelques observations, constatant l'efficacité de cette méthode, ont été publiées. L'une d'elles, due à Bernard, de Toulouse [1], est relative à un cheval affecté d'un énorme champignon, s'étendant jusque dans l'abdomen, et auquel on ne pouvait appliquer aucune ligature. Toute la partie ramollie du cordon ayant été détruite, on plongea à plusieurs reprises, dans la tumeur, un long cautère chauffé à blanc, et dirigé au milieu de l'induration par la cannelure d'un bâton de sureau coupé par le milieu, taillé en pointe, et pénétrant dans le cordon. Cela fait, dans l'infundibulum formé par le cautère, on introduisit, aussi profondément qu'il fut

[1] *Rec. de Méd. vét.*, 1834, p. 319.

possible, un morceau de potasse caustique, que l'on retint dans la partie à l'aide d'un fort tampon d'étoupes. On appliqua autour du cordon de nouvelles étoupes qu'on fixa par quelques points de suture, et on fit relever l'animal. Trois jours après, se trouva établie une abondante suppuration, qui finit par amener la fonte totale de la tumeur.

M. Tevenart [1], dans deux cas analogues, a agi de même, en substituant seulement le sublimé corrosif à la potasse, et il a obtenu de ce procédé un succès plus complet encore. De tels résultats autorisent à prescrire ce procédé pour tous les cas graves où les autres moyens paraîtront inapplicables.

8° **Fistule du scrotum**. — Quelquefois, à la suite de la castration, la plaie du scrotum, au lieu de se fermer, persiste. Alors ses bords se rapprochent; elle devient étroite et profonde, et continue de suppurer à une époque où déjà la cicatrisation devrait être achevée. Elle constitue alors la *fistule*, complication assez fréquente de la castration, qui survient presque chaque fois qu'un obstacle empêche la plaie de se cicatriser d'une manière régulière. Dans les cas les moins graves, elle est due simplement à la présence d'une fausse muqueuse produite par le frottement qui a lieu dans la plaie pendant la marche. Mais le plus ordinairement la fistule a pour cause l'inflammation et l'induration du cordon, dont elle constitue même un des caractères. Elle peut encore être due à la présence d'un corps étranger, de la ligature, par exemple, appliquée sur le cordon, et retenue dans les tissus par l'occlusion trop rapide des lèvres de la plaie. M. H. Bouley cite le cas d'une fistule entretenue par le séjour d'une paire de casseaux, par-dessus lesquels la peau s'était presque complétement cicatrisée (*Nouv. Dict.*, etc).

Les animaux chez lesquels existe une fistule n'en paraissent pas sensiblement affectés, sauf dans les cas où elle est accompagnée d'un engorgement douloureux du cordon. La fistule est indiquée par la persistance de l'écoulement du pus, et par l'aspect de ce produit, ordinairement peu abondant, filant et d'une odeur faiblement prononcée; et, enfin, par l'engorgement du cordon et

____

[1] *Journ. de Méd. vét.*, de Lyon, 1857, p. 249.

des ganglions de l'aine du même côté. Le trajet fistuleux peut atteindre une très-grande profondeur, pénétrer jusque dans l'épaisseur du cordon induré, ce qui arrive lorsqu'un foyer purulent s'est formé au sein de cette partie. Parfois, on n'en peut trouver le fond, et la sonde qu'on y introduit fait reconnaître un trajet inégal, irrégulier, sinueux, en certains points étranglé par des brides transversales.

Dans quelques cas, après un espace de temps variable, l'écoulement du pus s'arrête; et peu après, on voit apparaître sous le ventre un œdème plus ou moins considérable; l'engorgement s'étend à l'aine, dans les muscles de la jambe, et des abcès ne tardent pas à se former dans ces diverses régions. Malgré ces symptômes, la fistule est un accident généralement sans danger. Le pronostic n'en est fâcheux que lorsqu'elle est consécutive à un champignon profond, ou quand elle est suivie d'abcès allant s'ouvrir intérieurement. Le traitement à mettre alors en usage doit tendre surtout à éviter les suites également redoutables qui peuvent survenir dans l'un ou dans l'autre de ces cas.

Ce traitement, au surplus, varie suivant la cause qui entretient la fistule. Quand celle-ci n'est due qu'à l'inflammation des membranes scrotales au milieu desquelles elle existe, à la présence d'une fausse muqueuse que l'irritation des parties empêche de se cicatriser, on fait usage des injections caustiques, avec de l'eau de Rabel, du nitrate acide de mercure, une eau acidulée quelconque, une solution de sulfate de zinc, etc., qu'on répète plusieurs fois le même jour; on laisse ensuite pendant quelque temps l'animal au repos. L'engorgement augmente à la suite de ces injections; une légère eschare se forme, est entraînée par la suppuration; après quoi la cicatrisation peut avoir lieu. Si la fistule persiste, on revient à une seconde, à une troisième cautérisation; on remplace les caustiques, si on le juge à propos, par l'introduction d'un cautère actuel long et étroit (*fig.* 45), chauffé à blanc, en ayant soin de ne pas pénétrer au-delà de l'anneau inguinal; après quoi, si le cordon n'offre d'ailleurs aucune induration, la guérison peut être considérée comme assurée. Quand la fistule existe au milieu d'une masse indurée, il convient de la débrider, dans une étendue plus ou moins grande, à son orifice inférieur, avant de pratiquer la

cautérisation. Lorsqu'elle a pour cause la présence d'un corps
étranger, lien ou casseau, il faut en faire l'extraction, après avoir
convenablement dilaté le trajet fistuleux, de même que, lorsqu'elle
est entretenue par une induration du cordon, il est nécessaire,
pour guérir la fistule, de faire disparaître sa cause première, en
pratiquant l'opération du champignon plus haut décrite.

9° **Hernie inguinale.** — La hernie inguinale est la sortie
accidentelle, par l'anneau inguinal, d'une portion plus ou moins
considérable de l'intestin ou de l'épiploon, constituant, ainsi,
soit l'entérocèle, soit l'épiplocèle. Cet accident peut se manifester
chez les sujets auxquels on pratique la castration, dont il constitue
alors une dangereuse complication. La hernie, alors, n'est pas
toujours un résultat immédiat et particulier de la castration. Dans
la plupart des cas, quand elle se déclare, c'est qu'elle existait
avant, depuis une époque plus ou moins éloignée ; et au moment
de l'opération, elle ne fait qu'apparaître, avec un plus haut degré
de gravité, par le fait de l'ouverture de la gaîne séreuse au milieu
de laquelle se trouvait renfermée la masse herniée. Elle est alors
d'autant plus à craindre, que l'anneau inguinal, dilaté par le
passage fréquent et le séjour de l'anse intestinale herniée, offre
un facile accès à l'intestin, qui, sous l'influence de la pression à
laquelle il est soumis dans l'intérieur de la cavité abdominale, tend
sans cesse à s'échapper.

La hernie peut se manifester, soit sur l'animal encore entravé,
au moment même où l'on pratique l'opération, soit après que le
cheval s'est relevé. Dans le premier cas, elle peut résulter seulement des efforts violents, des mouvements énergiques auxquels se
livre le sujet pendant qu'on l'opère, surtout s'il est d'un tempérament irritable, si l'intestin est rempli par une grande masse d'aliments, et si l'anneau se trouve en même temps dilaté par une
entérocèle ancienne. Quand la hernie se montre sur l'animal debout, son unique cause déterminante est la dilatation de l'anneau.

L'entérocèle est plus à craindre chez les jeunes sujets, dont les
tissus, plus mous, plus relâchés, favorisent et permettent plus
aisément à l'anneau de s'agrandir. Elle devient moins à redouter à mesure que les animaux prennent de la force, que les
tissus acquièrent une plus grande rigidité. Par une raison sem-

blable, les animaux épuisés, à tempérament faible et lymphatique, y sont plus exposés que ceux qui se trouvent dans des conditions opposées ; mais par compensation, chez ces derniers, lorsque la hernie se forme, elle se réduit plus difficilement ; elle est sujette à s'engouer, à s'étrangler, et, par conséquent, elle offre toujours plus de gravité.

La condition essentielle pour que la hernie de castration se manifeste, est l'ouverture, pendant l'opération, de la tunique vaginale, l'intestin, dans ce cas seulement, pouvant s'échapper et apparaître au dehors. De là, l'un des avantages sur lequel nous avons déjà insisté, du bistournage, qui n'expose jamais le sujet à de tels dangers ; de là encore, la supériorité du procédé de castration à testicules couverts, dans lequel le sac vaginal restant fermé par l'application sur la tunique fibreuse du casseau, qui, en maintenant appliquées l'une contre l'autre les deux parois de cette gaîne, oppose à la sortie de l'intestin un obstacle infranchissable. Tandis qu'avec le procédé à testicules découverts, en incisant la tunique séreuse, on ouvre à l'intestin une voie par laquelle aussitôt il s'échappe au dehors. Ce n'est pas qu'en châtrant à testicules couverts, la hernie, comme on l'a dit à tort, ne puisse avoir lieu, puisque souvent elle préexiste à l'opération, mais alors elle n'est pas le fait de la castration elle-même ; loin de là, l'anse intestinale herniée étant retenue au-dessus du casseau, l'opération devient précisément un moyen d'en opérer la guérison.

L'organe qui forme la hernie est le plus souvent l'intestin grêle ; quelquefois c'est la portion flottante du colon, que l'on distingue aisément du précédent à ses replis et à ses bandes blanches musculaires. L'étendue de l'intestin qui fait hernie varie beaucoup ; quand c'est l'intestin grêle, elle est toujours plus considérable, devient vite très-grande, augmente à chaque mouvement que fait l'animal ; et lorsque celui-ci est debout, l'anse intestinale peut descendre assez pour traîner sur le sol. Si l'accident est récent, l'organe offre sa couleur naturelle ; mais si la hernie a seulement quelques heures de durée, l'intestin devient rouge, brunâtre ; et pour peu qu'un obstacle s'oppose à sa rentrée, sa couleur devient rapidement foncée ; les matières solides ou gazeuses s'y accumulent. L'organe paraît alors enflammé, distendu ; il y a engouement, étranglement, et la vie du sujet se trouve gravement comprise.

Parfois, au lieu d'une anse intestinale, on voit apparaître, par l'ouverture scrotale, une masse membraneuse, vasculaire, foncée en couleur, parsemée de bandes de graisse, formant un paquet irrégulier ou une sorte de corde allongée, pendant jusqu'à terre; c'est l'épiploon qui, dans ce cas, a fait hernie. L'épiplocèle est un accident très-commun, plus même que l'entérocèle, que souvent elle complique. L'épiploon hernié est libre ou adhérent avec les parois du sac vaginal, et, dans ce dernier cas, il présente toujours une plus grande épaisseur.

L'entérocèle de castration est toujours grave, à cause de la difficulté qu'on éprouve pour faire rentrer l'intestin dans l'abdomen. On a réussi, parfois, à la réduire, et à obtenir ainsi une guérison définitive. Mais cette réduction peut rencontrer des obstacles invincibles, ce qui a pour conséquence inévitable la mort de l'animal; ou bien l'intestin, pendant son séjour prolongé hors de l'abdomen, ou par le fait des manœuvres de la réduction, peut avoir été blessé, lésé, et, quand il est remis en place, devenir le siége d'une inflammation également mortelle. L'épiplocèle n'offre pas les mêmes dangers; elle guérit, au contraire, presque toujours.

Pour éviter la hernie de castration, la première chose est d'explorer soigneusement, avant l'opération, la région inguinale, en s'entourant de tous les renseignements propres à faire savoir si la hernie existe ou non. Si on trouvait une anse intestinale engagée dans les bourses, peut-être conviendrait-il de surseoir à l'opération, et d'attendre pour la pratiquer que l'intestin fût rentré dans l'abdomen. Il est cependant des cas où la présence de la hernie, loin d'être une contre-indication de la castration, exige, au contraire, cette opération, qui constitue alors le seul moyen de réduction qu'on puisse lui opposer. Seulement, quand un cas semblable se présente, il est indispensable de pratiquer l'opération de manière à atteindre au but qu'on se propose sans aggraver, par de fausses manœuvres, les dangers de la lésion existante. A cet effet, il convient d'abord de chercher à diminuer la masse intestinale en laissant l'animal à la diète au moins vingt-quatre heures d'avance; puis, de vider le rectum par quelques lavements, d'abattre le sujet sur un lit plus élevé sous le train postérieur;

d'agir avec lenteur, avec modération, quand on l'assujétit, de manière à ne provoquer aucun effort ; de ne commencer à opérer que lorsque le sujet est tout-à-fait tranquillisé, et de le faire relever ensuite en soulevant en premier lieu le train postérieur ; d'éviter de le faire courir durant les premiers jours qui suivent, etc.

Quant à l'opération elle-même, elle doit être pratiquée exclusivement par le bistournage ou par les casseaux à testicules couverts, seuls procédés capables de prévenir tout accident quand la hernie existe, et d'en hâter la réduction consécutive.

Quand la hernie s'est montrée, il faut tout d'abord, pour éviter les complications ultérieures, chercher à la réduire. Cette réduction est facile lorsque la hernie est ancienne, l'anneau plus ou moins dilaté. Elle offre, au contraire, la plus grande difficulté quand l'anse intestinale est déjà engouée, enflammée, quand la hernie, en un mot, présente les symptômes de l'étranglement.

Pour opérer cette réduction, on commence, le plus tôt qu'on le peut, par fixer l'animal sur le dos, le train postérieur un peu plus élevé, afin que l'intestin soit déjà, par son propre poids, entraîné vers l'abdomen, ce qui parfois suffit pour le faire rentrer spontanément. Sinon, sans déranger ni enlever le casseau, et en le faisant seulement tenir de côté, on essaie de repousser avec les mains l'intestin dans la cavité abdominale ; après s'être assuré qu'aucune malpropreté n'existe à sa surface, on le fait soutenir dans un linge imbibé d'une solution mucilagineuse, puis on commence le taxis. A cet effet, on tient dans chaque main une des extrémités de l'anse intestinale qui s'engage dans l'anneau ; et pendant que l'une des mains se borne à maintenir immobile la partie de l'intestin qu'elle soutient, l'autre refoule peu à peu l'organe dans l'abdomen. En agissant ainsi, la réduction se fait plus lentement, mais d'une manière certaine et continue, tandis que si l'on faisait agir les deux mains à la fois, on serait exposé à voir l'intestin ressortir à chaque effort de l'animal. Il convient d'ailleurs de ne chercher à faire entrer l'intestin que lorsque le sujet reste calme, et de suspendre toute manœuvre dès qu'il s'agite ou contracte ses muscles, en se bornant, pendant les temps d'arrêt, à appliquer les deux mains contre l'anneau, afin d'empêcher la sortie des portions déjà réintégrées. La réduction opérée, on termine par quelques points de suture comprenant la peau et toutes les membranes divisées. Survient un prompt engorgement, qui suffit, le plus souvent, pour empêcher une nouvelle descente, et détermine ainsi la cure radicale de la hernie.

Si la réduction est difficile à opérer de cette manière, ce qui arrive lorsque l'anse intestinale herniée, ayant atteint une certaine longueur, est rouge et tuméfiée, on procède différemment. D'abord, il faut enlever le casseau qui gêne l'opération, après avoir préalablement fixé le bout du cordon testiculaire par un gros fil ciré, que l'on fait tirer de côté; puis l'on essaie le taxis, d'après les règles ci-dessus indiquées. A ce moment, si l'on éprouve des difficultés trop grandes, on peut, pour diminuer la résistance des tissus qui ferment le passage inguinal, recourir à la saignée, aux fomentations avec un liquide émollient ou une décoction de feuilles de belladone. Si des matières solides ou liquides remplissent l'intestin, on leur donne plus d'espace en tirant en dehors une nouvelle portion d'intestin; s'il est distendu par des gaz, on le vide partiellement en le ponctionnant avec une aiguille à coudre. On facilite encore sa rentrée, en introduisant la main dans le rectum, et en essayant, à travers la paroi de cet intestin, de saisir, au-dessus de l'orifice interne du canal inguinal, l'anse intestinale herniée, et de la faire rentrer dans l'abdomen en la tirant modérément, pendant que l'autre main repousse le viscère vers l'anneau. M. Renault a conseillé d'opérer cette réduction au moyen d'une incision pratiquée au flanc et permettant le passage de la main. Ce moyen périlleux n'a pas été tenté dans la pratique.

M. Bouillard, qui opère, comme nous l'avons vu, la castration sur l'animal debout [1], maintient le sujet dans la même position pour réduire la hernie, lorsque le cas se présente. Il le place seulement de manière à ce que le train postérieur soit d'environ 40 centimètres plus élevé que le train antérieur. Il introduit ensuite la main dans le rectum, saisit la portion d'intestin engagée dans l'anneau, et par des tractions assez modérées pour éviter toute déchirure, il attire l'organe dans l'abdomen, pendant que de l'autre main il le refoule de bas en haut. Il a obtenu ainsi très-

---

[1] *Journ. de Méd. vét.* de Lyon, 1847, p. 319; 1858, p. 199.

aisément la réduction de la hernie, qui s'est maintenue réduite seulement en ayant soin de conserver la même position inclinée au sujet placé dans l'écurie.

Lorsque, par ces différentes manœuvres, on n'a pu parvenir à faire rentrer l'intestin, il ne reste plus qu'une ressource, c'est d'opérer le débridement de l'anneau. Avant d'y procéder, on pourrait, avec le plus grand avantage, soumettre les animaux à l'anesthénisation avec l'éther ou le chloroforme, qui les mettrait dans un état de relâchement tout-à-fait favorable à la réduction de la hernie, et, dans tous les cas, aiderait singulièrement à la réussite de l'opération, si elle était encore nécessaire.

Les instruments servant à pratiquer le débridement sont un bistouri boutonné et une sonde cannelée. Le bistouri peut être droit ou concave sur tranchant. A défaut d'un instrument semblable, on peut se servir d'un bistouri droit ordinaire, muni, à sa pointe, d'une petite boule de cire, ou même encore d'un simple canif à pointe émoussée. La sonde, qui sert à conduire la lame du bistouri dans le trajet inguinal, peut être remplacée par le doigt indicateur. Pour faire l'opération, l'animal étant toujours maintenu sur le dos, on introduit le doigt ou la sonde dans le canal inguinal jusqu'à son orifice interne, siége ordinaire de l'étranglement ; puis on glisse le bistouri dans la cannelure ou sur l'index, en ayant le plus grand soin de ne pas léser l'intestin, que l'on refoule avec le doigt, et, en appuyant le tranchant de l'instrument sur la bride fibreuse qui forme l'anneau inguinal interne, on incise celui-ci par une légère pression.

Le point indiqué pour le débridement est la partie antérieure et externe de l'anneau, où l'on agit avec plus d'aisance et où l'on n'est pas exposé à rencontrer les branches artérielles de l'épigastrique ou prépubienne. Il faut éviter de faire une trop grande incision, par laquelle, surtout si l'animal se livrait à quelque effort, pourrait s'échapper une nouvelle portion d'intestin, qui rendrait la réduction plus difficile, sinon impraticable. Mieux vaut, quand la première incision est insuffisante, en faire une autre à côté, que d'aggrandir la première, car cela exposerait à dépasser l'anneau fibreux, et à atteindre ainsi la portion charnue des parois abdominales, qui, se déchirant avec facilité, aurait pour résultat la formation d'une dilatation considérable, peut-être sans remède.

Quand le débridement est opéré, on procède à la réduction de l'intestin suivant les règles plus haut indiquées, puis on s'occupe de maintenir l'intestin réduit en fermant le sac vaginal. A cet effet, on commence par détacher le dartos de la tunique fibreuse par une dissection assez facile à pratiquer; on fait allonger simultanément cette tunique et le cordon testiculaire, et, par-dessus l'un et l'autre, on place un casseau que l'on remonte aussi haut que possible vers l'abdomen, et qui se trouve ainsi dans la même position qu'après la castration à testicules couverts.

L'opération ainsi terminée, il est bon de ne pas relever immédiatement l'animal, de le laisser même quelques heures, s'il peut s'y maintenir, en position dorsale. Pendant ce temps, on le bouchonne, on l'essuie, on le sèche; après quoi, on le fait relever. On applique alors, si on le juge utile, un bandage contentif, et on maintient le sujet opéré, pendant huit à dix jours, à un régime diététique et calmant, qui a pour double effet d'atténuer la puissance des efforts auxquels il peut se livrer, et de diminuer le volume de la masse intestinale.

Malgré toutes les précautions, la réduction de la hernie de castration n'est pas toujours suivie de succès. Quand elle est volumineuse, ancienne, quand le viscère est lésé, flétri, gangréné, rien ne peut alors empêcher l'animal de succomber aux suites de ce grave accident. Il peut se faire aussi qu'en plaçant le casseau, on pince une anse intestinale, retenue dans la gaîne après la réduction. L'animal, dans ce cas, paraît en proie, dès qu'il est relevé, à de violentes coliques, qu'indiquent des mouvements désordonnés, des convulsions, des sueurs abondantes. Ces symptômes, apparaissant en de telles circonstances, doivent éveiller sans retard l'attention de l'opérateur. Celui-ci fera de nouveau coucher l'animal sur le dos, enlèvera le casseau après avoir préalablement fixé le cordon par un lien, et opèrera la réduction avant d'exercer une nouvelle compression sur la tunique fibreuse.

L'épiplocèle est infiniment plus facile à guérir que l'entérocèle. Quand une portion de l'épiploon s'échappe par la gaîne vaginale, il n'est pas nécessaire d'en essayer la réduction; il suffit de retrancher la partie herniée pour mettre fin à l'accident. On peut l'arracher, ce qui détermine une oblitération plus complète des vaisseaux qui sillonnent cet organe, et prévient sûrement toute hémorrhagie; il faut seulement avoir le soin d'exercer sur l'anneau inguinal une compression suffisante, pour éviter de tirailler l'épiploon à l'intérieur. On peut aussi se borner à l'excision pure et simple avec l'instrument tranchant, de nombreuses observations de MM. Barthélemy, Dillon, des faits cités par MM. Roupp[1], Mathieu[2], Lacoste[3], etc., ayant démontré que cette opération peut se faire sans danger.

10° **Péritonite.** — La *péritonite* est une affection, mal définie, qui se manifeste fréquemment à la suite de la castration, et en constitue l'une des complications les plus graves. La dénomination de péritonite, affectée à cette maladie, en indique assez la nature, telle au moins qu'on l'admet généralement, pour nous dispenser d'en donner une autre définition. Cependant, si l'on tient compte des causes sous l'influence desquelles la maladie se développe, de ses symptômes, de ses caractères anatomiques, tout autorise à penser que, dans ce qu'on appelle la péritonite, survenant consécutivement à la castration, il y a quelque chose de plus qu'une simple inflammation du péritoine. Cet état n'est pas sans analogie avec ce qu'on a nommé, chez la femme, la fièvre puerpérale; chez la vache, la fièvre vitulaire, etc.; ce qui revient à dire que sa nature intime s'enveloppe de la même obscurité. Toutefois, à défaut d'une dénomination plus satisfaisante, nous conserverons à cette maladie le nom de *péritonite*, sous lequel elle est connue, et qui a l'avantage de représenter, pour tous, un état déterminé, sinon parfaitement défini dans son essence.

Les causes de cette affection sont, comme sa véritable nature, inconnues ou à peu près. Partant de l'idée qu'elle était constituée tout entière par l'inflammation du péritoine, on a admis qu'elle pouvait être produite par l'extension, jusqu'à cette séreuse, de l'inflammation locale, résultant de l'opération même, et se propageant par continuité de tissu. Mais la rareté relative de la péri-

---

[1] *Rec. de Méd. vét.*, 1826, p. 44.
[2] *Journ. prat. de Méd. vét.*, 1826, p. 123.
[3] *Mém. de la Soc. vét. du Calvados et de la Manche*, 1837, t. III, p. 157.

tonite en dehors des cas qui se manifestent par des causes purement extérieures, prouve combien peu est à redouter l'apparition de la maladie consécutivement à l'irritation locale résultant du fait même de la castration, quelles que soient d'ailleurs les manœuvres dont on ait usé pendant l'opération. Nous en dirons autant, et à plus forte raison, de certaines causes tout hypothétiques, telles que l'introduction, dans l'abdomen, de la sérosité contenue dans les bourses, ou du sang qui a pu s'épancher dans le cours de l'opération, ou bien de l'eau avec laquelle on a la mauvaise habitude de lotionner la région opérée, ou bien encore de l'air atmosphérique, quand on opère par incision de la tunique fibreuse ; circonstances dont l'influence n'est établie par aucun fait, et qu'il n'y a conséquemment pas lieu de discuter.

Une cause locale, moins contestable, du développement de la péritonite, est le retrait du cordon dans l'abdomen, après la séparation du testicule, lorsque ce cordon, coupé court, reste libre à son extrémité, ainsi qu'il arrive après la castration par torsion, par ligature, par le feu, etc. Plusieurs faits, observés jusqu'à présent, tendent, en effet, à prouver que la présence de l'extrémité du cordon dans le péritoine peut donner lieu à cette affection. L'influence immédiate de cette cause est d'autant plus à remarquer, qu'elle constitue en réalité le seul fait que l'on puisse invoquer en faveur de la doctrine de l'inflammation du péritoine, vu la difficulté apparente d'expliquer autrement les phénomènes morbides qui accompagnent ce retrait du cordon ; bien qu'il fût peut-être possible d'attribuer les symptômes graves, qui se manifestent alors, à une infection putride résultant de la présence, au sein des organes vivants, de la portion de tissus mortifiés restée au bout du cordon à la suite de l'opération.

L'action du froid, ainsi que les arrêts de transpiration qui en résultent, ont été également signalés comme pouvant occasionner la péritonite, et avec d'autant plus d'apparence de raison, que la maladie s'est le plus ordinairement manifestée sur des sujets châtrés en hiver. Mais si l'on considère que la péritonite a pu se développer, et non moins aisément, chez des animaux qui n'avaient pas quitté une seule fois leur place depuis l'opération, il est permis d'en conclure qu'elle n'a pas pour cause essentielle les arrêts de transpiration, pas plus que l'excès d'alimentation avant la fin des symptômes fébriles, la maladie s'étant également montrée chez des animaux tenus à la diète la plus sévère. Enfin, les animaux qui ont beaucoup travaillé, qui ont souffert, éprouvé des privations, n'y sont pas plus exposés que ceux qui ne font rien et qui sont bien nourris. D'où il faut conclure que, dans la grande majorité des cas, l'étiologie de la péritonite est encore fort obscure, et que, de toutes les causes indiquées comme pouvant la faire naître, il n'en est aucune, sauf le retrait accidentel du cordon dans l'abdomen, que l'on puisse accepter, nous ne dirons pas comme démontrée, mais seulement comme probable.

Ce qui doit plus encore contribuer à maintenir l'esprit en doute sur la véritable origine de la péritonite, c'est l'apparition plusieurs fois observée de la maladie, sous la forme d'une endémie passagère, affectant alors un caractère presque foudroyant, et cela dans des circonstances tout-à-fait ordinaires, au milieu desquelles l'examen le plus minutieux n'a fait rien découvrir qu'on n'ait pu retrouver exactement dans les conditions qui entourent les animaux opérés qui échappent à cette complication. C'est particulièrement en Normandie, dans les divers dépôts de remonte de cette contrée d'élève, où se trouvent réunis chaque année un grand nombre de jeunes chevaux châtrés en même temps, que l'on a eu occasion de constater à plusieurs reprises cette espèce d'enzootie. Ainsi, M. Texier, vétérinaire du train, à Evreux, sur 2,000 chevaux qu'il reçut pour son corps, et qui furent châtrés dans le cours de l'hiver de 1830 à 1831, en eut 200 affectés de péritonite, dont un grand nombre périrent[1]. Un autre exemple plus remarquable encore est cité par Lacoste[2]. En 1838, étant alors vétérinaire du dépôt de remonte de Caen, il pratiqua la castration, du 5 novembre au 12 décembre, sur 177 chevaux, sans éprouver aucun accident. Puis à partir du 13 jusqu'au 22 décembre, sur 62 chevaux qu'il opéra, 46 furent atteints de péritonite, sur lesquels 42 périrent. Cette mortalité fit suspendre l'opération ; Lacoste la reprit le 15 janvier suivant, et ne perdit plus aucun

[1] *Journ. de Méd. vét. théor. et prat.*, 1833, p. 301.
[2] *Journ. des Vét. du Midi*, 1851, p. 324.

animal. Dans d'autres circonstances, ce fut le tétanos qui se manifesta au lieu de la péritonite; et d'une manière également soudaine, imprévue, foudroyante, cessant de même tout-à-coup sans qu'on pût mieux s'expliquer pourquoi la maladie avait éclaté, pourquoi elle avait disparu.

Cette sorte d'enzootie s'étant toujours manifestée dans le cours de l'hiver ou du printemps, on a généralement été porté à l'attribuer aux intempéries atmosphériques régnant à cette époque de l'année, indépendamment de l'influence, également admise, des mauvais soins, des habitations malsaines, etc. Mais, comme le fait, avec raison, observer Lacoste, des quantités de chevaux sont opérés chaque année, exactement dans les mêmes conditions, sans éprouver le moindre accident. Ils habitent les mêmes écuries, reçoivent des soins identiques, sont soumis à la même alimentation, sont exposés quelquefois à des refroidissements, à des variations de température plus considérables, et cependant ils n'en sont nullement incommodés.

Ne pouvant attribuer à des causes appréciables de si graves accidents, Lacoste cherche à les expliquer par une *influence atmosphérique délétère*, qui, dominant alors dans le pays, aurait agi mortellement sur les chevaux nouvellement châtrés. Il fut, comme il le dit, fortifié dans cette idée, par l'apparition, en ce moment, dans le pays, de la maladie aphtheuse, qu'on n'y connaissait pas encore, et qui arrivait de l'Est. Il demande à ceux qui refuseraient de croire à cette influence atmosphérique éphémère, comment on pourrait autrement se rendre compte de ces avortements épizootiques qui se développent parfois, dans certaines contrées, sur un nombre considérable de juments à la fois, alors que rien n'est changé dans les conditions qui entourent les animaux. L'explication de Lacoste peut être admise; elle peut aussi être contestée. Mais comme en la tenant pour une simple hypothèse, on ne pourrait la combattre qu'en y substituant une autre hypothèse non moins contestable, il nous paraît inutile, tant que de nouveaux faits bien observés n'auront pas apporté à la question les éclaircissements qui lui font encore défaut, d'entamer sur ce point une discussion qui ne pourrait, au moins dans l'état actuel de la question, aboutir à aucune solution pratique.

Signalons toutefois une remarque faite par Lacoste, et qu'appuie la longue expérience de ce praticien ; c'est la prédisposition presque exclusive, à contracter la maladie, qu'offrent les animaux châtrés dans le jeune âge, de un an à dix-huit mois, comparativement à ceux opérés à une période plus avancée de la vie. Ainsi, le plus grand nombre des animaux morts qu'il a observés avaient moins de quatre ans ; une minime proportion a succombé dans la période de quatre à cinq ans ; parmi ceux âgés de plus de cinq ans, il n'en a perdu aucun. Un tel résultat s'explique jusqu'à un certain point par la force moindre de résistance qu'opposent, à l'invasion de la maladie, des animaux qui n'ont pas encore acquis leur entier développement. Dans tous les cas, il montre le peu de fondement de l'opinion, assez répandue, d'après laquelle les jeunes sujets seraient moins exposés que les chevaux adultes à cet accident de la castration.

Les *symptômes* de la péritonite, dans les circonstances variées au milieu desquelles la maladie a été observée, présentent une remarquable uniformité. L'affection se déclare, le plus souvent, du deuxième au sixième jour qui suit l'opération ; quelquefois elle n'apparaît que le huitième, le dixième jour, et d'autres fois, mais beaucoup plus rarement, après quinze jours, un mois, deux mois.

Divers signes annoncent son invasion. L'animal a la tête basse, se tient au bout de sa longe, refuse de manger. La plaie du scrotum cesse tout-à-coup de suppurer, et un fort engorgement, chaud, dur et douloureux, des bourses et des parties environnantes, se manifeste. Les quatre membres sont rapprochés, le dos est voûté, raide, ne cède pas à la pression des doigts. Les flancs sont retroussés, l'abdomen est douloureux, le pouls est petit, dur et fréquent. Les jours suivants, le mal faisant des progrès rapides, tous les symptômes s'aggravent. La tumeur des bourses, dont les bords sont nettement dessinés, s'étend de plus en plus, arrive jusque sous le thorax, descend le long des cuisses, et prend alors un caractère œdémateux ; elle est moins chaude, moins dure, moins douloureuse, et garde l'empreinte du doigt. De légères coliques se manifestent ; l'animal gratte le sol avec ses membres antérieurs. La défécation est rare, ainsi que l'émission des urines. Les parois abdominales montrent plus de sensibilité à la pression. Puis le pouls devient petit, intermittent; la respiration s'accélère. L'animal, qui ne s'est jamais couché, devient faible, chancelant, écarte les membres postérieurs, autant pour agrandir sa base de sustentation, qu'à cause de l'engorgement qui occupe la face interne des cuisses. Puis, la gangrène envahissant les parties affectées, le malade finit par tomber, et meurt en peu de temps, du cinquième au sixième jour après l'invasion du mal.

La rapidité avec laquelle apparaissent et se succèdent ces divers symptômes, la terminaison fatale à laquelle ils aboutissent avec tant de promptitude, montrent surabondamment tout le danger de cette grave affection, que viennent encore parfois compliquer des maladies de poitrine, des pleurésies, et qui est d'autant plus à redouter, qu'on ne connaît aucun moyen de la prévenir.

A l'autopsie des sujets qui ont succombé à la péritonite consécutive à la castration, on rencontre les lésions suivantes : sur toute la région abdominale, au siége de l'engorgement, existe une infiltration séreuse jaunâtre ou livide, répandue jusque dans le tissu cellulaire intermusculaire. L'extrémité amputée des cordons est sèche, facile à écraser, d'un brun noirâtre; à leur partie supérieure, ces organes sont devenus le siége d'une infiltration plus ou moins abondante. Dans la cavité abdominale, se trouve épanché, en quantité variable, un liquide roussâtre, trouble, coloré, parfois sanguinolent, au milieu duquel flottent des flocons jaunâtres, d'aspect graisseux. En plusieurs points, les vaisseaux sous-séreux, tant à la surface viscérale qu'à la surface pariétale, sont injectés, ce qui forme, en différentes régions du tissu sous-péritonéal, des plaques, des zones rougeâtres. Les vaisseaux de l'épiploon sont également injectés, et donnent, à cet organe membraneux, l'aspect d'un caillot sanguin. Quant au péritoine lui-même, il est le plus souvent intact; on n'y trouve jamais de fausses membranes, et dans quelques points seulement, on remarque de petites saillies coniques, qui donnent à la séreuse un aspect floconneux. Dans quelques rares circonstances, on y rencontre des brides fibreuses, des adhérences contre nature, dont le degré d'organisation indique une origine ancienne, par conséquent étrangère à la maladie à marche rapide qui a occasionné la mort.

A considérer en elles-mêmes les lésions que nous venons d'énumérer, peut-on admettre que ce soit bien là les véritables caractères d'une péritonite? et n'a-t-il pas un peu fallu l'influence toute-puissante d'une idée reçue, pour attribuer, en pareil cas, la cause de la mort à l'inflammation d'un organe qui n'offre à l'autopsie aucune altération sensible? Le manque absolu de proportions entre l'effet et sa cause supposée a été senti depuis longtemps, mais sans que l'attention s'y soit arrêtée. H. d'Arboval dit à ce sujet : « Lorsqu'on ouvre les cadavres des animaux qui ont été affectés de péritonite, *il est rare qu'on n'aperçoive pas* les traces de la phlegmasie qui a existé pendant la vie. » Si le fait n'est *que rare*, il n'est pas impossible ; c'est-à-dire qu'il peut arriver qu'un animal succombe à la péritonite sans qu'il y ait péritonite. En ce cas, à quoi donc attribuer la mort ?

Voilà ce que personne, du moins à notre connaissance, n'a cherché à savoir. La question pourtant en vaut la peine, ne serait-ce qu'au point de vue du traitement, qui ne peut être dirigé d'une manière rationnelle tant qu'on méconnaîtra, nous ne disons pas la nature intime, mais le caractère essentiel de la maladie.

Ainsi, jusqu'à ce jour, dans l'idée que la péritonite n'était qu'une simple phlegmasie, on a essayé de la combattre à peu près exclusivement par les antiphlogistiques. On a perdu de la sorte la plus grande partie des malades. Citons pour exemple Lacoste qui, sur 46 en perd 42, ce qui ne l'empêche pas de recommander avec instance ce mode de traitement qui lui a si mal réussi.

M. Texier, dans une circonstance analogue, plus haut rappelée, a agi d'une façon moins absolument systématique et s'en est bien trouvé. Il appliqua d'abord, comme le recommandent H. d'Arboval et tous les classiques, la méthode antiphlogistique pure : diète sévère, plusieurs saignées chaque jour; onctions de populeum et lotions émollientes sur la tumeur, bains de vapeur, boissons chaudes et mucilagineuses, lavements émollients, scarifications sur toute l'étendue de l'engorgement. 20 chevaux, soumis à ce traitement, périrent tous en trois ou quatre jours. M. Texier, éclairé par ce résultat, changea de médication. Il pratiqua une seule saignée, le premier jour; puis, après quelques scarifications, plongea des cautères dans l'engorgement, fit par-dessus des frictions avec un liniment formé de parties égales d'ammoniaque et d'huile d'olive, lotionna, avec ce même liquide, l'extrémité inférieure des cordons. Ces frictions et ces lotions, répétées quatre ou cinq fois durant la première journée, eurent un prompt effet. Au bout de douze heures, la tumeur était moins circonscrite, devenait phlegmoneuse; le liquide, s'écoulant par les plaies résultant des scarifications, était moins fluide; l'extrémité sèche des cordons était devenu humide. L'animal cessait de piétiner et cherchait à manger.

On continua, les jours suivants, l'emploi des mêmes moyens, sauf la saignée, et en diminuant chaque jour le nombre des applications topiques. Bientôt on vit s'établir la suppuration dans les plaies scarifiées et dans celle du scrotum; la tumeur se résoudre à la manière d'une phlegmasie ordinaire; tous les symptômes généraux disparaître; les malades reprendre leur gaîté, et la santé revenir; seulement, ayant maigri beaucoup pendant la maladie, ils restèrent longtemps à se remettre tout-à-fait. M. Texier traita de cette manière 180 chevaux sur lesquels 160 guérirent. Les 20 autres succombèrent à une complication de pleurite, qui se déclara exceptionnellement chez ces animaux.

Le succès de cette médication, qui a réussi dans une circonstance où échouent la plupart des autres moyens les plus généralement recommandés, peut nous dispenser d'énumérer ces moyens, dont l'indication serait ici un hors-d'œuvre. N'ayant, en effet, à envisager cette affection qu'au point de vue spécial de ses rapports avec la castration, il doit nous suffire de faire connaître, autant qu'il est possible, les moyens d'en triompher sanctionnés par la pratique. Ajoutons seulement, d'après une expérience puisée dans l'exercice de la médecine de l'homme, que par l'emploi simultané des alcalins et des purgatifs salins à doses répétées, et par le soin de ne pas trop insister sur la diète, nous croyons qu'on pourrait ajouter beaucoup à l'efficacité de la méthode de M. Texier, tout en abrégeant la convalescence.

N'omettons pas, en terminant, de faire ressortir la valeur de l'argument fourni par les résultats heureux d'un tel mode de traitement, en faveur de la doctrine que nous cherchons à faire prévaloir touchant la nature de la péritonite, moins en vue d'établir

ce qu'elle est, que de faire voir ce qu'elle n'est pas : une demi-vé-
rité, en attendant que la lumière se fasse sur la vérité entière.
Évidemment, il n'y a plus possibilité, après les faits puisés dans
l'étiologie, dans les caractères anatomiques, dans la thérapeutique
de la maladie, que nous avons rappelés, de considérer la péritonite comme une phlegmasie, pas plus du péritoine que d'aucun
autre organe. Tout le prouve : la forme épizootique que peut affecter la maladie, fournissant l'indice d'un trouble beaucoup plus
général, indépendant des circonstances particulières de l'opération;
son apparition dans des circonstances identiques à celles au
milieu desquelles se déclare le tétanos, d'essence également inconnue; l'absence de lésions cadavériques caractéristiques; les dangers du traitement antiphlogistique appliqué à cette affection.

Si la péritonite n'est pas une inflammation du péritoine, qu'est-
ce donc? Nous l'ignorons. Peut être n'est-ce qu'une autre forme
d'altération du sang, un état typhoïde particulier, ou simplement
une infection putride. C'est ce que l'avenir apprendra.

11° **Tétanos.** — Le tétanos ou *mal-de-cerf*, caractérisé par
une raideur et une tension extrêmes du système musculaire, est
une complication des plus graves de la castration. Déjà mentionné
dans Végèce [1], et rappelé dans la plupart des autres écrivains
hippiatres, on peut le considérer comme le plus anciennement
signalé des accidents consécutifs à cette opération.

Les causes déterminantes du tétanos sont peu connues. L'âge
des animaux, leur état particulier au moment de l'opération, n'ont
pas d'influence sensible sur le développement de cette redoutable
affection, qui choisit ses victimes dans les conditions les plus opposées. La douleur très-vive que le sujet éprouve au moment de
l'opération, ne paraît pas davantage contribuer à la faire naître,
le tétanos se manifestant le plus souvent à une époque où la douleur est depuis longtemps calmée. La même incertitude règne
quant à l'influence supposée que tel procédé de castration aurait
d'y prédisposer particulièrement les sujets opérés, plutôt que tel
autre, aucun fait, aucune statistique bien établie ne prouvant,
par exemple, ainsi qu'on l'a avancé, que la castration par torsion

____

[1] Vég., *Artis veterin. sive Mulomedic.*, lib. III, cap. 24.

y expose moins les animaux que la castration par les casseaux; que lorsqu'on suit cette dernière méthode, il y a plus de danger, sous ce rapport, à opérer à testicules couverts qu'à testicules découverts, etc.; que l'opération par le feu, comme on l'a dit encore, mette plus complétement les animaux à l'abri de cet accident que les autres méthodes, ce qui motiverait la préférence qu'on lui accorde dans certaines localités. Pour la castration par le feu, notamment, loin qu'il en soit ainsi, nous ferons remarquer que c'est précisément à la suite de l'application de ce mode opératoire, ainsi qu'on le voit dans Végèce, cité plus haut, que le tétanos, comme accident de la castration, a été signalé pour la première fois; et aujourd'hui encore, en Amérique, où l'on châtre à peu près uniquement par le feu les chevaux et les mulets, le tétanos est si fréquent, que les animaux sauvés de la castration y augmentent considérablement de prix.

Une cause de tétanos beaucoup plus réelle, et sur laquelle, par exception, tous les auteurs s'accordent, ce sont les refroidissements subits, les changements brusques de température auxquels l'animal peut se trouver exposé en passant sans transition d'un lieu chaud à un lieu plus froid; en restant, dans son écurie, près d'une porte ou d'une fenêtre, soumis à un courant d'air; pendant une promenade à la pluie ou par un temps froid. Le tétanos, en ces différents cas, est d'autant plus à redouter, que les animaux sont généralement restés longtemps renfermés après l'opération, et ont acquis pendant ce repos une sensibilité plus grande. Les bains froids surtout, que l'on fait quelquefois prendre aux animaux récemment opérés de la castration, ont une influence remarquablement décisive sur le développement de cette grave complication. H. d'Arboval rapporte le fait d'un cheval châtré à testicules découverts, auquel, à titre d'expérience, après l'avoir fait courir jusqu'à ce qu'il fût en sueur, on fit prendre un bain de rivière; on réitéra trois fois la sueur et le bain, et bientôt le cheval fut pris d'un tétanos complet dont il mourut. Le même auteur rapporte que, dans un dépôt de remonte où l'on fit le même jour la castration à 24 chevaux, qui ensuite prirent chaque jour quatre bains dans une eau de basse température, 16 de ces chevaux moururent du tétanos du dixième au quinzième jour.

Les mouvements désordonnés, excessifs, auxquels se livrent parfois les animaux opérés dès qu'ils sont en liberté, les coups qu'ils reçoivent, les contraintes qu'ils peuvent subir avant leur entière guérison, ont également, dans certains cas, provoqué le tétanos. A côté de ces causes sporadiques ou particulières, doit encore être signalée comme pouvant donner lieu à cette affection, une certaine influence épidémique, semblable à celle qui provoque en certaines circonstances, la péritonite, et qui, plus souvent encore, donne naissance au tétanos. Ainsi, Lacoste mentionne cinq cas d'invasion de cette sorte d'enzootie, observés en 1831, en 1832, en 1835 et 1837, par différents vétérinaires, et en 1847 par lui même, dans les dépôts de remonte de Saint-Lô et de Caen, qui tous ont eu lieu pendant l'hiver et le printemps, et ont fait de nombreuses victimes. Dans ce cas comme dans celui de la péritonite, Lacoste croit à une influence atmosphérique délétère. Sans plus contester une telle influence que nous ne l'avons fait à propos de cette dernière maladie, il nous semble qu'il y aurait peut-être lieu de tenir compte davantage en cette circonstance de la saison durant laquelle l'opération a été faite.

Le moment de l'apparition du tétanos consécutif à la castration est assez variable. Lacoste rapporte que dans le cas où la maladie s'est montrée sous forme enzootique, elle apparaissait invariablement du 7e au 8e jour. Le tétanos sporadique est en général plus tardif; c'est du 15e au 25e jour, plus rarement après un mois, qu'on le voit ordinairement se manifester.

Le mal se déclare tout-à-coup, alors que l'on croit l'animal guéri, et ne tarde pas à offrir les symptômes les plus graves. Il commence presque toujours par le trismus ou contraction des muscles des mâchoires, et la raideur se propage ensuite successivement aux muscles du cou, du tronc, des membres. La physionomie offre un aspect étrange, tout-à-fait caractéristique. Les yeux fixes et brillants, très ouverts, ont la cornée recouverte par le corps clignotant; les oreilles sont droites, les narines dilatées, la bouche serrée; la tête est haute; la queue est relevée presque horizontale. La raideur augmentant toujours, finit par rendre tout mouvement impossible; l'animal ne peut plus se porter ni en avant ni en arrière, ni exécuter aucune flexion; si on le force à se déplacer, il se meut tout d'une pièce, reste debout tant que ses forces le lui permettent; mais au bout de 24, 36, 48 heures et même davantage, il finit par se laisser tomber et ne peut plus se relever. Par suite de la contraction des muscles costaux, le mouvement respiratoire se trouve suspendu, la respiration devient courte, difficile, anxieuse, et l'animal, au bout de deux ou trois jours, succombe par asphyxie.

Du côté de la plaie, la suppuration s'arrête dès que les symptômes tétaniques sont près de se déclarer. On n'y observe, habituellement, ni engorgement, ni œdème; la cicatrisation ne se fait que d'une manière incomplète, et l'extrémité du cordon est à peine douloureuse.

Le tétanos de castration offre d'autant plus de danger qu'il s'est déclaré plus promptement, que le trismus est plus complet. Il offre plus de chances de guérison quand sa durée se prolonge, quand il paraît s'arrêter dans ses progrès. A l'autopsie des animaux morts du tétanos, on ne trouve rien qui puisse en révéler la nature réelle. Les cordons testiculaires portent encore la trace de l'inflammation dont ils ont été le siége; la plaie est plus ou moins sèche; dans le reste du corps, on voit des ecchymoses, des infiltrations, des dépôts de sang noir non coagulés, signes de l'état apoplectique qui a été cause de la mort, mais sans aucune autre altération sensible de tissu.

Le *traitement* du tétanos se ressent de l'incertitude qui règne et règnera probablement encore longtemps sur la nature de la maladie. Il faut en faire l'aveu : on ne connaît aujourd'hui aucun moyen de le combattre avec efficacité; et, comme il arrive toujours pour les maladies d'une difficile guérison, une multitude de moyens divers ont été proposés contre celle qui nous occupe : l'opium et ses dérivés, le camphre, la belladone, la stramoine, les anesthésiques, tous les modificateurs, en un mot, du système nerveux. On a essayé de même les antiphlogistiques, y compris la saignée, les purgatifs, et d'autres encore. Ne pouvant administrer les remèdes par la bouche, on a essayé de les introduire en lavements, en frictions cutanées, en injections dans le tissu cellulaire ou dans les veines; et par tous ces moyens, répétés, combinés d'une infinité de manières, on a obtenu des résultats si différents, si opposés, qu'on est actuellement, comme on l'a toujours été, dans l'impossibilité de rien en conclure sur l'efficacité relative d'aucun d'entre eux, et qu'il y aurait peut-être témérité à accorder le mérite d'une seule guérison à l'un quelconque des traitements employés.

Entre tous ces remèdes, si nous avions à en recommander un, nous donnerions la préférence aux bains de vapeur répétés, aux transpirations excessives produites en recouvrant les malades avec de grandes couvertures de laine, soutenues sur la peau par une couche de paille ou de foin dans les interstices de laquelle peut circuler la vapeur d'un vase d'eau bouillante, placé sous le ventre Ce moyen, complété par des frictions sèches et répété plusieurs fois par jour, jusqu'à ce que se produise la détente des muscles, est celui qui, jusqu'à présent, paraît avoir été suivi des meilleurs résultats, bien que souvent aussi, comme les autres, il ait échoué. On a obtenu également de bons effets des inhalations anesthésiques avec l'éther ou le chloroforme; mais rien d'assez positif encore n'est acquis relativement à l'efficacité de ces agents, pour qu'on puisse, à leur égard, se prononcer avec certitude.

En somme, le tétanos est une maladie d'une guérison toujours douteuse, quel que soit le traitement qu'on lui oppose. De là l'utilité absolue, pour soustraire les animaux opérés à cette redoutable complication, des soins préventifs, puisés tout entiers dans la connaissance des causes plus haut indiquées. Quand, malgré toutes les précautions, la maladie se déclare, on peut encore en espérer la guérison si elle tarde à se développer et si elle marche avec lenteur. Mais chez les chevaux pris du tétanos sept à huit jours après l'opération, il n'y a rien à espérer; la mort arrive en moins de deux ou trois jours et tout traitement est inutile.

12° **Amaurose.** — L'*amaurose*, *mydriase* ou *goutte-sereine*, consistant en une abolition plus ou moins complète de la fonction visuelle, avec conservation de la transparence des milieux de l'œil, est un dernier accident qu'on a parfois observé à la suite de la castration. Quand elle s'est manifestée de la sorte, l'amaurose a toujours été consécutive à une hémorrhagie de l'artère testiculaire. C'est au moins ce qu'établissent chacune des observations, encore en petit nombre, il est vrai, publiées par Fr. de Feugré, Gohier,

H. d'Arboval, et par MM. Riss [1] et Delwart [2], et qui ont fourni l'occasion d'étudier le phénomène.

L'amaurose peut apparaître plus ou moins longtemps après que les animaux ont été opérés, durer ensuite indéfiniment ou bien disparaître peu à peu. Dans ces différentes circonstances, il est également difficile, pour ne pas dire impossible, d'apprécier les causes véritables de la maladie, de donner, autrement que par une hypothèse, la raison intime de son développement. On peut constater le mal, en indiquer les phénomènes apparents; mais il faut laisser au temps le soin d'expliquer le reste.

Quand l'amaurose se déclare, on la reconnaît à son caractère essentiel, l'immobilité de la pupille, que l'on constate en plaçant successivement l'animal dans un lieu obscur et dans un lieu éclairé. La pupille alors, au lieu de se fermer et de s'ouvrir alternativement, à mesure qu'elle reçoit une plus ou moins grande quantité de lumière, comme on l'observe sur un œil sain, conserve toujours son même diamètre. En outre, le fond de l'œil amaurotique offre une teinte glauque, jaunâtre, tout-à-fait particulière à cette altération. Enfin, l'animal, dont l'œil est comme paralysé, offre tous les signes de la cécité. Il a le regard éteint, les mouvements irrésolus, les allures incertaines du cheval aveugle.

Le pronostic de l'amaurose, qui entraîne la perte de la vue, ne laisse pas, à ce point de vue, que d'être grave. Toutefois, la possibilité de la guérison atténue cette gravité, toujours bien moindre quand la maladie est la suite d'une hémorrhagie, que lorsqu'elle est la conséquence d'une lésion des centres nerveux.

Le traitement sera en rapport avec l'unique cause connue qui a provoqué la maladie. Ainsi, le repos, une bonne alimentation, la médication tonique reconstituante, par le fer, la gentiane, etc., suffiront ordinairement, si l'animal peut être guéri, pour lui rendre la vue. A ces moyens, on pourrait joindre l'emploi des excitants locaux de l'œil. Si cette médication, à la fois générale et locale, échoue, on peut considérer le cas comme incurable et s'abstenir de tout nouveau traitement.

---

[1] *Rec. de Méd. vét.*, 1831, p. 658.
[2] *Traité de Méd. vét.*, p. 24.

Article VII.

EXAMEN COMPARATIF DES DIVERS PROCÉDÉS DE CASTRATION USITÉS CHEZ
LES SOLIPÈDES.

Arrivé au terme de cette étude de la castration des solipèdes, une dernière question à résoudre s'offre à nous : *Déterminer la valeur relative des divers procédés opératoires qui ont été décrits, et indiquer quel est entre tous celui que l'on peut considérer comme le plus favorable*, tant sous le rapport de la facilité de l'opération, que sous celui de ses suites et de son immunité aux chances nombreuses d'accidents qu'entraîne toujours la pratique de la castration.

La question ainsi posée, est difficile à résoudre d'une manière définitive et absolue. Tous les procédés ont leurs avantages et leurs inconvénients, qui, se compensant plus ou moins, motivent, suivant les circonstances, la préférence accordée à l'un ou à l'autre, sans qu'il y ait lieu de préconiser celui-ci ou celui-là, à l'exclusion de tous les autres. Il est pourtant, dans le nombre, plusieurs de ces procédés offrant des avantages réels, qui les placent, d'une manière incontestable, au-dessus des autres. Eux-mêmes à peu près d'égale valeur, en ce qu'ils réunissent tous les principales conditions exigées pour l'emploi pratique, leur supériorité relative dépend plus de l'habileté personnelle des praticiens qui les mettent en usage que de leur valeur intrinsèque. Ceux-là sont les plus répandus ; ils jouissent, dans certaines localités, d'une préférence exclusive ; et, dans tous les cas, ont un caractère de généralité qui leur donne une importance que sont loin d'offrir les autres procédés, d'un caractère plus exceptionnel, d'invention récente ou d'une application infiniment plus restreinte.

Parmi les méthodes opératoires auxquelles une application plus générale, la consécration d'une expérimentation étendue, donnent une place tout-à-fait à part, se rangent les méthodes par les *casseaux*, par le *feu*, par la *torsion*, par la *ligature* et par le *bistournage*, qui toutes, comme nous l'avons vu en étudiant chacune d'elles en particulier, ont donné d'assez heureux résultats pour pouvoir être considérées comme les plus véritablement pratiques, celles entre lesquelles le praticien appelé à exercer aura, en quelque sorte, à limiter son choix, avec la presque certitude, d'ailleurs, d'obtenir, soit avec l'une, soit avec l'autre, des résultats à peu près également favorables. Son goût, ses aptitudes, le désir du propriétaire, la coutume du pays, la destination et aussi l'état particulier de chaque sujet, pourront motiver la préférence accordée à telle ou telle de ces méthodes plutôt qu'à telle autre; mais ce choix ne saurait jamais impliquer, en faveur de la méthode adoptée, une supériorité *absolue* que l'expérience n'a encore établie pour aucune.

Est-ce à dire, cependant, que ces divers modes de castration aient tous une valeur égale, et que l'on pourrait avec tous indistinctement réussir également bien? Nous n'oserions l'affirmer, en l'absence d'expériences comparatives, en assez grand nombre pour trancher la question d'une manière définitive, pour faire connaître quel est, dans tous les cas, le procédé opératoire qui réussit le mieux, qui expose le moins les animaux aux accidents ultérieurs de l'opération.

En attendant que des recherches statistiques, entreprises sur une large échelle, viennent fournir, à la solution du problème, des éléments d'une certitude plus rigoureuse que ceux qui ont été réunis jusqu'à ce jour, doit être signalée comme digne, par sa supériorité relative, de figurer en première ligne, la méthode *par casseaux*, aujourd'hui la plus généralement adoptée, la plus répandue, sinon la plus ancienne, et justifiant cette faveur par des avantages réels que démontre journellement une expérience des plus étendues.

Ainsi les casseaux, en premier lieu, par la compression énergique qu'ils exercent sur le cordon testiculaire, sont plus propres qu'aucun autre moyen à déterminer la complète oblitération de l'artère. De plus, en maintenant le cordon tendu dans la gaîne séreuse, ils offrent le double avantage de l'empêcher de remonter dans l'anneau inguinal et dans l'abdomen, et de favoriser l'adhésion de ce même cordon avec les parois du sac vaginal, c'est-à-dire de rendre plus parfaite l'occlusion de celui-ci.

Ces avantages positifs et sérieux ont été plus ou moins méconnus par ceux qui, ayant intérêt à faire triompher un autre mode opératoire, se sont trouvés entraînés à attribuer à la méthode par casseaux toute une série d'inconvénients plus ou moins invraisemblables. C'est ce qu'ont fait, par exemple, MM. Benjamin et Dillon, qui, pour mieux faire ressortir les avantages de la torsion, reprochent aux casseaux : de produire une douleur extrême, de tirailler le cordon, d'irriter les plaies de castration et de les maintenir béantes, d'exiger une opération secondaire pour leur enlèvement, de pouvoir être arrachés par les dents, par les crins de la queue, etc.

Ces reproches, empreints d'une évidente exagération, sont reconnus aujourd'hui n'avoir plus aucun fondement. Ainsi, la douleur excessive, pouvant durer de douze à quarante-huit heures après l'opération, que l'on prétend être la suite de l'emploi des casseaux, n'est qu'une pure supposition. Si vive que soit cette douleur au moment de la compression des cordons, il est facile de voir, à la rapidité avec laquelle se remet un animal opéré, à l'absence chez lui, dès qu'on l'a fait relever, de toute anxiété apparente, que cette douleur, si elle existe encore, est déjà singulièrement affaiblie. D'ailleurs, est-ce que la sensibilité ne s'éteint pas, dans le cordon, en même temps que la vitalité, par le fait même de la compression? L'homme chez lequel on pratique la castration, exigée dans certains cas pathologiques, et sur qui on suit généralement le procédé par ligature, ressent, ainsi que nous avons eu occasion de l'observer, une douleur très-vive au moment où l'on serre le fil; mais cette douleur disparaît presque aussitôt après. Pourquoi en serait-il autrement chez les animaux?

Les autres inconvénients reprochés aux casseaux ne sont pas mieux fondés. Ainsi, le tiraillement supposé des cordons ne peut avoir lieu, car le poids des casseaux ne dépasse pas, tant s'en faut, celui des testicules qu'ils remplacent; et on ne comprend pas davantage qu'ils puissent, plus que ne le faisaient ces organes, produire l'allongement des cordons au-delà de leurs dimensions normales. Quant à l'irritation qu'ils causent dans la plaie, elle n'a pas de conséquence grave. Nous ne parlons pas de l'objection puisée dans l'obstacle que la présence des casseaux, entre les lèvres de la solution de continuité, apporte à la prompte fermeture de celle-ci, attendu que c'est là un avantage et non un inconvénient, le moyen le plus certain de s'opposer au séjour du pus et des autres produits morbides dans l'intérieur de la plaie.

L'opération secondaire, nécessitée par l'enlèvement des casseaux, ne peut être non plus considérée comme un inconvénient, car elle se pratique aisément et sans danger, surtout quand on a l'excellente habitude de laisser les casseaux en place tout le temps voulu après l'opération. Reste l'arrachement possible des casseaux par les crins de la queue ou par les dents; mais ces petits accidents peuvent trop facilement être évités, à l'aide des plus simples précautions, pour qu'il y ait lieu d'en tenir compte.

Ainsi, en résumé : des avantages véritables au point de vue du but essentiel de la castration, et pas d'inconvénients sérieux, autres que ceux résultant de la plaie faite au scrotum et auxquels participent tous les procédés entraînant la même lésion traumatique, tels sont les titres par lesquels se recommande la castration par casseaux; ils suffisent amplement pour motiver la supériorité généralement accordée à cette méthode opératoire.

Que si maintenant on cherche à comparer les deux procédés de castration par casseaux : le procédé *à testicules découverts* et le procédé *à testicules couverts*, afin de déterminer lequel mérite la préférence, nous devons dire, tout d'abord, que cette préférence ne serait justifiée, ni pour l'un ni pour l'autre, d'une manière absolue; car ils donnent dans la pratique des résultats identiques, et sont à peu près indifféremment mis en usage.

Toutefois, l'un d'eux, le procédé à testicules découverts, est beaucoup plus généralement usité que l'autre, ce qui tient à ce qu'il est plus rapide, d'une plus facile exécution. Il y a une trentaine d'années, ce mode opératoire était même presque seul usité, lorsque Rigot [1], un des premiers, tenta d'en démontrer les inconvénients; il exposa pour motif principal que ce procédé, en forçant d'ouvrir la tunique séreuse, peut permettre l'introduction de l'air dans la cavité péritonéale. L'expérience ayant démontré la parfaite innocuité de ce phénomène, l'objection de Rigot tombe d'elle-même.

[1] *Rec. de Méd. vét.*, 1827, p. 45.

Un inconvénient plus réel de la castration à testicules découverts se manifeste lorsqu'il existe une hernie inguinale, antérieure à l'opération, ou se produisant, au moment où l'on ouvre les bourses, par le fait des mouvements violents et désordonnés de l'animal. En opérant à testicules couverts, un semblable accident est impossible, outre que l'on a ainsi le meilleur moyen de remédier à cette affection, lorsqu'elle préexiste à l'opération.

Ce dernier procédé offre encore l'avantage de favoriser l'adhésion du cordon avec les parois de la gaîne, et par suite de hâter la guérison. Il est vrai qu'on lui reproche de forcer à laisser les testicules en place pendant quelques jours, après l'application des casseaux; mais on ne comprend guère ce qu'il peut y avoir de fâcheux à ce que ces organes restent dans la position occupée par eux à l'état normal, et soutenus de même dans leur enveloppe fibreuse. Avec plus de raison, on a objecté, contre cette manière d'opérer, le plus de temps qu'elle exige; mais un peu d'habitude suffit pour rendre ce surcroît de temps presque inappréciable. Il peut même se trouver telle circonstance où l'avantage reste tout entier au procédé à testicules couverts. C'est ce qui arrive, par exemple, quand on a un grand nombre d'animaux à châtrer à la fois. Dans ce cas, comme l'a depuis longtemps établi Lacoste, ce dernier procédé devient plus expéditif en ce que la peau, seulement, étant divisée, il laisse les mains de l'opérateur toujours sèches, et lui permet ainsi d'exécuter toutes les manœuvres de l'opération, plus facilement qu'en opérant à testicules découverts, où les mains sont de suite mouillées par le sang répandu et par le liquide qui s'échappe de la gaîne séreuse; c'est au point, ajoute le même praticien, que, quand on a un grand nombre d'animaux à châtrer à la fois, la méthode à testicules couverts est la seule praticable [1]. Cailleux, dont l'expérience, sous ce rapport, n'était pas moins étendue, a signalé aussi, dans plusieurs mémoires, cette dernière méthode comme plus expéditive.

Si l'on considère, enfin, que le procédé à testicules couverts, en maintenant rapprochées les parois du sac vaginal avec celles du cordon, favorise l'adhésion entre ces parties, et par suite,

---

[1] *Mém. de la Soc. vét. du Calvados et de la Manche*, 1837, t. III, p. 168.

rend plus prompte la cicatrisation de la plaie; qu'il offre un caractère plus chirurgical que l'autre; qu'il exige certaines connaissances anatomiques que possède seul l'homme de l'art, et qui peuvent le distinguer du praticien qui n'a d'autres règles que la routine, nous croyons qu'il y a lieu de recommander aux vétérinaires ce procédé de préférence au premier, sans contester, toutefois, que l'on ne puisse, dans un grand nombre de cas, trouver des avantages à mettre celui-ci en usage.

Après la castration par les casseaux, la méthode qui, par son antiquité et la généralité de son application, vient en première ligne est la *castration par le feu*, usitée en Angleterre, en Amérique, en Espagne, ainsi que dans d'autres contrées de l'Europe, et dont en France même plusieurs praticiens font usage actuellement avec succès.

La castration par cette méthode est aisée à exécuter, produit une émasculation complète, n'exige aucun soin secondaire. Mais en compensation, elle est peu expéditive, le cautère devant être maintenu appuyé pendant assez longtemps, afin d'assurer son action hémostatique. En outre, on doit craindre l'influence irritante du calorique rayonnant du fer rouge sur les enveloppes, pouvant devenir la cause d'engorgements plus ou moins considérables, et, quelquefois, entraîner la formation de phlyctènes à la face interne des cuisses. Enfin, par ce procédé, on est moins certain de l'arrêt complet de l'hémorrhagie, pouvant se manifester dès qu'on desserre les pinces qui retiennent le cordon, ou plus ou moins longtemps après que l'animal est relevé, et ayant pour cause le peu d'épaisseur de l'eschare, jointe à la mobilité des parties sur lesquelles elle est formée. Pour prévenir cette hémorrhagie, on est obligé de tenir les animaux dans une immobilité prolongée qui n'est pas non plus sans inconvénient, surtout lorsque se déclarent des coliques qui rendent la promenade nécessaire. Ajoutons que la castration par le feu est absolument impraticable lorsqu'il existe une hernie inguinale à laquelle ce mode opératoire n'offre aucun moyen de remédier.

Malgré ces quelques désavantages, la castration par le feu offre encore d'assez nombreux succès pour qu'on puisse continuer de l'admettre comme méthode usuelle. Dans tous les cas, nous la

croyons préférable à la torsion, dont nous allons maintenant parler, et que le zèle de quelques praticiens ardents, plutôt qu'une
longue expérience pratique, a seul pu réussir à populariser.

La *torsion*, nous l'avons vu en étudiant cette opération, est
une des méthodes qui ont été le plus vivement préconisées, en
ces derniers temps, pour remplacer tout autre mode de castration.
Ses patrons, MM. Dillon et Benjamin, notamment, ont prétendu
l'avoir constamment employée avec le même succès sur un grand
nombre d'animaux, et avoir trouvé dans son usage des avantages
que ne leur avait pas offerts, par exemple, l'emploi des casseaux.
La torsion, suivant ces honorables vétérinaires, serait peu douloureuse, ou ne produirait qu'une douleur passagère; serait
plus simple, plus facile à exécuter, plus expéditive; ne déterminerait pas de tiraillements du cordon; éviterait de laisser dans
la plaie, pendant quelques jours, des morceaux de bois qui
en maintiennent l'irritation; n'exposerait pas l'animal aux végétations du cordon, à la hernie, à la gangrène, au tétanos, et, en
un mot, mettrait les animaux à l'abri de la plupart des inconvénients qu'on suppose, pour ce motif, être attachés à l'emploi des
casseaux.

Si ces avantages étaient tous réels, il ne faudrait s'étonner que
d'une chose, c'est que la torsion ne fût pas d'un usage plus général. Mais une expérience, aujourd'hui suffisamment étendue, a
permis de constater qu'ils sont la plupart au moins fort exagérés.
En réalité, la torsion, la torsion bornée cela s'entend, simple
et expéditive dans son manuel, laissant une plaie qui cicatrise
sans se compliquer d'un travail éliminateur analogue à celui qui
se produit lorsqu'il y a formation d'une eschare, à l'abri des accidents pouvant résulter de l'arrachement des casseaux, offre les
conditions principales qu'on peut réclamer d'une méthode tendant
à prendre un rang avantageux dans la pratique chirurgicale. Mais
il n'en résulte pas qu'elle soit plus que les autres procédés à l'abri
des accidents qui peuvent compliquer le travail inflammatoire, par
le seul fait de la lésion traumatique existante.

D'abord la torsion est toujours accompagnée d'une très-vive douleur, accusée par les mouvements violents de l'animal au moment
où l'on applique la pince limitatrice, et quand on tord le cordon avec

la pince mobile ; par les sueurs dont son corps se couvre ; par les coliques intenses et persistantes qui se manifestent lorsqu'il est relevé, coliques qui se prolongent beaucoup plus qu'après l'emploi des casseaux, plus même qu'à la suite de l'application de n'importe quel autre procédé, et dont la durée moyenne est de quatre à cinq heures.

En second lieu, la torsion offre le grave inconvénient de déterminer un très-fort engorgement du cordon, des bourses et de l'abdomen, une tuméfaction beaucoup plus considérable que celle qui suit la méthode par les casseaux. Ce fait, qu'ont observé tous les expérimentateurs qui ont essayé la torsion, a été positivement reconnu par un des premiers partisans de l'opération, M. Benjamin, lequel, après avoir pratiqué la torsion bornée à Paris, sur un grand nombre de sujets, a dû avouer, que, sans avoir perdu plus de malades, il a toujours vu, après l'application de cette méthode, des engorgements volumineux que ne produit pas la castration par casseaux essayée concurremment [1]. En résumé, ont été observés, à la suite de la torsion : le tétanos, la péritonite, les champignons, les fistules, les hémorrhagies [2] ; tous les accidents, les plus graves en un mot, que la castration peut occasionner, et précisément ceux qu'on supposait devoir être supprimés par l'application de ce procédé. Sous ce rapport, la torsion est donc sans avantage, tandis que, sous bien d'autres, elle constitue un mode d'opérer inférieur à l'emploi des casseaux, à moins, comme on l'a dit en dernière analyse, que l'animal ne se trouve dans d'excellentes conditions hygiéniques, auquel cas la torsion réussit aussi bien que l'autre méthode. Mais le bénéfice de cette circonstance ne se retrouvera-t-il pas, et à plus forte raison, en adoptant un procédé plus avantageux par lui-même ?

Un autre inconvénient de la torsion a été signalé en ces termes par Cailleux : « Chez un grand nombre d'animaux ainsi opérés, la colonne vertébrale se *vousse* en contre-haut, depuis le garrot jusqu'à la croupe, et alors le dos paraît semblable à celui du mulet. Le paysan dit alors que son cheval est *bossu*. Cette dif-

[1] *Rec. de Méd. vét.*, 1857, p. 52.
[2] *Idem*, 1853, p. 847.

formité n'apparaît que trois ou quatre semaines après l'opération. La région lombaire ne jouissant plus d'aucune flexibilité et le cheval n'exécutant plus ses mouvements qu'avec raideur, il devient peu propre au service de la selle. Ce triste résultat a promptement fait abandonner la méthode. » En s'exprimant ainsi, Cailleux, il est vrai, avait surtout en vue le procédé du *Polonais;* mais il constate, dans une note, qu'à la suite de la torsion bornée plusieurs chevaux ont présenté la même difformité [1].

Outre ces inconvénients multipliés, auxquels se joint celui de produire une plaie plus longue à cicatriser, la torsion laisse toujours l'opérateur, un certain temps, dans l'incertitude sur le retour possible de l'hémorrhagie, laquelle, quand elle apparaît, est d'autant plus grave qu'on ne peut plus que fort difficilement aller saisir, pour le lier, le cordon au fond de la plaie. Enfin, ce retrait même du cordon vers l'anneau inguinal n'est pas sans danger, le cordon, en se rétractant de la sorte, pouvant rentrer en totalité dans l'abdomen et causer, par suite, des accidents mortels. Ces motifs réunis sont plus que suffisants, ce nous semble, pour nous autoriser à considérer la torsion comme un procédé de médiocre valeur et peu susceptible d'une application générale.

Nous ne parlerons pas de la torsion libre ou non bornée, opération trop irrationnelle pour pouvoir jamais être conseillée ; ni de la torsion sous l'épididyme, méthode non moins défectueuse, laissant, après la séparation du testicule, une trop grande étendue de cordon, qu'il faut retenir dans la plaie par un point de suture, ce qui ne constitue rien moins qu'une des conditions les plus favorables au développement du champignon.

La *ligature* est un autre mode d'émasculation appartenant à la pratique générale, et dont beaucoup d'opérateurs font usage de préférence aux casseaux, à l'emploi du feu, à la torsion. Ce procédé, en effet, est d'une simplicité d'exécution qui le recommande tout d'abord ; il n'exige aucun instrument spécial, ni le secours d'aucun aide ; enfin, il est d'une efficacité suffisante, permettant d'y recourir avec avantage toutes les fois qu'il y a obstacle à l'emploi d'une autre méthode.

[1] *Moniteur des Comices,* 1858, p. 511.

Mais à côté de ces avantages, les seuls réels que présente la ligature, ce procédé a de graves inconvénients. Le premier est de ne permettre qu'une compression insuffisante du cordon, lorsque celui-ci est embrassé en bloc par le lien; de là, vu l'épaisseur des tissus qui les recouvrent, une oblitération incomplète des vaisseaux testiculaires, qui a pour conséquence l'engorgement et l'induration du cordon. Aussi, est-ce principalement sous ce rapport que les casseaux, exerçant sur l'artère une compression beaucoup plus immédiate, constituent un procédé bien supérieur à la ligature. Cette supériorité n'est pas un fait d'observation nouvelle; elle avait été constatée par un auteur du siècle dernier, Brugnone, lequel avance que la ligature donne lieu à des douleurs, à des fièvres intenses et autres accidents très-dangereux, qu'on n'observe jamais lorsqu'au lieu de serrer le cordon circulairement on le comprime à plat entre des casseaux [1].

Mais la ligature, outre l'engorgement toujours considérable du fourreau et des bourses, le retard dans l'établissement de la suppuration qu'elle occasionne, offre encore le désavantage, qu'elle partage avec la torsion, de laisser le cordon libre de remonter dans l'anneau inguinal, et d'exposer l'animal aux accidents qui peuvent être la conséquence de ce retrait.

Ces inconvénients, toutefois, s'atténuent beaucoup s'il s'agit d'un animal très-jeune, encore à la mamelle, car le cordon alors ne présente qu'un très-petit volume et se rétracte plus difficilement. La ligature, dans ce cas, comme l'a parfaitement démontré M. Goux, est non-seulement applicable, mais constitue même le moyen le plus avantageux qu'on puisse mettre en usage. Elle supplée très-bien aux casseaux dont le poids pourrait exercer, sur des cordons faibles encore, des tiraillements fâcheux; et elle est plus sûre que tous les autres procédés. Ce cas excepté, c'est-à-dire chez les animaux adultes, la ligature est un mode de castration dont rien n'autorise à recommander l'emploi.

Quant à la ligature sous-cutanée du cordon et à la ligature exclusive de l'artère testiculaire, ce sont là des procédés d'un caractère tout exceptionnel, et qui n'ont pas d'ailleurs donné des

[1] *Trattado delle razze di cavalli*, etc. Turin, 1781, p. 374.

résultats assez avantageux pour qu'il y ait lieu à un titre quelconque de les préconiser.

Nous arrivons au *bistournage*, le dernier des procédés de
castration d'application générale dont il nous reste à parler, et
que les vétérinaires, sur la foi de leurs livres d'études et des
leçons qu'ils ont recueillies dans les Écoles, ont jusqu'à ce jour
repoussé d'un commun accord, bien qu'il ait eu au moins autant
de droits que le bistournage des ruminants à figurer dans l'enseignement classique. Dans la plupart des cas, il faut le dire, on
a condamné le bistournage des solipèdes sans le connaître, uniquement pour se conformer à la tradition, se laissant entraîner,
sous l'influence d'une prévention mal fondée, à en exagérer les
inconvénients et les dangers.

Cette opération mieux connue, il est permis d'espérer que l'opinion se modifiera à son égard, et que les vétérinaires, en cherchant à l'exécuter eux-mêmes, contribueront à réhabiliter une
pratique qui n'a rien du caractère grossier, barbare et empirique
qu'on lui a prêté trop gratuitement ; ils serviront d'ailleurs
leurs propres intérêts, en enlevant aux châtreurs de profession un
monopole que ceux-ci exploitent à leur préjudice, surtout dans
les localités, comme le Midi, où les propriétaires préfèrent ce
mode d'émasculation, dans la persuasion où ils sont que les
animaux bistournés conservent plus de force et d'énergie que ceux
auxquels on a fait l'ablation complète des testicules.

Envisagé en lui-même, le bistournage, chez les solipèdes, constitue un mode de castration éminemment rationnel, produisant
une émasculation aussi complète que celle qu'on peut obtenir par
les autres procédés, et celui de tous qui offre le moins de mauvaises chances dans ses résultats. Il n'occasionne jamais, en effet,
à moins d'une excessive maladresse, la mort des sujets qui le
subissent, et n'entraîne que de très-rares accidents. N'exigeant
aucune incision, n'entraînant la formation d'aucune plaie, il met
nécessairement l'animal opéré à l'abri des complications du traumatisme : l'atrophie des testicules, une fois la torsion exécutée,
s'opérant sans trouble et sans secousse.

Le bistournage, pas plus que les autres méthodes de castration,
n'exige que le sujet soit préparé à l'avance, quels que soient son

âge et son tempéramment. Puis, l'opération peut être pratiquée à toute heure du jour, à toutes les époques de l'année; et pour l'animal opéré, il n'est besoin d'aucun soin ultérieur, ce qui rend cette méthode surtout avantageuse pour les chevaux sauvages, chez lesquels on n'applique pas de ficelle, et qu'on abandonne à eux-mêmes sitôt après l'opération, sans avoir plus à s'en occuper. Le bistournage enfin constitue, pour la cure de la hernie inguinale, un procédé excellent et supérieur à tout autre, car le testicule, après la torsion du cordon, s'appliquant exactement contre l'anneau, devient un obstacle radical à une nouvelle descente de l'anse intestinale.

En opposition à ces avantages, on a reproché, il est vrai, au bistournage de pouvoir devenir la source d'un assez grand nombre d'accidents, parmi lesquels doivent être compris, suivant M. Goux : 1° les *coliques* violentes, qui surviennent immédiatement après l'opération, et durent quelquefois un ou deux jours; 2° la *détorsion du cordon*, par suite de la chute prématurée de la ligature, occasionnée par les mouvements désordonnés de l'animal ou par toute autre cause, et rendant l'opération nulle; 3° un *engorgement* consécutif considérable, provoqué par la violence des manipulations exercées; 4° la *chute du scrotum*, par le fait d'une ligature trop serrée ou laissée en place trop longtemps; 5° la formation d'un hydrocèle, d'un sarcocèle, la chute même du testicule, résultant de la meurtrissure de la glande ou du déchirement partiel ou total du cordon; 6° l'*inégale atrophie* des deux testicules, provenant, soit de ce qu'on n'a pu opérer une torsion régulière, soit parce que les mouvements de l'animal ont dérangé les organes tordus; 7° une *difficulté de locomotion*, qui survient assez fréquemment, rend l'allure anormale, la démarche embarrassée, et dont la durée, de deux mois ordinairement, peut être d'une année entière.

De toute cette série d'accidents, le dernier seul est de nature à fournir un argument contre le bistournage, bien qu'il n'offre en soi aucune gravité, et qu'il ne puisse aucunement compromettre la vie du sujet, ni seulement mettre obstacle à son travail. Quant aux autres, provenant uniquement de l'inhabileté ou de la négligence de l'opérateur, il est toujours possible de les éviter en prenant quelques précautions.

Un reproche plus sérieux à faire au bistournage, c'est qu'il n'est pas applicable à tous les cas. Ainsi, il est contre-indiqué chez les animaux très-jeunes, sur les poulains à la mamelle, dont les testicules trop mous ne pourraient être aisément tordus, ainsi que chez les animaux âgés, les baudets, où il est difficile de vaincre les adhérences du dartos et de la tunique érythroïde. L'opération est également impraticable, et, par suite, contre-indiquée, chez les sujets qui ont les testicules trop gros, trop mous, malades, ou ayant contracté des adhérences anormales, etc. ; ce qui met dans la nécessité, si l'on ne veut pas faire une castration incomplète, de recourir à l'un des autres procédés connus. Mais quelle méthode chirurgicale n'a ses contre-indications ?

En résumé, les avantages du bistournage chez les solipèdes, dépassant la somme des inconvénients, il est permis de recommander ce procédé aux praticiens, au même titre que la castration par le feu ou par les casseaux, pour tous les cas où il y a possibilité d'en faire usage. Le seul obstacle qui, peut-être, l'empêchera longtemps encore d'être adopté par la généralité des vétérinaires, est sa difficulté pratique d'exécution. Mais cette difficulté même, nous l'avons dit déjà, doit être un motif pour engager les hommes de l'art à faire tous leurs efforts pour la vaincre, afin de ne pas laisser aux châtreurs de profession le privilége exclusif de cette opération, et d'effacer ainsi l'espèce de supériorité sur eux, que ces derniers, aux yeux des propriétaires, possèdent encore.

Après l'examen comparatif que nous venons de faire des procédés de castration les plus fréquemment en usage, nous n'aurons qu'un mot à dire des autres méthodes opératoires précédemment décrites, savoir : l'*écrasement*, l'*écrasement linéaire*, le *ratissage* et l'*excision*, méthodes d'un caractère plus exceptionnel, et pour l'appréciation desquelles nous n'avons qu'à renvoyer aux articles que nous avons consacrés à chacune d'elles. Rappelons seulement qu'entre ces diverses méthodes, l'*écrasement*, borné au massage du testicule entre les doigts et appliqué exclusivement aux très-jeunes animaux, suivant la coutume des anciens, est celle qui offre le plus de chance de succès. Elle constitue, en effet, l'unique moyen de suppléer au bistournage et d'en obtenir tous les avantages, chez les animaux non encore en âge de subir cette dernière opération. Quant à l'écrasement chez l'animal adulte, qui n'a jamais été mis en pratique, il n'y a pas lieu d'en parler.

L'*écrasement linéaire* pourrait également être employé avec succès, si, en raison du temps qu'il exige, il n'exposait les animaux, ainsi que l'a constaté M. H. Bouley, au développement des hernies, inconvénient grave, non compensé par des avantages proportionnés et qui, outre la nécessité de l'acquisition d'un instrument de prix, suffira pour empêcher ce mode opératoire de devenir jamais un procédé d'application usuelle. Nous en dirons autant du *ratissage*, qui, malgré la supériorité que lui attribuent quelques vétérinaires anglais de l'armée de l'Inde, ne nous paraît pas constituer un moyen assez sûr d'arrêter l'hémorrhagie de l'artère testiculaire, pour qu'il y ait lieu d'en conseiller l'emploi. Quant à l'*excision simple*, procédé dangereux condamné par l'expérience depuis le jour où il a été proposé par Lafosse, il est à rejeter définitivement de la pratique rationnelle.

CHAPITRE II.

Castration dans l'espèce bovine.

La castration des animaux mâles de l'espèce bovine, comme
moyen d'éteindre en eux, avec le sens génital, le caractère farouche propre à cette espèce, et de les rendre ainsi plus propres à
être utilisés par l'homme, soit comme bêtes de travail, soit comme
animaux de boucherie, est en usage, de même que la castration
des solipèdes, depuis la plus haute antiquité. Et si l'on en juge
par les textes anciens que nous avons rappelés, il semble même
que la castration du taureau a été, autrefois, d'une application
plus générale encore que celle du cheval. Ainsi, tandis qu'on ne
peut, touchant l'opération dans cette dernière espèce, recueillir
chez les auteurs grecs et romains que des notions vagues, em-
pruntant à leur origine un caractère en quelque sorte accidentel,
la castration du taureau, au contraire, s'y trouve directement
mentionnée, et des chapitres spéciaux sont consacrés à la description du manuel opératoire. Aristote, par exemple, s'étend sur la
castration du taureau plus que sur celle d'aucun autre animal; il
fixe l'âge convenable, décrit le procédé, indique les effets de
l'opération, et sur tous ces points, s'exprime de manière à faire
juger que ce devait être une opération fort commune, et depuis
longtemps alors d'usage général.

Les agronomes latins ne sont pas moins explicites à cet égard.
Varron, Columelle et Palladius traitent, chacun de leur côté,
de la castration du taureau, font connaître les procédés opératoires alors en usage, se rapprochant beaucoup de ceux décrits
par Aristote, et auxquels Palladius ajoute l'excision par le fer
rouge, qu'il donne comme un procédé nouveau, et que, sans
doute, il devait tenir des hippiatres grecs.

Depuis lors, les différents auteurs qui, jusqu'à nous, ont traité
de l'économie rurale, ont répété ou à peu près, relativement à la
castration du taureau, tout ce qu'avaient écrit les anciens. Quelques-uns ont ajouté, à ces notions premières, l'indication des pro-

cédés nouveaux dont le temps a successivement amené la découverte, et tout cela, sans que jamais, contrairement à ce qui s'est produit pour le cheval, l'opinion se soit modifiée sur le principe même de l'utilité de l'opération. En effet, de nos jours, comme aux premiers temps où elle fut mise en usage, la castration des mâles de l'espèce bovine n'a cessé d'être considérée comme l'unique moyen d'approprier à nos besoins un animal précieux, que, sans cela, son naturel dangereux et indompté eût éloigné de la domesticité et rendu inutile à l'homme.

Article Ier.

NOTIONS PRÉLIMINAIRES.

1° **Anatomie de la région testiculaire.** — L'appareil testiculaire, chez le taureau, présente la même disposition essentielle que chez le cheval. Les enveloppes, ainsi que les organes qu'elles renferment, sont en nombre égal et offrent entre eux les mêmes rapports. La seule différence à constater est dans la forme générale des parties. Mais cette différence de configuration est importante à signaler, au point de vue chirurgical, en raison des modifications qu'elle entraîne dans les procédés opératoires.

Ce qui caractérise particulièrement, chez le taureau, l'appareil testiculaire est sa grande longueur. Les bourses descendent beaucoup plus bas que chez le cheval; le cordon (*fig.* 48, *c*) est très-long, et maintient ainsi les testicules à une plus grande distance de la paroi abdominale. Le testicule lui-même, *a*, — vu dans la figure par sa face interne, — de forme ovoïde, se trouve suspendu au cordon par une de ses extrémités, en sorte que son grand axe affecte une direction verticale.

L'épididyme s'étend, comme chez le cheval, d'une extrémité à l'autre du testicule, auquel il est uni par un repli étroit de la séreuse. Seulement, vu la position verticale de cet organe, il suit une direction descendante, en arrière et en dehors de la glande; sa queue, ainsi, se trouve inférieure, en *e*, et de là part le canal déférent, qui remonte le long de la glande et du cordon, en *b* et en *d*, parallèlement à la direction du corps pampiniforme beaucoup plus développé que chez le cheval.

La tunique érythroïde, qui recouvre la glande, forme un sac allongé, dans lequel le testicule libre peut se mouvoir seulement dans de certaines limites, et serait, par exemple, dans l'impossibilité de basculer, de manière à changer la disposition respective de ses deux extrémités. Par sa face externe, que recouvre le dartos, la tunique érythroïde se trouve séparée de cette membrane par un tissu cellulaire d'une grande laxité et facile à déchirer.

2° **Age convenable pour l'opération.** — L'âge auquel il convient de pratiquer la castration chez le taureau est subordonné à la destination ultérieure de l'animal. Ainsi, tenant compte des modifications que l'opération imprime à toute l'économie, on conçoit qu'il y a nécessité d'opérer beaucoup plus tôt les sujets destinés exclusivement à l'alimentation de l'homme, que ceux devant être utilisés d'abord pour le travail.

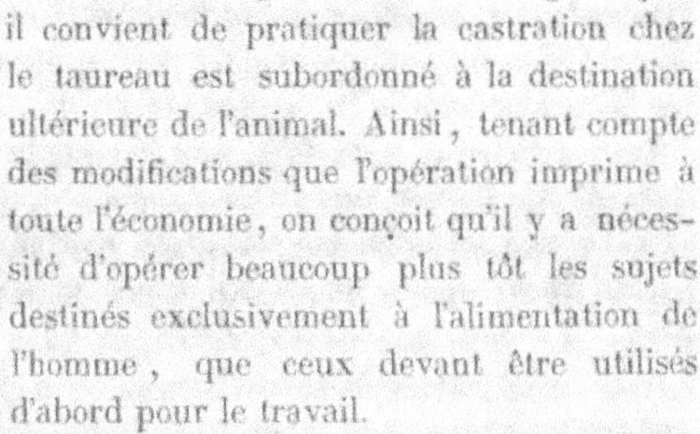

Fig. 48.

Quand l'animal est châtré jeune, en effet, il acquiert, d'une manière plus complète, les qualités distinctives de la bête de boucherie. Non-seulement il est alors moins turbulent, plus doux, plus tranquille dans les pacages, ce qui lui permet d'utiliser davantage, au profit de son développement, les matières qui forment la base de son alimentation; mais encore il prend une conformation générale qui répond mieux à sa destination définitive. Le train postérieur se développe, la croupe, les reins s'élargissent, la cuisse descend davantage; tandis que, par opposition, la tête reste mince, effilée, l'encolure serrée, la poitrine étroite, la membrure plus grêle, et les formes dans leur ensemble deviennent plus arrondies. Les animaux châtrés jeunes, en outre, sont sobres, mais plus délicats pour leur nourriture, et sont doués d'une moins grande énergie musculaire; enfin, et c'est là le plus grand avantage de la castration pratiquée dans le très-jeune âge, les bêtes, en même temps qu'elles prennent des caractère extérieurs qui les rapprochent de la femelle de l'espèce, acquièrent une précocité remarquable pour l'engraissement, et deviennent ainsi de bonne heure aptes à être livrées à la boucherie.

Guidés par ces considérations, la plupart des éleveurs qui ne produisent que des animaux de boucherie, font châtrer leurs veaux avant le sevrage, dans les premiers mois de la vie, à l'exemple des Anglais qui font faire cette opération à un mois, et doivent à ce moyen, en grande partie, les prodiges d'engrais qui ont fait la renommée de leur bétail.

On a remarqué, toutefois, que lorsque la castration est pratiquée de très-bonne heure, à six semaines, par exemple, l'animal prend moins de taille que celui qui n'a été castré qu'à l'âge seulement de six mois à un an. En même temps son corps reste plus grêle, il donne une viande légère, et s'il a plus de disposition à former de la graisse de bonne heure, cette graisse est principalement extérieure, et se produit toujours, d'ailleurs, aux dépens du poids net en viande. D'où il résulte que, sous le rapport de la production effective, il y a plus d'inconvénients que d'avantages à châtrer les veaux, comme le conseillent beaucoup d'auteurs, dans les deux ou trois premiers mois de la vie. Mieux vaut attendre qu'ils aient atteint l'âge de six mois et même d'un an, s'ils appartiennent à une race précoce et facile à engraisser. Alors, sans doute, ils prendront de la graisse avec moins de promptitude, mais ils donneront une viande tout aussi abondante, plus savoureuse et par conséquent préférable pour la consommation.

Il n'y a d'exception à faire à cette règle que pour les veaux qui doivent être livrés avant un an à la boucherie. Chez ces derniers, la castration peut être pratiquée plus tôt, à un, deux ou trois mois, de manière à laisser plus longtemps l'appareil digestif soustrait à l'influence de l'organe générateur, et à lui permettre ainsi d'accumuler dans les tissus, pour le moment où l'animal sera sacrifié, la plus grande somme possible des produits de nutrition. Quant aux veaux qui doivent être tués à deux ou trois mois, l'opération est inutile.

Lorsque les veaux, comme c'est le cas, en France, dans un

grand nombre de localités, doivent travailler pendant un certain temps, il faut attendre, pour pratiquer la castration, un âge plus avancé, afin que l'appareil reproducteur ait le temps d'exercer, sur l'organisme, son influence spécialement favorable au développement du squelette et du système musculaire. En retardant l'opération, l'animal acquiert plus de force, plus d'énergie ; sa poitrine devient plus ample ; il résiste mieux à la fatigue ; en un mot, il prend de la sorte toutes les facultés qui le rapprochent de son état naturel, et le rendent par là même plus propre au travail. Mais, d'un autre côté, il perd quelques-unes de ses qualités comme bête de boucherie. Afin de concilier cette double exigence, le travail et l'emploi dans la consommation, à laquelle sont destinés, en définitive, tous les individus de l'espèce bovine, on a généralement adopté l'âge de dix-huit à vingt mois comme le plus favorable pour l'opération. On fait de la sorte d'excellents bœufs de travail qui, au bout de quelques années de service, sont encore d'un très-bon rendement à la boucherie.

On ne châtre à un âge plus avancé que les taureaux employés à la reproduction. Encore convient-il d'opérer ces derniers dès qu'ils sont arrivés vers trois ou quatre ans ; car, passé cet âge, ils deviennent farouches, difficiles à conduire, dangereux, s'engraissent mal, et ne donnent plus qu'une viande coriace et de mauvais goût. On ne fait exception que pour les taureaux de prix, qu'il est plus avantageux de conserver pour la reproduction, que de livrer à la boucherie, et que l'on châtre conséquemment à un âge indéterminé, c'est-à-dire lorsqu'on ne peut plus en obtenir des produits de choix.

3° **Époque favorable pour l'opération.** — Le moment à choisir pour pratiquer la castration sur les animaux de l'espèce bovine dépend principalement de l'âge auquel on juge à propos de les opérer. Et comme ils naissent à peu près tous dans les premiers mois de l'année, il arrive que, par la variation existant dans le choix de l'âge, on peut avoir à opérer ces animaux dans toutes les saisons. Cette considération à part, le printemps et l'automne restent, comme toujours, les saisons les plus favorables, en ce qu'on évite ainsi les excès de chaud et de froid, également défavorables à la guérison de l'affection locale. En outre, au printemps, par suite de l'état de la végétation, on a l'avantage de pouvoir donner aux animaux opérés une alimentation plus abondante et plus substantielle, propre à les ramener promptement à la santé. Mais on opère plus souvent en automne, parce qu'alors les animaux qui doivent travailler ont atteint leur dix-huitième mois, âge que nous avons vu convenir le mieux pour l'opération. En toute saison, principalement dans le Midi, il convient, d'ailleurs, d'éviter l'action des vents, des vents du sud, surtout, qui, même chez les animaux opérés de façon à n'éprouver presque aucun symptôme fébrile consécutif, réagissent d'une manière fâcheuse sur l'état du sujet. Enfin, bien qu'on puisse généralement castrer les veaux et les taureaux sans leur faire subir aucune préparation, il convient, lorsqu'ils sont trop maigres, d'attendre qu'ils aient repris un peu d'embonpoint, afin qu'ils ne restent pas, ensuite, aussi longtemps à revenir à leur état primitif de santé.

<h3 style="text-align:center">Article II.</h3>

DESCRIPTION DES DIVERS PROCÉDÉS DE CASTRATION USITÉS DANS L'ESPÈCE BOVINE.

Tous les procédés de castration en usage chez les solipèdes, et dont nous avons plus haut donné la description, sont applicables à l'espèce bovine, veaux ou taureaux, sauf les modifications rendues nécessaires par la disposition anatomique spéciale de l'organe testiculaire. Ces procédés divers, néanmoins, ne sont pas tous employés indistinctement. Il y a plus : soit à cause des facilités différentes d'exécution qu'elles offrent dans l'une et l'autre espèces; soit à cause du résultat particulier que l'on se propose d'obtenir, les méthodes opératoires préférées pour la castration des solipèdes ne sont pas toujours celles qui conviennent le plus pour les animaux de l'espèce bovine. Ainsi, tandis que généralement on châtre les chevaux par ablation des testicules, le plus souvent on opère les veaux et les taureaux par les méthodes qui ont pour effet d'anéantir la faculté reproductrice sans amputation des organes, mais seulement en déterminant, au sein des enveloppes non divisées, leur atrophie par interruption de la fonction circulatoire.

Parmi ces dernières méthodes, sont comprises le *bistournage*, le *martelage* et la *castration à l'aiguille*, desquelles, en conséquence, nous aurons ci-après principalement à nous occuper. Nous dirons ensuite quelques mots des procédés divers par *ablation des testicules*, que nous n'aurons pas à décrire de nouveau en détail, et dont il nous suffira de faire connaître ce qu'ils ont de spécialement applicable à l'espèce bovine.

§ 1ᵉʳ. — **Bistournage.**

1º **Historique.** — Le *bistournage*, comme nous l'avons dit précédemment, est un mode spécial de castration consistant dans la torsion sous-cutanée du cordon testiculaire. Ayant tracé, en étudiant le bistournage chez le cheval, l'historique de ce mode opératoire, nous n'y reviendrons pas ici, et nous nous bornerons à rappeler sommairement :

Que le point de départ de cette opération, chez les animaux de l'espèce bovine, est antérieur au xivᵉ siècle, époque où il en est fait mention, pour la première fois, dans l'*Hippiatrique* de Laurent Rusé, lequel en parle comme d'un mode de castration alors usuel sur les bœufs;

Que plus d'un siècle plus tard, le même procédé, consistant « à tordre et amortir les testicules avec des tenailles, » se trouve indiqué dans la *Maison rustique* (1565) de Ch. Estienne et Jean Liébault, comme moins dangereux que l'excision par l'instrument tranchant, et préférable pour conserver quelque vigueur aux animaux ;

Que Olivier de Serres (en 1600), se bornant à répéter les auteurs que nous venons de citer, ajoute seulement, dans la description de l'opération, que l'on repousse les testicules « dans le ventre » après en avoir opéré la torsion.

A cela se borne tout ce qu'on peut savoir du bistournage du taureau, tel qu'il était pratiqué autrefois, à une époque éloignée de nous seulement de quelques siècles. Autant qu'on peut en juger par ces notions sommaires, l'opération se pratiquait alors en tordant à la fois, à l'aide d'une espèce de tenailles, le cordon et ses enveloppes, procédé qui tient au moins autant de celui qu'on a depuis nommé le martelage, que du véritable bistournage, dans lequel on tord le testicule sans intéresser les bourses.

Reste à déterminer l'origine de ce dernier procédé ; mais en l'absence de renseignements suffisants, tout au plus est-on autorisé à émettre sur ce point quelques conjectures. Ainsi, en se bornant à consulter les ouvrages où il est fait mention de l'opération, il y aurait lieu de considérer le procédé en question comme récent, car jusqu'à une époque extrêmement rapprochée de nous, tous les auteurs qui, d'une manière principale ou accessoire, parlent du bistournage, font exclusivement allusion à la méthode ancienne. Huzard lui-même donne encore ce nom à une opération consistant « à tordre et broyer le cordon au-dessus du testicule, avec des tenailles en fer ou en bois, jusqu'à ce qu'on l'ait désorganisé [1]. « D'un autre côté, dans les régions du midi et de l'ouest de la France, la tradition est unanime à attribuer au bistournage, tel qu'on le pratique aujourd'hui, une antiquité fort reculée.

Sans nous arrêter à discuter la valeur de cette tradition, nous avons à faire remarquer que la première description méthodique du bistournage, est due à un auteur contemporain, M. Leblanc, vétérinaire à Paris [2]. Nous citerons ensuite, parmi les travaux spéciaux, en petit nombre d'ailleurs, qui ont paru sur cette question, une étude assez complète de M. Festal [3], une monographie de M. Serres, contenant les détails les plus étendus qui aient été publiés jusqu'à ce jour, sur la pratique de l'opération [4], et enfin un petit mémoire de M. Coculet, ajoutant quelques remarques utiles aux travaux précédents [5].

Le bistournage des grands ruminants est une opération d'exécution difficile, exigeant une certaine force, de l'adresse et une grande habitude. Aussi, bien que jouissant de plus de crédit, au point de vue scientifique, que le bistournage du cheval, étant

---

[1] *Notes* jointes à la dernière édition du *Théâtre d'Agriculture*, d'Olivier de SERRES ; Paris, 1804, t. Ier, p. 624, note 95.

[2] *Rec. de Méd. vét.*, 1826, p. 233.

[3] *Journ. des Vét. du Midi*, 1845, p. 5.

[4] *Ibid.*, 1853 (six articles).

[5] *Ibid.*, 1857, p. 265.

même pratiquée par quelques vétérinaires, est-elle encore, le plus
généralement, une sorte de monopole pour les châtreurs de profession. Elle est surtout en usage dans les provinces de l'ouest et
du midi; partout ailleurs, dans le nord de la France et à l'étranger, on la connaît à peine. En Italie, on pratique bien aussi le
bistournage, mais on en est toujours à la méthode ancienne qui,
chez nous, est tout-à-fait abandonnée. Dans quelques localités de
ce dernier pays, on suit encore un autre procédé, différant du
véritable bistournage en ce qu'on déchire en même temps le
cordon testiculaire, et sur lequel nous reviendrons.

2° **Contention du sujet.** — Avant de pratiquer le bistournage, il est nécessaire d'assujétir l'animal, de manière à le maintenir dans l'immobilité exigée pour l'exécution des manœuvres
opératoires, et, en même temps, pour mettre l'opérateur à l'abri
de toute atteinte. Les moyens à employer, dans ce cas, devant
être proportionnés à la résistance à vaincre, varieront, en conséquence, suivant l'âge de l'animal à opérer, et, surtout, suivant
qu'on aura à opérer un veau de quelques mois ou un animal
d'un âge avancé.

En règle générale, le veau ou taureau qui doit subir le bistournage est toujours fixé dans la position debout, et, autant que possible, maintenu à sa place dans l'étable, à côté des animaux qu'il
est habitué à avoir pour voisins; il se tourmente ainsi beaucoup
moins, et l'opération en est d'autant plus facile. Il est attaché court;
un aide vigoureux tient la tête et se place, pour cela, au côté
gauche de l'encolure, d'où avec la main droite, dont deux doigts
sont passés dans les naseaux, il serre la cloison nasale, pendant
que l'autre tient la corne, et agit de façon à renverser la tête en
arrière et du côté de l'épaule droite. On peut fixer la tête d'une
autre manière; une forte corde, embrassant les deux cornes,
descend sur le mufle autour duquel elle se replie en formant une
anse et va s'attacher au-dessus de la mangeoire de manière à
porter la tête en haut; un aide alors tient d'une main cette corde,
le plus près possible de la tête, et avec l'autre il saisit les cavités
nasales. L'important, quelque moyen qu'on emploie, est d'empêcher le sujet de porter la tête à droite ou à gauche, et de se frac-
turer les cornes en frappant sur les corps environnants.

Ces moyens de fixer la tête suffisent pour les animaux jeunes, dociles ou peu énergiques. Mais sur des taureaux doués d'une certaine force, ils seraient insuffisants. En ce cas, le moyen le plus simple à mettre en usage, consiste à attacher solidement la tête, au moyen d'un lacs assez fort, soit au râtelier, soit à un poteau ou à un arbre, suivant l'objet qu'on trouve à portée. Le lacs n'est pas arrêté complétement, afin qu'on puisse promptement dégager la tête au cas où l'animal viendrait à tomber. On peut encore mettre le taureau au joug en le liant avec un autre animal habitué à cet instrument.

Outre la tête, il est parfois utile de maintenir les membres postérieurs. On peut se dispenser de cette précaution quand l'animal est jeune ou d'un caractère très-docile, attendu que, une fois saisi par les testicules, il cesse, ordinairement, de se défendre ; mais cela est nécessaire chez les sujets que l'on prévoit devoir faire une certaine résistance. On assujétit ces membres de plusieurs manières. Quelquefois on fixe, par un nœud coulant, l'extrémité d'un lacs au canon d'un des membres postérieurs, puis l'on va attacher l'autre bout du lacs, soit au joug, soit aux cornes, soit autour de l'encolure, de manière à maintenir porté en avant le membre auquel tient la corde. Mais ce mode d'assujétion excite l'animal à se tourmenter. On évite cet inconvénient en arrêtant le lacs au membre antérieur du même côté. A cet effet, après avoir fixé le lacs, soit au-dessus du jarret, soit au canon ou au paturon, on le dirige en avant, puis on fait peu à peu avancer ce membre, jusqu'à ce que l'animal n'y puisse plus prendre un point d'appui solide ; alors on noue le lacs par une anse double, au-dessus du genou du membre correspondant, et on en donne le bout à tenir à un aide. Quelques praticiens prennent les deux pieds de derrière dans un lacs dont l'autre extrémité va se fixer en avant ; ce moyen est défectueux ; il porte l'animal à se coucher, et, en rapprochant les membres, il gêne l'opération. D'autres préfèrent attacher les membres latéraux deux à deux ; c'est un procédé qu'on pourra appliquer utilement chez certains sujets. Un autre mode d'assujétion, quelquefois employé, consiste à lever un membre antérieur au moyen d'une corde fixée au-dessus de la mangeoire ; ce procédé a l'inconvénient d'engager l'animal à se cabrer. D'autres fois, c'est l'une des extrémités postérieures que l'on soulève ainsi, à l'aide d'une longue corde qui entoure le jarret, passe sur l'une des poutres que l'on trouve dans presque toutes les étables, puis est tirée par plusieurs aides qui forcent le membre à quitter le sol. Ce dernier procédé, comme le remarque M. Serres, est très-défectueux, en ce que l'animal peut se laisser aller tout-à-coup, et donner lieu ainsi à des tiraillements dans les muscles et dans les ligaments articulaires, à des luxations, à des fractures, etc.

Outre les membres, il faut encore tenir la queue, avec laquelle l'animal peut frapper l'opérateur, et, dans tous les cas, le gêner pendant l'opération. On la confie à un aide qui, se plaçant au niveau de la croupe, pousse l'animal et le tire avec la queue, alternativement, de manière à le distraire et à lui faire écarter les membres tant que dure l'opération. Si l'on n'a pas des aides en nombre suffisant, on confie la queue à celui qui tient le lacs, sinon à celui qui tient la tête, au moyen d'une corde partant de l'extrémité de la queue et que l'aide retient avec la main placée à la corne.

En tout état de choses, il faut éviter de soutenir, d'appuyer l'animal, cela n'ayant d'autre résultat que de l'engager à se laisser tomber. Parfois, sans qu'on le touche, on le voit se coucher dès que commence l'opération, sous l'impression des premières douleurs; mais il se relève bientôt, et l'on peut continuer. Seulement comme, lorsqu'il s'est laissé tomber une première fois, il est porté à recommencer à chaque douleur nouvelle, il est utile d'avoir près de soi un aide muni d'un aiguillon pour l'en empêcher. Malgré cette précaution, on est quelquefois obligé, pour terminer le bistournage, de recourir à des appareils de suspension, formés de larges draps ou couvertures pliés en plusieurs doubles, et soutenus de chaque côté par plusieurs aides.

L'animal, d'ailleurs, ne subit aucune autre préparation. Il convient seulement qu'il soit à jeûn le jour de l'opération. Celle-ci, au reste, sera d'autant plus facile que le sujet sera plus jeune, aura la peau fine, les jambes minces, les testicules allongés, les bourses amples et souples.

3° **Manuel de l'opération.** — Dans l'espèce bovine comme

chez le cheval, le bistournage consiste essentiellement dans la torsion simultanée du testicule et de son enveloppe fibreuse, préalablement séparée du dartos. La torsion elle-même, en raison de la forme allongée du testicule, consiste, après avoir fait basculer cet organe de haut en bas, à le faire tourner plusieurs fois autour du cordon. Cette opération comprend plusieurs temps, qu'à l'exemple de M. Serres, dont le travail sera notre principal guide dans la description qui va suivre, nous réduirons à quatre, comprenant, d'une manière assez exacte, les différentes manipulations à exercer pour produire une émasculation complète.

1er TEMPS. — *Assouplissement des bourses ; séparation du dartos et de la tunique érythroïde.* — L'opérateur se place derrière l'animal, en se portant à l'opposé du testicule qu'il opère, pour se mieux garantir des coups de pieds du sujet, lequel cherche surtout à frapper du côté où il sent le testicule saisi. Il fléchit les genoux, puis saisissant à deux mains les enveloppes, il entraîne les testicules au fond (*fig.* 49), où il les retient avec la

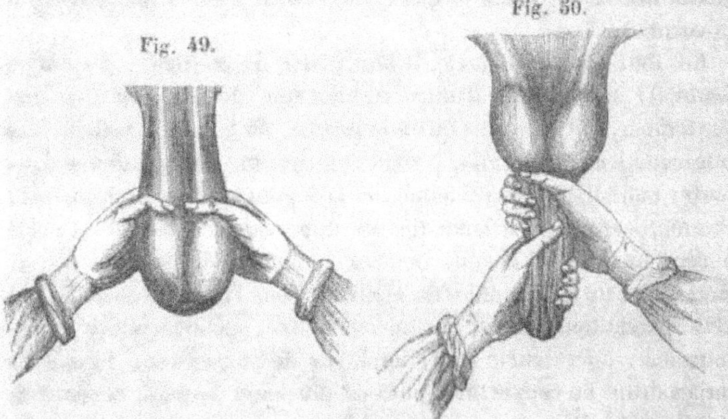

Fig. 49.   Fig. 50.

main droite, pendant que, de la gauche, il pince la partie inférieure du scrotum, la tire fortement en bas et un peu en arrière ; alors la main droite, portée immédiatement au-dessus de la gauche, embrasse les enveloppes en soulevant les testicules, de manière à les faire remonter vers l'anneau inguinal (*fig.* 50).

Cette manipulation rompt l'adhérence existant entre le dartos et la tunique érythroïde, et facilite ainsi le mouvement de haut en bas des testicules dans les bourses. Elle est d'autant plus facile à exécuter que l'animal est plus jeune, que le tissu cellulaire unissant les deux membranes est plus lâche. Souvent une seule impulsion suffit pour cela ; d'autres fois on n'y parvient qu'après beaucoup de temps et de fatigue. Dans tous les cas, il importe, pour le succès des manipulations ultérieures, que ce premier temps de l'opération soit complet ; c'est pourquoi, avant de passer outre, il est bon de faire remonter et descendre plusieurs fois les testicules, de manière à être assuré qu'ils se meuvent dans leurs enveloppes sans difficulté aucune.

2ᵉ Temps. — *Bascule des testicules.* — Les testicules étant remontés, la main gauche ramène au fond des bourses le testicule gauche, saisit ensuite le cordon testiculaire à son point d'union avec l'épididyme, en appliquant le pouce à la face postérieure du cordon, l'index et le medius sur la face antérieure, de telle sorte que le cordon se trouve serré entre le pouce et l'index de cette même main gauche ; après quoi, avec la main droite fléchie et présentant sa face dorsale à l'opérateur, on saisit la partie inférieure du scrotum, correspondante à ce testicule gauche. Les parties étant dans cette position, pendant que la main gauche pousse le testicule en bas et en arrière, au-dessus de la main droite, celle-ci se soulevant, sans lâcher les enveloppes, pousse en haut l'extrémité inférieure du testicule, en appuyant sur sa face antérieure devenue ainsi postérieure, jusqu'à ce que l'organe, complétement basculé, se trouve de nouveau vertical, mais renversé de haut en bas (*fig.* 51). Au moment où le testicule, presque redressé, va s'appliquer contre le cordon, le pouce, comprimant celui-ci, se déplace, et vient appuyer sur l'extrémité inférieure devenue supérieure du testicule, pour achever son redressement et le maintenir dans cette position ; le testicule alors se trouve placé parallèlement et en arrière du cordon. On termine en poussant l'organe vers l'anneau, afin de détruire, s'il en existe encore, les filaments celluleux qui pourraient gêner la torsion du cordon.

Ce temps de l'opération est des plus difficiles ; c'est celui que les commençants acquièrent avec le plus de peine, et qui rend l'opération inaccessible à un grand nombre de praticiens.

3e TEMPS. — *Torsion des cordons.* — Le testicule étant redescendu au fond des bourses, et la main gauche soutenant le cordon, on étend sur le testicule, parallèlement à son grand axe, les doigts de la main droite (*fig.* 52). Avec ces doigts, on imprime ensuite à l'organe un mouvement de gauche à droite, pendant

Fig. 51.   Fig. 52.

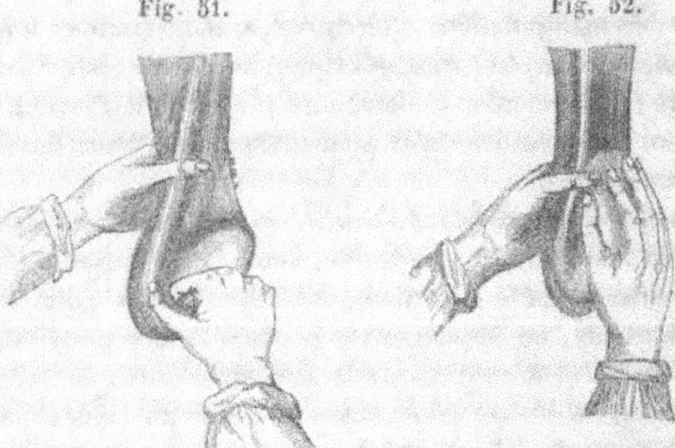

que de l'autre main on attire le cordon de droite à gauche, et de dedans en dehors. Cette manœuvre suffit pour faire exécuter au testicule un demi-tour autour du cordon servant d'axe, et qui devient, par ce fait, postérieur.

Dans cette position (*fig.* 53), le rôle des mains change. Le pouce

Fig. 53.

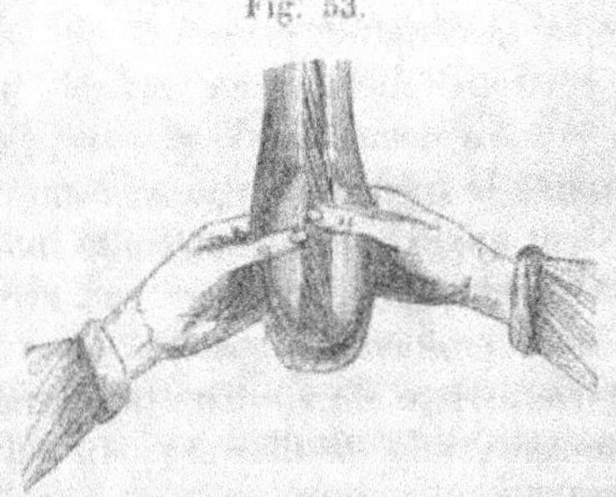

droit, appuyant sur le cordon, l'amène à droite, et lui donne une impulsion qui est continuée par l'index et le medius de la même main, pendant que les doigts de l'autre main entraînent le

testicule à gauche et en dehors, puis en arrière, où il arrive après
avoir fait un tour entier (*fig.* 54). Ce dernier mouvement est aidé
par le pouce de la main droite, qui agit sur le testicule, comme

Fig. 54.

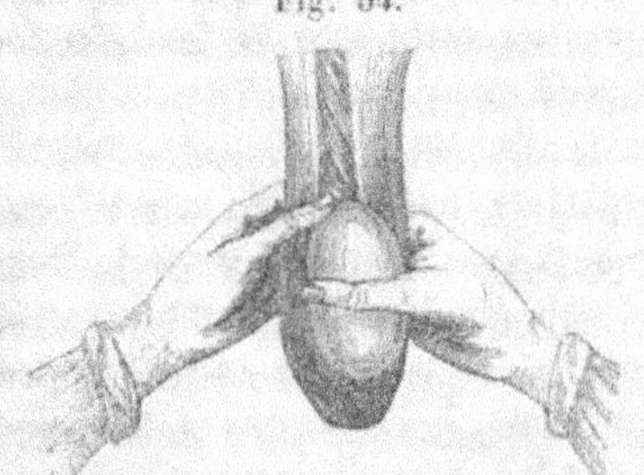

il l'a fait sur le cordon, et concourt efficacement, de la sorte, à
amener le testicule en arrière. On procède de la même manière
pour les tours subséquents, qui se font toujours plus facilement
que le premier, et dont le nombre, variable, sera d'autant plus
grand que le cordon sera plus long. Toutefois, on n'en fait jamais
moins de deux, ni plus de quatre ou cinq. On est assuré, d'ailleurs, qu'ils sont assez multipliés lorsqu'on sent le cordon fortement tendu et offrant une grande résistance à la pression. Enfin,
en bonne pratique, il convient de remonter, après chaque tour,
le testicule à la place qu'il doit définitivement occuper, pour n'être
pas exposé ensuite à ne pouvoir plus le faire qu'avec difficulté
quand tous les tours seront achevés.

La torsion opérée du côté gauche, on passe au testicule droit,
pour lequel on procède exactement de même, avec la seule différence que la torsion se fait dans un sens opposé, et que le rôle des
mains se trouve changé, c'est-à-dire que les manipulations faites
dans le premier cas par la main gauche se font ici par la droite, et
réciproquement. La torsion terminée, les testicules restent appliqués à la face antérieure ou au bord externe des cordons, où on
les fixe ensuite comme il sera dit plus bas.

4e Temps. — *Refoulement des testicules vers l'anneau inguinal,
et fixation dans cette position.* — Les cordons une fois tordus,
il faut faire remonter aussi haut que possible les testicules dans

le sac scrotal. Pour cela, on embrasse le scrotum avec les deux mains, immédiatement au-dessous des testicules, absolument comme on a fait au début de l'opération (*fig.* 50); et on repousse ces organes, de bas en haut, jusqu'à la place qu'ils doivent définitivement occuper, en ayant soin de les bien mettre de niveau, afin qu'ils soient également soutenus par le lien qu'on doit placer au-dessous. Reste à attacher le lien. A cet effet, la position des testicules étant régularisée, avec la main gauche, on saisit le scrotum vide; puis, prenant dans la main droite le lien dont une extrémité est retenue entre les dents, on l'enroule trois ou quatre fois autour du scrotum, immédiatement au-dessous des testicules, en ne serrant que jusqu'au degré nécessaire pour l'empêcher de glisser; ensuite, on l'arrête par un double nœud (*fig.* 55). Quelques praticiens recommandent, avant de placer ce lien, qui peut être un

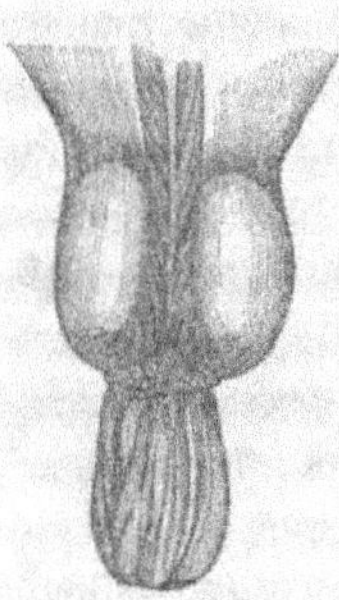

Fig. 55.

cordon de laine ou un ruban de fil, de pousser les deux testicules en dehors des cordons, à la plus grande distance possible l'un de l'autre, de manière à faire des *bourses larges*, cette condition étant recherchée par les propriétaires.

On peut laisser cette ligature en place deux ou trois jours, s'il ne survient que peu ou point d'engorgement après l'opération. Mais le plus souvent se déclare une tuméfaction assez considérable, qui rend nécessaire l'enlèvement du fil au bout de vingt-quatre heures, la mortification des parties étant à craindre si on le laissait plus longtemps. On a d'autant plus de raison de retirer alors la ligature, que la tuméfaction elle-même suffit pour retenir les testicules dans la position qui leur a été donnée.

4° **Difficultés de l'opération. Modifications du manuel opératoire.** — Nous venons de décrire le manuel du bistournage des grands ruminants, tel qu'il se pratique dans la presque généralité des cas. Mais il est des circonstances qui en rendent l'application, sinon impossible, du moins fort difficile. On est alors obligé de lui faire subir quelques modifications, en rapport avec les difficultés à vaincre.

C'est ce qui arrive, par exemple, chez les animaux qui ont les testicules volumineux, ou chez ceux qui ont les testicules petits, arrondis, les bourses épaisses, le cordon gros et court : le renversement et la torsion du testicule, chez les uns et les autres, étant également difficiles. Cela arrive encore chez les animaux âgés, vigoureux, où le tissu cellulaire dense, résistant, rend peu facile la séparation du dartos et de la tunique érythroïde; chez ceux, enfin, qui ont souffert de quelques lésions des enveloppes testiculaires, suivies d'adhérences anormales entre ces parties.

Dans ces cas divers, dès le premier temps de l'opération, les difficultés commencent, et l'opérateur risquerait d'y épuiser ses forces, s'il ne pouvait se faire aider d'un homme vigoureux auquel il confie le soin de détruire les adhérences. Lorsque cet aide ne peut, seul, y parvenir, l'opérateur lui fait au moins tenir le scrotum fortement tiré en bas, pendant que lui-même, avec ses deux mains, pousse les testicules dans un sens opposé. Il réussit mieux dans cette manœuvre en n'agissant que sur un seul testicule à la fois. S'il éprouve une grande résistance, il ne doit pas se décourager de l'insuccès de ses premières tentatives, attendu qu'il faut, parfois, plus d'une demi-heure pour faire céder ces adhérences. On les rompt alors d'autant plus facilement que les manipulations ont déterminé, dans la région, une infiltration séro-sanguinolente qui diminue la cohésion, la densité du tissu cellulaire sous-dartoïque, et facilite ainsi la séparation des parties. M. Festal recommande même alors, quand l'opération est trop difficile, de l'ajourner à vingt-quatre heures, l'afflux des liquides suffisant alors pour donner aux manipulations l'aisance qui manquait d'abord.

Lorsque les bourses sont étroites, lorsque le testicule est long, volumineux, le cordon court et gros, la difficulté existe pour le 2e et le 3e temps de l'opération. On réussit souvent à la surmonter en tordant, tout à la fois, le premier temps étant achevé, les bourses, les testicules et les cordons; puis, le tout rétabli dans la situation normale, en dirigeant le testicule, pour le faire basculer, un peu obliquement par rapport à la direction de son cordon. Dans un cas de cette nature, où la longueur du testicule était la seule difficulté pour opérer la culbute, M. Filhol, vétérinaire à Montflanquin (Lot-et-Garonne), eut l'idée d'inciser les enveloppes, et de faire sortir, pour le basculer, le testicule par cette ouverture [1]. Le moyen lui réussit complétement, et pourra être essayé par d'autres avec le même succès. Une fois le testicule basculé, si l'on éprouve de la résistance pour le faire tourner autour du cordon, on tord de nouveau tout ensemble, enveloppes, testicules et cordon, en saisissant le testicule avec les deux mains, une à chaque extrémité de l'organe, et lui faisant subir, après l'avoir rendu presque horizontal, un mouvement de rotation. Après cela, on ramène les parties dans leur première position et on termine comme à l'ordinaire.

Quelquefois le testicule est petit, presque rond, comme flottant dans des enveloppes très-larges, et suspendu à un cordon peu volumineux. Cette disposition n'entraîne pas de grandes difficultés pour un opérateur exercé; mais elle s'oppose à ce qu'on puisse fixer, d'une manière solide, le testicule vers l'anneau inguinal, car, dès que la ligature est appliquée, il revient à sa position première, et l'opération est *manquée*. M. Serres indique deux moyens de prévenir un semblable accident. Le premier consiste, une fois le testicule culbuté, à ne pas le faire monter, ni avant ni après la torsion, vers l'anneau inguinal, attendu que pendant ce mouvement d'ascension il peut se renverser et se placer perpendiculairement au cordon. Le second moyen, plus sûr que le premier, consiste à lier les bourses, après l'opération, au-dessus et au-dessous des testicules. Pour cela, on se sert du même lien; on le noue d'abord au-dessous, à la manière ordinaire; puis on tortille les deux bouts, on les fait remonter en arrière au milieu des bourses, jusqu'à la partie supérieure des testicules; là on sépare ces deux bouts du fil, avec lesquels on embrasse et on serre les enveloppes, puis on les réunit par un nœud.

De toute manière, lorsqu'on éprouve de trop grandes difficultés à la première tentative, le mieux est d'ajourner à 12 ou 24 heures la reprise de l'opération, pour profiter de la laxité plus grande que donne au tissu cellulaire, comme on l'a vu plus haut, l'infiltration déterminée par les manipulations auxquelles on s'est livré d'abord. On réussit souvent alors où primitivement on avait échoué tout-à-

[1] *Mém. de la Soc. vét. de Lot-et-Garonne.* 1850, IXe série, p. 58.

fait. Quelquefois, après avoir exécuté la torsion d'un testicule, la fatigue empêche l'opérateur de continuer. Ce qu'il y a de mieux à faire, en ce cas, est de lier les bourses pour éviter que le testicule basculé se renverse, et ne reprendre que plus tard l'opération.

L'ajournement est encore nécessaire lorsqu'on a affaire à des testicules qui, malgré les précautions voulues, ne peuvent rester parallèles aux cordons. L'infiltration fait ici l'office d'un bandage contentif suffisant pour maintenir les testicules; cela ne doit pourtant pas empêcher d'appliquer une ligature.

Les difficultés que nous venons de signaler peuvent enfin, dans quelques cas, être portées à un degré tel qu'elles rendent le bistournage absolument impossible. Il ne reste plus alors qu'à recourir à un autre mode de castration, soit au martelage ou à la castration à l'aiguille, si l'on tient à déterminer seulement l'atrophie des testicules, soit à l'un des procédés entraînant l'ablation complète de ces organes, quand le propriétaire du sujet y consent.

Quelquefois il arrive que, par suite d'une modification survenue dans l'état des organes, l'on ne peut bistourner qu'un seul testicule. Si le cas est imprévu et n'est reconnu qu'après que l'opération est déjà commencée, on achève comme on peut, en s'aidant du mode opératoire le mieux approprié à la circonstance. Mais quand l'exploration de la région a permis de prévoir cette difficulté, on peut procéder de deux manières : bistourner d'un côté et employer un autre procédé sur le côté malade ; ou bien appliquer aux deux testicules un même procédé, autre que le bistournage. Ce dernier parti sera toujours adopté de préférence, la castration opérée par deux méthodes différentes, sur un même animal, étant toujours suivie d'accidents locaux et généraux plus graves que ceux auxquels est exposé le sujet châtré par un seul mode opératoire appliqué des deux côtés. L'opérateur, dans ce cas, pourra encore choisir, avec l'assentiment du propriétaire, entre les méthodes qui permettent de conserver les testicules simplement atrophiés, et celles qui entraînent l'ablation totale des organes.

BISTOURNAGE PAR LE PROCÉDÉ ITALIEN. — Ce mode particulier de castration, consistant dans la torsion suivie de la déchirure du cordon, a été décrit par M. Carlo Corradi, après qu'il l'eut vu pratiquer par un vétérinaire italien, M. Rocco [1]. Il est usité sur les veaux et sur les moutons, et commence comme le bistournage. Quand le testicule a été renversé, et qu'on a amené, en le passant plusieurs fois autour du cordon, ce dernier organe au degré de torsion convenable, l'opérateur, saisissant le testicule à deux mains, par un effort de traction prompt et violent, de haut en bas, détermine la rupture du cordon testiculaire, manœuvre d'autant plus facile que la torsion est plus complète. Cette déchirure opérée, le testicule tombe, comme détaché, au fond des bourses. L'opération faite des deux côtés, on repousse les deux testicules vers les anneaux inguinaux, et on les retient dans cette position par une ligature embrassant le scrotum et placée immédiatement au-dessous. Au bout de 24 heures, on enlève cette ligature. En restant plus longtemps elle pourrait entraîner la mortification des bourses, puis leur chute; d'autre part, elle serait inutile, l'engorgement qui s'est produit suffisant pour empêcher les testicules de descendre. Bientôt ces organes s'atrophient, et plus tard il ne reste aucune trace de l'opération.

Cette méthode, exclusivement applicable aux ruminants, n'est jamais suivie, au rapport de M. Corradi, d'accidents graves; sa mise en pratique n'exige aucun soin préliminaire, et les animaux opérés peuvent se rendre le jour même au pâturage. On lui reconnaît, en un mot, tous les avantages que nous attribuons au bistournage, avec cette différence que, le cordon étant rupturé, l'émasculation est plus complète que quand il y a simple torsion, et ne laisse plus craindre l'inconvénient de la détorsion. Cet avantage est réel, mais cette rupture du cordon est-elle toujours aussi facile, surtout chez les animaux âgés qui ont un cordon extrêmement résistant, que le prétendent MM. Rocco et Corradi? C'est ce que nous ne saurions dire.

5° **Suite de l'opération. Soins consécutifs.** — Après le bistournage, les animaux, assez généralement, ne manifestent aucun trouble, et paraissent n'avoir ressenti aucun effet de l'opération. Quelquefois, surtout chez les sujets irritables, chez ceux dont l'âge a augmenté la sensibilité et a accru les difficultés de

---

[1] *Giornale di Veterinaria*. 1855, n° d'août.

l'opération, se manifestent des coliques plus ou moins intenses, mais dont la durée ne s'étend presque jamais au-delà de quelques heures. Alors les animaux s'agitent, trépignent, se portent à droite et à gauche, se couchent et se relèvent, font entendre des plaintes, tiennent le cou tendu comme s'ils éprouvaient un accès tétanique. Puis ces symptômes s'affaiblissent et disparaissent avant la fin de la première journée, laissant l'animal dans un état d'affaissement proportionné à la surexcitation qu'il a éprouvée.

Le deuxième jour, les bourses sont devenues le siége d'un engorgement assez considérable, d'un caractère œdémateux. Elles sont tendues, chaudes, douloureuses; en même temps l'on observe, lorsque l'opération a été laborieuse, des taches ecchymotiques sur le scrotum. Cet engorgement, très-prononcé au-dessus de la ligature, et d'autant plus considérable que les animaux sont plus maigres, d'un tempérament mou et lymphatique, s'étend promptement au fond des bourses, dès qu'on enlève le lien. La masse scrotale prend alors une forme cylindrique qui fait croire aux propriétaires que les testicules sont redescendus et que le bistournage est manqué. Mais le toucher permet aisément de reconnaître qu'il n'en est rien.

Cet état inflammatoire affecte un caractère tout local, et n'apporte habituellement aucun trouble dans l'organisme. L'animal conserve son appétit et l'intégrité de toutes ses autres fonctions. La marche seulement est embarrassée; l'animal écarte les membres postérieurs, afin d'éviter la douleur occasionnée par le ballottement des bourses enflammées sur les cuisses. Au bout de cinq à six jours, ces symptômes ont acquis ordinairement leur plus haut degré d'intensité; dès-lors ils commencent à décroître, et leur résolution est complète en quinze ou vingt jours.

Cet engorgement des bourses est une des conditions nécessaires au succès de l'opération. Il est déterminé par une infiltration de toute la masse scrotale, dont l'effet est de maintenir les parties dans l'état où elles se trouvent sitôt après la torsion des cordons, en attendant que s'établissent entre elles des adhérences définitives. Vers le quinzième jour, ces adhérences ont acquis, déjà, une assez grande solidité. La plus importante, au point de vue de l'opération, se trouve à ce moment établie entre la tunique érythroïde et la coque albuginée du testicule, par la coagulation de la lymphe plastique épanchée dans le sac vaginal. Les différents tours du cordon sont retenus dans ce coagulum, qui s'oppose ainsi à la détorsion spontanée de l'organe, et qui, lui-même, s'étend jusque dans l'anneau inguinal qu'il remplit en totalité, formant une masse fibreuse blanchâtre, non moins adhérente aux parois de l'anneau qu'au cordon qu'elle fixe solidement.

Les vaisseaux alors, bien qu'ayant conservé leur diamètre, sont déjà, comme nous avons eu occasion de nous en assurer, inaccessibles à l'injection. Et par suite de cette oblitération des principaux vaisseaux nourriciers de la glande, celle-ci continue à être le siége de phénomènes d'atrophie, d'où résulte la destruction progressive de sa structure normale et de ses aptitudes, sans cependant qu'il y ait mortification complète, à cause des éléments nutritifs que l'organe continue à recevoir par l'intermédiaire des enveloppes.

Six mois après l'opération, la masse scrotale se trouve réduite au quart à peu près de son volume primitif. Les diverses enveloppes, unies entre elles, forment une seule tunique blanchâtre, dans l'intérieur de laquelle se trouve le testicule, gros comme une noix ou un petit œuf de poule; sa substance, blanche ou jaune, est dure, résistante, presque exclusivement formée par le canevas fibreux de l'organe, et par les canaux vasculaires et séminifères, oblitérés et adhérents entre eux. Souvent existent, au pourtour de la glande et dans les parties correspondant à l'épididyme, surtout chez les vieux bœufs, des infiltrations tuberculeuses sous formes de lames minces ou de granulations arrondies. Le cordon testiculaire est lui-même complétement atrophié; les artères, les veines et le canal déférent sont transformés en cordons fibreux, dépourvus de toute cavité intérieure. Le crémaster est décoloré; mais il a conservé encore, cependant, une certaine contractilité.

Les *soins consécutifs* exigés par les sujets bistournés ne nous arrêteront pas longtemps; car de même que le bistournage peut être pratiqué sans qu'il soit besoin de faire subir à l'animal aucune préparation particulière, il n'est également d'aucune nécessité, après l'opération, de modifier son régime, de rien changer aux conditions dans lesquelles il se trouvait auparavant placé : circonstance d'autant plus heureuse qu'il est souvent fort difficile, dans les campagnes, d'obtenir, des personnes chargées de soigner les animaux, qu'elles observent les précautions parfois très-simples qui peuvent leur être recommandées.

On se bornera donc, une fois l'animal opéré, à le tenir attaché la tête haute pendant quelques heures, pour l'empêcher de se coucher. Si des coliques surviennent, on le surveillera pendant tout le temps qu'elles dureront, de crainte qu'en se couchant et en appuyant sur les testicules, il ne vienne à changer leur position. On attend ensuite le moment favorable pour enlever la ligature. Ce moment est indiqué par le plus ou moins d'intensité de l'engorgement des bourses. Quand celles-ci sont fortement distendues, quand on juge l'infiltration assez considérable pour retenir les testicules dans leur position renversée, et empêcher les cordons de se détordre, on peut retirer le lien. Cela arrive quelquefois au bout de vingt-quatre heures ; mais le plus généralement on ne l'enlève qu'au bout de quarante-huit heures. Cette opération se fait de la manière la plus simple et sans avoir recours aux moyens contentifs. Il suffit de tirer un des bouts de la ligature que, dans ce but, on a laissé plus long que l'autre. La ligature enlevée, on s'abstient de toute application locale. On doit non moins éviter de pratiquer des saignées, recommandées par quelques vétérinaires, et qui n'ont d'autre résultat que d'affaiblir l'animal sans utilité, de prolonger ainsi la durée de la convalescence. Cette pratique serait surtout irrationnelle chez des animaux maigres, faibles, dont elle ne ferait qu'accroître l'état adynamique. La saignée cependant est parfois indiquée, mais ce n'est que dans des circonstances toutes particulières sur lesquelles nous aurons plus loin occasion de revenir.

Comme moyen de faciliter le dégorgement des bourses, on a conseillé la promenade pour les animaux opérés. Mais il est à craindre que le ballotement des bourses contre les cuisses, surtout pendant la période inflammatoire, accroisse cet engorgement au lieu de le diminuer, et fasse naître une fièvre de réaction. Aussi vaut-il mieux, pendant la durée de cet état, maintenir les animaux dans un repos complet. On les y laisse pendant 12 à 15 jours, ou davantage si le temps est défavorable, après quoi on les rend à leur travail.

6° Accidents pouvant survenir à la suite du bistournage. — Nous avons exposé précédemment les phénomènes consécutifs au bistournage, tels qu'ils se manifestent dans les circonstances ordinaires, alors que rien n'en contrarie la marche naturelle. Il nous reste maintenant à faire connaître les accidents qui, parfois, viennent compliquer l'opération et en compromettre les résultats. Les principaux de ces accidents que nous aurons à signaler, sont : la rupture des enveloppes du cordon, la détorsion, l'application d'une ligature trop serrée, l'inflammation anormale des bourses, du testicule et de ses annexes.

a. — *Rupture des enveloppes.* — Cet accident n'a encore été signalé que par M. Nicouleau, vétérinaire à Aiguillon (Lot-et-Garonne)[1], qui l'a observé dans les circonstances suivantes : Étant à pratiquer le bistournage sur un taureau de 22 mois, il avait déjà fait passer deux fois la glande autour du cordon, lorsque, voulant tenter un troisième tour, le cordon, sans doute trop distendu, se relâcha tout d'un coup, comme la corde d'un arc qui se rompt sous un effort violent. Dès-lors plus de résistance; le cordon avait perdu toute rigidité, et le testicule tournait autour avec facilité. Il semblait même ne plus tenir à rien ; il flottait, se renversait d'un côté à l'autre, tendant sans cesse à redescendre au fond des bourses. M. Nicouleau essaya alors un 3e, un 4e, un 5e tour, qui ne modifièrent en rien l'état des choses. Après un 6e tour cependant, le cordon perdit un peu de sa laxité. Deux nouveaux tours lui rendirent sa rigidité première, et le testicule put être maintenu dans la position voulue. La ligature fut placée avec soin et la guérison s'opéra dans le délai ordinaire.

M. Nicouleau se demande à quoi il faut attribuer ce relâchement insolite. Il ne peut rien affirmer à cet égard, faute des lumières fournies par l'autopsie de la région; mais il suppose, avec raison, ce nous semble, qu'il ne peut être dû qu'à la déchirure de la tunique érythroïde et du crémaster, sans lésion spéciale du cordon.

[1] *Journ. des Vétér. du Midi*, 1859, p. 288.

Cette manière de voir paraît établie par la possibilité de remédier à l'accident en continuant la torsion, ce qui ne pourrait être si le cordon lui-même se trouvait rompu.

On évitera cette rupture en ayant soin de ne pas pousser trop loin la torsion, en s'arrêtant dès que le cordon offrira à la pression des doigts une résistance suffisante, d'autant plus tôt, par conséquent, que le cordon sera plus bref, plus gros, plus raide.

Bien qu'aucun auteur n'ait encore parlé de cet accident, ajoute M. Nicouleau, on peut affirmer qu'il se présente fréquemment et que la plupart des bistourneurs ont eu occasion de le constater. Il est plus fréquent chez le bélier que chez le taureau, et n'offre d'ailleurs aucun danger, l'opérateur ayant le moyen, en faisant faire de nouveaux tours au testicule, d'y porter remède aussitôt, sans que le propriétaire même puisse en soupçonner l'existence.

Quant à la rupture du cordon lui-même, elle n'a pas été observée ; mais si elle se produisait, il n'y aurait pas lieu de s'en préoccuper, car l'opération rentrerait alors dans le procédé italien.

b. — Déplacement du testicule ; détorsion du cordon. — Un des accidents les plus ordinaires à la suite du bistournage est le déplacement du testicule, et son retour plus ou moins complet à la place qu'il occupait avant l'opération ; d'où le rétablissement de la circulation et des fonctions du testicule. Le but qu'on se proposait n'est alors pas atteint, ce que l'on exprime en disant que le taureau est *manqué*. Dans le Midi, on donne le nom de *rangouils* aux animaux qui sont dans ce cas.

Le déplacement du testicule peut s'opérer de plusieurs manières, avec ou sans détorsion du cordon. Ainsi il peut y avoir une simple détorsion, renversement sans détorsion, enfin, renversement et détorsion simultanés, ce qui constitue autant de degrés divers du déplacement.

Nous avons signalé, en décrivant le manuel de l'opération, les dispositions organiques qui facilitent cet accident. Mais ce n'en sont pas là les seules causes. Une plus directe est la chute de la ligature, qui peut aisément glisser si elle n'est pas assez serrée, surtout quand l'animal, après l'opération, comme il arrive quelquefois, se livre à des mouvements désordonnés ; parfois, c'est le sujet lui-même qui, avec les dents, va la détacher. Et quand cela arrive avant que l'engorgement, faisant office d'appareil contentif, se soit déclaré, le testicule se renverse, le cordon se détord et l'opération est manquée. Chez quelques sujets, ce déplacement a lieu par le seul fait de la laxité des tissus, sans que la ligature ait bougé de place, tout comme on voit chez d'autres la ligature glisser et tomber sans que le déplacement du testicule en soit la conséquence. Enfin, l'opération peut se trouver incomplète du propre fait de l'opérateur, comme, par exemple, lorsqu'après avoir basculé le testicule, il n'a pu, pour une raison ou pour une autre, faire la torsion, et que, néanmoins, il abandonne l'animal, laissant croire au propriétaire que l'opération est bien faite.

La détorsion est sans danger si l'on est appelé assez à temps pour y remédier. Il suffit alors de recommencer l'opération en prenant ses précautions pour éviter un déplacement nouveau. Mais lorsque déjà le travail inflammatoire a déterminé la formation, entre les diverses enveloppes testiculaires, d'adhérences qui acquièrent promptement une grande résistance, une nouvelle opération devient beaucoup plus difficile. On doit néanmoins la tenter sans retard, afin de ne pas laisser s'accroître les difficultés à surmonter.

Avant d'opérer, on se rendra compte, par le toucher, de la nature de l'accident, qui ne se révèle pas toujours au seul aspect, sauf dans les cas où un seul des deux testicules est renversé, l'œil pouvant alors, aisément, apprécier une différence de volume entre les deux côtés des bourses. En ce cas, on reconnaît, en outre, au toucher, du côté où existe le déplacement, un corps dur, douloureux à la pression ; c'est le testicule, au-dessus duquel on sent le cordon, moins volumineux, mais aussi résistant. En tirant en bas le fond des bourses, on fait remonter le testicule, et cela aide encore à le reconnaître. Quand le cordon ne s'est pas détordu, il est dur, résistant sous la pression de la main ; tandis qu'il est mou, facile à déprimer lorsque la détorsion a eu lieu.

Quand on a constaté le renversement avec détorsion, l'opération doit être reprise comme en premier lieu. Mais si le testicule est seulement renversé sans être détordu, on peut, la plupart du temps, se dispenser de toute manœuvre, le succès de l'opération n'étant pas, pour cela, compromis. Si pourtant on peut agir assez tôt, il n'y a pas d'inconvénient à essayer de rebasculer le testicule,

que l'on retient en appliquant une ligature plus serrée. Mais si
déjà il y a des adhérences qui rendent l'opération difficile, mieux
vaut s'abstenir que de tourmenter inutilement les animaux, le
résultat à obtenir, dans ce cas, étant d'ailleurs le même, attendu
que la circulation restant suspendue, le testicule tordu s'atrophie
comme s'il n'avait pas été renversé.

Il est facile de concevoir comment le testicule renversé peut ne
pas se détordre. Cela tient à l'exsudation plastique, qui se produit,
après l'opération, non-seulement autour du testicule, mais encore
autour du cordon, de telle sorte que ce dernier organe se trouve
fixé solidement, dans la position nouvelle qu'il a acquise, par cette
matière de nouvelle formation, laquelle acquiert très-vite une
grande consistance, surtout vers le haut, et ne peut alors ni se
séparer du cordon, ni en permettre la détorsion. Ce travail organique s'accompagne même du retrait du cordon ; toutefois, ce
retrait n'est jamais assez considérable pour faire remonter le testicule, vers l'anneau inguinal, jusqu'au point où il avait été primitivement placé.

Aux yeux des propriétaires, cet accident offre plus de gravité
qu'il n'en a réellement. Il fait supposer que le bistournage est
manqué, et diminue la valeur des sujets chez lesquels on l'observe ; cette crainte est sans fondement, les résultats de l'opération
étant aussi complets que si rien n'était survenu.

Enfin, il peut se faire que la détorsion ait lieu sans que le testicule se renverse. Si l'on est encore à temps, il est facile de remédier à cet accident en opérant de nouveau la torsion. Mais comme
la détorsion n'est guère reconnaissable que pour l'homme exercé, le
plus souvent on est consulté trop tard, lorsque le propriétaire
s'aperçoit que les parties ne s'atrophient pas, et que l'animal
conserve les attributs de son sexe. Alors les phénomènes inflammatoires sont dissipés, la peau des bourses est rétractée, épaissie,
moins souple ; des adhérences nouvelles se sont formées, et quand
on veut tenter une nouvelle opération, on reconnaît qu'elle est impossible. Cet accident est grave relativement, et il n'y a d'autre
moyen d'y remédier que de recourir à un autre mode de castration, à la castration à l'aiguille, par exemple.

Les accidents divers que nous venons de signaler peuvent s'observer sur l'un ou sur les deux testicules. Ce dernier cas est le plus grave ; c'est aussi le plus rare, et dans une très-large proportion. Ainsi M. Serres a pu constater, dans sa pratique, que, sur 30 cas de ce genre par lui observés, il y en a eu 29 où l'accident se bornait à un seul testicule.

c. — *Ligature trop serrée.* — On ne saurait fixer précisément le degré de compression que doit exercer la ligature, pour retenir les testicules dans la position que leur a donnée le bistournage, sans qu'il y ait lieu de craindre l'étranglement des bourses. L'expérience seule peut l'apprendre. Toutefois, comme les accidents résultant d'un excès de compression, sont moins fâcheux, au point de vue du but qu'on se propose, que ceux qui sont la conséquence de l'excès opposé, il vaut toujours mieux serrer trop que pas assez.

Les suites d'une trop forte compression sont la mortification des tissus placés au-dessous de la ligature, puis leur élimination plus ou moins complète. Un engorgement excessif, n'atteignant pas les parties supérieures des bourses, est le symptôme qui annonce cet accident. On y remédie en desserrant le lien, si on peut le faire à temps, sinon en aidant à l'élimination des parties mortifiées, lorsque déjà la gangrène s'est emparée des tissus. Ce qu'on a de plus grave alors à redouter, est la dépréciation du sujet aux yeux des personnes qui accordent la préférence au bistournage pour l'avantage surtout qu'il présente de permettre la conservation des bourses.

d. — *Inflammation des bourses.* — Assez communément, soit par le fait d'une prédisposition organique du sujet, soit par l'influence pernicieuse des vents, du froid, d'un mauvais régime, soit par suite de manipulations trop prolongées, les symptômes inflammatoires qui accompagnent ordinairement le bistournage se trouvent accrus jusqu'au point de constituer un véritable accident. Les phénomènes observés alors se déclarent en général avec rapidité et intensité; l'engorgement, au lieu d'être limité aux bourses, s'étend aux aines et à la partie supérieure du fourreau, et tous les signes d'une fièvre générale viennent compliquer l'accident local, dont l'apparition ne tarde pas au-delà des douze ou quatorze premières heures qui suivent l'opération.

Cet état s'aggrave rapidement. La partie des bourses inférieure à la ligature s'engorge; la masse scrotale devient chaude, dure, très-douloureuse, se recouvre d'ecchymoses. L'animal reste couché, en portant en avant la jambe postérieure opposée à celle sur laquelle il est couché; ou bien il marche les cuisses écartées. Cet état progresse plus ou moins, et dure cinq, six ou dix jours. Quand le mal est parvenu à un haut degré d'intensité, l'infiltration gagne la face interne des cuisses, l'abdomen, le dessous de la poitrine, pendant que les bourses descendent jusqu'au niveau du jarret; en même temps, les fonctions générales sont troublées ou suspendues par la violence de la fièvre.

Cette inflammation quelquefois se résout en dix, quinze ou vingt jours, sans amener d'autres désordres, sans laisser de traces. D'autresfois la résolution s'opère d'une manière incomplète, laissant, après la disparition de la douleur et de la chaleur, une tuméfaction des bourses qui persiste encore après vingt-cinq ou quarante jours, offrant un volume variable, ne s'accompagnant d'aucun trouble dans l'état général du sujet, et pouvant durer des mois, des années, sans se modifier. Dans certains cas, on la voit se ramollir en un ou plusieurs points, où se forment alors des abcès qui s'ouvrent, se transforment par leur réunion, en vastes foyers de suppuration qui finissent par se cicatriser, sans faire disparaître l'induration. Cet état offre peu de danger, car le plus souvent il n'atteint que les parties situées au dehors de la tunique érythroïde, celle-ci, ainsi que le testicule qu'elle renferme, ne subissant d'autres modifications que celles qui accompagnent habituellement le bistournage.

Une autre terminaison de l'inflammation anormale des bourses est la suppuration. Elle s'annonce par la persistance des symptômes locaux et généraux, par l'apparition au milieu des bourses, vers le vingtième ou le trentième jour ou plus, d'une tumeur saillante, fluctuante, qui bientôt s'ouvre et laisse écouler du pus. La plaie se ferme d'habitude assez vite; mais quelquefois il reste une fistule. Quand la suppuration se prolonge, elle peut atteindre les membranes qui enveloppent immédiatement le testicule, et les détruire; en ce cas, l'organe se montre dans le foyer, et peut même être éliminé. Le plus souvent, lorsque cela arrive, l'effet se borne à un seul testicule.

L'engorgement anormal consécutif au bistournage, chez quelques sujets, n'est pas toujours le résultat d'un violent état inflammatoire. Parfois, comme on l'observe spécialement chez les animaux maigres, faibles, lymphatiques, placés sous l'influence d'une atmosphère énervante et humide, il décèle un état tout opposé. La tuméfaction est alors indolente, essentiellement œdémateuse, et se propage dans le sens de la pesanteur; elle finit par se résoudre spontanément, mais avec une grande lenteur.

Le traitement à opposer à l'inflammation des bourses n'offre rien de particulier. Il doit être en rapport avec l'état du malade. Au début, les antiphlogistiques généraux et locaux : saignée, réfrigérants, scarifications, lotions calmantes, tisanes, en forment la base. Quand l'induration est survenue, les lotions résolutives, les vésicants, les fondants, l'excision du tissu induré, les caustiques, sont indiqués tour-à-tour. Un abcès s'est-il formé, on l'ouvre largement, ou bien s'il s'est ouvert, on débride, pour faciliter la sortie du pus, et celle du testicule, au cas où celui-ci serait détaché; si cet organe, mis à nu, tient encore par le cordon, on l'excise. L'opération faite, quelle qu'elle soit, on procède au pansement; et il importe de le continuer avec soin, jusqu'à complète cicatrisation, sans quoi on serait exposé à voir se former des produits morbides, indurations rebelles, cancers, etc., dont la guérison pourrait offrir ensuite de grandes difficultés.

Quant à l'infiltration asthénique que nous avons signalée, les scarifications, les frictions excitantes, les toniques, un bon régime, sont les meilleurs moyens d'en triompher.

e. — Inflammation du fourreau (acrobustite). — Cet accident se manifeste parfois lorsque l'inflammation des bourses, atteignant le fourreau, gagne la face interne de cet organe. Des douleurs vives lors de l'émission des urines; le peu d'abondance de ce liquide; l'état de la muqueuse du fourreau, injectée, sèche, très-chaude, se renversant quelquefois au dehors, et apparaissant alors comme une tumeur rouge, ombiliquée à son centre, vers l'orifice du fourreau; tels sont les signes caractéristiques de cette inflammation. Elle n'offre aucun danger, dure de quatre à huit jours, et se termine toujours par résolution. Quelques douches froides au début, des scarifications sur la muqueuse, quand

celle-ci fait hernie; la section des poils autour de l'orifice du fourreau, l'application d'un bandage sous l'abdomen pour éviter le
contact de la muqueuse avec la litière, suffisent pour triompher
de cette légère complication.

f. — *Inflammation du testicule* (orchite). — L'apparition de
l'orchite à la suite du bistournage ne peut avoir d'autre cause que
les compressions exercées sur le testicule pendant l'opération. Cet
accident se décèle, d'abord, à la vive douleur qu'éprouve l'organe
à la pression de la main. En même temps, le membre correspondant au testicule malade s'écarte en dehors, la colonne dorso-
lombaire se vousse en contre-haut; il y a fièvre de réaction, et
ces divers symptômes se manifestent, point important à noter
pour le diagnostic, sans que la tuméfaction des bourses soit excessive. Quelquefois, cependant, l'orchite peut être temporairement
cachée par l'infiltration des bourses. On ne la reconnaît alors que
plus tard, à une légère augmentation de volume du testicule et à
la douleur que ressent cet organe à la pression. La maladie, dans
ce dernier cas, a une durée beaucoup plus longue.

Les terminaisons de l'orchite sont celles de toutes les inflamma-
tions. Parfois elle se résout sans laisser de traces. D'autres fois, ce
qui arrive principalement quand la maladie a parcouru toutes ses
périodes, il n'y a qu'une résolution incomplète; les symptômes
qui caractérisent l'état aigu disparaissent; mais au bout d'un
certain temps, le testicule conserve encore un volume supérieur
à celui de l'état normal; il offre au toucher une consistance
inégale. Cela peut se prolonger fort longtemps, des années même,
sans que l'état général en paraisse influencé. Toutefois, il est à
noter que si le bistournage a été complet, les attributs du taureau
disparaissent; tandis que s'il a été manqué, ne fut-ce que d'un
testicule, la maladie ne détruit pas les désirs d'accouplement.

L'orchite peut se terminer aussi par suppuration. On prévoit cette
terminaison lorsque la maladie, arrivée à son plus haut degré, semble rester stationnaire; en ce cas, l'infiltration des bourses s'accroît;
la chaleur, la douleur augmentent dans un point circonscrit; l'état
général s'améliore, et au bout de vingt à vingt-cinq jours, l'abcès
s'ouvre, et le pus s'échappe, entraînant avec lui des débris de la
glande et de la tunique érythroïde. En explorant alors la plaie, on

reconnaît que rarement le testicule entier est atteint par la suppuration ; il en reste toujours quelques débris qui finissent cependant par être détruits plus tard. La plaie, par où s'écoule le pus,
a une grande tendance à se fermer. Il faut s'y opposer pour éviter
la formation d'un nouvel abcès. Quand la cicatrisation est mal
dirigée, les tissus atteints par la suppuration peuvent devenir le
siége de productions variées qui, dans certains cas, apparaissent
malgré tous les soins.

Ces productions hétérologues, de même que les indurations qui
se forment sans qu'il y ait eu suppuration, peuvent subir, avec le
temps, diverses modifications de texture, prendre le caractère
fibreux, fibro-plastique, cancéreux, tuberculeux, etc., tissus
accidentels, dont rien ne peut faire prévoir le développement, et
auxquels il importe d'opposer, dès qu'ils commencent à se montrer,
un traitement énergique.

Nous n'aurons pas à nous étendre sur le traitement de l'orchite,
qui n'offre, dans le cas actuel, rien de spécial à signaler, et ne
diffère que fort peu de celui à mettre en usage contre l'inflammation des bourses. Dans certains cas d'induration, ou quand il se
forme des productions accidentelles, il y a nécessité d'en venir à
une opération, l'ablation de l'organe, que l'on pratique en ayant
soin d'appliquer une ligature sur la partie saine du cordon, pour
éviter l'hémorrhagie. La précaution serait inutile si l'artère testiculaire se trouvait déjà suffisamment oblitérée.

g. — *Engorgement du cordon testiculaire.* — Cet accident est
une conséquence ordinaire de l'orchite, avec laquelle il se confond
dans la majorité des cas. On ne le signale comme affection spéciale
que lorsque la tuméfaction, la douleur et la chaleur se manifestent
d'une manière plus évidente à la partie du cordon immédiatement
située au-dessous de l'anneau inguinal. Parfois la maladie s'étend
plus haut encore, vers l'origine du cordon, ce dont on s'assure par
l'exploration rectale. Au dehors, la peau qui entoure le cordon est
tendue sans que la tuméfaction générale des bourses dépasse le
degré observé ordinairement à la suite du bistournage. On constate, quand cet engorgement existe, les mêmes symptômes généraux que pendant l'orchite, dont l'accident qui nous occupe peut
offrir toutes les terminaisons.

Lorsque l'inflammation s'étend dans la partie abdominale du cordon, les suites offrent beaucoup plus de gravité que quand elle reste limitée à la région scrotale. La résolution alors est plus rare. L'induration survient le plus souvent, et comme on ne peut y porter aucun remède, l'animal maigrit, dépérit de jour en jour, et au bout de deux ou trois mois, finit par périr. On conçoit que si la suppuration envahissait cette même partie du cordon, une terminaison fatale, plus rapide encore que dans le cas précédent, serait la conséquence de cette complication. Les tissus hétérologues que nous avons signalés à propos de l'orchite peuvent se former également à la suite de l'engorgement du cordon, et aggraver d'autant le mal préexistant.

A quelques modifications près, le traitement de l'engorgement du cordon est celui de l'orchite. Si l'opération est nécessaire, il ne faudra appliquer de ligature qu'autant qu'on pourra le faire sur une partie saine du cordon. Sinon, il est préférable, après avoir enlevé tout ce qu'on peut du tissu induré, de porter le cautère à blanc sur l'extrémité du cordon, fallût-il pour cela pénétrer dans l'anneau inguinal. M. Serres, toutefois, conseille de ne pas opérer quand on ne peut arriver à la partie saine du cordon, à plus forte raison quand l'inflammation l'atteint dans son trajet abdominal, l'opération ne pouvant alors avoir aucun effet utile, et l'animal, de toute façon, étant condamné à une mort certaine, à moins qu'on ne se décide à le sacrifier assez tôt pour tirer encore quelque parti de la viande.

§ 2. — Martelage.

1º **Définition. Historique.** — Le *martelage* est un mode de castration particulièrement en usage chez les animaux de l'espèce bovine, et qui consiste dans l'écrasement, au moyen d'un marteau à bouche plane, du cordon testiculaire sur lequel on frappe une ou plusieurs fois, de manière à en déterminer la désorganisation.

Cette opération n'est que l'application méthodique du procédé général par écrasement en usage chez les anciens, et dont Columelle, d'après Magon, donne le premier la description, en le citant comme particulièrement applicable sur les veaux ; procédé qui consistait à écraser peu à peu les testicules entre les deux branches d'une baguette fendue [1], et avait l'avantage, suivant l'auteur latin, de n'occasionner aucune plaie et d'être ainsi préférable à tout autre pour les veaux d'un âge tendre. On s'est servi, plus tard, pour comprimer les testicules, au lieu d'une baguette fendue, d'une tenaille à larges mors plats [2], instrument encore en usage dans quelques contrées de l'Italie. Le martelage, dont l'origine se confond avec celle du bistournage dans les textes obscurs et les vagues traditions que nous ont légués les siècles passés, est, de toute évidence, à plus de titres encore que le bistournage, le perfectionnement direct, réel, de la méthode ancienne, à laquelle elle est supérieure en ce que l'écrasement, au lieu de comprendre toute la masse testiculaire, ne comprend que les cordons.

Pas plus que pour le bistournage d'ailleurs, on ne saurait dire au juste en quel temps le martelage a pris naissance. Le seul document historique que l'on possède sur cette opération est d'une époque toute récente ; on le doit à M. Chanel, vétérinaire à Bourg, qui, le premier, a fait connaître le procédé sous son nom actuel, et en a donné la description, en présentant, au reste, ce mode opératoire comme depuis longtemps en usage dans le département de l'Ain et les contrées circonvoisines, presque à l'exclusion de toute autre méthode [3]. Depuis, il a été essayé avec succès par plusieurs vétérinaires, et notamment, à l'école de Lyon, par M. le professeur Rey, qui aussi, de son côté, en a décrit le mode opératoire. Le martelage, encore peu répandu de nos jours, commence à être pratiqué dans quelques contrées de la Suisse ; et nous le croyons destiné à se vulgariser de plus en plus à mesure que s'éteindra le préjugé mal fondé qui s'oppose encore à sa propagation.

2° **Manuel de l'opération.** — Quelques instruments sont nécessaires pour pratiquer le martelage, ce sont : 1° deux *bâtons*

---

[1] ... *Fissa ferula comprimere testiculos et paulatim confingere.* (COLUM., *De Re rust.*, VI, 26.)

[2] *Mais. Rustiq.*, par Ch. ESTIENNE et J. LIÉBAULT, Paris, 1565.

[3] *Journ. pratiq. de Méd. vét.*, 1826, p. 86.

de bois dur, cylindriques, de 1 mètre de longueur sur 5 centimètres de diamètre; 2° un *marteau* à bouche large, fait avec de la racine de buis, dans lequel on a coulé du plomb pour le rendre plus pesant; un marteau de cordonnier, un brochoir de maréchal, un petit marteau de forge ordinaire, pourraient être également employés.

L'animal est assujéti debout, comme pour le bistournage. Pour mieux le maintenir, M. Chanel recommande de l'entraver des deux pieds de derrière et de ramener le lacs fixé aux entravons sur le cou; puis de placer en croix, sous le ventre, deux longues barres de bois qui se croisent verticalement en avant des deux membres postérieurs, et que soutiennent sur leur épaule deux aides, dont l'un tient relevée la queue du taureau.

L'animal en position, l'opérateur se place en arrière, explore la région scrotale, tire à lui les bourses, et dispose transversalement les deux bâtons cylindriques, l'un en avant, l'autre en arrière du sac scrotal, à 3 ou 4 centimètres au-dessus des testicules; deux autres aides, l'un à droite, l'autre à gauche, s'emparent de ces bâtons à leur extrémité, et les rapprochent avec force, en tirant en arrière, de manière à serrer les deux cordons testiculaires interposés entre eux. Ces bâtons étant ensuite réunis par des cordes, l'opérateur leur fait décrire, par un mouvement de rotation sur leur axe, un arc de cercle assez étendu pour que le bâton qui est en avant des bourses devienne inférieur et l'autre supérieur. Les aides maintiennent alors ces bâtons immobiles en les appuyant par les extrémités sur leurs genoux.

Dans cette position, les cordons, fortement tendus entre les bâtons, se présentent aussi dégagés que possible à l'opérateur. Celui-ci alors, fléchissant le genoux, saisit de la main gauche les testicules pour les fixer en place; puis de la main droite, armée du marteau, il frappe, sur chaque cordon, au point où il appuie sur le bâton inférieur, c'est-à-dire immédiatement au-dessus des testicules. Le nombre de coups nécessaire varie suivant la force du sujet et l'habitude de l'opérateur; mais ils doivent toujours être donnés bien à plat et sans précipitation, de manière à prévenir tout dérangement du cordon. Quand on juge l'écrasement suffisant, on applique, suivant M. Chanel, une ligature peu serrée au-dessus des testicules pour les empêcher de remonter; cette précaution n'est pas indispensable. Puis on remet l'animal en liberté; l'opération est terminée, n'ayant pas exigé, suivant M. Rey, plus d'une minute.

Pendant qu'il subit le martelage, le taureau ne paraît pas éprouver de douleurs vives. Après un certain temps, les bourses s'engorgent, deviennent rouges, douloureuses; mais la fièvre de réaction est peu intense. Au bout de huit à dix jours, la tuméfaction commence à se résoudre; puis commence le travail de résorption entraînant l'atrophie des testicules, travail qui s'accomplit exactement de la même manière qu'après le bistournage, et produit les mêmes résultats.

L'animal n'exige aucun soin à la suite de l'opération, si ce n'est l'enlèvement de la ligature, quand on a jugé à propos d'en appliquer une. Quelquefois, on s'aperçoit, plus ou moins longtemps après la cessation de l'engorgement, que les testicules ont à peine diminué de volume; c'est une preuve que l'écrasement du cordon a été incomplet; on recommence alors l'opération, ce qui n'offre ni difficulté, ni danger. On peut ainsi y revenir plusieurs fois sans inconvénient, et quel que soit l'état du testicule. C'est là un des grands avantages du martelage sur le bistournage auquel il faut renoncer dès que l'animal a été manqué une première fois. Le martelage offre encore, sur ce dernier procédé, outre son application beaucoup plus générale, la supériorité d'une exécution plus facile, plus prompte, qui le met, sans apprentissage spécial, à la portée de tous les praticiens. Enfin, il est moins douloureux, et, conséquemment, expose moins l'animal opéré aux complications qui peuvent survenir à la suite de la castration.

Les accidents résultant du martelage doivent être les mêmes que ceux occasionnés par le bistournage; mais ils sont beaucoup plus rares, aucun encore n'ayant été signalé.

§ 3. — Castration à l'aiguille.

Ce qu'on nomme la *castration à l'aiguille* n'est autre que la ligature sous-cutanée du cordon, procédé particulièrement usité chez les animaux de l'espèce bovine, dans des circonstances données. Nous avons décrit ce mode opératoire en traitant de la ligature sous-cutanée chez le cheval (voy. p. 94). Nous nous bornerons ici, en conséquence, à indiquer ce qu'offre de spécial son application sur le taureau.

La castration à l'aiguille est particulièrement en usage, et depuis longtemps, dans les départements du Midi de la France, pour suppléer au bistournage, quand, cette dernière opération étant impraticable, on ne veut cependant point amputer les testicules. Elle convient encore très-bien sur les animaux *manqués*, et que l'on ne peut bistourner de nouveau, à cause des adhérences qui se sont établies. Elle a été mentionnée, pour la première fois, par Bouchon, vétérinaire de la Dordogne, qui la définit suffisamment en disant qu'elle consiste à lier le cordon au moyen d'une aiguille courbe, sans comprendre dans la ligature aucune partie du scrotum [1].

Pour cette opération, on a suivi d'abord le procédé précédemment décrit, en usage chez le cheval, et consistant à traverser le scrotum d'outre en outre, près du cordon, avec une grosse aiguille munie d'un fil ciré, puis à repasser cette aiguille dans le même trou en ayant soin de comprendre le cordon dans l'anse du fil dont on serre ensuite les deux bouts avec force [2].

M. Serres, voulant éviter de faire deux ouvertures à la peau, apporta une légère modification à ce mode opératoire. Voici son procédé : L'animal fixé en position debout, le membre correspondant au testicule où l'on doit opérer est maintenu en avant au moyen d'une plate-longe. L'opérateur se plaçant en arrière, comme pour le bistournage, fait tenir le testicule par un aide, qui le tend au fond des bourses. Cela fait, s'il opère à gauche, il saisit aussi haut que possible le cordon testiculaire de ce côté, le rassemble sous ses doigts, et plonge dans les enveloppes, vis-à-vis le pouce qui appuie sur le cordon, une aiguille courbe assez forte, munie d'un fil ciré, long d'environ 80 centimètres. Quand l'aiguille a pénétré dans la cavité séreuse, il lui fait circonscrire le cordon, en la guidant avec l'index opposé, et la fait ressortir par son ouverture

---

[1] *Comptes-Rendus* de l'école de Lyon, 1815.
[2] VATEL, *Elém. de Pathol. vétérin.*, 1828, t. II, p. 443.

d'entrée. Il enlève alors l'aiguille, rassemble les deux bouts de la ficelle, à chacun desquels il a attaché un petit bâtonnet pour avoir plus de prise, et il étreint enfin le cordon dans un premier nœud serré énergiquement et assujéti par un second ; ensuite, il coupe la ficelle en laissant une certaine longueur à chaque bout [1].

M. Festal aussi a décrit le manuel de la castration à l'aiguille [2]. Il fait coucher l'animal, ce qui est inutile ; quant à l'opération, il s'en tient au procédé ancien, par une double ouverture aux enveloppes. Il critique la modification apportée par M. Serres, et consistant à ne faire qu'une seule ouverture au scrotum, ce qui prolonge, sans utilité véritable, la durée de l'opération. M. Serres lui-même paraît être de cet avis, car dans sa monographie sur le bistournage (1853), il dit avoir opéré, depuis 1842, époque où parut son premier article, beaucoup d'animaux par le procédé ancien non modifié, c'est-à-dire en faisant deux ouvertures aux enveloppes, et n'avoir pas observé plus d'accidents que par son procédé propre.

M. Chiquot-Fontenille a apporté à la méthode ancienne une modification déjà décrite à propos de la castration du cheval (voy. p. 95), et consistant à interposer entre le fil et le sac scrotal un petit billot de bois, de 9 à 10 centimètres, et à s'en servir comme garrot pour opérer une striction plus parfaite du cordon [3]. Il n'est pas venu à notre connaissance que ce procédé se soit répandu dans la pratique.

M. Filhol, vétérinaire à Montflanquin (Lot-et-Garonne), s'y prend d'une autre manière pour appliquer la ligature sur les animaux manqués. Il incise le scrotum en avant, met le cordon à nu, le saisit avec l'index de la main droite, passe, par derrière, une forte aiguille munie d'un fil épais, lie celui-ci fortement sur le cordon ; fait remonter le testicule aussi haut que possible, et place, comme pour le bistournage, une seconde ligature qui serre le scrotum en dessous de la glande et que l'on enlève le lendemain. Le fil du

<hr>

[1] *Journ. des Vét. du Midi*, 1842, p. 175.
[2] *Ibid.*, 1845, p. 18.
[3] *Ibid.*, 1847, p. 262.

cordon tombe de lui-même au bout de quelque temps, et la plaie se cicatrise toute seule [1].

Les *effets immédiats* de la castration à l'aiguille sont à peu près les mêmes que ceux du bistournage. Seulement, l'inflammation consécutive qui survient, deux ou trois jours après l'opération, est presque toujours moins considérable. Vers le cinquième ou le sixième jour, il s'écoule un peu de pus par l'ouverture qui donne passage aux extrémités du fil, et celui-ci tombe vers le douzième ou le quinzième jour. Après la chute des fils, le testicule monte vers l'anneau inguinal et s'atrophie. Quelquefois l'opération est suivie de l'élimination du testicule par suppuration ou gangrène. Cela arrive surtout quand l'opération a été faite sur les organes à l'état sain. Mais le plus souvent les phénomènes se succèdent comme lorsque l'animal a été bistourné, les rapports qui persistent avec les enveloppes testiculaires suffisant pour entretenir la circulation dans les testicules, et leur conserver une faible vitalité qui les empêche de tomber en gangrène.

M. Miquel attribue la non-élimination du testicule, après l'application de la ligature, aux adhérences établies entre les testicules et leurs enveloppes, admettant que les vaisseaux qui les parcourent suffisent pour alimenter les glandes spermatiques et les empêcher de se gangréner [2]. Le fait est hors de doute quand il existe des adhérences, ainsi que cela a lieu chez les animaux manqués et passés à l'aiguille ; mais dans les autres cas, c'est-à-dire lorsque l'opération ne succède pas au bistournage, la vitalité obscure de l'organe ne peut évidemment être entretenue que par l'intermédiaire des enveloppes seules, comme cela arrive d'ailleurs après le bistournage lui-même.

On ne saurait disconvenir, toutefois, que la présence des adhérences ne multiplie les moyens de communication des testicules avec les enveloppes et ne maintienne dans ces organes une vitalité plus prononcée. Ainsi s'explique l'innocuité plus grande de la castration à l'aiguille sur les animaux déjà bistournés, comparativement à l'opération faite sur des testicules à l'état sain.

[1] *Mém. de la Soc. vét. de Lot-et-Garonne*, 1850, IXᵉ série, p. 59.
[2] *Journ. des Vét. du Midi*, 1846, p. 21.

La castration à l'aiguille peut être suivie des divers accidents observés à la suite du bistournage; ils réclament un traitement identique, et guérissent de même.

Ces procédés, principalement en usage chez les animaux destinés à l'engrais et à la boucherie, et auxquels il faut absolument recourir quand le bistournage et les méthodes congénères sont inapplicables, ne diffèrent pas de ceux mis en pratique chez le cheval. Nous n'avons donc pas besoin de les décrire de nouveau; il nous suffira d'indiquer ce qu'ils offrent de particulier appliqués à l'espèce bovine; nous les étudierons pour cela dans l'ordre de leur fréquence d'application.

1° **Méthode par les casseaux.** — Dans l'espèce bovine, la castration par les casseaux se pratique suivant deux procédés différents : en appliquant l'appareil sur le cordon mis à nu comme on le fait chez le cheval, ou bien en l'appliquant sur les enveloppes.

I. Casseaux appliqués sur le cordon. — Ce procédé, bien que particulièrement réservé aux solipèdes, a été employé aussi sur les animaux de l'espèce bovine. Le manuel opératoire est le même, seulement, le cordon testiculaire, chez le bœuf, étant beaucoup plus volumineux et plus résistant que chez le cheval, sa compression entre les casseaux est toujours plus difficile à obtenir; ce qui ajoute aux chances défavorables de l'opération, et fait comprendre pourquoi ce mode opératoire convient peu à l'espèce bovine sur laquelle on n'en fait usage que fort rarement.

M. Bouillard, qui a fait subir au procédé de castration par casseaux d'assez importantes modifications que nous avons rapportées, a appliqué sa méthode au bœuf comme au cheval, et en a obtenu des résultats non moins satisfaisants. Il opère généralement à testicules découverts, sauf les cas où il y a des adhérences difficiles à détruire, comme, par exemple, chez les animaux qui ont subi infructueusement le martelage, procédé en usage dans le pays qu'habite M. Bouillard. Il laisse l'animal debout, comme le cheval, en se bornant à placer une corde autour des jarrets pour les

tenir réunis à une petite distance l'une de l'autre, pendant que
la tête est contenue par un aide, à la manière ordinaire. Quelquefois, chez les taureaux très-méchants, il applique le mors d'Allemagne, corde passant dans la bouche et sur la nuque, et que
l'on serre sur les côtés de la tête avec un bâtonnet faisant office
de garrot; et il opère alors en toute sécurité.

II. CASSEAUX APPLIQUÉS SUR LES ENVELOPPES. — Ce mode de castration par les casseaux, consistant à appliquer l'appareil, non plus
directement sur le cordon, mais bien par-dessus les enveloppes,
qui ainsi se mortifient et tombent avec la glande, est fort ancien.
Ayant son origine, comme le martelage, et d'une manière plus
directe encore, dans le procédé décrit par Columelle (VI, 26, v. la
note 1re, p. 264), il a précédé et comme préparé le procédé
général aujourd'hui en usage, principalement chez le cheval, sans
pour cela être abandonné lui-même; ainsi il est encore usité, sur
les animaux de l'espèce bovine, dans un assez grand nombre de
localités : en France, notamment dans les départements du centre
et du nord; en Allemagne; dans la campagne de Rome, en Italie;
en Espagne.

Plusieurs auteurs ont décrit les procédés suivis dans ces différentes régions, et ces descriptions nous montrent que partout où
l'on châtre les bœufs de cette manière, on suit une méthode absolument identique. Tous ceux qui en ont parlé s'accordent à dire
que l'opération est facile, économique et sans dangers. Nous
citerons, dans le nombre, M. Maugin, dans un mémoire adressé
à la Société centrale d'agriculture pour le concours de 1835;
M. Déhan, de Lunéville (Meurthe) [1]; M. Villeroy, de Rittershoff
(Bavière) [2]; M. Cluzet, de Montbrison (Loire), qui répète à peu
près mot pour mot l'article de M. Villeroy [3]; M. Ercolani, de
Turin [4]; M. Vialard, professeur à l'école de Saulsaie [5]; enfin,
M. Yvoy, lequel, comme nous l'apprend M. Bouley [6], a déposé

[1] *Mém. inéd. de la Soc. d'Agricult.*, 1838.
[2] *Journ. d'Agricult pratiq.*, 1851, IIIe série, t. II, p. 376.
[3] *Journ. de Méd. vét.*, de Lyon, 1852, p. 114.
[4] *Rec. de Méd. vét.*, 1857, p. 131.
[5] *De la Race bovine de Salers*, 1857.
[6] *Nouv. Dict. pratiq. de méd. vét.*, etc., 1857, t. III, p. 208.

dans le cabinet de collections de l'école d'Alfort un modèle des casseaux dont se servent les bouviers espagnols pour cette opération ; cet instrument est en tout semblable à celui dont on fait usage dans les autres localités.

Le manuel de l'opération est d'une extrême simplicité. L'instrument essentiel qui sert à la pratiquer est une paire de casseaux, d'une forme variable, et consistant en deux pièces de bois articulées par l'une de leurs extrémités, à l'aide d'une forte charnière, et se réunissant à l'autre bout au moyen d'une vis passant dans un trou percé à travers les deux pièces et que l'on serre, soit avec un écrou (*fig.* 57), soit avec la vis elle-même (*fig.* 58). Quelquefois, au lieu d'une charnière, il y a une vis à chaque extrémité ; l'appareil alors est plus long à placer.

Ces deux pièces de bois, longues chacune de 20 à 30 centimè-

Fig. 57.   Fig. 58.

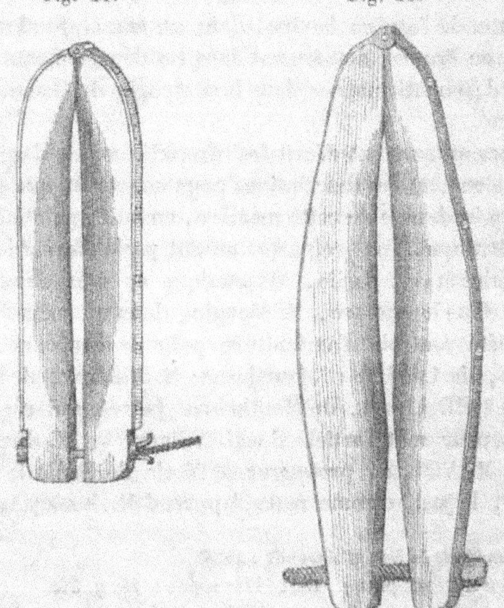

tres, suivant l'âge du sujet, larges ensemble de 5 à 6 centimètres, épaisses de 2 centimètres, sont taillées en biseau par leur face interne, réduite à une épaisseur de 5 millimètres, de façon à n'exercer la compression que sur une surface étroite; elles sont, en outre, légèrement incurvées dans le sens de leur longueur, en sorte que, lorsque l'instrument est fermé et la vis complétement serrée, il reste entre elles, vers leur milieu, un vide de 2 à 3 millimètres. Quelquefois le tranchant du biseau est creusé d'une cannelure dans laquelle on loge, sur une des pièces, un cylindre de bois de même diamètre, qui fait saillie en dehors, et qui, lorsque l'instrument est serré, refoule les tissus dans la cannelure de l'autre pièce, ce qui détermine une plus forte pression. Quant à la charnière, il importe, pour que l'instrument ait assez de solidité, que les montants de fer qui la forment se prolongent sur toute la face externe des pièces du casseau, et y soient fixés par plusieurs vis.

L'instrument préparé, le taureau assujéti debout, l'opérateur se place en arrière, saisit les bourses, fait descendre les testicules le plus bas possible, puis il embrasse, par-dessus les enveloppes, les deux cordons à la fois, entre les branches de l'instrument, qui se trouve ainsi placé de droite à gauche, à 4 ou 5 centimètres au-dessus des épididymes. Cela fait, on rapproche les branches, puis on place la vis, que l'on serre d'abord modérément. On augmente progressivement la pression, en serrant un peu plus chaque jour, pendant huit à dix jours. Au bout de ce temps, les deux parties de l'instrument, au niveau de la vis, doivent se toucher. On retranche alors les testicules, et deux jours après, on retire l'appareil. La guérison s'achève sans suppuration, presque sans engorgement. Parfois on se dispense de retrancher les testicules, ce que font, par exemple, les bouviers de la campagne de Rome. On peut, quand l'animal est trop méchant, imiter leur exemple, et attendre que les organes mortifiés tombent d'eux-mêmes.

En d'autres circonstances, on hâte la terminaison, en opérant dès le premier jour une compression complète. C'est ainsi que procèdent, dit M. Déhan, les bouviers de la Meurthe, qui serrent tout d'abord la vis autant qu'elle peut se serrer, usant même de tenailles ou de tricoises pour la forcer, s'il y a de la résistance. On est assuré, dans ce cas, que la pression est suffisante, si, au bout de dix minutes, la masse scrotale est froide. On laisse également les casseaux huit à dix jours en place; au bout de ce temps, on excise au-dessous tout le sac scrotal, puis on enlève l'instrument. Il se détache plus facilement si on a eu soin, avant de l'appliquer, d'enduire ses bords internes d'un corps gras qui empêche la formation des adhérences.

Cette opération, d'une extrême simplicité, peut être faite sur des animaux de tout âge, sans préparation aucune, et n'expose l'animal à aucune suite grave. Son principal, presque son seul inconvénient, est d'amener la chute des bourses avec celles des testicules, ce qui peut être une cause de dépréciation aux yeux des bouchers, lesquels reconnaissent à cela que l'animal a été châtré à un âge avancé. Si l'opération se généralisait assez pour qu'on se mît à la faire sur les animaux jeunes, et si les propriétaires surtout arrivaient à ne plus tenir autant à la présence des bourses, l'objection tomberait d'elle-même. On a encore reproché, à ce procédé, la douleur dont il est cause; mais elle ne peut être plus grande que celle occasionnée par les autres méthodes, surtout si la compression est tout d'abord assez énergique pour éteindre la vie et par conséquent la sensibilité dans les parties. On lui reprochera, à plus juste titre, la gêne que la présence de l'instrument occasionne à l'animal, lorsqu'il veut se coucher. On ne peut qu'atténuer cet inconvénient en réduisant, le plus possible, le volume de l'appareil et en arrondissant ses angles.

2º **Castration par ligature.** — La castration par ligature, suivant toute probabilité, a été appliquée, aux animaux de l'espèce bovine, en même temps et dans les mêmes circonstances que sur les solipèdes, bien qu'elle n'ait été mentionnée comme mode de castration propre à cette espèce qu'à une époque relativement récente. Huzard est le premier auteur qui en parle [1]. Vatel, à son tour, en fait mention, mais d'une manière fort succincte [2]. Le seul auteur qui ait donné une description complète de l'opération est M. Drouard, vétérinaire à Montbard [3], qui signale ce procédé comme « le plus simple, le plus facile, le plus expéditif et le moins dangereux de tous ceux en usage. »

---

[1] *Notes* jointes à l'édition de 1804 du *Théât. d'Agricult.* de OLIVIER DE SERRES, t. Ier, p. 623.

[2] *Elém. de Pathol. vét.*, 1828, t. II, p. 443.

[3] *Rec. de Méd. vét.*, 1837, p. 402.

L'opération, suivant M. Drouard, peut se faire sur les taurillons de dix-huit mois, ainsi que sur les animaux plus âgés qui ont servi à la reproduction. Pour la mettre en pratique, l'animal est fixé debout, comme pour le bistournage. L'opérateur, se tenant derrière, saisit les testicules, les fait descendre au fond des bourses, refoule en haut le testicule gauche, de la main gauche tend la peau du testicule droit, et avec l'autre main, armée de son bistouri, il pratique une incision d'avant en arrière, dans le milieu et à la partie inférieure du même testicule droit. En pressant un peu sur le cordon, le testicule s'engage par cette ouverture; il est saisi par un aide, qui fait passer l'organe dans l'anse d'une forte ficelle formant le nœud de la saignée (v. *fig.* 28). L'opérateur alors n'a plus qu'à lier fortement le cordon au-dessus de l'épididyme; il fait ensuite descendre le testicule gauche et l'opère de la même manière. S'il existe quelques adhérences, il les détruit avec le bistouri ou avec les doigts, puis il s'assure qu'il n'a pas compris dans la ligature quelques replis de la peau.

Le fil placé, lorsque l'animal est jeune, le cordon peu volumineux, l'artère étant alors complétement fermée par la compression, on peut amputer au-dessous du lien. Mais le plus ordinairement, on laisse les testicules en place jusqu'à ce qu'ils se détachent d'eux-mêmes, ce qui ne tarde jamais beaucoup. Ils deviennent flasques, noircissent, se dessèchent et tombent du cinquième au septième jour.

On pourrait, au lieu des deux ouvertures, n'en pratiquer qu'une seule au milieu du scrotum, par laquelle sortirait les deux testicules. Mais de cette manière, l'opération est tout aussi longue et aussi douloureuse, en ce qu'on est obligé d'inciser, d'abord, le scrotum seul; puis, de diriger, toujours en tendant bien la peau, la partie inférieure du testicule vis-à-vis la première incision, où il faut ensuite porter deux fois l'instrument pour diviser les autres enveloppes.

On voit assez souvent, après qu'on a appliqué la ligature, le cordon descendre au-delà de l'ouverture du scrotum, et laisser ainsi, entre les bourses et le lien, une étendue plus ou moins grande du cordon sain. Comme cette portion du cordon est exposée à s'enflammer et à devenir, presque inévitablement, le siége d'une induration qui devient un véritable champignon, il est essentiel, pour prévenir un tel accident, d'appliquer une nouvelle ligature le plus haut possible au-dessus de la première.

A côté du mode de ligature que nous venons de décrire, le seul rationnel et dont l'usage puisse être recommandé, nous citerons, pour mémoire seulement, et dans l'unique but de le condamner, un procédé usité dans certaines contrées du Piémont, et dans lequel, avant d'appliquer le fil, on commence par dépouiller, avec les ongles laissés à cet effet longs et aigus, les testicules et le cordon de leur enveloppe péritonéale [1].

Un autre genre de ligature a été encore recommandé pour le taureau; c'est celui connu sous le nom de *fouettage*, et consistant dans l'application du lien par-dessus les enveloppes. Nous reviendrons sur ce procédé en nous occupant de la castration du bélier sur lequel il est particulièrement employé, et qui pourrait être appliqué au taureau suivant le même procédé.

3° **Castration par le feu.** — La castration par le feu, chez les animaux de l'espèce bovine, est, comme chez le cheval, depuis fort longtemps en usage. Palladius, au IVe siècle, le premier, en parle comme d'un procédé alors depuis peu découvert, et préférable aux moyens précédemment en usage. Il le décrit ainsi qu'il suit : Le jeune taureau ayant été abattu et convenablement assujéti, on tend les bourses par-dessus les testicules, puis, les tenant comprimés par une double attelle en bois, on les coupe avec une hache rougie au feu, ou, ce qui vaut mieux, avec un instrument spécial ayant la forme d'un glaive. Le tranchant brûlant du fer est appliqué auprès de l'attelle, et la section qui en résulte est ainsi moins douloureuse, en même temps que la cicatrice, qui se forme aussi promptement que la plaie, empêche l'effusion du sang [2].

---

[1] *Giorn. di Med. vet.*, di Torino, 1857, p. 529.

[2] *Alligato enim juvenco atque dejecto, testiculi stricta pelle clauduntur, atque ibi lignea regula premente deciduntur ignitis securibus vel dolabris, vel, quod est melius, formato ad hoc ferramento, ut gladii similitudinem teneat. Ita enim circa ipsam regulam ferri acies ardentis imprimitur, unoque ictu et moram doloris beneficio celeritatis absumit, et ustis venis ac pellibus fluxu sanguinis (strictis, plagam) cicatrix quodammodo cum ipso vulnere nata defendit.* (PALLADIUS, *De Re rust.*, VI, 7.)

Après Palladius, dont la description détaillée se distingue, eu égard à l'époque, par un remarquable caractère de précision, les auteurs se taisent unanimement sur la castration par le feu appliquée à l'espèce bovine. C'est au point qu'on aurait lieu de douter de l'emploi de ce mode opératoire sur cette espèce, pendant une longue période de siècles, durant lesquels nous avons vu qu'il n'avait cessé d'être appliqué sur le cheval, si l'habitude qu'on a toujours eu d'étendre à toutes les espèces domestiques l'application des procédés recommandés pour l'une ou l'autre d'entr'elles, ne permettait de trancher la question par l'affirmative.

Quoi qu'il en soit, la castration par le feu est un des procédés encore employés de nos jours par certains praticiens pour pratiquer la castration des taureaux. L'opération se fait sur l'animal abattu, et par un procédé tout-à-fait identique à celui mis en pratique sur le cheval, à la description duquel conséquemment nous renvoyons le lecteur.

4° **Castration par arrachement ou torsion.** — La castration par arrachement ou torsion, que nous avons étudiée déjà en traitant de la castration du cheval, a été également mise en usage sur les animaux de l'espèce bovine, chez lesquels son application paraît même, ainsi que nous l'avons fait observer, avoir précédé son emploi sur le cheval et les autres solipèdes. Ainsi, tandis que l'histoire de la torsion chez ces derniers manque de tout élément positif au-delà du xviiie siècle, on peut en retrouver la trace, lorsqu'on la considère par rapport à l'espèce bovine, jusque dans les auteurs de l'antiquité.

Aristote, parlant de la castration des veaux, qu'on châtre, dit-il, à un an, décrit ainsi le manuel opératoire suivi alors : « Les animaux étant renversés et les bourses ayant été incisées, on fait sortir les testicules par pression, et on les arrache [1] ; puis on repousse les cordons vers le haut le plus qu'on peut, et on remplit la blessure avec du poil pour que le pus puisse s'écouler. »

---

[1] Κάτωθεν τοὺς ὄρχεις ἀποθλίβουσιν (*Hist. des anim.*, IX, 50). Le verbe ἀποθλίβω, employé par Aristote, exprime très-bien cette action complexe, consistant à extraire un corps par la force après l'avoir fait sortir, par une violente pression, de sa position normale, et que nous réalisons, dans le cas qui nous occupe, par la torsion du cordon.

Columelle, d'après Magon, de Carthage, qui paraît s'être inspiré d'Aristote, parlant de la castration des jeunes veaux, indique,
pour tout procédé, l'écrasement sans ouverture des bourses. Mais
si l'on considère que Palladius, qui d'ailleurs le répète de point
en point, ajoute qu'après avoir comprimé les testicules, on sépare
ceux-ci, *testiculi confracti resolvuntur*, on peut admettre que
Columelle n'a fait que rendre inexactement le procédé de l'auteur
grec, en usage évidemment, comme en fait foi ce texte de Palladius, parmi les agronomes latins.

Quoi qu'il en soit, voilà les seuls renseignements, sur l'histoire de cette méthode opératoire avant l'époque moderne, que
nous possédions. Il faut arriver ensuite, pour trouver une mention
de l'opération, à Vatel (1828), lequel se borne à dire que l'on
opère sur les veaux comme sur les agneaux. M. Villeroy [1], de son
côté, a décrit le procédé suivi chez les jeunes animaux, et qui
n'est autre chose, à très-peu près, que le procédé antique. Enfin
est venu M. Dillon [2], qui a appliqué au taureau le même procédé
qu'au cheval, c'est-à-dire la torsion bornée, et dit en avoir également obtenu de bons effets.

Particulièrement applicable aux très-jeunes animaux, c'est-à-
dire aux veaux qui ne dépassent par l'âge de six mois, la torsion
suivie de l'arrachement du testicule se pratique généralement sans
beaucoup de difficulté. L'animal étant maintenu debout, ou bien,
pour plus de commodité, abattu sur le côté gauche, l'opérateur
fait une double incision dans le sens longitudinal à la partie inférieure du scrotum. Puis, pressant vers le haut des bourses, il
fait sortir les deux testicules, qu'il tord successivement jusqu'à
produire la rupture de chaque cordon. Certains opérateurs se montrent plus expéditifs : ils saisissent les testicules avec les dents et
les arrachent ainsi brusquement. D'une manière ou de l'autre,
la déchirure du cordon suffit pour empêcher l'hémorrhagie. On
n'a ensuite qu'à entretenir la plaie en état de propreté pour
obtenir une prompte guérison sans avoir, le plus souvent, à
redouter aucun accident consécutif.

[1] *Journ. d'Agricult. pratiq.*, 1843, Ire série, t. VI, p. 407.
[2] *Ibid.*, 1851, IIIe série, t. III, p. 493.

Sur les animaux d'un âge plus avancé, l'opération serait beaucoup moins facile, à cause du volume et de la grande résistance du cordon. Il faudrait employer une force considérable, et cela, sans être bien sûr de réussir. Aussi, n'emploie-t-on pas ce procédé chez ces animaux, que l'on peut opérer plus aisément, et avec plus de chance de succès, de plusieurs autres manières.

M. Dillon, toutefois, a essayé chez le taureau, comme chez tous les autres animaux, d'ailleurs, le procédé dit par *torsion bornée*, en opérant exactement comme il a été dit pour la castration du cheval. Il a réussi, dit-il, pleinement; on le croira sans peine; mais le volume du cordon, même quand on borne la torsion avec la pince *ad hoc*, n'en reste pas moins une difficulté qui suffira toujours pour empêcher la torsion de devenir une méthode pratique chez le taureau adulte.

5° **Castration par excision simple.** — L'excision simple, comme mode de castration, a été appliquée aux animaux de l'espèce bovine dès la plus haute antiquité. Elle est comprise dans les procédés divers que mentionne la Bible, et, peut-être, doit-on la sous-entendre dans ce passage d'Aristote (III, 1), où il est dit que la castration se pratique, chez les animaux adultes, par l'excision des testicules. Toujours est-il que le procédé se trouve décrit, avec assez de détails, dans les auteurs latins, et que les écrivains qui depuis en ont parlé n'ont fait autre chose que répéter ces auteurs de point en point.

Columelle, le premier, donne quelques détails sur l'opération. Il dit qu'on la pratique sur les animaux de deux ans, que l'on a attendu de châtrer à cette époque pour leur laisser acquérir plus de force; et décrit ainsi le mode opératoire [1] : on saisit, dit-il, les cordons entre deux lattes de bois étroites, comme avec des tenailles; puis on ouvre les bourses avec l'instrument tranchant,

---

[1] ... *Prius quam ferrum admoveas, duabus angustis ligneis regulis veluti forcipibus apprehendere testium nervos, quos Græci* χρεμαστῆρας *ab eo appellant, quod ex illis genitales partes dependent. Comprehensos deinde testes ferro resecare, et expressos ita recidere, ut extrema pars eorum adhærens prædictis nervis relinquatur. Nam hoc modo nec eruptione sanguinis periclitatur juvencus, nec in totum effæminatur adempta omni virilitate,* etc. (COLUM., *De Re rust.*, VI, 26.)

et après avoir fait sortir les glandes, on coupe les cordons, nommés *crémasters* par les Grecs, en laissant à leur extrémité une portion du testicule, qui suffit pour empêcher l'effusion de sang. Cela fait, on panse la plaie à l'aide de diverses substances grasses, et on attend sa cicatrisation. — On avait dû enlever, bien que Columelle ne le dise pas, l'espèce de pince en bois avec laquelle on avait d'abord étreint le cordon ; autrement le soin de laisser une partie du testicule pour empêcher l'hémorrhagie eût été sans objet.

Palladius répète cette même description, mais en disant qu'on se sert de règles d'étain pour étreindre d'abord le cordon, ce qui nous confirme encore davantage dans l'opinion que cet instrument ne servait que pendant le temps de l'opération, attendu qu'on n'eût pas laissé à demeure un objet aussi lourd qu'une règle d'étain, pouvant exposer le sujet à de fâcheux tiraillements.

Postérieurement à cette époque, la castration du taureau par excision simple fut pratiquée sans doute ; mais il en est peu fait mention dans les auteurs qui suivent. Seuls, les écrivains de l'ancienne *Maison rustique* déjà citée en parlent, se bornant, d'ailleurs, à répéter Columelle, sans y rien ajouter absolument. Olivier de Serres, qui vint ensuite, mentionne l'excision comme procédé général ; mais sous cette dénomination vague, il est permis d'entendre toute autre chose que l'opération que nous avons ici en vue. Huzard, dans les notes qu'il a jointes à l'édition de 1804 de cet auteur, signale, à son tour, ce procédé. Et depuis, il n'en est plus question dans aucun auteur.

Quant au manuel opératoire, à part le procédé ancien que nous avons rappelé plus haut, on n'en connaît d'autre que celui applicable à toutes les espèces. L'opération ne peut se pratiquer avec succès que sur des animaux très-jeunes, et elle consiste : soit à ouvrir le scrotum par une ou par deux incisions, et à couper les glandes, mises à nu, au-dessous de l'épididyme ; soit à amputer d'un seul coup et tout à la fois le testicule et les bourses. Quelque procédé que l'on choisisse d'ailleurs, l'hémorrhagie, vu l'âge de l'animal, est peu à redouter.

Indépendamment de ces divers modes d'opérer la castration par simple excision, il en est un autre encore en usage dans certaines contrées du Piémont, où il est connu de temps immémorial et employé à l'exclusion de tout autre. M. Ercolani le décrit de la manière suivante [1] :

L'opérateur est le bouvier lui-même, qui n'a d'autre instrument que son couteau de poche. Quand il veut opérer, il commence par prendre, dans la main gauche, le scrotum du veau, le serre de manière à faire tendre en bas les enveloppes sur le testicule, et au point le plus saillant, il fait de chaque côté, sur le scrotum, une incision assez étendue pour permettre la sortie des deux testicules; il les tire au dehors pendant que les enveloppes sont remontées vers le ventre; puis l'animal est abandonné à lui-même. Peu après les testicules et la portion des cordons exposée à l'air s'enflamment, se dessèchent, et l'engorgement des bourses, en déterminant une certaine compression sur les cordons, favorise la chute des organes mis à découvert. En trois ou quatre jours, les testicules tombent et l'opération est terminée. Les animaux ne sont pas plus malades que par tout autre procédé.

Enfin, voici un dernier procédé, décrit par M. Ph. Festal [2], qui le donne sans oser garantir qu'il en a eu le premier l'idée, et que nous pouvons, jusqu'à un certain point, rassurer à cet égard, n'ayant rencontré, nulle part ailleurs que dans son article, l'indication de ce mode opératoire. Nous le citons :

« J'ouvre les bourses, dit M. Festal, comme pour la castration à testicules découverts; je saisis le testicule entre l'index et le pouce de la main gauche, et avec le bistouri convexe, je pratique, à sa grande courbure, une incision qui divise la membrane albuginée, et je comprime le testicule assez fortement, pour que tout le parenchyme testiculaire sorte par l'incision pratiquée à la membrane corticale.

« Ce procédé n'est facile à appliquer que sur les jeunes animaux; il m'a paru surtout facile et convenable lorsqu'on a à pratiquer la castration sur un taureau manqué; la membrane albuginée, qui demeure fixée à l'extrémité du cordon, forme une

[1] *Rec. de Méd. vét.*, 1857, p. 131.
[2] *Mém. de la Soc. vét. du Calvados et de la Manche*, 1845-1846, XVI⁰ année, p. 233.

grosseur qui, jusqu'à un certain point, représente un testicule émacié par le bistournage; or, on sait quel prix attachent les bouviers du Midi à la conservation des testicules chez les bœufs de travail. »

M. Festal ajoute qu'il a appliqué ce procédé aux agneaux, aux poulains, et qu'il n'a eu qu'à s'en louer. Il lui a reconnu l'avantage d'abréger la durée de l'opération, d'éviter les hémorrhagies, les douleurs résultant de la torsion des cordons, avec tous les accidents qui en résultent, etc. Nous ne savons si l'expérience, au cas où elle aurait lieu, confirmerait ces différents avantages; mais le procédé est d'assez facile exécution pour être essayé.

6º Castration par ratissage. — Aucun auteur ancien ne mentionne le ratissage comme procédé de castration, pour le bœuf non plus que pour le cheval. H. d'Arboval seul, d'après Gelin, auteur dont nous n'avons trouvé le nom dans aucune biographie, nous apprend que la méthode est en usage à Saint-Domingue, où l'on procède comme il suit : l'animal étant assujéti dans la position debout, comme pour le bistournage, un pied levé par une corde qui passe autour du cou, on ampute à son fond une partie du scrotum, on fait sortir les testicules, et on les attire à soi; puis on racle les cordons spermatiques jusqu'à leur section parfaite. On arrête l'hémorrhagie en lançant dans la plaie de la cendre de bagasses, — cannes à sucre dont on a extrait le suc par la pression. — On ne fait aucun pansement ultérieur. Les lambeaux des cordons tombent vers le quinzième jour, et l'on assure qu'il ne périt jamais d'animaux de cette manière.

Nous nous bornons à cette simple mention, n'ayant pas appris que ce procédé ait été jamais mis en pratique en Europe.

Article III.

ACCIDENTS POUVANT SURVENIR A LA SUITE DE LA CASTRATION DU
TAUREAU.

Les accidents consécutifs à la castration, dans l'espèce bovine, sont de deux ordres: ceux qui surviennent à la suite des procédés dans lesquels on se borne à déterminer l'atrophie des testicules sans pratiquer aux bourses aucune solution de continuité, et ceux qui accompagnent les procédés par incision des bourses et ablation des testicules. Nous avons étudié les premiers de ces accidents en nous occupant du bistournage. Quant aux autres, ils sont identiques à ceux que l'on observe chez le cheval, avec cette seule différence qu'ils sont plus rares dans l'espèce bovine, douée, comme le fait fort bien remarquer M. H. Bouley (*Nouv. Dict.* cité), d'une force de réparation très-puissante, et chez laquelle les adhérences plastiques se manifestent très-rapidement à la suite d'une action traumatique, et par cela même en circonscrivent les effets dans un champ beaucoup plus limité.

Parmi ces accidents, le champignon et le tétanos sont ceux qui paraissent se manifester avec le plus de fréquence. Le *champignon*, que l'on observe surtout à la suite de l'emploi des casseaux, de la ligature, etc., est principalement occasionné par la longueur du cordon, qui, après l'opération, descend plus ou moins, laissant de la sorte, entre le fond des bourses et la partie mortifiée du cordon, une partie de ce dernier organe à nu, laquelle devient alors le siége d'une inflammation plus ou moins vive et suivie d'induration. Les symptômes de cette affection et le traitement chirurgical à mettre en usage sont d'ailleurs les mêmes que pour le cheval.

Quant au *tétanos*, que l'on n'observe guère sur l'espèce bovine que dans cette circonstance, il est assez fréquent, surtout chez le veau. Il se manifeste, en ce cas, du quinzième au vingtième jour après l'opération, offre les mêmes symptômes que chez le cheval, et, on peut ajouter, la même incertitude à l'égard du traitement. Il paraîtrait cependant, d'après M. Brusasco, vétérinaire à Refrancore, en Italie[1], que les purgatifs drastiques en général, et la gomme-gutte en particulier, à la dose de 20 à 25 grammes en une seule fois, constitue, chez ces animaux, un excellent moyen de triompher de cette redoutable affection. A l'appui de ce mode thérapeutique, M. Brusasco fournit sept observations de guérison qui paraissent concluantes et devront, dans tous les cas, engager à répéter des essais qui ont donné d'aussi favorables résultats.

---

[1] *Giornale di Medicina veterinaria*, di Torino, 1857, p. 529.

Article IV.

EXAMEN COMPARATIF DES DIVERS PROCÉDÉS DE CASTRATION DU TAUREAU.

Tous les procédés de castration qui ont été décrits jusqu'à présent peuvent être appliqués sur le veau ou le taureau avec les mêmes chances relatives de réussite que sur le cheval. Aussi nous serait-il possible, à la rigueur, de renvoyer l'examen comparatif de ces procédés, pour ce qui concerne l'espèce bovine, à ce que nous en avons dit précédemment touchant leur application aux solipèdes. Mais un tel mode d'appréciation s'éloignerait de la réalité pratique, les mêmes procédés n'étant pas également préférés dans l'une et dans l'autre espèce.

Ainsi, tandis que chez le cheval, la méthode par les casseaux est la plus en usage, chez les grands ruminants, c'est le *bistournage* qui est le plus généralement préféré. L'avantage principal qu'on reconnaît à ce mode de castration, c'est de pouvoir être pratiqué partout, sans qu'on ait besoin d'abattre les animaux ni de préparer aucun appareil instrumental, qu'il pourrait être gênant de transporter avec soi dans les campagnes. En outre, le bistournage, se faisant sans plaie, met l'animal à l'abri de tous les accidents du traumatisme; il n'occasionne jamais la mort et n'est que fort rarement accompagné de suites réellement graves. Enfin, en conservant les bourses intactes, celles-ci deviennent plus tard un lieu d'élection où se dépose la graisse, et constituant ainsi un des points de maniement où l'on juge le degré d'embonpoint de l'animal.

A côté de ces avantages réels du bistournage, suffisant à eux seuls pour justifier la faveur dont jouit ce procédé chez la grande majorité des propriétaires, l'opinion publique lui en attribue depuis longtemps un autre, particulièrement apprécié dans les localités où le bœuf est soumis au travail : celui de conserver à l'animal plus de force et de vigueur que lorsqu'on l'opère par ablation totale du testicule. Cette manière de voir, que partagent quelques vétérinaires, est combattue par la majorité de ces derniers, lesquels soutiennent que le bistournage, du moment qu'il est bien exécuté, produit une émasculation complète, sous l'influence de laquelle l'animal perd toutes les facultés de son sexe, aussi bien que lorsqu'on a tout-à-fait amputé les testicules; ajoutant que, si le bistournage semble parfois produire des effets différents, cela tient uniquement à ce que l'opération a été mal faite ou pratiquée dans un âge avancé, alors que les organes ont déjà eu le temps d'imprimer leur cachet à l'économie, de la doter, d'une certaine énergie, que l'on attribuerait à tort, en conséquence, au choix du mode opératoire.

Tout en reconnaissant ce qu'offre de rationnel cette doctrine, qui paraît reposer sur la vérité physiologique, nous croyons cependant que l'on aurait tort de repousser, d'une manière absolue, la doctrine contraire, qui règne d'une manière trop positive et trop générale dans les pays d'élève, pour n'avoir pas quelque fondement. Le testicule du taureau bistourné, il est vrai, n'est guère autre chose qu'une trame fibreuse, où l'on ne retrouve plus l'organisation normale de la glande spermatique; sa fonction essentielle s'est éteinte; mais il n'est pas mortifié, sans quoi il tomberait en gangrène; il est simplement atrophié, et il continue de vivre. Or, en quoi serait-il contraire à la raison d'admettre que le testicule, en cet état de demi-vitalité, puisse encore exercer sur l'organisme une certaine influence, proportionnée si l'on veut à cette faible vitalité, mais réelle pourtant. Ce n'est pas la faculté reproductrice elle-même, disons mieux, l'aptitude à la sécrétion spermatique, qui donne à l'appareil générateur son pouvoir de réaction sur l'économie entière, c'est la présence de l'organe lui-même, et ce pouvoir s'exerce indépendamment du plus ou moins de perfection de sa structure. On en voit la preuve dans les animaux cryptorchides, lesquels, bien que ne possédant que des testicules arrêtés dans leur développement et incapables, par cela même, de sécréter le fluide séminal, n'en acquièrent pas moins tous les attributs extérieurs de leur sexe.

Quoi qu'il en soit, dans les pays où l'on fait travailler les bœufs, la question, aux yeux des propriétaires, n'en est plus une, et suivant toute probabilité, on continuera, malgré toutes les raisons contraires, à préférer le bistournage à l'ablation des testicules, en vue de conserver à l'animal une plus grande énergie. De même que, dans les contrées où l'on se livre à la production des animaux de boucherie, on donnera toujours la préférence aux procédés qui déterminent une émasculation complète. Les engraisseurs, d'ailleurs, sont si généralement convaincus de l'influence persistante des testicules après le bistournage, qu'ils ont l'habitude, avant de soumettre les animaux à l'engrais, d'enlever, par une opération fort simple et sans danger, ces glandes atrophiées, dont la présence est un obstacle au facile dépôt de la graisse dans les tissus.

En résumé, le bistournage, avantageux pour les taureaux qui doivent être livrés au travail, est contre-indiqué chez les animaux exclusivement élevés pour la boucherie, et avec d'autant plus de raison que, souvent, l'opération est, sinon tout-à-fait manquée, du moins exécutée d'une manière imparfaite, ce qui fait que les animaux s'excitent encore en présence des femelles, s'engraissent mal, et ne donnent qu'une viande de médiocre qualité.

Le bistournage ne convient pas non plus dans les cas où, la rigidité des parties par suite de l'âge avancé de l'animal, l'existence d'adhérences anormales, ou toute autre circonstance, fait prévoir une opération longue, difficile, sinon impossible. En pareil cas, au lieu de fatiguer le sujet par des manipulations pénibles, douloureuses, qui n'auraient, d'ailleurs, qu'un résultat insuffisant, mieux vaut recourir de suite à un autre procédé, de plus facile exécution et déterminant une émasculation plus complète, et qui serait alors d'autant plus nécessaire que les animaux qui se présentent en de telles conditions sont généralement des taureaux d'un âge avancé, que l'on châtre pour les livrer, aussitôt après, à l'engrais d'abord, puis à la boucherie.

Ajoutons que le bistournage, même dans les cas ordinaires, est toujours une opération difficile, exigeant un assez long apprentissage, et que tous les praticiens ne sont pas également en état d'exécuter. En ce cas, ils peuvent recourir au martelage, qui permet d'arriver beaucoup plus aisément au même résultat.

Le *martelage*, qui produit les mêmes effets que le bistournage, c'est-à-dire détermine l'atrophie des testicules sans nécessiter aucune ouverture des bourses, peut être employé dans toutes les circonstances spéciales qui réclament ce dernier procédé, et avec un égal succès. Bien que moins répandu que le bistournage, il

a sur ce mode opératoire l'avantage d'être d'une application beaucoup plus générale, d'abord, parce qu'il est plus facile à exécuter,
n'exigeant pas de l'opérateur cette longue pratique que réclame
le bistournage; en second lieu, parce qu'on peut en faire usage,
dans tous les cas, sur les animaux vieux, comme sur les jeunes,
que le testicule soit sain ou malade, le cordon mou ou rigide,
qu'il y ait ou non des adhérences. Le seul inconvénient à reprocher
à ce procédé est d'exiger un appareil instrumental assez embar-
rassant; mais comme ces instruments peuvent se trouver partout,
être confectionnés sur place, il n'y a pas cependant de difficulté
sérieuse à cet égard. Le martelage, en résumé, constitue donc
un procédé rationnel, aussi efficace que le bistournage, appelé à
le suppléer avantageusement dans tous les cas où une circonstance
quelconque rendra plus ou moins difficile ou impossible l'exécution
de ce dernier procédé.

La *castration à l'aiguille*, qui donne le même résultat que le
bistournage, ne paraît pas destinée, bien que d'un manuel plus
facile, à remplacer jamais, d'une manière définitive, ce dernier
mode opératoire, et cela, soit parce que, malgré sa simplicité
apparente, il exige certaines connaissances anatomiques que ne
possèdent pas habituellement les châtreurs, ceux qui auraient le
plus souvent occasion de le mettre en pratique; soit à cause des
accidents qu'il entraîne, en interrompant, d'une manière plus complète que le bistournage, la circulation dans le testicule. Mais si
la castration à l'aiguille ne devient jamais une méthode générale,
elle sera toujours un moyen avantageux pour achever l'émasculation des taureaux bistournés d'une manière incomplète, chez
lesquels, par suite des adhérences anormales établies alors entre
l'organe et les bourses, et qui ont pour effet d'empêcher la mortification trop prompte de la glande spermatique, elle réussit
mieux que sur les animaux qui n'ont encore subi aucune manipulation.

Quant aux procédés par *ablation des testicules*, ils conviennent
surtout, avons-nous dit, pour les animaux de boucherie, dont ils
rendent la viande meilleure et chez lesquels ils augmentent l'aptitude à l'engraissement. Entre les uns et les autres, on peut choisir
indistinctement en prenant pour guide le plus ou moins de facilité

pratique de la méthode opératoire, variable avec l'âge du sujet, avec l'aptitude propre de chaque opérateur, ou les usages de la contrée qu'on habite. Néanmoins, parmi ces procédés, il en est quelques-uns qui semblent jouir d'une préférence plus générale, et auxquels on peut assigner une valeur pratique permettant de les recommander d'une manière plus spéciale. Telle est, par exemple, la méthode par les *casseaux appliqués par-dessus les enveloppes*, remarquable par sa simplicité, la grande généralité de son application, son efficacité complète dans tous les cas, son peu de danger, la promptitude de cicatrisation de la plaie qui reste quand se détache l'eschare. En seconde ligne peut être recommandée la castration par *ligature*, convenable surtout pour les animaux très-jeunes, et pour les cas où on aurait à la fois un grand nombre d'animaux à châtrer sans avoir à sa disposition des casseaux convenables en nombre suffisant.

Les autres procédés entraînant l'ablation des testicules, bien moins en usage que les précédents, pourraient exceptionnellement les suppléer. Mais, comme ils n'offrent pas d'avantages particuliers qui puissent autoriser à en recommander spécialement la mise en pratique, nous laissons aux praticiens le soin de faire entre eux le choix qui leur paraîtra le plus convenable.

CHAPITRE III.

De la Castration dans les espèces ovine et caprine.

La castration, chez les petits ruminants, est pratiquée, de même que dans l'espèce bovine, depuis l'antiquité la plus reculée. Elle était en usage chez les Grecs et les Romains, qui utilisaient, comme les nations modernes, ces espèces animales pour la consommation. Il paraît, toutefois, que l'opération, dans l'espèce ovine, était, chez les Grecs, moins ordinaire que la castration du taureau, car il n'y avait point chez eux de nom particulier pour désigner le bélier châtré, comme ils en avaient un pour le taureau qui avait subi l'opération [1]. D'un autre côté, il est à remarquer qu'Aristote, qui mentionne la castration de la plupart des espèces domestiques, garde le silence sur la castration du bélier. C'est dans les agronomes latins qu'il en est pour la première fois question; dans Varron (II, 2), qui indique l'âge auquel il convient de la faire, et dans Columelle (VI, 5), lequel, d'ailleurs, se borne à dire que l'opération se pratique sur les agneaux comme sur les grands quadrupèdes.

Il faut arriver ensuite jusqu'à Olivier de Serres pour retrouver quelques indications touchant la castration des espèces ovine et caprine. Cet auteur fixe l'âge convenable pour l'opération; puis, s'occupant du procédé, il dit que « l'on peut tordre les testicules sans les ôter, comme on le fait pour les taureaux. » Cela signifie-rait-il que le bistournage, alors, pour les petites espèces au moins, n'était pas encore en usage? C'est ce qu'on ne peut savoir. Il parle ensuite des agneaux cryptorchides, ou « châtrés naturellement, » comme il les appelle, et enfin il fixe les indications de la castration du bouc. Après Olivier de Serres, la castration du bélier ne se trouve plus mentionnée que dans Daubenton, dont les préceptes

---

[1] Les Grecs nommaient ταυρος le taureau, et βος le bœuf, tandis qu'ils nommaient simplement le mouton : bélier châtré ou coupé, κριὸς τομιᾶς. (Voy. ATHÉNÉE, *Les Deïpnosoph.*, liv. IX.)

répétés par tous les auteurs qui l'ont suivi, sont encore aujourd'hui adoptés en théorie et en pratique.

§ 1er. — Indications. Age, époque convenables.

Le but de la castration des petits ruminants est principalement de modifier en eux la qualité de la viande, en lui enlevant ce mauvais goût, cette senteur forte et désagréable qu'elle possède naturellement, et qu'elle garde chez l'animal entier, et en la rendant plus tendre, plus savoureuse; de disposer l'animal à prendre plus de graisse; de lui donner une laine plus fine et plus abondante; de le rendre enfin lui-même plus doux, plus aisé à conduire. La castration est utile encore dans la pratique du métissage pour éloigner de la reproduction les agneaux qui ne doivent pas y concourir. C'est ainsi que Gilbert, en indiquant les moyens à employer pour conserver et propager en France la race mérine, recommandait de châtrer tous les métis des trois premières générations, à la quatrième seulement les caractères étant assez fixés pour que la transmission en fût assurée.

Chez le bouc, suivant Olivier de Serres, indépendamment des indications communes avec l'espèce ovine, la castration est encore utile pour enlever l'odeur caractéristique de cet animal, d'abord à la chair, puis à la peau, chose surtout nécessaire quand celle-ci est destinée à la confection des outres dans lesquelles, comme cela se fait encore en certains pays, on transporte le vin ou les huiles. Enfin, le *menon* ou bouc châtré, devenu gras ou pesant, est plus apte à conduire les troupeaux de chèvres que le bouc entier.

L'âge auquel il convient de châtrer les agneaux a été diversement fixé. Varron indique l'âge de cinq mois. Olivier de Serres, après avoir dit que l'on peut faire l'opération à tout âge, mais que le plus tôt est le meilleur pour mieux « affranchir la chair, » ajoute, par une inconséquence qui ne s'explique guère, que l'on doit attendre le quinzième ou seizième mois, les testicules avant cette époque étant trop petits.

Les auteurs modernes s'accordent tous, depuis Daubenton, à fixer l'âge de huit à quinze jours comme préférable. A la rigueur, on pourrait châtrer l'agneau dès que les testicules sont descendus dans les bourses, ce qui a lieu généralement au moment de la naissance; mais avant de l'opérer, il faut laisser l'animal prendre un peu de force. Quelquefois on diffère, pour les agneaux comme pour les chevreaux, jusqu'au cinquième ou au sixième mois; cela ne doit avoir lieu qu'exceptionnellement, car plus tôt l'opération est faite, mieux cela vaut pour la qualité de la chair, et moins l'animal est exposé aux accidents qui peuvent suivre l'opération.

Outre les agneaux, on châtre encore les béliers et les boucs qui ont servi pour la monte, quand ils ont atteint l'âge de trois, quatre ou cinq ans; il n'y a pas de règle alors pour la fixation du moment favorable, les animaux devant être opérés dès qu'ils sont hors d'usage.

On choisit, comme toujours, pour faire cette opération, un temps favorable et une saison de moyenne température, l'excès de chaleur prédisposant à la gangrène, et le froid nuisant à la cicatrisation de la plaie. On opère généralement les béliers au printemps, avant ou après la première tonte.

Lorsqu'on a un nombreux troupeau à opérer, il est utile de diviser la bergerie en deux parties, permettant de séparer les animaux opérés de ceux qui ne le sont pas encore; avec le nombre d'aides convenable, l'opération alors marche assez rapidement.

§ 2. — **Modes divers de castration en usage chez les petits ruminants.**

Les procédés de castration usités chez les petits ruminants sont différents, suivant que l'on opère sur des agneaux ou sur des béliers plus ou moins avancés en âge. Chez les premiers, les procédés habituellement mis en pratique sont l'*excision* simple du testicule et l'*arrachement* seul ou combiné avec la *torsion*. Chez les béliers, les méthodes en usage sont le *bistournage* et le *fouettage*. On pourrait encore pratiquer la castration chez ces animaux par d'autres moyens : par *le feu*, procédé appliqué en Angleterre, et à peu près de la même manière que chez le cheval; par le *martelage*, essayé avec succès à l'École vétérinaire de Lyon, où l'on a remarqué, toutefois, que le développement de la gangrène est à craindre si l'on donne les coups de marteau avec trop de force, etc. [1]. Mais ces procédés, déjà connus d'ailleurs par les descriptions qui précèdent, n'ont pas encore reçu, dans leur application chez les petits ruminants, une consécration pratique suffisante pour que nous ayons à nous y arrêter davantage.

1° **Excision simple.** — L'excision simple est un des procédés les plus anciennement mis en usage pour la castration des agneaux. Elle est indiquée par les agronomes latins, qui recommandent, lorsqu'on la met en pratique, d'exciser, afin d'éviter l'effusion de sang, dans la substance même du testicule, de manière à laisser une partie de l'organe à l'extrémité du cordon. Ce mode d'opérer, que ses inconvénients ont depuis longtemps fait abandonner, montre, par le danger même qu'il a pour but d'éviter, que l'opération devait être usitée non-seulement sur les jeunes agneaux, mais encore sur les animaux d'un âge plus avancé. Actuellement l'excision, telle qu'on la pratique, c'est-à-dire par section du cordon testiculaire, est applicable seulement chez l'agneau, attendu que sur le bélier, comme l'a établi depuis longtemps une expérience de Gohier [2], elle pourrait être suivie d'une hémorrhagie grave, capable d'entraîner, sinon la mort du sujet, au moins de sérieux accidents.

Pour faire cette opération, le jeune animal doit être assujéti sur le dos par un aide qui ramène en avant les deux membres postérieurs, de manière à mettre à découvert la région testiculaire. L'aide peut être debout ; il tient alors le dos de l'agneau appliqué contre son ventre et sa poitrine, la tête en haut, et il le présente à l'opérateur en tenant d'une main les quatre membres réunis par les canons appliqués parallèlement les uns aux autres, les postérieurs dans une direction opposée à celle des antérieurs. Ou bien encore l'aide peut être assis et avoir l'agneau sur ses genoux, en laissant, de la même manière, les bourses à découvert. Enfin, l'opérateur peut lui-même prendre l'agneau sur ses genoux, tandis qu'un aide tient d'une main les quatre jambes, et de l'autre appuie sur le ventre de l'animal pour l'empêcher de remuer.

De quelque manière que l'agneau ait été placé, quand on opère

1 *Journ. de Méd. vét.*, de Lyon, 1851, p. 493.
2 *Mém. et Observ. sur la Chir. et la Méd. vét.*, 1816, t. II, p. 36.

sur un très-jeune sujet, on pratique au fond des bourses une seule incision. Pour cela, on saisit entre deux doigts le fond du scrotum, et on l'excise d'un seul coup par une incision horizontale ; ou bien, saisissant le sac scrotal près de l'abdomen, et pressant de manière à faire tendre le scrotum par les testicules, on pratique une incision transversale commune aux deux bourses, et comprenant toute l'épaisseur des enveloppes. Dans l'un et l'autre cas, les testicules mis à nu s'échappent aussitôt à travers l'ouverture faite par l'instrument, et on les enlève en coupant les cordons. Quand les animaux sont plus âgés, ont atteint 5 à 6 mois, au lieu d'une seule incision pour extraire les deux testicules, on fait habituellement une incision pour chacun de ces organes, qu'on excise ainsi l'un après l'autre. Le premier de ces deux procédés est ce qu'on nomme *châtrer en agneau ;* le second se dit *châtrer en veau.*

L'opération terminée, on ferme l'ouverture en pressant doucement avec les doigts les bords de la plaie ; on n'y applique aucun topique, et la cicatrisation ne tarde pas à s'opérer sans autres soins ultérieurs. On tient seulement les agneaux au repos pendant deux ou trois jours, après quoi on les rend à leur vie habituelle.

2° **Arrachement, torsion.** — L'arrachement se pratique dans les mêmes circonstances que l'excision. Le sujet est fixé de la même manière, et l'incision des bourses est faite de même, simple ou double, suivant l'âge du sujet. Seulement, quand le testicule est sorti des enveloppes, au lieu de l'exciser, on l'arrache d'une main, pendant que de l'autre on tient les bourses et les cordons pressés contre le ventre. Quelquefois, après avoir fait sortir le testicule, on tord le cordon, ce qui rend l'arrachement plus facile, et expose moins à des déchirures intérieures. Les bergers châtreurs font cette opération d'une autre manière : ils saisissent le testicule avec les dents, et appliquant leurs deux mains de chaque côté du cordon, ils retiennent celui-ci pendant que, relevant brusquement la tête, ils le distendent et en opèrent la rupture. Ce procédé vicieux et peu chirurgical ne saurait être recommandé ; mieux vaut se servir de pinces semblables à celles avec lesquelles on pratique la torsion chez le cheval, ou même n'agir qu'avec les mains, qui suffisent pour opérer sans tiraillements, en cette circonstance, la torsion et la rupture du cordon testiculaire. Après l'arrachement, la plaie n'exige pas d'autres soins que lorsqu'on a opéré par excision simple, et l'animal se remet avec la même facilité.

3º **Bistournage.** — La pratique du bistournage chez les petits ruminants a la même origine que chez les mâles de l'espèce bovine ; nous n'avons pas à revenir, par conséquent, sur l'historique de cette opération. Nous rappellerons seulement que Olivier de Serres est le premier auteur qui en fasse mention en ces termes : « A la mode des taureaux chastre-on communément les aigneaux, « c'est en leur estordant les génitoires sans les leur oster [1]. » Il ajoute que l'opération se faisant sans incision, leur cause moins de mal et est plus tôt guérie ; et enfin qu'il faut attendre que les agneaux aient atteint leur 15e ou 16e mois, les testicules, avant cet âge, étant difficiles à distinguer. Après Olivier de Serres, les seuls auteurs qui parlent du bistournage appliqué au bélier sont Daubenton et Tessier, et encore ne donnent-ils qu'une idée fort sommaire de l'opération. Ils se bornent à dire que, après avoir saisi les bourses au-dessus du testicule, on les tord assez fortement pour suspendre leurs fonctions ; après quoi on les fait remonter jusqu'au ventre, et on applique au-dessous une ligature qu'on laisse trois ou quatre jours, pour les empêcher de redescendre. Les auteurs plus modernes ne sont guère plus explicites ; ils se contentent généralement de mentionner l'opération, et renvoient, pour la description du procédé opératoire, à l'opération qui se pratique chez le taureau.

Le bistournage est pratiqué dans un assez grand nombre de localités, principalement dans les départements de l'ouest, du centre et du midi de la France, en Espagne, dans quelques contrées de l'Allemagne et en Russie. On le préfère aux autres procédés, parce que, n'exigeant aucune plaie, il semble offrir moins de danger, quant aux suites de l'opération. Toutefois, si l'on considère le but à atteindre, notamment chez le mouton, principalement destiné à la boucherie, il est permis de contester l'avantage de ce mode opératoire. Déjà Tessier assurait que les bœufs et les moutons bistour-

---

[1] Oliv. de SERRES, *Théâtre d'Agricult.*, IVe lieu, chap. 13. Paris, 1600.

nés ont la chair moins délicate que ceux qui ont été châtrés par amputation des testicules. Et cette observation a été maintes fois confirmée ; ainsi les bouchers disent que le bistournage laisse à la viande des moutons un goût désagréable qu'elle n'a pas quand on les a opérés par excision des testicules. On a remarqué aussi qu'après le bistournage, les moutons restent plus grands et moins aptes à l'engraissement qu'après l'excision. Ces faits, bien établis, devraient contribuer beaucoup, ce nous semble, à restreindre la pratique du bistournage chez les animaux de l'espèce ovine.

Envisagée en elle-même, l'opération convient principalement sur les béliers et les boucs qui n'ont pas été châtrés dans les premiers mois de leur naissance, et dont les testicules ont atteint un certain développement, particulièrement chez les béliers d'un an et au-delà. Quelquefois on bistourne les agneaux de l'année, soit avant l'hiver, soit, le plus souvent, au printemps, peu de temps avant ou après la première tonte. Sur les béliers qui ont fait la saillie, Daubenton recommande d'opérer trois mois avant de les tuer. Quand les béliers sont trop vieux, les adhérences rendent le bistournage plus difficile, quelquefois impossible; il faut nécessairement alors avoir recours à un autre procédé.

Pour pratiquer l'opération, l'animal doit être fixé sur le dos. A cet effet, un aide, se plaçant à sa gauche, le saisit de la main gauche par la laine du cou, de la main droite par la laine du flanc, et il le renverse. Il peut encore le renverser en le saisissant par les jambes de devant. Cela fait, s'asseyant à terre, sur une botte de paille ou sur une chaise, il tient entre ses jambes l'animal renversé, la tête et l'encolure un peu relevées, appuyées contre sa poitrine et son ventre. Dans cette position, l'aide tient les membres du bélier de manière à fixer dans chaque main les membres d'un même côté ; ou bien, il se borne à saisir les membres antérieurs qu'il retient de chaque côté, qu'il peut même faire passer sous les cornes, pendant que l'opérateur, faisant face au ventre du sujet, étend en arrière et écarte les membres postérieurs de ce dernier, sur lesquels, pour les maintenir dans cette position, il appuie ensuite la pointe des pieds.

Quant au manuel de l'opération, il est le même que pour le taureau, avec la différence, vu la position inverse de l'animal, que la culbute du testicule et la torsion du cordon se font dans un sens opposé. Ainsi, pour renverser le testicule, le pouce de la main gauche est appliqué sur la partie antérieure du cordon, l'index et le médius sur la face postérieure; le cordon est tiré en arrière par la main droite, et la culbute a lieu en avant, de manière que, lorsque le testicule est renversé, le cordon se trouve postérieur à cet organe. La torsion s'opère de dedans en dehors et d'avant en arrière, contrairement à ce que l'on fait chez le taureau, et l'on fait faire au cordon un plus grand nombre de tours que dans cette dernière espèce, quatre ou cinq, quelquefois davantage, suivant que le cordon offre une plus ou moins grande laxité. La torsion terminée, le cordon reste en avant du testicule, où on le maintient en appliquant la ligature.

Indépendamment de ces modifications générales, le bistournage du mouton réclame encore quelques précautions particulières. Ainsi, les testicules, chez le bélier, se trouvant très-enfoncés dans l'aine, il faut, pour pouvoir opérer commodément la torsion, saisir les cordons le plus haut possible, et tordre court, près de l'épididyme, en ne faisant basculer le testicule que jusqu'à ce qu'il forme à peu près un angle droit avec le cordon. Chez les agneaux, il faut faire la torsion plus longue, sans quoi on serait exposé à ne tordre que la substance testiculaire qui offre peu de résistance, et l'opération serait manquée. On doit encore avoir soin chez ces jeunes animaux, en faisant la torsion, de ne pas trop pousser sur les testicules, car ils rentreraient dans l'anneau inguinal et on ne pourrait plus les faire mouvoir autour du cordon.

Ainsi que le remarque M. Coculet [1], à mesure que le testicule tourne dans ses enveloppes, le cordon testiculaire se corde, se durcit, et l'on sent, à son point de flexion, une nodosité indiquant, lorsqu'elle est grosse, superficielle, que l'opération est bien faite, quel que soit, d'ailleurs, le nombre de tours faits. Quand la torsion est longue, la nodosité est plus profonde, allongée et molasse. On peut la durcir en multipliant les tours, ou en relevant davantage le testicule contre le cordon, pour limiter l'étendue de la torsion. Dans ce cas, si le cordon est très-lâche, il peut se

____

[1] *Journ. des Vétér. du Midi*, 1857, p. 273.

former deux nœuds, l'un profond, provenant de la torsion longue, l'autre superficiel, produit par la torsion bornée.

La torsion achevée, les testicules sont repoussés vers l'aîne, et on met la ligature. Celle-ci a une longueur de 40 à 50 centimètres ; on l'applique le plus haut possible. Pour la fixer, on en maintient une extrémité avec le pouce et l'index d'une main, pendant qu'avec l'autre main on la contourne autour des bourses. On la laisse en place 24 heures, temps suffisant pour que se manifeste l'engorgement inflammatoire qui retient le cordon et empêche sa détorsion.

Les phénomènes externes et internes se succèdent ensuite exactement comme chez le bœuf, et l'animal guérit sans exiger aucun soin particulier.

4° **Fouettage.** — Sous le nom de *fouettage* ou *billonnage*, on désigne un mode de castration consistant dans l'application à l'extérieur des bourses, d'un lien constricteur fortement serré, et dont l'application est suivie de la mortification complète des testicules et du sac scrotal. Son nom vient de ce qu'on fait habituellement usage, comme lien, de ficelle de *fouet ;* comme l'emploi de petits billots pour opérer la constriction des enveloppes, explique le mot billonnage. Cette opération est fort anciennement usitée; on en trouve l'origine dans le procédé indiqué par les auteurs latins et consistant à comprimer le sac scrotal entre les deux branches d'une baguette fendue. Par l'un et l'autre procédés, en effet, de même que par l'application des casseaux sur le scrotum, en usage chez le taureau, on arrive toujours à ce même résultat : la mortification et la chute des testicules et de leurs enveloppes. Mais on ignore à quelle époque on a commencé à faire usage de la ficelle pour étreindre le scrotum. Boutrolle [1] parle le premier de ce procédé, qu'il indique comme étant généralement suivi alors pour châtrer les béliers qui ont fait la monte et qu'il n'est plus temps d'opérer comme agneaux. Depuis il a continué d'être mis en usage, principalement en France et dans les grandes bergeries de l'Allemagne. Dans quelques départements, les châtreurs l'appliquent au taureau.

Ce mode de castration, facile à exécuter, convient surtout pour

[1] *Le Parfait Bouvier.* Paris, 1760.

les vieux béliers, dont les testicules volumineux ne se prêtent que difficilement au bistournage. Quelques vétérinaires le préfèrent même, dans tous les cas, comme plus sûr, plus facile à exécuter que cette dernière opération. Mais, d'un autre côté, on le considère comme pouvant être plus souvent suivi d'accidents.

On peut faire l'opération en tout temps et sans préparation. Il est mieux, toutefois, de choisir pour cela les mois de mars et d'octobre; d'opérer le matin, sur l'animal à jeûn, et de s'assurer enfin qu'il n'a pas le corps mouillé.

Avant de procéder à l'opération, il faut préparer le lien qui doit exercer la constriction. Sa grosseur n'est pas indifférente; trop fin, il peut se casser, ou déterminer la prompte section des organes; trop fort, il ne serre pas assez. La ficelle de fouet ordinaire, formée d'un fil tors, convient peu; elle est trop fine, trop serrée et peut couper. Il faut une corde lisse, coulante, graissée au besoin, très-solide, ayant une grosseur double à peu près de celle de la ficelle de fouet, et faite exprès pour cette opération. On en prend une longueur de 70 à 80 centimètres, et on attache à chaque extrémité un bâtonnet long de 12 à 15 centimètres sur 4 centimètres de circonférence.

On assujétit ensuite le bélier. A cet effet, on commence par le renverser sur une litière; puis on lui lie les quatre jambes de manière à ce que celles de derrière soient rapprochées le plus possible de celles de devant, sans que cependant il en résulte une trop grande gêne pour la respiration. Cela fait, un aide maintient l'animal couché sur le dos, en se plaçant lui-même assis à terre, en avant du sujet, qu'il serre entre ses jambes en appuyant contre son ventre la tête de celui-ci.

Alors l'opérateur arrache avec ses doigts la laine qui recouvre le scrotum au niveau et au-dessous du point où doit être appliqué le lien, ce qui vaut mieux que de la couper avec des ciseaux. Puis ayant fait à la corde préparée un nœud de saignée, il enlace les bourses au-dessus des testicules après avoir eu soin de remonter la peau du scrotum, le plus près possible de l'abdomen, de manière à ne laisser au-dessous du lien que l'étendue d'enveloppes nécessaire pour recouvrir les organes.

Le sac scrotal passé dans le nœud, l'opérateur confie l'un des bâtonnets de la corde à un aide placé en face de lui, de l'autre côté du sujet, saisit l'autre bâtonnet, et tous les deux, s'arcboutant pied contre pied pour accroître leur force, tirent simultanément et en sens inverse sur les bâtonnets saisis à pleine main. La constriction du sac scrotal doit être opérée d'une manière lente, graduée, jusqu'au point nécesssaire pour suspendre la circulation dans les testicules et leurs enveloppes, sans cependant pénétrer dans la peau. Il n'y a pas de caractère précis indiquant le moment où il faut s'arrêter ; c'est l'habitude qui apprend à connaître jusqu'où il faut aller pour ne pas opérer une section complète. Il arrive parfois, quand on opère la traction, que la ficelle casse. Il faut, en ce cas, en avoir une seconde toute prête que l'on applique de la même manière et sans ôter la première.

Quand le lien est serré au degré voulu, on le retient par un nœud simple que l'on arrête en le doublant ; on coupe les deux bouts de la corde à 4 centimètres environ du nœud d'arrêt, et l'opération est terminée. On délie l'animal, on fait sortir la verge de son fourreau, on met le bélier sur ses pieds, et on l'abandonne à lui-même. Souvent, alors, on le voit se secouer ; aux yeux des bergers, cela annonce que l'opération a été bien faite.

Au bout de trois jours, quelquefois davantage, on ampute, à 3 centimètres au-dessous du lien, les testicules et leurs enveloppes, qui se trouvent alors dans un état de mortification avancé. Ce qui reste est détaché par l'inflammation éliminatrice ; et après la chute des parties mortifiées, la cicatrisation de la plaie s'effectue promptement.

On pourrait substituer au lien constricteur un casseau ordinaire qu'on appliquerait, comme chez le taureau, sur les enveloppes. Le résultat serait absolument le même.

§ 3. — Accidents pouvant survenir après la castration chez le bélier.

Les accidents consécutifs à la castration sont très-peu nombreux chez les petits ruminants. Nous citerons d'abord l'*engorgement gangréneux*, qui peut se manifester à la suite du fouettage lorsque la ligature étant imparfaitement serrée, il reste, entre la masse scrotale et les parties supérieures, quelques communications vasculaires qui, bien qu'impropres à entretenir la vie, suffisent néanmoins pour provoquer le développement de l'état inflammatoire. On remédie aisément à cette complication, en opérant une constriction plus complète avec la ligature.

Un autre accident, assez commun chez les animaux de l'espèce ovine qui ont subi la castration, est le *tétanos*, qui se montre chez l'agneau comme chez le bélier, principalement chez les individus les plus vigoureux. La maladie, dans ce cas, est ordinairement la conséquence, non pas de l'inflammation consécutive, comme il arrive chez les grands quadrupèdes, mais bien de la secousse nerveuse éprouvée par l'animal au moment de l'opération. Ainsi, quand le tétanos doit apparaître, l'animal, pendant l'opération, tombe dans un état convulsif ou de contraction ; en se relevant, il a les mâchoires serrées, et bientôt après on voit survenir le tétanos, à un moment plus ou moins rapproché de l'opération, et toujours avant que l'inflammation se soit déclarée. La maladie, qui apparaît ainsi, est presque toujours mortelle. On recommande, pour l'éviter, dès que l'animal est relevé, de lui passer un doigt dans la bouche, de le faire mâchonner un peu, de lui desserrer les mâchoires, de manière à s'opposer au trismus, point de départ ordinaire de la maladie, que l'on croit arrêter ainsi dans son principe.

La *tremblante*, maladie nerveuse, très-commune sur les jeunes agneaux, est quelquefois la conséquence de la castration, notamment, suivant M. Charlier, quand on pratique l'arrachement des testicules avec les dents. Une médication tonique et antispasmodique, une meilleure nourriture, sont les moyens connus de triompher de cette affection, assez souvent mortelle.

CHAPITRE IV.

Castration dans l'espèce porcine.

La castration des mâles de l'espèce porcine date, comme celle des autres animaux domestiques, de l'antiquité. Il semble toutefois résulter d'un texte d'Aristote que cette opération n'était pas en usage chez les Grecs. « Ce qui fait, dit cet auteur, qu'il y a des sangliers châtrés, c'est que, étant jeunes, ils ont des démangeaisons aux testicules, se grattent contre les arbres, et détruisent ainsi les organes de la génération (*Hist. des anim.*, VI, 28). » Chez les Romains, au contraire, la castration des porcs était fort répandue. Elle est mentionnée dans Varron, qui nous apprend que l'opération était pratiquée de six mois à un an, et que les animaux qui l'avaient subie s'appelaient *maïales*, du nom de la déesse *Maïa*, à laquelle on sacrifiait des porcs châtrés. Columelle en parle également et avec plus de détails; il fixe l'âge auquel il convient de châtrer les verrats qui ont servi à la reproduction, et fait connaître le mode opératoire. A son tour, Olivier de Serres (IV, 15) parle de cette opération, en fixe les indications, indique l'âge favorable pour la pratiquer, ainsi que le manuel de l'opération. De nos jours, Viborg a le premier décrit ce manuel avec les détails nécessaires, et fait connaître les divers procédés en usage. Les auteurs qui l'ont suivi n'ont presque rien ajouté aux descriptions de l'auteur danois.

§ 1er. — Indications. Age favorable. Disposition anatomique des parties.

Chez le porc, animal de produit, exclusivement destiné à l'alimentation de l'homme, auquel il fournit sa chair et ses débris, la castration a pour but essentiel d'accroître son aptitude nutritive, ses facultés assimilatrices, de le mettre ainsi en état d'utiliser le plus complétement possible les substances dont il se nourrit, et en même temps d'accélérer son engraissement. L'opération, dans ce dernier cas, est d'autant plus nécessaire que la propension extrême de ces animaux à la reproduction les empêche de prendre graisse, même quand on les tient renfermés sous le toit. Chez ceux qu'on laisse réunis avec les autres, l'opération est plus utile encore, car alors ils se multiplieraient quand même, malgré les efforts du propriétaire, et ne pourraient jamais arriver au degré d'embonpoint exigé pour la consommation. Dans tous les cas, enfin, la castration du porc est utile pour adoucir le caractère naturellement féroce de cet animal.

L'âge auquel il convient de châtrer les porcs varie suivant les circonstances. Olivier de Serres prétend que plus on retarde l'opération, plus les animaux grandissent, mais plus aussi les suites en sont à redouter, outre que, dans ce cas, les animaux donnent une chair dure et de mauvais goût; que le mieux, quand on tient surtout à la qualité de la chair, est d'opérer dans le premier mois de la vie. Ces principes n'ont pas cessé d'être vrais. De nos jours, on a généralement l'habitude de châtrer les jeunes porcs ou *gorets* à l'âge de six semaines à deux mois. Cependant, d'après Viborg, quand on peut attendre, pour faire l'opération, jusqu'à six mois, sans avoir à craindre que les animaux s'accouplent, le lard qu'ils donnent est plus charnu. On châtre encore les porcs qui ont servi à la reproduction ou *verrats;* pour ceux-là, il faut nécessairement attendre qu'ils aient atteint un âge plus avancé. C'est vers deux ans et demi à trois ans qu'il convient alors de pratiquer l'opération; quelquefois on diffère jusqu'à quatre ans et même davantage, s'il s'agit d'un animal de choix dont on attend des produits de valeur. En ce cas, il est vrai, le porc ne fournit à l'abattage qu'une chair dure, coriace, et de qualité d'autant plus inférieure qu'on a attendu plus longtemps. Mais cette perte est légère en comparaison des bénéfices réalisés par la vente des produits.

Quant à la disposition anatomique de la région testiculaire, bien qu'essentiellement la même que chez les autres animaux, elle diffère cependant, en quelques points, dans l'espèce porcine, de la disposition affectée par ces mêmes parties chez les herbivores. Ainsi l'appareil testiculaire, au lieu d'occuper la région inguinale, se trouve situé en arrière du bassin, au-dessous de l'anus. En outre, les testicules, beaucoup moins détachés, sont comme serrés

dans leurs enveloppes, moins amples et moins souples. La masse
scrotale, en un mot, au lieu d'être pendante, forme une sorte de
tumeur sessile, arrondie, allongée verticalement, pour ainsi dire
plaquée sur la région périnéale.

§ 2. — **Modes divers de castration en usage dans l'espèce porcine.**

Les procédés en usage pour opérer la castration du porc varient
suivant l'âge auquel on fait l'opération. Les *gorets* sont châtrés
par l'*excision*, seule ou complétée par la *torsion*; les animaux
plus âgés, les verrats, sont opérés par *ligature* et par les *casseaux*. Indépendamment de ces procédés principaux, on peut
encore mettre en usage sur les porcs les autres modes opératoires
usités chez le cheval : le *ratissage*, par exemple, essayé plusieurs
fois sur des gorets de trois ou quatre mois, par F. de Feugré ;
le *feu*, etc. Mais ces moyens n'ont pas encore reçu d'applications
pratiques suffisantes pour qu'il soit utile ici de nous y arrêter.

1° **Excision. Torsion. Arrachement**. — L'excision
simple du testicule, mode de castration parfaitement applicable
aux gorets de un à deux mois, est le procédé le plus anciennement et le plus généralement en usage chez ces jeunes animaux.
Déjà décrit par Columelle, lequel recommande, pour extraire les
testicules, de faire deux ouvertures chez les animaux les plus
forts, et une seule chez les plus jeunes, puis de les amputer avec
le fer ; rappelé ensuite par Olivier de Serres, qui n'indique même
que ce procédé, se bornant à dire, à propos de la castration des
cochons, que l'on opère ces animaux par incision, « en leur ôtant
les testicules; » ce mode opératoire est encore aujourd'hui à peu
près le seul en usage chez les très-jeunes porcs.

Pour le mettre en pratique, on couche le sujet sur le côté gauche; un aide tient et porte en avant le membre postérieur droit ;
l'opérateur alors commence par faire sur le testicule gauche une
incision longitudinale qui comprend toute l'épaisseur des enveloppes, et par laquelle il fait sortir l'organe en pressant légèrement ;
il tord deux ou trois fois le cordon, le coupe avec l'instrument
tranchant; répète la même opération sur le testicule droit, et fait
relever l'animal.

L'excision ainsi pratiquée pourrait, passé l'âge de six semaines à deux mois, donner lieu à une hémorrhagie. On prévient cet accident en arrachant ou tordant le testicule au lieu de l'exciser. Il est des châtreurs qui font cette opération sur des animaux plus âgés, sur des verrats de deux ou trois ans. Les uns arrachent tout simplement les testicules; d'autres se bornent à rompre le cordon sans exercer de traction violente; à cet effet, ils pincent le cordon, le soutiennent du côté de l'anneau avec le pouce et l'index gauches, pendant que de la main droite, ils tordent l'organe, en tirant doucement, jusqu'à ce qu'il se déchire. Dans ce cas, au lieu des mains seules, on peut faire usage de pinces analogues à celles qui ont été décrites pour la torsion du cheval, et l'opération, dès-lors, se fait exactement de la même manière.

2° **Ligature.** — La castration par *ligature* convient particulièrement sur les animaux un peu âgés, d'une certaine stature, chez lesquels l'hémorrhagie serait à craindre, si l'on se bornait à la simple excision. Elle commence à être utile dès que l'animal opéré atteint l'âge de six mois; elle peut être ensuite mise en pratique tout le reste de la vie.

On assujétit l'animal, quand il est jeune, comme lorsqu'on veut châtrer par excision et torsion. Mais si le verrat est fort et capable de mordre, il faut le coucher à terre, sur le côté gauche, le museler assez fortement pour l'empêcher de crier, de blesser et de mordre personne. Un aide maintient solidement la tête, tandis qu'un second aide porte les deux membres postérieurs en avant et les écarte l'un de l'autre, afin de mettre plus à découvert la région testiculaire.

L'opération se fait, comme chez le cheval, par l'un des procédés de ligature plus haut décrits. Viborg conseille de lier seulement les vaisseaux testiculaires; à cet effet, dit-il, après avoir mis le testicule à nu, on traverse le cordon avec une aiguille munie d'un fil, on serre ensuite fortement ce fil sur les vaisseaux, et on l'arrête par un double nœud.

Ce procédé convient quand le cordon est fort. Mais le plus souvent on comprend dans la ligature le cordon entier. Avec une corde de fouet ou une forte ficelle, on prépare d'avance le nœud de la saignée (v. *fig.* 28), on y engage le testicule mis à nu, on remonte le nœud sur le cordon, et on serre aussi fortement que possible, en ayant soin cependant de ne pas aller jusqu'à la section de cette partie. On procède de même pour l'autre testicule, et l'opération est terminée.

On peut alors abandonner l'animal à lui-même. La mortification s'empare des testicules, et, après que la suppuration les a fait tomber en même temps que les ligatures, les plaies se cicatrisent. Il y a de l'inconvénient, toutefois, à attendre que les parties, complétement désorganisées, tombent d'elles-mêmes; mieux vaut, au bout de vingt-quatre heures environ, exciser les portions d'organes mortifiées au-dessous du lien, et, plus tard, couper celui-ci; la suppuration, suivie d'un léger engorgement, s'empare des parties, et la guérison s'achève ensuite sans difficulté.

3° **Opération par les casseaux.** — L'emploi des casseaux pour la castration des verrats se trouve indiqué à peu près dans les mêmes cas que la ligature. Toutefois, leur application est préférable pour les animaux d'une certaine force, pour les verrats qui ont servi comme reproducteurs et chez lesquels les testicules atteignent, parfois, le même volume que chez le cheval.

L'opération se fait comme chez ce dernier animal, si ce n'est que les casseaux employés sont moins forts. Ceux-ci ont 6 à 8 centimètres de longueur, sur 1,5 à 2,5 centimètres de largeur, suivant les individus. L'animal est fixé sur le sol comme lorsqu'on veut pratiquer la ligature ; ou bien encore, après lui avoir fortement lié le groin, un homme debout le tient entre ses jambes. L'opérateur alors saisit un des testicules de la main gauche, et d'un coup de bistouri incise verticalement le scrotum ; le testicule sort : il le tire un peu vers le haut de l'ouverture, et place un des casseaux, de haut en bas, sur le cordon. Après avoir lié le casseau, avec une ficelle, à sa partie inférieure, il coupe le testicule, en laissant une partie de l'épididyme pour retenir l'appareil ; on procède de même pour l'autre testicule, et au bout de vingt-quatre heures, on peut enlever les casseaux. La cicatrisation s'achève avec plus de facilité encore que lorsqu'on a fait la castration par ligature.

Après l'opération, l'animal n'exige pas de soins particuliers. La diète pour le reste de la journée, le maintien au régime pendant les quelques jours qui suivent, suffisent ordinairement, et sont d'autant moins nécessaires, d'ailleurs, que le sujet est plus jeune. Sur la plaie, qui ne donne lieu qu'à un faible engorgement et à une suppuration peu abondante, il n'y a aucune application à faire. Quand les casseaux sont tombés, la cicatrisation commence et s'achève d'elle-même sans qu'on ait ordinairement à redouter aucune suite fâcheuse.

§ 3. — Complications et accidents de la castration chez le porc.

Les complications et les accidents viennent très-rarement ajouter au danger de la castration chez les animaux mâles de l'espèce porcine. M. Festal a seul, jusqu'à présent, parlé de la possibilité de ces circonstances aggravantes, et les signale comme il suit [1] :

Les complications, d'après cet auteur, sont les hernies et l'hydrocèle, que l'on observe principalement chez les gorets.

La *hernie*, intestinale ou épiploïque, peut exister d'un seul côté ou des deux à la fois. La hernie intestinale se montre sous forme d'une tumeur de volume variable, indolente, pâteuse, laissant entendre quelques borborygmes et crépitante sous le doigt. Quand elle existe, la réduction se fait suivant la méthode ordinaire, et on ferme la plaie scrotale en opérant à testicules couverts. Si la hernie est formée par l'épiploon, on retranche la portion herniée de cet organe, et la guérison n'en est pas compromise.

L'*hydrocèle* donne aux bourses la forme d'une tumeur plus ou moins considérable, très-dure, du volume d'une petite pomme, quelquefois offrant une certaine transparence quand on l'interpose entre l'œil et une bougie, indolente, et ne laissant entendre aucun bruit de borborygmes. Cette complication est sans gravité. On incise les bourses, le liquide s'écoule ; puis on achève l'opération, et la guérison a lieu comme à l'ordinaire.

Quant aux accidents consécutifs signalés par M. Festal, ils comprennent : l'hémorrhagie, la hernie, l'induration du cordon, et la formation d'un abcès à l'extrémité du cordon.

L'*hémorrhagie* est la conséquence ordinaire de l'excision ; elle

[1] *Rec. de Méd. vét.*, 1851, p. 536.

s'arrête spontanément au bout de quelques minutes. Elle peut devenir inquiétante, lorsque l'animal a acquis déjà un certain développement, si la torsion est insuffisante, la section du cordon trop nette, et si le sujet se livre à des mouvements violents peu de temps après l'opération. L'énumération des causes de cet accident suffit pour indiquer les soins à donner quand il se présente; les ablutions froides, la ligature du cordon, la suture de la plaie sont les moyens divers auxquels on peut avoir recours avec presque certitude de succès.

La *hernie* inguinale apparaît quelquefois, fort rarement il est vrai, à la suite de la castration, sous l'influence de circonstances en tous points analogues à celles qui provoquent le même accident chez les grands quadrupèdes. On y remédie par des moyens semblables : réduction par le taxis, avec les doigts, en ayant soin de tenir la tête de l'animal en bas; débridement, s'il y a lieu, de l'anneau inguinal, fermeture de la plaie à l'aide de la suture ou d'un casseau; et presque toujours on obtient de la sorte une guérison radicale. Quant à l'épiplocèle, il suffit de retrancher avec l'instrument tranchant la portion de l'épiploon, de fermer ensuite la plaie, comme il vient d'être dit, et l'accident n'a pas d'autre suite.

L'*induration du cordon testiculaire* est très-rare. Elle peut être produite par des tiraillements répétés du cordon, et se montre surtout chez les animaux chétifs, d'un tempérament débile. L'embarras de la marche, l'engorgement de la partie postérieure de la région inguinale, l'augmentation de volume et de consistance du cordon, en sont les symptômes ordinaires. C'est donc un véritable champignon, pouvant offrir les mêmes variétés anatomiques que chez le cheval, et que l'on guérit de même par l'excision de toute la partie malade.

L'*abcès*, qui se développe parfois à l'extrémité du cordon, forme une tumeur dure, ronde, de volume variable, indolente, située à la place auparavant occupée par le testicule. Cet abcès, assez fréquent, n'offre aucune gravité. Mais comme il se reproduit aisément quand on le ponctionne, il faut, pour le guérir, extraire la tumeur en entier, après avoir placé une ligature sur le cordon.

CHAPITRE V.

Castration du chien, du chat et du lapin.

La *castration du chien* était déjà pratiquée chez les anciens. Ainsi Varron rapporte (II, 9) que certains bergers châtraient les chiens pour les empêcher de s'éloigner de la garde des troupeaux; mais il ajoute que cette opération enlevait leur énergie à ces animaux. Olivier de Serres recommande aussi la castration du chien, comme moyen de le retenir avec les troupeaux. Il ajoute qu'on peut faire l'opération en tout temps et à tout âge; il donne ensuite la description du mode opératoire alors employé, consistant, non à tordre les testicules, mais à les exciser complétement et à recoudre l'incision [1].

Actuellement, la castration chez le chien n'est usitée que d'une manière tout-à-fait exceptionnelle, dans certains buts de convenance, attendu que l'opération prive l'animal de ses qualités les plus essentielles, atténue ses aptitudes. H. d'Arboval résume parfaitement, en quelques mots, les effets de la castration du chien : « Elle rend, dit-il, l'animal plus doux, plus soumis, plus fidèle à la garde qui lui est confiée ; on le dit plus attaché à son maître, ce que nous n'osons affirmer ; il n'en est peut-être que plus dépendant. Elle l'empêche de courir après les chiennes et le rend plus fixe à l'habitation. Mais le chien châtré perd de sa force, de son courage, de son énergie ; il devient lâche, paresseux et s'engraisse promptement. On assure qu'il a l'odorat moins fin, et qu'il est par conséquent moins propre à découvrir le gibier. »

Si l'on considère enfin, comme fondée, une doctrine qui depuis quelques années a acquis un certain poids, et d'après laquelle il y aurait lieu de voir dans la privation des rapprochements sexuels une des causes de la rage spontanée, la castration devient alors un moyen de prévenir cette terrible affection.

---

[1] OLIV. DE SERRES, *Théât. d'Agricult.*, IV⁰ lieu, ch. 16.

Les chiens peuvent être châtrés à tout âge; mais plus ils sont jeunes, moins se développent leurs forces et leur intelligence.

L'opération peut être faite par excision simple ou par ligature.

L'*excision simple* suffit pour les animaux jeunes ou de très-petite taille. On couche le chien sur une table après l'avoir musclé, on lui fait tenir la tête par un aide, à défaut duquel on la retient entre une porte et son montant, en maintenant élevé le train postérieur. L'animal ainsi fixé, l'opérateur, d'un coup de bistouri, incise toutes les enveloppes testiculaires, saisit de la main gauche le testicule sorti, et remonte ces mêmes enveloppes. Le cordon mis à nu est coupé transversalement au-dessus de l'épididyme, et la portion restante remonte aussitôt dans la gaîne. L'hémorrhagie qui en résulte est de peu d'importance; elle fournit à peine quelques grammes de sang, et bientôt s'arrête d'elle-même.

Quand le chien est de forte taille, la quantité de sang qui s'écoule peut monter jusqu'à 1,000 ou 1,500 grammes; mais, ainsi qu'il résulte d'anciennes expériences de Gohier, elle ne dépasse jamais cette quantité, même chez les animaux les plus forts, et ceux-ci, dans tous les cas, guérissent sans éprouver d'autre accident qu'une faiblesse plus ou moins prolongée. Il est d'ailleurs facile d'éviter l'hémorrhagie en pratiquant, comme on le fait quelquefois, soit la *torsion*, soit le *ratissage* du cordon, avant de séparer le testicule.

Mais le plus souvent, quand on redoute l'hémorrhagie, on opère par *ligature*. On emploie une ficelle de fouet avec laquelle on fait un nœud de saignée, on y engage le testicule, on serre très-fortement au-dessus de l'épididyme, on coupe ensuite le testicule au-dessus du lien et on abandonne l'animal à lui-même. La guérison a lieu sans qu'il survienne aucun accident.

On pratique la castration, *chez le chat*, beaucoup plus fréquemment que chez le chien. Elle est surtout en usage, dans cette espèce, lorsque le chat est conservé comme bête d'agrément. L'opération a pour avantages, sans rien faire perdre à l'animal de sa beauté, de le rendre plus doux, plus sédentaire. En outre, le chat châtré prend plus de développement, s'engraisse, acquiert une fourrure plus épaisse et plus soyeuse. Puis, et ce n'est pas là un

des moindres avantages de l'opération, il perd l'habitude de lancer
son urine en arrière, et ce liquide lui-même, ainsi que les autres
matières excrémentielles de l'animal, se dépouillent de cette odeur
spéciale, désagréable et persistante, qui fait du chat un hôte si
incommode dans les habitations. Mais en acquiérant ces diverses
qualités, le chat soumis à la castration devient plus paresseux,
plus pacifique surtout, et partant moins disposé à la destruction
des rats et des souris. Pour ce motif, l'opération, fort convenable
quand il s'agit de chats qui doivent séjourner dans des appartements habités, est tout-à-fait contre-indiquée quand ces animaux sont destinés à faire une guerre active aux petits ron-
geurs.

L'opération, d'ailleurs, se fait de la manière la plus simple. On
la pratique seulement par *excision* et *torsion*, et l'on n'a jamais
à craindre d'accident ultérieur. Le plus difficile, quand on veut
opérer, est de fixer l'animal, de manière à se garantir de ses
dents et de ses griffes. Pour cela, on peut introduire la tête et les
pattes antérieures dans une espèce de sac; mais il est plus simple
de confier l'animal à un aide qui tient fortement, d'une main, la
peau du cou, de l'autre les pattes antérieures, pendant qu'un
second aide écarte les pattes postérieures. L'opérateur alors pratique, sur le scrotum, une incision unique, sur la ligne médiane,
ou bien une incision double, si les testicules sont volumineux, fait
sortir les organes en pressant un peu sur les cordons, les excise
ou les arrache par torsion, et abandonne l'animal à lui-même.
Aucune hémorrhagie n'a lieu et la guérison ne tarde pas à s'effectuer.

Chez les *lapins*, la castration est depuis fort longtemps en
usage, et offre, au point de vue de l'économie domestique, d'assez
grands avantages. Sous son influence, ces animaux prennent plus
de développement, acquièrent le volume du lièvre, s'engraissent
mieux, fournissent une chair plus tendre et plus savoureuse, et
en même temps privée de cette odeur forte et désagréable dont
elle est imprégnée, principalement à l'époque du rut. Outre que
leur peau se recouvre d'une fourrure plus touffue, les lapins qui
ont subi la castration peuvent rester mêlés aux femelles, ce qui
facilite beaucoup leur élevage. Il faut avoir le soin seulement de

les séparer des mâles entiers qui pourraient les tourmenter et les empêcher de profiter de leur nourriture.

La castration, chez le lapin, se fait à l'âge de 2 ou 3 mois. On opère seulement par *excision* simple, la torsion suivie d'arrachement offrant des dangers, à cause de la dilatation, dans cette espèce, de l'anneau inguinal, dilatation qui, lorsqu'on tiraille le cordon pour le rompre, peut être cause d'une hernie intestinale parfois mortelle.

Pour l'opération, un aide tient l'animal par les oreilles et les pattes de derrière; l'opérateur saisit les testicules l'un après l'autre, sans trop les presser, avec les deux premiers doigts de la main gauche; de la droite, il incise longitudinalement le scrotum, fait sortir les testicules, et les ampute, sans exercer de tiraillements, par la section du cordon. On laisse la plaie se refermer, on abandonne l'animal, et, sans autres soins, en peu de temps la guérison est achevée.

CHAPITRE VI.

Castration des animaux cryptorchides.

Nous avons, jusqu'à présent, étudié la castration, dans le sexe mâle, telle qu'elle se pratique chez les animaux présentant une conformation régulière, c'est-à-dire dont les deux testicules occupent leur position normale au fond des bourses. Mais cette disposition anatomique des parties, bien que de beaucoup la plus ordinaire, n'est pas rigoureusement constante; elle offre des exceptions assez nombreuses. Ainsi, il existe des animaux chez lesquels l'un des testicules ou les deux ensemble, au lieu de se rencontrer dans le sac scrotal et d'être, par suite, apparents au dehors, restent cachés, soit dans l'intérieur du canal inguinal, soit dans la cavité abdominale, de telle sorte que les sujets semblent alors privés des organes essentiels de la reproduction. C'est de la castration de ces animaux, connus sous le nom de *cryptorchides*, que nous allons avoir actuellement à nous occuper; nous en ferons précéder la description d'une étude sommaire de la cryptorchidie elle-même, nécessaire pour fixer les indications de l'opération, et apprécier la valeur des méthodes opératoires mises en usage.

Article Ier.

DE LA CRYPTORCHIDIE CONSIDÉRÉE EN GÉNÉRAL.

§ Ier. — Définition, synonymie, historique.

Sous le nom de *cryptorchides*, on désigne, ainsi que nous venons de le dire, des individus soit de l'espèce humaine, soit des diverses espèces animales, privés en apparence des testicules, par le fait de la situation de ces organes en des régions profondes où ils ne doivent pas se rencontrer à l'état normal.

On a encore donné aux individus affectés de ce vice de conformation, les noms de *anorchides* ou *énorchides* (de α priv. et ὄρχις, testicule), quand les deux testicules manquent dans les bourses,

et de *monorchides* (de μόνος, un seul , et ὄρχις) quand un seul fait
défaut. Ces mots sont généralement impropres en ce qu'ils semblent impliquer l'absence d'un seul ou des deux testicules, alors que,
le plus souvent, ils existent en réalité , et sont seulement sous-
traits à la vue par leur position. Le nom de *parorchide* , ou mieux
encore celui de *cryptorchide* ou de *crypsorchide* (κρύπτειν, cacher,
et ὄρχις) , se bornant à indiquer que les testicules sont cachés,
et préférables en ce qu'ils expriment mieux le véritable état des
choses , sont, avec raison , plus généralement adoptés , les expressions de monorchide , d'anorchide, restant d'ailleurs réser-
vées pour désigner les sujets chez lesquels il y a absence réelle
d'un ou deux testicules. Dans le langage vulgaire, on donne encore
aux uns et aux autres les noms de *pifs* , *riles* , *rots* , etc., mots
qui n'ont aucun sens et sont plus communément en usage pour
les espèces ovine et porcine.

Bien qu'ayant été depuis longtemps observée , l'absence de testicules dans les bourses , jusqu'à une époque assez rapprochée de
nous, n'avait jamais été l'objet d'une étude régulière. Non pas que
les observations fissent défaut dans les annales de la médecine;
loin de là , il s'en trouve, au contraire, un assez grand nombre
dans les ouvrages des anatomistes anciens. Mais ces faits isolés ,
que n'unissaient aucun lien dogmatique , aucun rapport d'ensemble , restaient à peu près sans signification pour la science. Et
d'abord , ils n'ont pu fournir aucun indice pour établir, même
d'une manière très-approximative , le degré de fréquence de cet
accident , pas plus chez l'homme que chez les animaux , car à
côté des faits, en petit nombre, recueillis par les auteurs , il en
est sans doute une multitude d'autres qui ont passé inaperçus
on que ceux qui les ont observés ont négligé de faire connaître.
La cryptorchidie est une anomalie rare assurément , eu égard
au chiffre considérable des individus pourvus de testicules qui
vivent et meurent ; mais peut-être trouverait-on qu'elle l'est
bien moins qu'on ne suppose s'il était possible de tenir un état
exact de tous les sujets chez lesquels elle existe. Nous n'en voulons
d'autre preuve que le nombre promptement croissant des faits de
ce genre qui ont été signalés depuis que l'attention des observateurs a été dirigée de ce côté par les travaux modernes. Néanmoins,

une semblable statistique sera toujours fort difficile à établir. Peut-être chez l'homme pourrait-on la tenter partiellement , en usant pour cela des facilités offertes par les visites des conseils de révision. Chez les animaux , nous la croyons impossible.

Sous un autre rapport, les faits de cryptorchidie observés par les anciens , principalement chez l'homme, et cités, la plupart sans réflexions et sans commentaires, ne pouvaient avoir qu'une valeur scientifique très-secondaire. Il restait à les grouper, à les comparer , à les analyser , de manière à en tirer des déductions profitables à l'anatomie et à la physiologie. Haller, les deux Hunter, Curling et plusieurs autres médecins ont , les premiers, ouvert la voie par quelques notions sommaires , qui constituaient, il y a peu de temps encore , les seuls éléments d'étude que l'on possédât sur cette question , lorsque parurent les recherches nouvelles de MM. Goubaux et Follin, qui eurent pour résultat définitif de poser , pour la première fois, la question devant le monde médical , au double point de vue scientifique et pratique. Ces recherches ont été reprises , depuis, par M. Ernest Godard, et elles ont fait la matière d'un livre, récemment publié [1], dans lequel l'auteur, résumant toutes les observations recueillies jusqu'à ce jour sur l'ectopie testiculaire chez l'homme, fait de cette question une étude approfondie, à laquelle nous renvoyons le lecteur pour tout ce qui se rattache à l'histoire de la cryptorchidie dans l'espèce humaine.

Chez les animaux , où la question n'offre pas moins d'intérêt, aussi bien sous le rapport anatomique et physiologique que sous le rapport économique et chirurgical, les notions quelque peu précises que l'on possède touchant la cryptorchidie ne sont pas non plus d'une origine fort reculée, bien que déjà ce vice ait été depuis assez longtemps signalé sur plusieurs espèces domestiques.

Le premier auteur où il en soit fait mention est Olivier de Serres, lequel, à propos de la castration des agneaux, fait observer qu'il y en a de châtrés naturellement, les testicules restant cachés dans le ventre, ce qui leur donne, dit-il, une chair tenant le milieu

---

[1] *Études sur la Monorchidie et la Cryptorchidie chez l'homme.* Paris, 1857, 1 vol. in-8°.

entre celle du mouton et celle du bélier [1]. Régnier de Graaf parle aussi des animaux qui ont les testicules dans le ventre, et remarque qu'ils sont plus lascifs que les autres, et qu'ils ne sont pas féconds [2]. Un autre médecin, Martin Schurig, signale, d'après Dillenius, un cas de monorchidie chez un chien [3]. Vient ensuite Bourgelat qui, l'un des premiers, mentionne le même vice chez le cheval, en ajoutant que cela ne constitue pas un obstacle à la génération [4]. Vitet reproduit la même observation, en considérant les chevaux qui n'ont qu'un seul testicule [5]. Huzard dit, au contraire, à propos de l'agneau dont les testicules ne descendent pas dans les bourses, que l'animal reste infécond [6].

Quoi qu'il en soit de ces opinions contradictoires, qui seront, plus loin, l'objet d'un examen spécial, on voit que les auteurs, en petit nombre, dont nous venons de rappeler les noms, se sont bornés à envisager la cryptorchidie, qui ne portait pas encore ce nom alors, au point de vue exclusif de l'anatomie et de la physiologie. Le côté chirurgical de la question n'avait pas encore été abordé. La première tentative dans cette voie est due à Labory, vétérinaire à Marmande (Lot-et-G.), qui, en 1810, publia une observation relative à l'amputation, chez un porc, d'un testicule qui était resté dans l'abdomen [7]. H. d'Arboval passe sur ce fait, et sans aborder autrement l'étude de la question, se borne à indiquer les précautions à prendre, chez le cheval, pour opérer la castration, quand le testicule n'a pas dépassé l'anneau inguinal [8], pendant que M. Ancèze, vétérinaire à Villeneuve-sur-Lot, de son côté, fait connaître, pour la première fois, le procédé suivi pour la castration de l'agneau rile [9].

[1] Oliv. de Serres, *Théât. d'Agricult.* Paris, 1600, IVe lieu, chap. 13.

[2] Reg. de Graaf, *De virorum organis*, etc. Leyde, 1668, 1 vol. in-8o, p. 4.

[3] M. Schurigius, *Spermatologia.* Francfort, 1720, p. 58.

[4] Bourgelat, *Extérieur du cheval.* Paris, 1768.

[5] Vitet, *Médecine vétérinaire.* Paris, 1783, t. II, p. 200.

[6] Huzard, *Notes* sur la dernière édition (1804) du *Théât. d'Agricult.*, de Oliv. de Serres, t. Ier, p. 639.

[7] *Corresp. sur les Anim. domestiq.*, de F. de Feugré. 1810, t. Ier, p. 72

[8] *Dictionn. de Méd. vét.*, etc., 2e édit. Paris, 1838, t. Ier, p. 323.

[9] *Journ. des Vét. du Midi*, 1840, p. 351.

Citons ensuite : Séon-Rochas, qui a signalé les inconvénients offerts par les chevaux cryptorchides dans les corps de cavalerie [1]; Brogniez, professeur à l'École vétérinaire de Bruxelles, pour une note fort incomplète, d'ailleurs, où se trouve indiqué un procédé particulier pour pratiquer la castration des chevaux *parorchides* (expression créée par Brogniez) [2]; Marrel, vétérinaire à Valréas (Vaucluse), pour une observation de castration faite, en 1838, sur un animal solipède affecté de ce vice de conformation [3]; et enfin M. Van-Haelst, vétérinaire de l'armée belge, auteur d'une note contenant, sur les chevaux anorchides et monorchides, les premières notions raisonnées, sous le double point de vue anatomique et chirurgical, que possède la science [4].

Bien que fort succinct et incomplet à beaucoup d'égards, ce dernier travail n'en est pas moins important à signaler, en ce qu'il a été l'objet, de la part de M. Goubaux, professeur à Alfort, de remarques critiques qui se sont produites à diverses reprises [5], et qui ont été le point de départ d'une étude approfondie sur la cryptorchidie considérée dans l'homme et les animaux, entreprise et publiée en collaboration par MM. Goubaux et Follin [6]. En ajoutant à ce travail, qui renferme lui-même plusieurs communications inédites de MM. Magne, Benjamin, Mathieu, Dillon, Prangé, Riquet, quelques autres mémoires et observations successivement publiés : par M. Marrel, relatant de nouveaux faits de castration sur des animaux solipèdes cryptorchides [7]; M. Festal, traitant de la castration du porc rile [8]; M. Paugoué, sur l'hérédité de la cryptorchidie chez le cheval [9]; M. le docteur Rayer, sur un cas de cryptorchidie, le seul connu, observé chez le taureau [10]; M. le

<hr>

[1] *Hyg. vét. milit.* Paris, 1844, p. 315.
[2] *Journ. vét. et agric. de Belgique*, 1845, p. 545.
[3] *Mém. de la Soc. vét. de Vaucluse*, 1846, 1re sér., p. 13.
[4] *Rec. de Méd. vét.*, 1846, p. 799.
[5] *Ibid.*, 1847, p. 131; 1850, p. 1072.
[6] *Ibid.*, 1856, p. 508, 599, 819.
[7] *Ibid.*, 1847, p. 1002.
[8] *Ibid.*, 1851, p. 262.
[9] *Ibid.*, 1852, p. 664.
[10] *Mém. de la Société de Biologie*, 1854, IIe sér., t. 1er, p. 112.

professeur Gerlach, de l'Ecole vétérinaire de Berlin, relativement à la castration du verrat monorchide [1]; et enfin, un extrait sur le procédé employé par les vétérinaires danois pour la même opération sur le cheval [2], nous aurons l'ensemble des documents qu'a aujourd'hui la science en sa possession pour l'étude de la cryptorchidie chez les animaux, et qui nous ont fourni conséquemment les éléments du présent chapitre.

Mais avant d'entrer dans l'examen des phénomènes divers qui accompagnent l'ectopie testiculaire chez les animaux, ainsi que des conséquences chirurgicales qui en découlent, il est utile de rappeler le mode normal de développement du testicule, afin de faire comprendre de quelle manière peut se produire le vice anatomique constituant la cryptorchidie.

§ 2. — Développement et migration du testicule à l'état normal chez le fœtus.

A leur origine, dans l'état fœtal, les testicules se développent, non dans les bourses où ils doivent séjourner plus tard, mais au sein de la cavité abdominale. Le testicule et l'épididyme naissent d'abord séparément, l'un à la face interne, l'autre à la face externe du corps de Wolf [3]; ils se réunissent ensuite par une sorte de soudure, et occupent alors la région sous-lombaire, au voisinage et en arrière des reins, à la face externe du péritoine.

En se développant, chaque testicule pousse devant lui la séreuse péritonéale, et pénètre ainsi dans la cavité de cette membrane, qui forme un repli, servant à l'organe de ligament suspenseur, et dans lequel se trouvent également soutenus : en haut, les vaisseaux spermatiques, en bas, le canal déférent. Continuant à se déplacer, le testicule descend peu à peu en suivant la paroi

---

[1] *Magazin für die gesammte Thierheilkunde*, 1854, 3e cah. trimest.

[2] *Tidscrift for veterinairer*. Copenhague, 1856.

[3] Les *corps de Wolf* ou *reins primordiaux* sont des espèces de glandes temporaires, allongées, prismatiques, existant seulement chez le fœtus, et que l'on trouve de chaque côté du rachis, dans toute la longueur de la cavité viscérale de l'embryon. Ces glandes, munies d'un canal excréteur qui s'ouvre dans le cloaque, durent peu de temps et s'atrophient dans les premiers mois de la vie fœtale. (V. la thèse de M. FOLLIN : *Des corps de Wolf*. Paris, 1850.)

abdominale, dans la direction des fibres du muscle petit-oblique de l'abdomen ; il désunit et refoule en dedans le repli péritonéal qui le soutient, toujours en restant à la face externe du péritoine, et il arrive ainsi à l'orifice supérieur du canal inguinal. Là, il continue sa descente dans le trajet inguinal, jusqu'au fond des bourses, ne cessant d'entraîner avec lui le repli du péritoine qui l'enveloppe, et qui va former le feuillet interne ou viscéral ainsi que le septum de la tunique séreuse.

Dans sa marche, le testicule entraîne aussi le *fascia transversalis* qui forme la tunique fibreuse, laquelle reste tapissée par le péritoine qui devient alors le feuillet pariétal de la tunique séreuse. Il entraîne encore les vaisseaux spermatiques qui s'allongent et le suivent jusqu'au terme de sa migration, toujours soutenus, comme l'organe lui-même, dans le repli séreux. C'est généralement, pour le cheval au moins, au moment de la naissance, que les testicules, franchissant le dernier espace qui leur reste à parcourir pour achever leur trajet, arrivent au fond des bourses ; mais ce moment varie. Quelquefois les organes descendent plus tôt ; tandis que d'autres fois ils n'apparaissent que plus ou moins longtemps après la naissance. Dans les autres espèces, bovine, ovine et porcine, les testicules descendent durant la vie intrà-utérine. Ils se trouvent toujours dans les bourses, suivant M. Goubaux, avant que la peau soit recouverte de son poil naturel : poil, laine ou soie.

On a cherché, de différentes manières, à expliquer la descente du testicule. Suivant les uns, cette migration aurait lieu par le propre poids de l'organe ; mais cette hypothèse est inadmissible, le déplacement, par le fait de la position du fœtus, se faisant souvent en sens inverse de la pesanteur. On a invoqué aussi l'action du crémaster ; mais à supposer que ce muscle, malgré son état d'imperfection pendant la vie intrà-utérine, puisse exercer une action quelconque sur le testicule, elle devra nécessairement s'arrêter au niveau de l'orifice inguinal interne, et il resterait toujours à expliquer la migration du testicule au fond des bourses.

Actuellement, le plus grand nombre des anatomistes et des physiologistes attribuent le phénomène à l'influence d'un organe ligamenteux, particulier au fœtus, auquel on a donné le nom de *gubernaculum testis*, organe qui fut indiqué pour la première fois par John Hunter.

Le gubernaculum ou gouvernail commence à apparaître vers les premiers mois de la vie intrà-utérine. Il constitue une sorte de cordon qui, partant de l'extrémité postérieure du testicule et de la queue de l'épididyme, vient s'engager dans l'orifice supérieur du canal inguinal où il se divise en plusieurs faisceaux, les uns latéraux qui vont s'insérer au ligament de Poupard, au pubis, et un central, le principal, qui, en partie, s'insère à la face interne du scrotum, et en partie va se perdre dans le tissu cellulaire des bourses. Dans son trajet, ce cordon est recouvert par un repli du péritoine et fait saillie dans l'intérieur de cette séreuse.

La structure du gubernaculum laisse encore des doutes dans l'esprit des anatomistes. Primitivement constitué par de la lymphe plastique organisée, il acquiert ensuite une plus grande consistance, et se trouve alors formé, suivant les uns, par du tissu cellulaire, suivant d'autres, par du tissu fibreux, dans lequel d'autres, enfin, ont prétendu avoir reconnu la présence de fibres musculaires. La nature musculaire du gubernaculum a été admise surtout pour expliquer le rôle qu'on prête à cet organe dans la descente du testicule, sur lequel on suppose qu'il exerce une contraction lente. Mais, outre que rien n'est moins prouvé que cette prétendue contraction, on ne comprend guère comment elle pourrait s'exercer et être suivie de la disparition progressive de l'organe, alors que nous savons, au contraire, que la contraction des muscles a précisément pour effet de favoriser leur développement.

Nous avons tout lieu de croire le phénomène infiniment plus simple que cela.

Le gubernaculum lui-même n'est d'abord qu'un ligament fibro-celluleux, que l'on peut considérer comme l'état premier, la forme primitive du ligament étroit qui unit le testicule et la queue de l'épididyme à la face interne de la tunique fibreuse. On peut y voir encore l'origine du dartos qui double extérieurement cette tunique. Ainsi M. Cruveilhier admet l'existence, entre l'enveloppe séreuse et les fibres profondes qui forment le gubernaculum, d'une couche filamenteuse intermédiaire qui ne serait autre chose, suivant cet auteur, que ce même dartos.

Quoi qu'il en soit, il résulte, de cette disposition des parties, que déjà, à l'état fœtal, le testicule se trouve uni à la face interne du scrotum, par un ligament direct, comme il le sera plus tard ; mais avec la différence que ce ligament, dans cette première période de la vie, a beaucoup plus d'étendue qu'après que le testicule est parvenu dans la région des bourses, de façon à se trouver toujours d'une longueur proportionnée à l'espace qui sépare ces deux parties.

Comment s'opère le raccourcissement du gubernaculum ? Ce ne peut être par contraction, comme on l'a dit, car toute contraction a des limites déterminées par le volume même de l'organe contracté, et doit ensuite cesser par le retour de celui-ci à son état primitif. Or, tel n'est pas le cas ici, où l'on voit l'organe diminuer peu à peu d'étendue, sans jamais reprendre ses proportions premières. Pour se rendre compte du fait, il faut, en conséquence, admettre un phénomène d'atrophie progressive tout-à-fait analogue à celle qui détermine la rétraction incessante du tissu inodulaire des cicatrices, et qui s'exerce, en ce cas, jusqu'à ce que le testicule soit arrivé au terme de sa migration. Alors l'organe se trouve uni, en même temps que l'épididyme, à la partie postérieure et inférieure du sac testiculaire, par ce court ligament que nous connaissons, et que l'on peut considérer comme la dernière transformation, comme un vestige du gubernaculum.

On se demandera peut-être maintenant, l'explication que nous avons donnée étant supposée admise, si l'atrophie du gubernaculum est bien la cause de la descente du testicule, ou si c'est, au contraire, la descente du testicule qui détermine l'atrophie du gubernaculum? A cela on peut répondre qu'il existe entre les deux phénomènes une corrélation physiologique qui, en excluant toute dépendance absolue de l'un des deux envers l'autre, rend également possible les deux hypothèses. En ce qui nous concerne, nous pouvons, sans inconvénient, nous abstenir de discuter ce point théorique, la simple constatation du fait suffisant pleinement à notre objet.

§ 3. — Caractères anatomiques et physiologiques de la Cryptorchidie.

Par les considérations anatomiques et physiologiques qui précèdent, il est aisé de comprendre actuellement l'origine de l'anomalie qui fait l'objet de cette étude. Il suffit, pour qu'elle se produise, que les testicules, par une cause ou par une autre, subissent un temps d'arrêt dans leur migration, et se fixent, d'une façon plus ou moins définitive, dans un des points du trajet qu'ils avaient à parcourir. Ils peuvent donc s'arrêter dans l'abdomen, à l'entrée ou dans l'intérieur du canal inguinal, et, par ces différentes positions, constituer autant de variétés particulières de la cryptorchidie.

Le testicule peut encore, au lieu de s'arrêter simplement en l'un des points de son trajet normal, s'en écarter, prendre une autre direction, ce qui est d'ailleurs beaucoup moins fréquent chez les animaux que chez l'homme, où l'on a trouvé l'organe, dévié de sa marche, non-seulement dans le trajet inguinal, mais encore dans la fosse iliaque, dans le canal crural, dans le pli cruro-scrotal, dans la région périnéale. Il peut arriver enfin que le déplacement du testicule se rencontre ou d'un seul côté, ou des deux à la fois, ce qui constitue la cryptorchidie *simple* et la cryptorchidie *double*, l'anomalie, dans ce dernier cas, pouvant, sur les deux côtés, être au même degré ou à des degrés différents.

La plupart de ces variétés ont été observées chez les animaux comme chez l'homme, et l'on a dû naturellement chercher à les comprendre dans une classification méthodique. M. Van-Haelst, ne considérant que le cheval, avait cru pouvoir établir quatre degrés, suivant que, dans les positions diverses qu'il occupe, le testicule : 1º n'a pas franchi l'anneau inguinal; 2º est engagé en partie dans l'anneau; 3º a franchi l'anneau et se trouve appliqué contre son ouverture; 4º s'est éloigné de l'anneau, mais pas assez pour faire hernie dans la bourse.

M. Goubaux critique, avec raison, cette classification. D'abord, l'emploi exclusif du mot anneau la rend incompréhensible. Il y a, en effet, dans le trajet inguinal, l'anneau supérieur ou orifice abdominal, l'anneau inférieur ou orifice externe, et enfin le canal. Or, ce sont les rapports précis du testicule avec ces différentes parties qui eussent dû être indiqués, pour que l'on pût admettre les quatre positions établies par M. Van-Haelst. Quant à lui, M. Goubaux, se basant sur un certain nombre d'observations personnelles, il réduit ces positions à deux principales, correspondant aux deux premières de M. Van-Haelst :

1º Testicule n'ayant pas franchi l'anneau supérieur , et flottant alors dans la cavité abdominale ;

2º Testicule ayant franchi en partie ou en totalité l'anneau supérieur, et engagé plus ou moins dans le canal.

Cette classification très-simple nous paraît d'autant mieux devoir être adoptée, qu'elle suffit , anatomiquement, pour comprendre tous les cas, et que, d'un autre côté, elle consacre une distinction essentielle au point de vue chirurgical.

Dans ces positions différentes , le testicule reste toujours fixé par ses moyens d'attache naturels, développés en proportion corrélative. Ainsi, lorsque l'organe est retenu dans l'abdomen, il y est attaché comme dans l'état fœtal , autrement dit, s'y trouve flottant et suspendu à l'extrémité d'un repli péritonéal , de la même manière que l'intestin grêle dans le mésentère. Quelquefois , le testicule est tout-à-fait libre ; d'autres fois la partie postérieure de l'épididyme est plus ou moins engagée dans l'anneau supérieur ; alors existe un commencement de gaîne séreuse, d'autant plus prononcée, que l'organe est plus descendu , preuve nouvelle que cette gaîne est véritablement formée par la migration du testicule de l'intérieur de l'abdomen dans le sac scrotal.

Outre la rétention du testicule dans une position autre que celle de l'état normal, la cryptorchidie entraîne encore d'autres altérations d'une portée plus grave. D'abord , elle s'accompagne constamment d'un arrêt de développement du testicule, d'autant plus prononcé, que l'organe a été retenu en un point plus éloigné du fond des bourses. Ainsi quand l'organe reste dans l'abdomen, il se conserve à peu près tel qu'il était pendant la période fœtale, n'augmente ni de poids , ni de volume , et garde la consistance molle et flasque propre au testicule du fœtus. Quand il est engagé dans le canal inguinal , il présente un état d'organisation plus avancé, comme si son développement dépendait absolument des progrès de sa migration vers le fond du sac scrotal.

Examiné dans sa structure intime , le testicule d'un animal cryptorchide, suivant MM. Goubaux et Follin, subit une modification importante. Les parois des canaux séminifères s'affaissent, et ceux-ci prennent le caractère de ligaments fibreux très-minces. Ce retrait de la substance propre de l'organe rend plus visibles les

cloisons celluleuses qui le constituent, et donne un aspect fibreux
à la masse glandulaire. Quelquefois l'organe subit une transformation plus complète par le dépôt d'une matière grasse, se substituant
à l'élément normal de l'organe, et dépourvue de toute organisation
régulière. Cet état pathologique, particulièrement observé chez
l'homme, n'a pas été vu chez les animaux, où l'on n'a encore signalé
que l'altération caractéristique des canaux séminifères.

Mais le fait le plus intéressant à noter chez les sujets cryptorchides, c'est l'absence des spermatozoaires dans le fluide séminal
sécrété par la glande non descendue, absence qu'il est aisé
de constater, soit en recueillant le sperme éjaculé par un sujet
cryptorchide mis en rapport avec une femelle, soit en extrayant
ce fluide, après la mort, de la vésicule séminale correspondante
au testicule caché, et le soumettant à l'examen microscopique. On
constate alors aisément la réalité du fait que nous venons de signaler, et dont la conséquence forcée, vu le rôle essentiel des spermatozoaires dans l'acte de la fécondation, est de frapper de stérilité
les sujets affectés de ce vice anatomique.

John Hunter avait déjà émis des doutes sur la fécondité des individus cryptorchides, se basant sur ce que les testicules restés dans
l'abdomen, n'offrant qu'une organisation imparfaite, devaient être
incapables d'accomplir leurs fonctions naturelles. L'observation a
généralement confirmé cette prévision du grand chirurgien anglais.
Huzard fournit son témoignage à l'appui, quand il fait observer (*loc.
cit.*) que lorsque, chez l'agneau, les testicules ne descendent pas
dans les bourses, l'animal reste infécond. Mais la démonstration
la plus complète de la stérilité, résultant de ce vice de conformation, est due à MM. Goubaux et Follin, qui ont fait de cette démonstration l'objet principal du travail que nous avons cité, et
dans lequel ils rapportent ou se bornent à rappeler, à titre de
preuves, un assez grand nombre de faits, parmi lesquels un des
plus remarquables est celui relatif à l'étalon *La Clôture*, acquis,
il y a quelques années, malgré l'absence des testicules apparents,
par l'administration des haras, pour être envoyé à Pompadour,
où il resta deux ans, et qui, durant cet espace de temps, a sailli
40 juments dont aucune n'a été fécondée.

Il est donc permis de considérer aujourd'hui, comme parfaitement démontrée, l'infécondité des animaux cryptorchides, cette infécondité, d'ailleurs, ne devant s'entendre d'une manière absolue que lorsque l'anomalie est double, l'animal étant encore apte à la reproduction quand un des testicules est descendu, absolument comme s'il se trouvait châtré d'un seul côté.

§ 4. — Caractères extérieurs des animaux cryptorchides.

Le diagnostic de la cryptorchidie, sur le sujet vivant, se tire de l'examen de la région scrotale et du caractère général du sujet. Ainsi, on doit admettre l'existence de ce vice toutes les fois que l'animal, dépourvu de testicules, conserve néanmoins le naturel du mâle entier : l'ardeur, l'impétuosité, la tendance au rapprochement sexuel, qui ne se rencontrent jamais au même degré chez le sujet qui a subi la castration.

Toutefois, avant de se prononcer sur l'existence définitive de l'ectopie testiculaire, il convient de tenir compte de l'âge du sujet; car s'il est très-jeune, alors même que les testicules ne sont pas apparents, on ne peut encore le considérer comme véritablement cryptorchide, à cause du retard naturel que mettent quelquefois les organes à arriver au fond des bourses. Il y a donc lieu d'attendre, en ce cas, avant de se prononcer, que le sujet soit arrivé à un certain âge, en considérant, toutefois, que l'extrême limite de la descente naturelle n'est jamais fort reculée. Chez le cheval, un de ceux, parmi les animaux domestiques, dont les testicules tardent le plus à descendre dans le sac scrotal, le passage de ces organes à travers l'anneau inguinal inférieur a lieu aussitôt après la naissance. Ils se tiennent, il est vrai, dans les premiers mois de la vie, contre l'anneau; mais au toucher on peut aisément les sentir. Vers six mois, ils sont toujours descendus, et quand ils ne le sont pas encore à cet âge, il est à présumer, sauf quelques cas très-rares, qu'ils ne descendront plus et que les animaux resteront cryptorchides. M. Van-Haelst étend beaucoup plus ce délai; il conseille d'attendre jusqu'à trois ans pour décider si la difformité existe réellement. On peut, sans manquer de prudence ni de réserve, porter son diagnostic beaucoup plus tôt.

Quand l'animal est arrivé à un âge assez avancé pour que l'absence des testicules ne puisse plus être considérée comme compatible avec l'état normal, on peut être embarrassé pour décider s'il est vraiment cryptorchide, ou s'il n'a pas déjà subi la castration, l'examen de la région testiculaire ne fournissant pas toujours une démonstration complète du véritable état du sujet. Alors, c'est dans l'ensemble des caractères fournis par celui-ci que le praticien pourra trouver les signes propres à éclairer son jugement.

Ainsi, quand on trouve un seul testicule descendu dans les bourses, sur un sujet offrant tous les caractères généraux du cheval entier, on reconnaît sans peine la monorchidie. S'il a déjà subi la castration de ce côté, la cicatrice résultant de l'opération, coïncidant avec la persistance du naturel fougueux et emporté du sujet, permettent encore de constater, d'une manière à peu près certaine, l'existence de la cryptorchidie. Le scrotum du testicule retenu n'est pas plus prononcé, d'ailleurs, que celui de l'animal châtré ; seulement on n'y rencontre pas les cicatrices résultant de la castration, à moins que, dans un but frauduleux, on n'ait cherché à en produire, en pratiquant, sur le scrotum atrophié, des incisions simulant celles que l'on est obligé de faire pour l'extirpation des testicules.

Cet examen local pouvant laisser toujours quelque doute, le meilleur moyen, pour obtenir une certitude complète, est de mettre l'animal suspect de cryptorchidie en rapport avec une femelle. Aussitôt on voit naître en lui une ardeur exceptionnelle, qu'on n'observerait chez aucun sujet castré ; la verge entre en érection et acquiert un volume bien plus considérable que chez l'animal dépourvu d'organes reproducteurs ; en même temps, lorsque l'expérience a lieu sur le cheval, que ses hennissements forts et prolongés, l'expression générale de sa physionomie, suffisent à déceler l'animal entier. Enfin, si l'on recueille le fluide qui s'écoule du canal de l'urèthre sitôt après la saillie, qu'à cet effet l'on interrompt plus tôt en retirant la jument, on constate que le liquide est plus clair que le sperme ordinaire, n'en offre pas l'odeur caractéristique, et qu'il ne contient pas, vu au microscope, de spermatozoaires, dernière preuve qui ne saurait laisser aucun doute sur l'existence de ce vice de conformation.

§ 5. — Causes de la Cryptorchidie.

Les causes de l'ectopie testiculaire sont enveloppées encore d'une assez grande obscurité. Sa cause efficiente principale, admise par la généralité des auteurs, est le défaut de rapport entre les dimensions du testicule et celles de l'ouverture qu'il doit franchir, et devant tenir, dans ce cas, à l'étroitesse du canal plutôt qu'à l'excès de volume de la glande, laquelle, chez les cryptorchides, comme nous l'avons dit plus haut, pèche en général par défaut plutôt que par excès de développement. Toutefois, il nous paraît convenable de tenir compte aussi, en cette circonstance, de la forme de l'organe, ou plutôt du diamètre suivant lequel il se présente à l'orifice supérieur du trajet inguinal, et d'admettre conséquemment que l'ectopie a d'autant plus de chance de se produire, que le testicule, par sa position, exige un passage plus large. Il est fort remarquable, en effet, que ce sont précisément les animaux, tels que ceux appartenant aux espèces chevaline, ovine et porcine, dont les testicules franchissent le canal inguinal suivant leur plus grand axe, qui offrent le plus grand nombre, presque la totalité, des cas de cryptorchidie; tandis que les animaux, comme ceux de l'espèce bovine, dont les testicules cheminent suivant leur plus petit diamètre, et l'extrémité la moins développée en avant, ne présentent que fort rarement ce vice de conformation.

Quoi qu'il en soit de cette cause, que nous livrons à l'appréciation des anatomistes, la cryptorchidie peut être occasionnée encore : par le trop d'étendue du repli péritonéal soutenant le testicule, et qui, ainsi, éloigne plus ou moins cet organe de l'orifice inguinal supérieur; par des adhérences anormales congéniales du testicule avec l'intestin ou l'épiploon, comme on en cite plusieurs exemples chez l'homme; enfin, par toute autre disposition vicieuse ou altération de l'organe, ayant pour effet de mettre obstacle à sa migration régulière.

On a rangé encore, parmi les causes de la cryptorchidie, le défaut d'énergie de la cause active qui attire le testicule vers la région scrotale. MM. Goubaux et Follin placent cette cause dans l'inactivité du crémaster. Nous avons fait suffisamment entrevoir combien est problématique l'action de ce muscle dans le déplacement éprouvé par le testicule, pour pouvoir admettre une semblable origine de la rétention du testicule. Nous comprenons mieux qu'on ait attribué cette anomalie aux lésions, à la paralysie, à l'absence du gubernaculum, bien que le rôle tout passif que joue cet organe dans la migration de la glande séminale ne permette, après tout, de lui attribuer, dans le cas de cryptorchidie, qu'une influence fort secondaire.

Enfin, et avec plus de raison, on a signalé, comme cause de propagation de la cryptorchidie, chez l'homme et chez les animaux, l'hérédité, qui s'est manifestée en quelques circonstances de façon à ne pouvoir laisser aucun doute, dans les cas où les sujets, n'ayant qu'un seul testicule caché, se sont trouvés encore aptes à se reproduire. Entre les exemples encore peu nombreux qui prouvent la réalité de cette transmission héréditaire, nous pouvons citer le cas du cheval *La Clôture*, dont nous avons déjà parlé, lequel était fils d'un étalon monorchide, *Masters-Waggs*, qui, outre celui-ci, eut encore, comme l'a rapporté M. Paugoué, plusieurs autres produits également atteints de cryptorchidie [1]. D'où la nécessité d'écarter de la reproduction, non-seulement les animaux affectés d'ectopie testiculaire double, ce qui découle naturellement de la constatation de leur inaptitude à se reproduire, mais encore les sujets simplement monorchides, aptes à transmettre, par voie de génération, le vice dont ils sont atteints.

§ 6. — Inconvénients offerts par les animaux cryptorchides. Nécessité d'y remédier par la castration.

Les animaux cryptorchides, soumis à l'influence d'organes reproducteurs incomplétement développés et, par suite, ne pouvant exercer que d'une façon irrégulière leur réaction habituelle sur l'organisme, sont des êtres non-seulement imparfaits au point de vue physiologique, mais encore d'une valeur toujours moindre dans l'état domestique. Et cela, non pas tant à cause de leur

[1] *Rec. de Méd. vét.*, 1852, p. 664.

incapacité de se reproduire, défaut sans gravité réelle, et qui n'a d'autre conséquence que de ranger les sujets atteints d'ectopie testiculaire, dans la catégorie nombreuse des animaux qui ont subi la castration. La rétention des testicules dans l'abdomen ou dans le canal inguinal a des inconvénients plus sérieux, celui, entre autres, de modifier profondément, et d'une manière essentiellement préjudiciable, le caractère des animaux. N'ayant rien perdu de leur ardeur sexuelle, et ne pouvant la satisfaire que d'une manière incomplète, ils conservent, en effet, le naturel incommode des animaux entiers, sans offrir aucun avantage en compensation.

Les chevaux atteints de cryptorchidie, surtout, doivent inspirer une extrême défiance. Ils sont fougueux, emportés, criards, entrent souvent en érection, recherchent les femelles, et les entretiennent constamment en chaleur, tout en s'épuisant eux-mêmes en vains efforts. Au repos, ils se détachent, quittent leur place, frappent les autres chevaux, portent le désordre dans l'écurie, et s'exposent, eux aussi, à de nombreux accidents. Sans être précisément méchants pour l'homme, ils ne laissent pas, vu leur caractère indocile, d'être fort souvent à redouter. Montés, ils sont enclins à se débarrasser de leur cavalier; attelés, ils s'échappent et brisent tout quand des juments passent auprès d'eux; dans les rangs de l'armée, ils troublent les manœuvres. Partout, enfin, où ils se trouvent, ils deviennent un sujet d'embarras, sont dangereux, difficiles à conduire, et font toujours un plus mauvais service que les chevaux entiers ordinaires, sans qu'on puisse même espérer de les réduire par le travail, comme on a quelquefois, mais vainement, essayé de le faire.

Chez les autres espèces, la cryptorchidie offre des inconvénients analogues. L'animal de l'espèce ovine, qui présente ce vice de conformation, tient le milieu, ainsi que l'avait déjà observé Olivier de Serres, entre le bélier et le mouton, tant pour les formes du corps que pour la qualité de la viande. Il est peu estimé pour la boucherie, et comme il ne peut pas, d'un autre côté, être utilisé pour la reproduction, il se trouve n'avoir presque aucune valeur.

Il en est de même dans l'espèce porcine, qui offre de très-fréquents exemples de cette anomalie. Les animaux de cette espèce qui en sont atteints s'engraissent mal, sont difficiles à mettre aux champs, donnent une chair d'une odeur forte et même repoussante, ce qui les fait également rejeter des bouchers et des éleveurs. M. Festal, qui a noté ces faits, ajoute que le porc rile a le train antérieur plus développé que le train postérieur; qu'il saute sur les autres porcs, les mord avec acharnement; écume, grogne plus fréquemment que le cochon ordinaire; que l'étable dans laquelle il est renfermé, exhale une odeur forte et nauséabonde [1].

De tous ces faits résulte l'absolue nécessité, en tant que la chose est possible, de soumettre à la castration les animaux cryptorchides, cette opération étant le seul moyen : d'abord, d'éteindre en eux ces ardeurs dangereuses et déréglées, qu'ils doivent à l'influence d'un appareil reproducteur imparfait, et qui font toujours redouter leur approche; en second lieu, de tirer un parti utile d'animaux auparavant dépréciés et d'un mauvais service.

Article II.

DESCRIPTION DE L'OPÉRATION.

L'indication de la castration chez les animaux cryptorchides étant établie comme nous venons de le dire, il nous reste à étudier cette opération elle-même, que nous aurons à considérer, d'abord, dans l'espèce chevaline, puis, chez les petits quadrupèdes.

§ 1er. — **Castration des Cryptorchides dans l'espèce chevaline.**

Avant de procéder à la castration du cheval cryptorchide, il y a lieu de rechercher d'abord si elle est praticable. On conçoit, en effet, que l'extirpation du testicule non descendu dans les bourses n'est pas également possible quelle que soit la position que l'organe occupe, et d'avance on peut prévoir que toute opération est contre-indiquée quand il est resté entièrement renfermé dans la cavité abdominale. M. Van-Haelst a le premier fait ressortir l'inconvénient d'opérer dans une semblable circonstance, en s'appuyant

[1] *Rec. de Méd. vét.*, 1851, p. 519.

sur ce qu'on ne pourrait alors arriver au testicule qu'à l'aide d'une excessive dilatation de l'anneau qui serait nécessairement suivie d'une hernie inguinale impossible à réduire. M. Goubaux est du même avis, en ajoutant, comme nouvelle raison à l'appui de cette manière de voir, que, vu l'absence d'une tunique vaginale, on serait obligé, après avoir dilaté le canal inguinal, de faire une ouverture au péritoine pour arriver jusqu'à la glande, ce qui ne laisserait pas que d'offrir des difficultés pratiques peut-être insurmontables, indépendamment du danger qu'il y a toujours de pénétrer dans le sac péritonéal. Mais l'opération devient possible dès que le testicule s'engage dans l'anneau, et les difficultés, on le comprend, sont d'autant moindres, que la glande descendue davantage dans le trajet inguinal se trouve plus à portée de la main de l'opérateur.

Dans tous les cas, il faut, d'avance, s'assurer, par l'exploration rectale, de la position du testicule. S'il se trouve dans l'abdomen, il y a lieu de surseoir à l'opération, à moins qu'il ne soit proche de l'anneau inguinal. On peut alors tenter l'opération, sauf à ne pas aller jusqu'au bout si le testicule est trop profondément situé pour qu'on ne puisse espérer de l'extraire sans compromettre les jours du sujet. Mais si on sent l'organe, en totalité ou en partie, engagé dans l'anneau, la castration, à plus forte raison, doit être essayée, car elle offre alors toujours quelques chances de succès.

Quant au mode opératoire, il varie peu en lui-même, malgré la diversité apparente des procédés décrits par les auteurs qui ont eu recours à l'opération. Ces procédés, en effet, reposent tous sur le même principe : l'ouverture du scrotum par la partie inférieure, la dilatation du canal inguinal et la ligature du testicule, et ne diffèrent entre eux que sur des points secondaires de l'opération.

La première description que nous ayons d'une opération semblable est due à M. Marrel, vétérinaire à Valréas (Vaucluse). Elle fut pratiquée, en 1838, sur un cheval monorchide, âgé de cinq ans, dont un des testicules apparent avait été bistourné. L'animal fut abattu, fixé, comme pour la castration ordinaire. Puis l'opérateur « fit une incision au bas-ventre, latéralement, au-dessus du scrotum, et, pendant qu'un aide maintenait les intestins, qui se présentèrent d'abord, il alla chercher le testicule dans l'abdomen. Il reconnut que l'anneau du grand-oblique était fermé et cerné par une éminence solide. Il amena le testicule, qui était de la grosseur d'un œuf de poule, fort dur, avec un cordon testiculaire aplati, carnifié, et replié sur lui-même à angle aigu. Il en fit la ligature à deux endroits distants de 6 centimètres, emporta le testicule, et ferma la plaie du bas-ventre par une suture entortillée. Des bandelettes agglutinatives, un bandage approprié et convenable furent placés ; toutes les mesures furent prises pour la réussite de l'opération ; trente-trois jours après, les chevilles, les fils tombèrent ; la cicatrisation était parfaite [1]. »

Le même vétérinaire fit, en 1840, une opération en tout semblable, et avec le même succès, sur un poulain monorchide de trois ans et demi ; et une autre, en 1844, qui réussit de la même manière, sur un âne de quatre ans [2]. Nous croyons à l'exactitude des faits rapportés par l'auteur ; mais nous ne comprenons pas comment, le testicule étant engagé dans l'anneau inguinal, l'opérateur a dirigé sa première incision pour que de suite il soit arrivé à l'intestin et ait été obligé de faire retenir cet organe par un aide. Il a fallu, pour cela, que l'opérateur fit son incision, non dans la direction de l'anneau inguinal, mais à côté. Ce procédé n'est pas le meilleur, sans doute ; mais enfin il doit être bon puisqu'il a réussi trois fois.

Brogniez a aussi essayé la castration des chevaux cryptorchides. Voici ce qu'il dit à ce sujet dans une note, lue par lui à la Société de médecine vétérinaire de Belgique, le 7 décembre 1845 [3] : On couche l'animal sur le dos ; on incise la peau et le dartos dans une étendue de 5 à 6 centimètres ; on dilate l'anneau inguinal au moyen d'une pince que l'on implante dans l'anneau et que l'on fait agir à partir de la commissure postérieure, en refoulant en avant le muscle petit-oblique de l'abdomen. Sans ajouter aucun autre détail, sans rien dire, notamment, de la manière dont il fait la section du testicule, Brogniez se borne à déclarer : que la dilatation que l'on fait suffit pour que le testicule sorte spontanément par son propre poids quand l'animal est debout ; que l'opération est

[1] *Mém. de la Soc. vét. de Vaucluse*, 1846, I re série, p. 13.
[2] *Rec. de Méd. vét.*, 1847, p. 1002.
[3] *Journ. Vét. et Agric.*, de Belgique, 1845, p. 546.

sans danger; que l'animal guérit facilement, et que l'on n'a même
pas à redouter la sortie des intestins, bien qu'on puisse les toucher.
— Nous ne comprenons guère; mais Brogniez n'est pas toujours
aisé à comprendre.

Voici maintenant le procédé de M. Van-Haelst : L'animal étant
abattu et fixé comme pour la castration ordinaire, on pratique sur
le scrotum, à l'endroit où le testicule aurait dû faire saillie, une
incision longitudinale assez grande pour passer la main; on divise
ensuite, dans la même étendue, la couche de tissu fibreux jaune
sous-jacente à la peau; on introduit la main dont les doigts ont
été réunis en pointe, dans cette ouverture, et on la dirige vers
l'anneau inguinal en déchirant le tissu cellulaire qui se présente. Arrivé dans le canal, on passe le doigt entre sa paroi et
le testicule, et quand, par un mouvement circulaire, on a
isolé l'organe de ses moyens d'union, on l'attire au dehors par
une traction lente et graduée, et l'on continue jusqu'à ce qu'on
puisse appliquer une ligature sur le cordon testiculaire. La ligature serrée, les bords de la plaie de la peau sont réunis par
une suture en surjet, de sorte que le testicule reste à l'intérieur,
les deux chefs du lien étant cependant assez longs pour pendre
au dehors. L'animal est relevé, placé de manière à avoir l'arrière-
main plus relevée que le train antérieur, ce qui force la masse
intestinale à se porter vers le diaphragme et empêche ainsi la
formation de hernies. Au bout de quatre jours, on coupe les fils
de la suture. Le testicule et la ligature s'échappent par l'ouverture,
la suppuration s'établit, et la guérison a lieu presque aussi rapidement que si l'opération avait été faite sur un individu ne présentant aucune anomalie.

Les vétérinaires danois se sont également occupés de cette opération, et l'ont tentée par des procédés beaucoup plus hardis que
ceux que nous venons de rapporter. Voici les faits cités dans
une des séances de leur assemblée en 1856, et analysés par
M. Héring [1] :

Dans les cas les plus simples, ils opèrent comme l'indique M. Van-

---

[1] *Tidskrift for Veterinairer*, 1856, t. IV; et *Ann. de Méd. vét.*, de Bruxelles,
1857, p. 473.

Haelst. Mais quand le testicule est resté dans l'abdomen, ils ne s'arrêtent pas, ainsi que le prescrit ce dernier et à son imitation M. Goubaux. La main, avec les doigts réunis en cône, passe outre, traverse le péritoine, va saisir le testicule dans l'abdomen, et l'amène au dehors pour y appliquer de suite une paire de casseaux que l'on maintient pendant 24 heures. Le vétérinaire Hoyer, ayant opéré trois étalons de la sorte, n'en perdit qu'un de péritonite.

Quand le cordon est trop court pour que l'on puisse appliquer un casseau, on fait la ligature et on ampute le testicule. Mais quand il peut s'allonger assez pour rendre possible l'emploi du casseau, ce moyen est préférable, en ce que la présence de cet appareil, surtout si on lui donne un volume considérable, fait obstacle à la sortie de l'intestin.

Lorsque le testicule ne se trouve pas appliqué contre l'anneau inguinal, remonte, au contraire, plus ou moins près des reins, ce qu'on peut facilement reconnaître par l'exploration rectale, les vétérinaires danois en font l'extirpation par le flanc. L'opération est d'une extrême gravité, mais n'est pas sans espoir de guérison. Quelques faits heureux, cités à l'appui par plusieurs de ces vétérinaires, en sont la preuve.

Une autre méthode, mais qui n'a pas réussi, a encore été essayée. Elle consiste à aller chercher le testicule dans l'abdomen par une incision pratiquée sur le côté du fourreau, en avant de l'anneau inguinal, et comprenant, par conséquent, toute l'épaisseur de la paroi de l'abdomen. Chez nous, une telle opération, aussi bien que la précédente, sera difficilement tentée autrement que sur un sujet d'expérience.

En Danemark, paraît-il, il y a beaucoup d'empiriques qui se font une spécialité assez lucrative de la castration des chevaux cryptorchides. On se demande si ce sont bien toujours les testicules qu'ils enlèvent, et s'ils n'appliquent pas simplement leurs casseaux sur un ganglion lymphatique voisin de l'anneau inguinal ? Leurs succès constants autorisent à penser qu'il en est ainsi.

En résumé, pour opérer la castration du cheval cryptorchide, dans les cas où elle peut être pratiquée d'une manière utile, et avec chance de succès, il faut successivement :

Inciser la peau au niveau de l'anneau, au moyen d'un pli transversal fait à la région des bourses, en prolongeant cette incision en avant, lorsqu'elle doit être aggrandie;

Dilater l'anneau avec l'extrémité des doigts rassemblés en cône, et introduits avec modération;

Saisir le testicule, l'attirer peu à peu au dehors;

Appliquer ensuite, soit un casseau, si l'allongement du cordon le permet, soit une ligature, si le testicule ne peut être extrait de l'intérieur du canal inguinal, et en faisant alors usage du porte-nœud pour appliquer le lien;

Quand enfin le testicule est dans l'abdomen, ne l'extraire, par l'un des moyens plus haut indiqués, qu'après s'être assuré du consentement du propriétaire, préalablement averti du danger de l'opération.

§ 2. — Castration des Cryptorchides dans les espéces porcine et ovine.

Chez les petits animaux, la castration des sujets monorchides se pratique par un procédé spécial, offrant la plus grande analogie avec le mode opératoire en usage pour les femelles, et consistant à aller chercher le testicule arrêté dans l'abdomen à la faveur d'une ouverture artificielle pratiquée dans la région du flanc.

La première opération de ce genre que nous ayons trouvée enregistrée dans les annales de la science, est relative à un porc de 15 mois, opéré, en 1810, par M. Labory, vétérinaire à Marmande [1]. Nous transcrivons la description donnée par l'auteur:

« L'animal abattu sur le côté droit, et bien tenu par deux aides, je fis, avec un bistouri droit, au milieu du flanc gauche, vis-à-vis l'angle externe de l'ilium, une incision longue de 15 centimètres. J'introduisis le doigt dans le ventre, et le dirigeant d'avant en arrière le long de l'épine lombaire, je touchai le cordon spermatique. Alors je plaçai mon pied sur le flanc droit de l'animal pour soulever cette partie et approcher le testicule vers l'ouverture. Mon doigt étant insuffisant pour attirer l'organe au dehors, je le traversai par un fil, au moyen d'une aiguille courbe, et le soule-

---

[1] *Corresp. sur les Anim. domestiq.*, par F. de FEUGRÉ, t. Iᵉʳ, p. 72.

vant plus facilement, je parvins à le faire sortir. Alors j'amputai le cordon spermatique, et je ne fis pas de ligature; j'eus seulement la précaution de tenir le doigt pendant un moment dans la plaie, pour faire évacuer le sang qui s'était épanché dans le ventre; puis je fis à la plaie une suture lâche qui, laissant une ouverture de deux lignes, permettait d'obtenir le sang qui pouvait encore survenir dans l'intérieur. Bientôt la plaie se ferma; au bout de six jours, le cochon avait repris son appétit; et par la suite il devint très-beau et très-gras. Le testicule était de la grosseur de celui qui était descendu dans les bourses. J'ai fait plusieurs autres opérations semblables, mais sur des cochons n'ayant que 4 ou 5 mois. »

M. Festal, dans un mémoire envoyé à la Société centrale de Médecine vétérinaire, et analysé à la séance du 24 avril 1851 [1], revient, à son tour, sur la castration des porcs *riles*, et fait connaître le procédé en usage, lequel n'est autre que le procédé de Labory, dont on vient de lire la description. Avant de le mettre en pratique, il importe de s'assurer si l'animal est cryptorchide ou simplement monorchide. Pour cela, l'animal étant couché sur le côté, on cherche, dans le cas où il aurait été châtré, de quel côté il l'a été, ce qui n'est pas toujours facile quand on n'a d'autre guide que l'incision déjà faite, les châtreurs ne portant habituellement aucune attention à la direction de l'incision qu'ils pratiquent quand ils opèrent la castration d'un jeune goret.

Le côté où existe le testicule étant trouvé, on renverse l'animal sur le côté opposé; on pratique dans le flanc une incision de 12 centimètres au moins, en prenant les mêmes précautions que pour la castration de la truie, que nous étudierons plus loin. Cette ouverture faite, commence la difficulté, tenant surtout à l'instabilité de la position du testicule, qu'on rencontre, tantôt à la région sous-lombaire, tantôt reposant sur la paroi abdominale, en un point plus ou moins éloigné de l'anneau inguinal interne, suivant la longueur du cordon testiculaire, lequel atteint même parfois une assez grande étendue pour s'entortiller avec une anse intestinale, circonstance fâcheuse qui ajoute à la gravité de l'opération.

---

[1] *Rec. de Méd. vét.*, 1851, p. 539.

Dans tous les cas, on commence par chercher le testicule à la région sous-lombaire. « Avec l'index, ajoute M. Festal, on refoule en avant les masses intestinales, on cherche un corps molasse, d'un certain volume, mais plus également dur et résistant qu'une portion d'intestin. L'ayant trouvé, on essaye de l'attirer au dehors, en bridant le cordon avec le bout du doigt. Une fois qu'il est dehors, on applique une ligature bien serrée, on excise le testicule, et on fait une suture à la peau. Si l'index est trop court pour saisir le testicule, on soulève la région du flanc au moyen d'un botillon de paille ou de tout autre corps dur placé sous le corps de l'animal. Si le testicule est embarrassé dans quelque anse intestinale, on le dégage doucement, avant de l'attirer... Quand le porc est anorchide — cryptorchide double, pour parler plus exactement, — il faut attendre la guérison d'un côté pour tenter la seconde opération, c'est-à-dire dix à douze jours. Jamais cette castration n'a occasionné d'accidents entre mes mains, et je l'ai pratiquée une trentaine de fois. Je dirai aussi que j'ai opéré plusieurs moutons *riles* avec un égal succès. »

Ce même procédé, que mettent aussi en pratique les châtreurs de profession, a été employé encore à l'Ecole vétérinaire de Berlin, par M. le professeur Gerlach, sur un verrat monorchide de 9 mois, qui ne souffrit pas plus de l'opération que les autres verrats, castrés par le procédé ordinaire[1].

Sur l'*agneau* cryptorchide, M. Ancèze, vétérinaire à Villeneuve-sur-Lot, a mis en usage un procédé tout-à-fait identique[2]. L'animal étant couché, le côté droit sur une table, l'opérateur, placé en arrière, coupe la laine sur le flanc gauche; puis il fait, dans le milieu de cette région, à 5 centimètres de l'angle externe de l'ilium, une incision verticale de 6 centimètres, par laquelle le doigt est introduit dans l'abdomen; il le dirige vers la région lombaire, où il saisit le cordon spermatique, et amène au dehors le testicule. Une ligature est appliquée sur le cordon, le testicule est amputé, puis le cordon est refoulé dans la cavité abdominale, après quoi la plaie est fermée par une suture de pelletier, sans autre pansement.

[1] *Magazin für die gesammte Thierheilkunde*, 1854, 3ᵉ cah. trimest.
[2] *Journ. des Vét. du Midi*, 1840, p. 351.

De la sorte l'opérateur n'a pu extraire que le testicule gauche, la brièveté du cordon ne permettant pas généralement d'extraire celui du côté droit. Pour amputer celui-ci, il fait une seconde incision dans le flanc droit, et ferme la plaie de la même manière. Tous les animaux opérés de la sorte ont offert d'abord quelques symptômes fébriles, qui ont cessé vers le 6e jour ; et la guérison chez tous s'est effectuée sans accident.

Il n'a pas été, à notre connaissance, publié d'autre fait relatif à cette opération. Nous savons néanmoins qu'elle est assez fréquemment mise en pratique, et avec succès, par les vétérinaires et les châtreurs ; et on doit présumer qu'on obtiendra toujours ce même résultat, en opérant dans des conditions analogues.

2ᵉ SECTION.

DE LA CASTRATION DES FEMELLES.

La castration des femelles consiste, comme la castration des mâles, dans l'extirpation des organes essentiels de la génération, qui, chez elles, sont les *ovaires*.

Dans les ovaires, en effet, est le véritable point de départ de la fonction reproductive : ce sont ces organes qui entretiennent les instincts sexuels et donnent l'aptitude à la fécondation. L'utérus auquel on a voulu attribuer, en cette circonstance, une certaine influence, n'en exerce aucune, son unique rôle étant de recueillir l'ovule fourni par l'ovaire, de le protéger et de lui fournir les éléments nécessaires à son entier développement ; fonction physiologiquement fort importante, sans doute, mais très-secondaire au point de vue organique, tellement secondaire que l'ovule peut vivre et s'accroître, comme il arrive dans les gestations extrà-utérines, sans le concours de cet organe.

Ce qui démontre mieux encore l'influence exclusive de l'ovaire sur le développement des instincts génésiques, c'est que l'on voit les chaleurs se manifester tant que les ovaires sont conservés, que l'on ait ou non enlevé l'utérus ; tandis que l'extirpation des ovaires, avec conservation de la matrice, supprime tout désir de rapprochement sexuel.

L'enlèvement des ovaires produit chez les femelles des effets analogues à ceux que produit, chez le mâle, l'ablation des testicules. Soustraites à l'influence du sens génital, les femelles qui ont subi l'opération se modifient dans leurs formes et dans leur caractère ; les fonctions nutritives deviennent en elles prédominantes, et elles acquièrent de la sorte, notamment, une plus grande aptitude à l'engrais.

Malgré ces avantages, la castration chez les femelles est beaucoup plus rarement pratiquée que chez les mâles, ce qui tient moins à l'incertitude des effets qu'on peut en obtenir, qu'à la difficulté même de l'opération, par le fait de la situation profonde des ovaires dans la cavité abdominale, où il faut aller les saisir pour les extraire. Toutes les femelles domestiques, d'ailleurs, peuvent subir l'opération. Entre elles, toutefois, la vache et la truie sont les seules actuellement sur lesquelles elle soit d'une application usuelle, les autres femelles n'y étant soumises que dans des circonstances exceptionnelles que nous ferons connaître.

CHAPITRE PREMIER.

Castration de la vache.

Historique.

L'usage de la castration, sur la vache, a pour origine une pensée économique analogue à celle qui a motivé cette même opération chez les autres animaux domestiques. On s'est proposé, en la pratiquant, de donner plus de valeur à ces femelles, considérées comme bêtes de rente, c'est-à-dire de favoriser la production de la viande, de faciliter l'engrais, et en même temps d'augmenter la production du lait. Les résultats obtenus sous ces divers rapports, à la suite d'essais nombreux, permettent, dès à présent, d'entrevoir les avantages que l'on pourra retirer de la vulgarisation de cette pratique.

La castration des vaches est connue depuis longtemps. On manque, toutefois, de renseignements sur le lieu et l'époque où elle a commencé à être mise en pratique. Un passage du livre juridique des Juifs, le *Talmud*, dans lequel est proscrite la castration des femelles, en général, pourrait donner à supposer que l'opération était, chez les anciens, en usage dans quelques localités, si la formule hébraïque, par sa forme générique et sans désignation d'espèce, n'autorisait à admettre qu'il s'agissait seulement des femelles domestiques, la truie et la chamelle, par exemple, qui subissaient réellement l'opération, comme en font foi, notamment, Aristote, Pline, Galien, Élien ; et qu'il n'était nullement question, dans ce texte, de la castration de la vache, sur laquelle gardent le silence tous les auteurs de l'antiquité.

Le premier document positif que l'on possède sur ce point est un passage d'Olivier de Serres, par lequel nous voyons que l'opération, sur les vaches et les chèvres, remonte au moins au XVIe siècle [1]. Le fait est confirmé par Thomas Bartholin, lequel nous apprend que les paysans d'alors châtraient les truies, les juments et les vaches par l'excision des *testicules des femelles*, ainsi qu'il nomme les ovaires [2]. L'opération a depuis continué d'être usitée en Allemagne, en Styrie et en Prusse, notamment, et particulièrement sur les jeunes bêtes, que l'on opérait dans le but spécial de favoriser l'engraissement. En Angleterre, aussi, on a pratiqué, pendant longtemps, la castration des femelles, quelquefois sur la jument, mais plus souvent sur les vaches, sur les truies et sur les brebis, dans le but également de les engraisser [3]. Cette pratique, toutefois, n'avait, jusque-là, reçu encore que des applications fort restreintes; elle était même tout-à-fait inconnue de la majorité des propriétaires français, lorsque, vers l'année 1831, l'attention fut appelée de nouveau sur elle, par la relation des tentatives fructueuses de Thomas Winn, fermier aux Natchez, dans la Louisiane (Etats-Unis d'Amérique).

Jusque-là, l'opération n'avait été pratiquée qu'en vue de l'engraissement. T. Winn, le premier, conçut le projet de l'utiliser pour favoriser la production du lait, pensant qu'une vache que l'on châtrerait quelque temps après qu'elle aurait vêlé, et au moment où elle donnerait le plus de lait, pourrait ensuite continuer à en fournir sans interruption pendant plus ou moins longtemps. Des expériences faites sur trois ou quatre vaches en bon état confirmèrent ces prévisions. La castration fut pratiquée un mois environ après le vêlage; la guérison eut lieu assez promptement,

---

[1] « On ne fera jamais tuer aucun pourceau, truie, bouc ni beuf, qu'ils ne soient chastrés de jeunesse, pour affranchir leur chair... Des chèvres et vaches ne sera tant scrupuleux : car chastrées ou non, leurs chairs sont toujours bonnes; toutes fois meilleures chastrées qu'entières, où y aura du chois. » (*Théât. d'Agr.* Paris, 1600, VIIIe lieu, chap. 1er.)

[2] Anatomia, etc. *De testibus fœminarum.* La Haye, 1641.

[3] DELABÈRE-BLAINE, *Nat. fondam. de l'art vét.* Paris, 1803, t. II, p. 462.

et les vaches continuèrent plusieurs années à fournir du lait, sans interruption ni diminution. Malgré ces succès, Thomas Winn, dans la crainte que sa découverte ne fût pas nouvelle, et que les doutes que l'on pourrait concevoir sur son utilité ne portassent atteinte à sa propre considération, ne voulut pas livrer sa méthode à la publicité, et mourut sans la faire connaître.

C'est à un voyageur, que Th. Winn avait reçu chez lui, et auquel il avait donné du lait de ses vaches châtrées, en lui montrant celles-ci et en lui faisant connaître, en même temps, l'opération à laquelle ces bêtes avaient été soumises, que l'on doit les renseignements, peu après parvenus en Europe, sur la tentative du propriétaire des Natchez [1].

L'heureux résultat de cette expérience une fois connu, l'opération se propagea, d'abord, en Amérique, puis en Europe, où elle fut soumise à des essais nouveaux par divers expérimentateurs, parmi lesquels doit particulièrement être cité M. Levrat, vétérinaire à Lausanne (Suisse), qui fit sa première opération en mai 1832, en présence du docteur Mayor, son célèbre compatriote. Les expériences longtemps poursuivies de M. Levrat ont été successivement consignées dans plusieurs mémoires publiés à des époques différentes [2], et qui, pendant plusieurs années, ont été le guide principal suivi dans la pratique de cette opération.

Doivent être cités ensuite, comme ayant plus ou moins contribué, par leurs essais et par leurs écrits, à faire connaître la castration des vaches, MM. Régère, de Bordeaux [3], Putot [4], Desbans [5], Emile d'Extrane [6], Lorin [7], Aubin [8], Morin [9], Rey [10],

[1] Journ. étrang. et Rec. indust. 1831, n° de juillet.

[2] Journ. des Connaiss. utiles., 1833, février, p. 51. — Rec. de Méd. vét., 1834, p. 65; 1835, p. 472; 1838, p 357, 421.

[3] Rec. de Méd. vét., 1834, p. 167; 1835, p. 308.

[4] Mém. de la Soc. vét. du Calvados et de la Manche, 1838, IVe sér., p. 37; 1842, VIIIe sér., p. 87; 1845, XIe sér., p. 301.

[5] Ibid., 1838, IVe sér., p. 43.

[6] Journ. d'Agricult. pratiq., 1840, Ire série, t. III, p. 469.

[7] Annal. de la Soc. vét. du Finist., 1841, IIIe année, p. 33.

[8] Mém. de la Soc. vét. des départ. de l'Ouest, 1844, Ire sér., p. 96.

[9] Notice sur la cast. des vaches, Pontivy, 1845, br. in-8°.

[10] Journ. de Méd. vét., de Lyon, 1847, p. 67.

Roche-Lubin [1], Prangé [2], et enfin, M. Charlier, alors vétérinaire à Reims, qui s'est le plus spécialement occupé de cette opération, à la vulgarisation de laquelle il a en quelque sorte dévoué sa vie.

Jusqu'à M. Charlier, la castration des vaches, bien qu'ayant été tentée par un assez grand nombre de praticiens, n'était pas sortie encore du domaine de l'expérimentation pure. Le premier, il essaya de la mettre en pratique sur une large échelle, de l'introduire, comme une coutume régulière, dans l'économie rurale; d'en obtenir, enfin, des effets suivis, des résultats sérieux pour l'agriculture. Pour arriver à son but, M. Charlier a multiplié ses travaux, n'a reculé devant aucun sacrifice. Depuis son premier mémoire, publié il y a une douzaine d'années [3], il a, dans de nombreux écrits, poursuivi son œuvre en cherchant à éclairer la pratique de l'opération; et ces louables efforts, nous avons la satisfaction de le constater, bien que n'ayant pas encore été couronnés d'un succès complet, commencent cependant à porter leurs fruits.

Ce qu'on doit surtout à M. Charlier, et ce qui a le plus contribué à la réussite de son entreprise, est la mise en application d'une nouvelle méthode opératoire qui, dépourvue des dangers inhérents au procédé auparavant employé, permet de généraliser l'opération, au même titre et sans exposer les vaches à plus d'accidents qu'on n'en observe chez les mâles domestiques soumis à la castration. C'est aux vaches qui ont subi l'opération par ce procédé que M. Charlier a donné le nom, aujourd'hui généralement adopté, de *bœuvonnes*, corrélatif féminin de *bœuf*. L'histoire, au double point de vue économique et chirurgical de ce nouveau mode opératoire, dont la découverte a conquis à M. Charlier ses plus nombreux adhérents, a été publiée d'abord en une série d'articles séparés [4], qui réunis ont formé un travail étendu, contenant le résumé de toutes les recherches de l'auteur sur la question [5]. Un second travail, sous forme de *Mémoire destiné aux*

[1] *Rec. de Méd. vét.*, 1850, p. 434.

[2] *Ibid.*, 1850, p. 993; 1851, p. 553.

[3] *Ibid.*, 1848, p. 27.

[4] *Ibid.*, 1854 (7 art.).

[5] *Etud. pratiq. sur la cast. des vaches.* Paris, 1854, br. in-8°, de 128 pag.

cultivateurs [1], et adressé à la Société impériale et centrale d'Agriculture, a succédé au premier, et a été lui-même suivi d'un article écrit pour un autre ouvrage [2], dans lequel se trouvent relatés divers perfectionnements apportés à l'opération et constituant le travail le plus récent sur la question, publié par M. Charlier, travail complété par un article d'un journal agricole, où se trouvent figurés les instruments en usage et les divers temps de l'opération [3]. Nous avons, dans les pages qui vont suivre, essayé de résumer l'ensemble de ces documents, qui se trouveront complétés par les communications inédites que nous devons à l'obligeance de M. Charlier lui-même.

Article Ier.

EFFETS, UTILITÉ, INDICATIONS DE LA CASTRATION DES VACHES

L'influence de la castration, appliquée aux vaches, est analogue à celle qu'elle exerce chez tous les autres animaux domestiques. Elle imprime à l'économie générale une série de modifications qui, réagissant sur les différentes fonctions du sujet, particulièrement sur la sécrétion lactée et sur l'aptitude à prendre de la graisse, ajoutent à sa valeur économique.

On a, depuis longtemps, constaté les effets avantageux de la castration des vaches à ces points de vue divers. M. Levrat, qui le premier les a considérés dans leur ensemble, les résume comme il suit, dans les conclusions de son travail.

1o Sécrétion plus abondante et plus constante de lait, lequel acquiert en même temps des qualités supérieures; d'où résultent, pour le nourrisseur, les avantages suivants : augmentation d'un tiers dans la production de ce liquide, avec certitude d'en avoir à peu près constamment la même quantité pour desservir sa clientèle;

---

[1] *De la Castration des vaches.* Paris, 1855, br. in-8o, de 90 pages.

[2] *Nouv. Dict. pratiq. de méd. vét.*, etc., par MM. BOULEY et REYNAL. Paris, 1857, t. III, art. *Castration*, par M. CHARLIER.

[3] *Journ. d'Agr. pratiq.*, 1858, t. Ier, p. 450.

2° Faculté d'engraisser plus facilement les vaches lorsque leur lait commence à tarir ;

3° Soustraction aux chances fâcheuses des accidents qui accompagnent ou suivent quelquefois le vêlage, ainsi que des accidents pouvant arriver pendant l'époque des chaleurs, lorsque des vaches pesantes montent sur d'autres, ou que ces bêtes sont saillies par de trop gros taureaux ;

4° Epargne des dépenses onéreuses occasionnées par les vaches taurelières, dont le grand nombre, en certaines contrées, peut devenir une cause de ruine pour les propriétaires.

Ces avantages multipliés, non moins intéressants pour l'industrie privée que sous le rapport de l'hygiène publique, ont assez d'importance pour mériter que nous les exposions avec quelque développement, soit pour en démontrer la réalité, soit pour en faire apprécier la portée économique réelle.

§ 1ᵉʳ. — Influence de la castration sur la sécrétion du lait.

Essentiellement liée à la fonction génératrice, la sécrétion du lait, qui a pour but unique, au point de vue de la nature, la nourriture du produit nouveau-né, est naturellement destinée à subir de nombreuses fluctuations par le fait même des phases variées qui se succèdent dans l'accomplissement de cette fonction. Commençant à se développer, pour ne parler que de ce qui se passe chez la vache, dès le premier vêlage, la production du lait se soutient, s'accroît même, tant que ce liquide est nécessaire à l'entretien du jeune veau, étant, d'ailleurs, activée par la traite journalière à laquelle les bêtes sont soumises. Son rôle terminé, la fonction tend à cesser. On la maintient ou on la rappelle en faisant naître un second veau, ce qui a pour premier résultat de faire subir une diminution notable à la sécrétion du lait, vers les derniers mois de la gestation notamment, alors que la matrice, pour fournir au développement complet du fœtus qu'elle renferme, devient le siége d'un afflux de force vitale, de fluides organiques, qui se fait principalement aux dépens de cette sécrétion, et la tarit plus ou moins. Après le part, l'utérus n'exerçant plus sur les fluides vitaux la même influence attractive, ceux-ci se portent sur les mamelles qui les attirent à leur tour, et le lait reparaît. Puis survient une nouvelle gestation, avec ses mêmes conséquences, et ainsi de suite.

Or, la castration, qui a pour effet principal d'éteindre, chez les vaches qui la subissent, le sens génésique, de rendre, conséquemment, impossible l'acte reproducteur, supprime, du même coup, les interruptions de sécrétion laiteuse qu'entraîne son accomplissement, et, par cela seul, doit élever d'autant le chiffre total de la production du lait. Et si l'on considère, en outre, que l'appareil générateur, dépouillé de toute activité, n'a plus la puissance de réagir sur cette fonction spéciale, on conçoit que celle-ci parvienne à acquérir, par cela même, une énergie nouvelle qui, cessant d'être contre-balancée périodiquement, se maintient d'une manière continue à son chiffre maximum. La castration, chez la vache, peut donc ainsi accroître doublement la production du lait, en élevant le chiffre du rendement annuel, et en prolongeant la durée de la lactation.

Thomas Winn, comme nous l'avons dit, en essayant l'opération, a agi dans cette vue, et le premier, ainsi, a pu constater son influence sur la sécrétion lactée. Il avait même cru pouvoir établir que, l'époque des chaleurs ne venant plus interrompre cette fonction, la castration des vaches conserve, pendant plusieurs années, la *quantité de lait fournie au moment de l'opération*.

M. Levrat, après un certain nombre d'essais, est arrivé à des conclusions identiques, bien que moins absolues au fond. Il pose en principe que l'effet de l'opération n'est pas de maintenir la quantité donnée au moment de l'extirpation des ovaires, mais bien *d'élever la moyenne du rendement fourni auparavant*. L'augmentation, suivant ce praticien, serait annuellement, pendant les deux premières années qui suivent l'opération, d'un quart à un tiers en sus de ce qu'elles donnaient avant, et la même quantité se conserverait ensuite à peu près d'une manière constante.

Quelques autres faits, qui ont aussi leur importance, ont encore été constatés par M. Levrat, opérant de concert avec M. Francillon-Michaud, agronome distingué du canton de Vaud, qui lui a fourni le plus grand nombre des sujets qui ont servi à ses expériences. Par exemple, ces messieurs avaient remarqué que, lorsque le lait diminue, la compensation s'établit par l'engraissement naturel des vaches, qui est tel que, tout en ne cessant pas de donner du lait; — elles se trouvent, au bout de 12 à 15 mois, en bon état de graisse pour la boucherie; — que le lait est plus crémeux qu'auparavant, la quantité de crème augmentant quand le lait diminue; — que les effets de la castration sur les facultés lactifères sont en raison directe du peu d'influence de l'opération sur la santé de la vache, de telle sorte que moins elle en souffre, plus ensuite elle donne de lait; — que la quantité de ce liquide varie encore suivant la saison où l'on opère, le mode de nourriture, le tempéramment, le plus ou moins d'irritabilité du sujet; — que malgré la disposition de certaines vaches châtrées à manifester parfois, à l'époque ordinaire, quelques signes de chaleur, cela peut avoir lieu sans que le lait en souffre.

Les faits constatés par d'autres observateurs concordent tous plus ou moins avec les conclusions posées par MM. Levrat et Francillon-Michaud. Ainsi, en Angleterre, bien que l'on ne se proposât pas, en châtrant les vaches, d'accroître le rendement en lait, on n'avait pas moins remarqué que l'opération produisait des effets variés sur la sécrétion lactifère; que, par exemple, elle était suivie d'une lactation d'autant plus abondante, plus prolongée, que la bête offrait un caractère plus doux, moins irritable; — que l'opération réussit mieux chez les bêtes qui ne retiennent pas tous les ans, et qu'on nomme *annalières*; — que les vaches châtrées, après avoir donné du lait pendant un certain temps, s'engraissent facilement et donnent une viande plus fine et plus succulente.

M. Régère, de Bordeaux, d'un autre côté, annonçait que les vaches châtrées donnent, sans interruption, une quantité de lait double de la moyenne fournie avant que l'opération ait été pratiquée, et M. Morin, de Langonet, allant plus loin, disait que lorsque la vache était castrée 30 ou 40 jours après la mise bas, époque de la plus forte production du lait, elle continue à en fournir, pendant plusieurs années, autant et quelquefois plus qu'elle en donnait au moment où elle a subi l'opération. D'une manière plus précise, cet auteur posait en fait : 1° qu'il y a augmentation de lait chez les vaches âgées de 6 à 8 ans; 2° que le produit reste constant chez celles qui ont dépassé cet âge; 3° que le lait fourni alors est plus gras, plus butyreux, donne un beurre d'une couleur dorée, ayant un arôme et un goût supérieurs à celui de la vache non castrée. (*Broch.* cit., p. 21.)

Sont venues ensuite les expériences de M. Charlier, qui toutes ont plus ou moins confirmé ces différents résultats. La première attestation favorable à cet égard se trouve dans le rapport d'une Commission nommée par l'Académie de Reims pour suivre les opérations de M. Charlier [1], et qui, dans ses conclusions, crut pouvoir affirmer : que la vache castrée donne autant de lait pendant 18 mois qu'au moment de l'opération; et qu'il y avait, en faveur des vaches castrées, une différence de plus de 850 litres par an.

Ce qu'il importe d'établir, pour rester dans la vérité des faits, c'est que l'augmentation du rendement, à la suite de la castration, tient moins à l'élévation du chiffre de la production journalière, qu'au maintien de cette production pendant un temps prolongé, au degré atteint après l'opération, sans suspension ni diminution sensible, ce qui constitue un accroissement réel de la moyenne fournie par chaque vache.

Ainsi il est établi que cette moyenne de rendement en lait, en France, en Belgique, en Suisse et dans les diverses contrées de l'Allemagne, pour les vaches de choix en bonne santé, bien gouvernées et bien entretenues, est de 1,900 à 2,200 litres par an. Or, M. Charlier, sur 6 vaches de race commune, âgées de 9 à 11 ans, châtrées à des époques assez éloignées du vélage, quand le lait avait déjà diminué, a obtenu un rendement annuel moyen de 3,090 litres; et de plus les vaches ont été vendues en bon état de graisse, au bout de l'année, sans qu'on ait augmenté leur nourriture.

De nouveaux essais sur des vaches mieux choisies, meilleures laitières, et qui ont pu être opérées dans un moment plus rapproché du vélage, ont fourni à M. Charlier des résultats plus remarquables encore. Ainsi sur 5 vaches, achetées par lui, il a obtenu, après l'opération, 3,727 litres par tête et par an. En y comprenant les rendements de 4 autres vaches appartenant à

[1] *Rec. de Méd. vét.*, 1849, p. 972.

divers propriétaires, et dont la production s'est élevée à un chiffre supérieur à celui de la précédente, il a pu calculer, sur un total de 9 vaches, une moyenne annuelle de 4,029 litres par vache.

Croyant inutile de rappeler d'autres faits qui n'ajouteraient rien aux enseignements qui précèdent, M. Charlier ajoute : « Si l'on en désirait encore, cependant, je pourrais citer beaucoup d'autres vaches qui, ayant conservé leur lait de un an à deux ans et plus, ont donné, terme moyen, 8 litres de lait par jour, jusqu'au moment où elles ont été livrées à la boucherie ; ce qui fait un chiffre de 2,920 litres obtenus par année, de vaches qui, suivant leur classe et leur ordre, n'auraient donné, en faisant veau, que 1,650 litres. »

Depuis que M. Charlier a écrit ces lignes (1854), de nouveaux essais ont été tentés et ont donné des résultats identiques. Citons, par exemple, M. Gustave Hamoir [1], qui, ayant fait châtrer par M. Charlier, deux vaches, l'une dont le vêlage remontait à 3 mois, donnant 16 litres de lait, l'autre ayant mis bas 6 semaines auparavant, et qui donnait 19 litres, obtint, après l'opération, 19 et 20 litres ; et ces chiffres, moyennant un léger surcroît de nourriture accordé seulement durant la mauvaise saison, se maintinrent pendant 20 mois. De ces faits, joints à quelques autres observés par le même auteur, celui-ci conclut que la castration peut maintenir le rendement du lait à son taux maximum pendant 15 à 18 mois, après quoi il convient de livrer l'animal à la boucherie, son entretien n'étant plus alors justifié par la valeur des produits obtenus.

M. Ménard, propriétaire à Huppemeau (Loir-et-Cher) [2], avait, de son côté, fait opérer par M. Charlier 6 vaches, dont deux, pour des causes étrangères à l'opération, ne purent être conservées ; les 4 restantes donnèrent, après 14 mois de vêlage, à peu près la même quantité de lait qu'au moment de la castration, c'est-à-dire une moyenne double de ce que fournirent les autres vaches de la même étable. Ce succès décida M. Ménard à faire castrer toutes ses vaches, et il put, dès l'année suivante, fournir les renseigne-

[1] *Journ. d'Agricult. pratiq.*, 1855, IVᵉ sér., t. IV, p. 69.
[2] *Annal. de l'Agricult. franç.*, 1856, 11ᵉ vol., p. 169.

ments suivants à M. Conrad de Gourcy, qui les a relatés dans le récit de l'un de ses nombreux voyages agricoles [1]. Depuis trois ans, M. Charlier avait châtré alors 67 vaches dans son étable, et à partir de ce moment, la production moyenne, pendant l'année, s'était élevée de 5 litres 1/2 à 8 litres. Il avait vendu, pendant ce temps, 30 vaches grasses qui s'étaient engraissées sans frais extraordinaires de nourriture, à mesure que la sécrétion du lait avait diminué; enfin, son inventaire avait constaté, par année, un excédant de 4,000 fr., dus uniquement à la castration des vaches. Avant d'avoir adopté cette opération, M. Ménard faisait 50 fromages avec 100 litres de lait; il en faisait alors 65, preuve de l'amélioration dans la qualité du lait.

« Avec mes petites vaches, dit ailleurs M. Ménard, avant la castration, j'obtenais, en moyenne, de chaque bête, 1,890 litres par an; depuis la castration, les vaches me donnent, pendant la première année, une moyenne de 3,300 litres de lait. Pour la seconde année, je ne puis donner de moyenne, parce que, alors, je pousse mes vaches en graisse et que je ne les conserve pas toujours deux ans après l'opération. Toutes mes vaches sont soumises au même régime; celles qui donnent du lait me rendent le maximum; celles dont le lait s'en va prennent de la graisse. Je cesse de les traire lorsqu'elles sont descendues à 4 litres par jour, et un mois après, quelquefois de suite, je les livre au boucher. J'ai eu des bêtes qui ont rendu en suif le quart du poids net de la viande. Vous avez fait chez moi 67 castrations depuis le 31 mai 1854, et je n'ai pas perdu une seule bête [2]. »

De ces faits multipliés, il est actuellement permis de conclure :

1º Que chez les vaches qui, par le fait d'une mauvaise santé, d'un tempéramment irritable, ne donnent, après le vêlage, qu'une faible quantité de lait, et dont la sécrétion lactée est très-irrégulière, la castration élève le rendement et le maintient à un chiffre constant ;

2º Que chez toutes les vaches, la castration pratiquée au moment du rendement maximum, maintient la production du lait à

<hr>

[1] *Moniteur des Comices.* 1857, t. II, p. 242.
[2] Lettre à M. Charlier, citée dans le *Journ. des Vét. du Midi.* 1856, p. 383.

ce même chiffre pendant une durée moyenne de douze, quinze à dix-huit mois, pouvant exceptionnellement aller jusqu'à deux ans;

3° Qu'il est nécessaire, pour obtenir de l'opération tout le résultat désirable, de la pratiquer sur des bêtes jeunes, en bon état, au moment du rendement maximum en lait, et de ne pas, surtout, attendre qu'elles soient revenues en rut, ce qui tarit le lait et s'oppose à l'engraissement.

Mais l'augmentation de la quantité de lait fournie n'est pas le seul avantage résultant de la castration de la vache. L'opération est utile encore par les améliorations qu'elle apporte à la qualité du lait; ainsi elle augmente la proportion de beurre et de caséum qu'il renferme, et le rend bien supérieur par cela même à celui que fournissent les vaches ordinaires.

Ce fait, constaté par les premiers qui ont tenté la castration des vaches, Thomas Winn, MM. Levrat, Régère, Morin, etc., a été depuis constamment observé. Toutes les personnes qui ont fait usage du lait de vaches castrées ont reconnu que ce lait, comparativement à celui fourni par des vaches ordinaires et en bonne santé, « est plus crémeux, plus caséeux, plus nourrissant, plus agréable au goût... A son aspect physique, à sa couleur toute particulière, à sa saveur agréable, on le reconnaît parmi tous les autres laits. On a même vu des enfants, habitués à en faire usage, refuser opiniâtrement le lait des vaches non castrées.

« Le beurre, qui, pour la même quantité de crème, est plus abondant, est aussi plus jaune, plus onctueux, et d'une saveur plus exquise. Le caséum, en plus grande quantité, est plus savoureux, plus gras, de meilleure qualité [1]. »

A l'appui de ses assertions, l'infatigable propagateur de la castration des vaches donne les résultats de quelques analyses de laits provenant de vaches ayant subi l'opération, analyses qui, sans permettre de rien conclure quant à la qualité des éléments constitutifs de ce liquide, prouvent au moins que leur proportion s'est notablement accrue.

Une première analyse, signalée dans le rapport de la commission déjà mentionnée, nommée par l'Académie de Reims, en

---

[1] CHARLIER, *Etud. sur la Cast. des vaches.* Paris, 1854, p. 56.

1847, et due à M. Maumené, professeur de chimie dans cette ville, a été faite sur le lait de 8 vaches, dont 2 non châtrées et 6 ayant subi l'opération. Les 2 premières, sur 1,000 parties, ont donné en beurre et caséum réunis : l'une 66, l'autre 80,4. Les autres donnèrent : la plus faible 101, la plus riche, 150, les 6, en moyenne, 121,6. — Sur 2 autres vaches, l'une en son état ordinaire, ayant toujours fourni un très-bon lait, et l'autre, vache de treize ans, castrée depuis quinze mois, le lait donna à l'analyse, celui de la première, en beurre et caséum réunis : 85,8, celui de la seconde, 114,2.

D'autres analyses, dues à M. Grandval, professeur de chimie à l'École de médecine de Reims, sont rapportées dans le travail de M. Charlier; elles constatent les mêmes résultats, et établissent, en résumé, une différence de plus d'un tiers en caséum et en beurre, en faveur des vaches castrées.

A peu de chose près, c'est ce qu'ont également obtenu, depuis, divers expérimentateurs qui ont cherché à apprécier, par l'analyse, le lait fourni par les bœuvonnes, tels que MM. Gust. Hamoir, Marchand, etc. [1].

Le seul reproche, suivant M. Charlier, qu'on pourrait faire au lait des vaches castrées, serait d'être parfois trop gras, trop épais, surtout lorsque la vache est opérée depuis longtemps, et qu'elle reçoit une alimentation très-succulente, du grain cuit, par exemple. Pour corriger cela, si on le jugeait à propos, il n'y aurait qu'à donner des aliments plus aqueux, à écrémer le lait plus tôt, à le mélanger avec celui de vaches non castrées, ce qui ne laisserait pas de fournir encore un lait d'excellente qualité.

§ 2. — Influence de la castration sur l'engraissement.

Sur la vache, de même que sur les individus mâles et femelles des autres espèces animales, l'ablation des organes essentiels de la génération, en anéantissant la vie sexuelle, diminue l'activité musculaire, relâche les tissus et les rend ainsi plus perméables à la

---

[1] *Moniteur agricole*, n° du 4 décembre 1851; *Journ. d'Agr. pratiq.*, 1855, IVᵉ sér., t. IV, p. 70; *Moniteur des Comices*, 1858, t. IV, p. 181.

graisse, laquelle se dépose alors au milieu des muscles, en modifiant plus ou moins les formes extérieures du sujet.

Cette influence de la castration sur l'engraissement a été constatée, chez les vaches, par tous les observateurs, même par les adversaires de l'opération. Comme on le voit dans les passages d'Olivier de Serres et de Bartholin plus haut rappelés, elle était connue des anciens, et a été pour eux le motif principal de l'opération, à l'imitation de ce qui avait lieu pour les autres animaux de consommation. Le fait est à noter surtout à l'égard des Allemands et des Anglais, parmi lesquels la castration des vaches fut longtemps mise en pratique dans l'unique but de favoriser l'engraissement, d'améliorer la qualité de la viande.

A une époque plus rapprochée de nous, quand la castration des vaches reprit faveur, la même observation fut faite par ceux qui, les premiers, tentèrent l'opération. « Chez les vaches laitières, dit M. Levrat, comme sur celles qui ne donnent pas de lait, la castration produit les effets suivants : Les vaches s'engraissent plus facilement avec la nourriture ordinaire, et, à plus forte raison, avec celle de qualité supérieure donnée en quantité suffisante pour favoriser l'engraissement ; de plus, chez les vaches châtrées, la viande est mieux entremêlée de graisse ; elle est, comme disent les bouchers, bien marbrée ; la chair en est aussi plus délicate. Elles ont, comme celles qui n'ont pas subi cette opération et qui ont été engraissées, les rognons bien couverts de graisse [1]. »

M. Desbans constate ainsi l'état d'une vache taurelière qui, ayant subi la castration, fut livrée ensuite à la boucherie : « L'ouverture fit voir une quantité plus considérable de suif qu'on n'aurait pu le présumer. La viande était d'une qualité supérieure comparativement à celle des autres vaches qui, le plus communément, sont en état de gestation avancée, et dont la chair est toujours molle ; celle-ci, au contraire, avait une chair ferme, relevée en couleur et d'un goût excellent ; en un mot, elle avait la plus grande analogie avec la chair du bœuf [2]. »

Depuis, tous les observateurs vétérinaires ou propriétaires, tous

[1] *Rec. de Méd. vét.*, 1838, p. 431.
[2] *Mém. de la Soc. vét. du Calvados et de la Manche*, 1833, n° 4, p. 47.

ceux qui, enfin, ont eu occasion d'étudier les effets de la castration sur la vache, et notamment MM. Régère, Morin, Roche-Lubin, Prangé, Gust. Hamoir, Ménard, etc., ont signalé ce même résultat, constaté que les vaches castrées engraissent plus facilement et plus vite que les autres, donnent une viande plus délicate.

On a remarqué, de plus, que la castration tend à rapprocher les vaches qui l'ont subie de la conformation des races que distingue spécialement leur aptitude à l'engrais, des races anglaises améliorées, notamment, chez lesquelles, comme on le sait, cette faculté s'est développée surtout aux dépens de la puissance reproductrice. Ce fait, physiologiquement acquis, vient de recevoir une nouvelle confirmation sur une vache castrée, hongroise [1], exposée au Concours national agricole de cette année (en juin 1860), et dont un écrivain distingué de la presse agricole, M. Jacq. Valserres, décrit en ces termes la transformation consécutive à l'opération :

« Aux formes anguleuses qui caractérisent la race hongroise ont succédé des formes plus arrondies; la chair s'est répandue dans tous les muscles, jusque-là peu volumineux. Ces muscles se sont eux-mêmes entrelardés de graisse. De chaque côté des hanches et de la queue, il s'est formé des pelotes graisseuses comme il en existe chez le durham. La castration a donc changé complétement la nature de la vache hongroise.

« Ce qui nous frappe le plus dans cette transformation, c'est la présence inattendue des pelotes graisseuses vers les hanches et vers l'attache de la queue. Pourquoi ces protubérances, que l'on croyait être l'apanage exclusif des races améliorées de la Grande-Bretagne? Pourquoi, chez la bœuvonne hongroise, retrouve-t-on les mêmes signes que chez la vache durham? C'est sans doute parce que les mêmes causes produisent les mêmes résultats. Chez la vache durham, les pelotes graisseuses sont la conséquence

---

[1] Cette vache est une de celles qui ont figuré au Concours agricole universel de 1856. Elle avait 7 ans, et en était à son 5e veau. Achetée par M. Giot, cultivateur de Seine-et-Marne, elle a, depuis, fait 3 veaux. Elle avait été châtrée par M. Charlier, le 5 juin 1859; abattue après le Concours de 1860, elle a donné 62.3 p. º/₀ de viande nette, moyenne de rendement égale à celle fournie par les meilleurs bœufs de boucherie.

d'une amélioration contre nature qui conduit à la stérilité. Chez
la vache hongroise, les mêmes signes apparaissent après la castration, c'est-à-dire lorsque le sujet est devenu stérile. N'y a-t-il
pas, dans cette coïncidence, un fait curieux qui ouvre de nouveaux horizons à la zootechnie, et qui pose à l'amélioration du
bétail des bornes qu'on ne saurait franchir? Notre hypothèse est
d'autant plus digne d'examen, que chez toutes les races bovines
améliorées, les pelotes graisseuses sont presque toujours, pour les
sujets qui les possèdent, un signe certain de leur impuissance
comme reproducteurs. »

Exposant, plus loin, dans le même article, les effets de la castration chez cette même vache hongroise, constatés après l'abattage, M. Jacq. Valserres en fait ainsi qu'il suit l'énumération :

« Le suif, au lieu de s'attacher autour des muscles, comme chez
les vaches épuisées, les pénétrait dans tous les sens. La viande
était ainsi bien persillée, bien marbrée, exactement comme celle
des bœufs de concours. La graisse était d'un beau jaune, et les
chairs étaient très-fermes. La dégustation est encore venue confir-
mer les apparences. La viande de la vache hongroise, préparée
sur le gril, à la broche et dans le pot-au-feu, a présenté une
saveur et une délicatesse exceptionnelles; nous avons surtout
remarqué combien elle était nourrissante et d'une digestion facile [1]. »

Avant cette dernière expérience, on avait contesté la disposition à l'engraissement acquise par les vaches qui ont subi la castration, se fondant sur ce qu'il est physiologiquement impossible
d'obtenir du lait et de la viande du même animal. M. Charlier,
discutant cette objection, l'a combattue par l'argument le plus
décisif, en rappelant tous les faits observés, soit par ses devan-
ciers, soit par lui-même, et qui, à très-peu d'exception près,
démontrent que les vaches castrées, convenablement nourries,
s'engraissent tout en donnant du lait, et que la quantité de ce
liquide ne commence à diminuer sensiblement que lorsque la formation de la graisse devient plus active.

Or, c'est là précisément ce qu'on doit chercher à obtenir,

---

[1] *Revue d'écon. rur.*, 1re année, no du 12 juillet 1860, p. 530.

attendu qu'il n'est pas habituellement avantageux de conserver, pendant trop longtemps, les vaches à l'étable, où leur santé s'altère, et où, en prenant de l'âge, leur valeur commerciale se déprécie de plus en plus. Le but économique qu'on doit se proposer en pareil cas est de rendre l'engraissement facile pour le moment où, par la diminution du rendement en lait, il n'y a plus profit de continuer à entretenir la vache. C'est ce qu'on cherche à obtenir, et à quoi on parvient plus ou moins, dans les circonstances ordinaires, en mettant les vaches qui ne donnent plus de lait, en état de gestation; de la sorte, on calme leur ardeur génitale, on les rend plus tranquilles, plus aptes à l'engrais, et, par conséquent, d'une vente plus fructueuse à la boucherie. Mais ce moyen, qui n'est pas toujours d'une égale efficacité, ne convient guère que pour les vaches qu'on peut engraisser dans les herbages, où elles trouvent réunies toutes les conditions d'un fructueux et facile entretien; bonne nourriture, léger exercice, facilité de recevoir le mâle dès qu'elles entrent en chaleur, etc. Or, même dans de telles conditions, la castration sera encore préférable; car, ainsi que l'observe judicieusement M. Charlier, il vaut mieux employer ses fourrages à fabriquer du lait et de la viande que de les faire servir à la formation et au développement d'un fœtus et de ses annexes, qui seront jetés à la voirie, et avec d'autant plus de raison, que la viande des vaches pleines, bien que tendre et grasse, est de mauvaise qualité; elle est bouffie, molasse, légère, se corrompt facilement et ne donne qu'un médiocre bouillon.

Il résulte, en définitive, de tout ce qui précède, que la castration, par les résultats dont elle est suivie, peut être considérée comme le moyen par excellence pour l'utilisation complète des vaches, trop généralement considérées comme une sorte de non-valeur dès qu'elles cessent d'avoir du lait. En effet, la vache châtrée, s'engraissant facilement, donnant une meilleure viande, pourrait être d'un produit avantageux pour la consommation au lieu d'être échangée à perte, puis abattue et mise en vente comme viande de basse boucherie. Ainsi se résoudrait, sans difficulté, et de la manière la plus généralement utile, un important problème d'économie publique depuis longtemps soumis à la discussion sans résultat, savoir : la réhabilitation de la viande de vache.

Bien des préjugés, on le sait, s'élèvent encore contre cette viande, qu'on est convenu de considérer comme de qualité inférieure, bien que, dans l'espèce bovine, tout comme dans les autres espèces de boucherie, la femelle donne une viande non-seulement aussi bonne que celle du mâle, mais souvent même plus tendre, plus délicate, plus savoureuse.

Pour qu'il en soit ainsi, la bête, il est vrai, doit être abattue non trop vieille, et dans un état satisfaisant de santé et d'embonpoint. Cette condition est observée pour la brebis, pour la truie, tandis que souvent on la néglige quand il s'agit de la vache, que l'on engraisse seulement lorsqu'elle est déjà vieille, épuisée par la lactation; et que, plus souvent encore, on livre à la boucherie sans l'avoir engraissée, soit que, par suite de l'excitation génitale dans laquelle elle se trouve si fréquemment, on n'ait pu réussir à lui faire prendre de la graisse, soit que, sous l'empire du préjugé et pour épargner l'inutile dépense de refaire une bête mal appréciée, l'opération n'ait pas même été entreprise.

Voilà comment beaucoup de vaches sont livrées à l'abattoir dans les plus mauvaises conditions, contribuant ainsi à entretenir, contre la viande de ces bêtes, des préventions qui s'étendent à l'espèce tout entière, et à l'appui desquelles viennent encore se joindre certains arrêtés administratifs qui, en classant la viande de vache à une catégorie inférieure, empêchent encore les éleveurs de faire le moindre effort pour améliorer un produit d'avance stigmatisé et déclaré presque sans valeur.

Et quand on considère que dans la population bovine de la France, — comprenant environ 10,000,000 de têtes, soit 2,000,000 bœufs, 5,500,000 vaches, le surplus en veaux et génisses, — le nombre des vaches est trois fois plus considérable que celui des bœufs, on peut se rendre compte du préjudice énorme que cette dépréciation de la viande de vache occasionne à l'agriculture et du grand intérêt économique que l'on aurait à pouvoir livrer à la consommation, avec sa valeur toute entière, une masse de produits aussi considérable. Or, tel est précisément le résultat que l'on obtiendrait si la coutume se répandait de ne livrer aucune vache à la boucherie avant de l'avoir châtrée, comme on le fait pour les bœufs, pour les moutons, pour les porcs, pour les truies.

C'est par la castration seule, en effet, que l'on parvient à transformer les individus de ces différentes espèces en animaux de boucherie, et il ne saurait en être autrement pour la vache, dont la viande, sous l'influence des désirs génésiques qu'elle conserve quelquefois jusqu'au dernier moment, reste dure, sèche, filandreuse, dépourvue de graisse ou d'une difficile digestion, et à laquelle la castration seule pourrait donner les qualités requises pour la consommation.

« De même que le bœuf, dit avec raison M. Charlier, est meilleur que le taureau, le mouton que le bélier, la moutonne que la brebis, la coche que la truie, etc., la vache castrée est supérieure à la meilleure des vaches qui n'ont point subi l'opération; sa chair est tendre, succulente, les fibres musculaires sont entremêlées de graisse, son grain est plus fin; elle contient, sous un même poids, plus de matériaux nutritifs, plus d'osmazôme, plus de jus; sa saveur est toujours plus agréable et la digestion en est plus facile[1]. »

L'habitude de châtrer les vaches, avant de les livrer à la boucherie, offrirait d'ailleurs d'autant plus d'avantages, que les vaches coûtent bien moins et sont beaucoup plus faciles à engraisser que les bœufs. L'engrais d'un bœuf, surtout à l'étable, entraîne toujours, par les frais supplémentaires de nourriture exigés, une forte dépense, telle que, bien souvent, cette opération se solde en perte, et que le cultivateur, pour y trouver son compte, est dans la nécessité de se borner, pour tout engraissement, à maintenir l'animal au repos pendant quelques jours, en n'ajoutant rien ou presque rien à la ration ordinaire.

Avec la vache castrée, qui, tout en s'engraissant, donne du lait jusqu'au dernier moment, on évite ces frais considérables. Et lors même qu'à la ration d'entretien ordinaire on croit devoir ajouter un supplément de nourriture, le surcroît en rendement de lait qu'on en obtient, surtout quand la vache est bonne laitière, couvre assez largement ce léger excédant de dépense, pour que l'opération n'en soit pas moins encore très-fructueuse.

L'engraissement ne suit pas immédiatement la castration, à moins qu'on ne la pratique longtemps après le vêlage. Il ne com-

---

[1] P. CHARLIER. *Etud. sur la Cast. des vaches*, p. 59.

mence que lorsque la sécrétion du lait diminue, après 12, 15,
18 mois; en attendant, la bête prend peu à peu de la chair, se
développe en se rapprochant du bœuf, et devient ainsi de qualité
meilleure pour la boucherie, même avant que la graisse ait commencé à s'accumuler dans les tissus; de là résulte que ce retard
de l'engraissement, présenté comme une objection à la castration
des vaches par les adversaires de l'opération, est, au contraire,
une circonstance des plus favorables pour l'usage alimentaire de
cette viande.

Malgré ces avantages multipliés, M. Magne [1], se fondant : sur ce
que les vaches maigrissent après l'opération et ne payent pas alors
leur nourriture; sur ce que fort souvent l'on ne châtre même pas
les taureaux, qui cependant souffrent à peine de l'opération, croit
que la castration se généralisera difficilement sur les vaches destinées à la boucherie... A moins qu'elle ne signifie que la question,
avant de triompher, aura encore à lutter contre l'empire de l'habitude, nous ne comprenons pas la portée de l'objection du savant
professeur. Quel progrès, en effet, s'est jamais accompli sans rencontrer cette difficulté? Une cause qui n'est plus combattue que
par ces arguments est gagnée devant la science et la raison. A
l'expérience et au temps de faire le reste.

§ 3. — Influence de la castration sur le caractère et la santé des vaches.

La castration, chez la vache, comme chez les autres animaux
domestiques, modifie le caractère, en atténuant plus ou moins la
rudesse et la sauvagerie natives du sujet, rend celui-ci plus doux,
plus tranquille, lui donne une docilité plus grande. Ces changements, il est vrai, sont peu sensibles sur le plus grand nombre de
nos vaches domestiques, dont la douceur naturelle de caractère,
conséquence de leur éducation spéciale, des bons traitements
dont elles sont généralement l'objet, ne saurait être manifestement
accrue par l'extinction de la faculté reproductrice.

Mais ce qui n'a pas lieu pour les bêtes constamment entretenues

____

[1] *Hyg. vét. appliq.*, 2ᵉ édit. Paris, 1857, t. II. p. 401.

à l'étable, sous les yeux et par les soins constants des femmes et des enfants de la ferme, apparaît, au contraire, de la manière la plus évidente, quand il s'agit de vaches élevées en liberté et ayant plus ou moins conservé du naturel farouche et indompté de leur espèce. Sur celles-ci, les effets de la castration sont toujours très-prononcés, ainsi qu'en a fourni un remarquable exemple la vache hongroise, figurant au Concours national agricole de 1860, dont nous avons précédemment parlé (v. p. 354). « Appartenant à une race qui vit à demi-sauvage, cette vache, dit M. Jacq. Valserres (*art.* cit.), supportait difficilement la domesticité, et ne souffrait guère l'approche de l'homme, si ce n'est de son gardien. Après la castration, cette bête, sans être aussi douce que nos vaches, est devenue beaucoup plus maniable; on a pu facilement l'approcher sans craindre des coups de corne. Un grand changement s'est opéré dans tout son être : d'abord vive, alerte, impressionnable, on l'a vue tout-à-coup calme, tranquille, indifférente. »

Mais c'est surtout en l'affranchissant des tourments et des inquiétudes qu'impose à tous les êtres la loi de reproduction, que la castration exerce sur la vache une influence favorable au point de vue de l'économie domestique. Ainsi, à considérer seulement les accidents si nombreux qu'entraîne l'accomplissement de la fonction reproductrice, et qui se produisent avant, pendant et après la gestation, il est aisé de concevoir l'utilité, à ce point de vue, de la castration, dont le premier effet est naturellement de mettre les vaches à l'abri de ces accidents.

Par cette opération, on soustrait d'abord la vache à tous les dangers auxquels l'expose la période du rut, durant laquelle ces bêtes deviennent ardentes, indociles, difficiles à gouverner; peuvent se blesser ou blesser ceux qui les approchent; montent sur les autres vaches qui sont à leur portée, les tourmentent, et attaquent même quelquefois leurs gardiens.

Cet état, généralement de courte durée, ne dépasse guère vingt-quatre heures. Mais si la vache n'est pas satisfaite par l'approche du taureau, il reparaît à des intervalles plus ou moins rapprochés, souvent tous les huit ou dix jours, et finit par prendre tous les caractères de la plus vive exaltation.

La vache est alors inquiète et tourmentée, s'agite dans l'étable, frappe le sol, beugle, fait de violents efforts pour rompre sa chaîne, et si elle parvient à se détacher, s'élance sur tous les animaux qu'elle rencontre, vaches, bœufs, ânes ou chevaux. Elle attaque même la trayeuse qu'auparavant elle accueillait avec tous les signes d'une satisfaction manifeste.

Cet état, en se prolongeant et en se renouvelant, détermine, vers l'appareil génital et les organes environnants, une sorte de fluxion sanguine et nerveuse, qui peut, avec le temps, devenir le point de départ de diverses affections locales, telles que : l'engorgement inflammatoire des mamelles, avec éruption érysipélateuse ou pustuleuse sur le pis, au pourtour de la vulve, à la face interne des cuisses, s'étendant quelquefois jusqu'aux onglons; formation d'abcès, de tumeurs squirrheuses, dans le tissu de la glande; chute d'un ou de deux trayons, etc. Ces accidents variés s'accompagnent toujours d'une profonde altération de la sécrétion du lait; ainsi, ce liquide diminue d'abord de quantité, puis se trouble, devient séreux, et quelquefois même sanguinolent. En même temps se déclarent divers symptômes généraux, la perte d'appétit, l'inrumination, le météorisme, la constipation, la dyspnée, la toux, la fièvre, la rareté des urines, la maigreur rapide, etc., qui indiquent suffisamment le désordre fonctionnel survenu dans toute l'économie.

Voilà les accidents nombreux auxquels, suivant M. Charlier, se trouve exposée la vache par le seul fait de sa prédisposition naturelle au rapprochement sexuel, et que la castration, par conséquent, en éteignant tout désir génésique, doit aussitôt faire disparaître. Les avantages de l'opération, sous ce rapport, ne sauraient être contestés; mais peut-être, dans cette énumération étendue des désordres multipliés que l'apparition des chaleurs peut entraîner chez la vache, et dont nous n'avons donné ici qu'un court résumé, M. Charlier, entraîné par les besoins de sa démonstration, a-t-il un peu forcé les couleurs.

Telle n'est cependant pas la pensée du zélé et intelligent propagateur de la castration des vaches, qui croit, au contraire, en traçant ce tableau, être resté au-dessous de la vérité, et n'hésite pas à le charger d'un inconvénient plus grave encore. Ainsi, tout en admettant, comme vraies, les causes diverses auxquelles on a coutume d'attribuer le développement de la maladie la plus commune des vaches laitières, c'est-à-dire la phthisie ou pommelière, telles que : l'excès de la sécrétion laiteuse, dont on connaît l'influence épuisante des plus actives; la respiration longtemps continuée de l'air confiné des étables; l'usage d'une nourriture trop échauffante, etc. M. Charlier croit, de plus, que la privation du mâle est, plus souvent qu'on ne le pense généralement, chez les vaches, la cause déterminante de la maladie de poitrine; il met ainsi, sur le même rang, l'absence et l'abus de la fonction génitale, se fondant sur ce que, dans l'un et l'autre cas, il y a échauffement, surexcitation générale avec réaction plus prononcée du côté de l'appareil respiratoire, d'où le développement de l'affection redoutable dont il s'agit.

M. Charlier cite, à l'appui de cette manière de voir, quelques faits, desquels il résulterait que, sous l'influence de cette surexcitation spéciale, la phlogose qui se porte sur les poumons, tantôt produit la pleuropneumonie, comme cela arrive chez les animaux bien nourris, ayant un sang riche et fibrineux, pouvant fournir tous les éléments d'une exsudation de lymphe plastique coagulable; tantôt dégénère en phthisie tuberculeuse, ainsi qu'on l'observe chez les animaux d'une constitution affaiblie, et nourris avec des aliments de nature à faire prédominer le phosphate et le carbonate de chaux dans le sang.

Cette conséquence de l'éréthisme génital non calmé par l'approche du mâle, sans être dénuée de tout fondement, ne laissera pas que de paraître exagérée; il y a du danger quelquefois à vouloir trop prouver. En se bornant à faire remarquer que les vieilles vaches laitières ont presque toutes la pommelière, ce qui tient à la production soutenue du lait, agissant concurremment avec la fonction épuisante des organes générateurs, et que la castration, en supprimant cette fonction, diminue, par cela même, de moitié les chances de développement de la maladie, M. Charlier, sans nul doute, se fût moins écarté de la réalité des faits. Quoi qu'il en soit, même en les réduisant aux plus strictes proportions, on voit que les inconvénients, pour la santé des vaches, résultant de l'apparition des chaleurs, ont une importance assez grande encore pour justifier l'emploi de la castration, seul moyen de soustraire les bêtes à l'influence éventuelle de cet état physiologique.

Au moment de la saillie, la vache est exposée à d'autres dangers; ainsi, elle peut être blessée par le taureau, saillie par un taureau trop gros pour elle. Après qu'elle est fécondée, elle peut se maintenir en rut, rester échauffée, et s'épuiser dans de nouvelles approches. Enfin, plus tard, sont à craindre les accidents et maladies sans nombre qui d'ordinaire accompagnent la gestation : indigestions, avortements, parts laborieux, non délivrance, chute de l'utérus et du vagin, inflammation des mamelles avec toutes ses complications, perte du lait, etc.; et ces dangers divers sont également supprimés dans leur source par l'annihilation de la fonction reproductrice.

Mais une des circonstances où la castration est particulièrement appelée à exercer une influence heureuse, c'est lorsqu'elle est mise en usage comme moyen de calmer cette ardeur érotique permanente, connue sous les noms de *nymphomanie*, d'*hystérie*, de *fureur utérine*, affection que l'on rencontre fort communément dans les herbages et dans les étables, et qui a fait donner partout, aux vaches qui en sont atteintes, les noms de *brutes* ou *taurelières*. Déjà connue des anciens, qui appelaient *tauræ* (VARRON, II, 5) les vaches souffrant de cette maladie, la nymphomanie constitue un état assez grave, d'autant plus fâcheux, qu'il est généralement sans espoir de guérison, et ne laisse guère d'autre ressource que le sacrifice pour la boucherie, dans le plus bref délai possible, de la vache affectée, à cause des dangers pouvant résulter de sa conservation au milieu des autres animaux.

En effet, les vaches, en cet état, habituellement provoqué par le séjour prolongé dans une étable chaude, par une nourriture excitante, par la privation du mâle, etc., se trouvant constamment en surexcitation, sont sauvages, difficiles, dangereuses même à conduire, tracassent et attaquent sans cesse les autres bêtes avec lesquelles elles se trouvent, et peuvent ainsi donner lieu à de nombreux accidents.

Les taurelières ont, de plus, l'inconvénient d'être d'un entretien fort dispendieux, en ce sens qu'elles ne profitent pas de la nourriture qui leur est distribuée, et ne sont qu'une charge pour leurs propriétaires. Elles ne donnent, d'abord, qu'une très-petite quantité d'un lait clair, bleu, séreux, acide, tournant à l'ébullition, nuisible à la santé, et qu'il faut souvent mettre à part, si on ne veut pas, en le mêlant au lait fourni par les bonnes vaches, altérer tous les produits de la laiterie.

A la boucherie, les vaches taurelières ne sont pas plus productives. Utilisant fort mal leur nourriture, elles dépérissent d'une manière rapide, contractent des phthisies, des métrites, et différentes autres maladies chroniques ; ne rendent à l'étable qu'un mauvais fumier, et à l'abattage qu'une viande maigre, sèche, coriace, échauffée, d'un goût désagréable, dépréciée à l'égal de celle du taureau, et vendue uniquement comme viande de moyenne et basse boucherie [1]. Ajoutons à cela l'inaptitude à être fécondées propre aux vaches atteintes de nymphomanie, et nous aurons toute la série des inconvénients résultant de cette affection trop commune, dont l'effet le plus certain est d'atténuer considérablement la valeur d'un grand nombre des vaches livrées annuellement à la boucherie.

Par la castration, on remédie efficacement à ces maux divers. Tous les auteurs qui ont traité de cette opération se sont accordés à la présenter comme spécialement et constamment indiquée, dans ce cas, pour ramener la bête à son état normal, et la rendre apte à être utilisée avec avantage. La castration, en effet, appliquée à la vache taurelière, commence toujours par ramener chez elle le calme et la tranquillité. La bête qui a subi l'opération, ne saute plus sur les autres, se tient à l'écart, cherche le repos pour manger et dormir. Son lait tari revient, quelquefois avec assez d'abondance, et toujours, alors, il est de bonne qualité. La vache, auparavant amaigrie, acquiert de l'embonpoint, devient aussi belle que les autres, et donne à la boucherie autant de suif et une viande aussi belle que celle fournie par les bonnes vaches castrées dans un parfait état de santé, et non moins estimée que la meilleure viande de bœuf.

C'est là un résultat d'extrême importance, eu égard surtout au

---

[1] Certains bouchers, dits *bouchers rouges*, tuent chaque année un grand nombre de ces vaches taurelières, dont ils semblent se faire une sorte de spécialité.

nombre considérable de taurelières existant en France, évalué à près du dixième de notre population en vaches, et que l'on peut considérer comme à peu près perdues pour la consommation, indépendamment de la dépense, calculée à 1 fr. par jour, qu'elles occasionnent sans offrir aucun profit en compensation. Et cela seul suffirait pour démontrer l'importante pratique de la castration des vaches, si déjà les considérations dans lesquelles nous sommes précédemment entré ne suffisaient pour la mettre hors de toute contestation.

Une particularité remarquable, utile à citer en terminant, c'est que la castration, chez une vache taurelière, pratiquée d'un côté seulement, peut suffire quelquefois pour faire disparaître cet état, tout en conservant à la bête ses facultés ordinaires. Ainsi M. Putot a mentionné le cas d'une vache atteinte de nymphomanie qui, n'ayant pu être opérée que d'un côté, entra en rut avec les caractères ordinaires de cet état physiologique, fut saillie, fécondée, donna un veau, fut la meilleure laitière de l'étable et s'engraissa facilement [1]. Le fait ne pourrait-il se renouveler ? C'est là une expérience utile à faire.

§ 4. — Essais défavorables à la castration des vaches.

Tous les essais relatifs à la castration des vaches n'ont pas été également heureux. Bien que, le plus souvent, lorsqu'elle avait été pratiquée dans des conditions favorables, l'opération ait réussi, elle n'a pas moins, en certaines circonstances, fort rares à la vérité, donné des résultats moins satisfaisants, qui, sans modifier sensiblement les conclusions à tirer des faits précédemment cités, doivent toutefois être pris en considération dans l'appréciation des avantages de l'opération, d'autant qu'ayant été, à diverses reprises, invoqués par les adversaires de cette dernière, il importe de réduire à leur juste valeur les arguments qu'on a cru pouvoir tirer de ces essais.

Prévost, de Genève, a, le premier, mis en doute les avantages de la castration des vaches, en s'appuyant, pour soutenir cette

---

[1] *Mém. de la Soc. vét. du Calvados et de la Manche*, 1840, n° 8, p. 87.

opinion, sur 4 faits qu'il rapporte d'une manière fort incomplète, et qui lui suffisent néanmoins pour affirmer que le lait diminue après la castration, ne s'expliquant pas d'ailleurs quelle pouvait être l'influence des ovaires sur l'action lactifère, ni comment la castration pouvait augmenter la sécrétion du lait. Ces doutes de Prévost ne sauraient ajouter aucune force à sa critique, vu qu'un fait établi est toujours vrai, alors même qu'on en ignore la cause, et qu'en physiologie surtout il convient souvent de faire fléchir le raisonnement devant l'expérience. Dans tous les cas, ils n'ont pas réussi à infirmer les résultats heureux, et alors tout récents, de MM. Levrat, Francillon et Régère, contre lesquels a paru surtout dirigée l'attaque de Prévost.

M. Emile d'Extrane [1] a cru aussi pouvoir conclure de ses expériences que la castration n'augmente pas chez les vaches la durée de la sécrétion lactée. Il a fait des essais sur 5 vaches, sur lesquelles 1 a été manquée, 2 sont mortes des suites de l'opération. Restent 2 seulement pouvant servir de base à une appréciation fondée. Or, de ces deux vaches, qui furent castrées l'une et l'autre 44 jours après le vêlage, l'une était très-vieille et fort maigre, l'autre âgée de 7 ans et très-grasse. La première, après la guérison de la plaie, reprit la même quantité de lait qu'avant l'opération, et le perdit au bout de 10 mois; la seconde, qui produisait 7 litres 1/2, n'en donna ensuite que 5 litres; puis, au bout de trois mois, le lait baissa et finit par se perdre. De ces deux expériences, une seule, la seconde, a été réellement suivie d'un résultat désavantageux; mais en se présentant ainsi isolée, dépouillée de toutes les garanties qu'eussent pu lui donner des essais plus nombreux et comparatifs, tentés dans des conditions identiques, elle ne saurait avoir la valeur d'une épreuve décisive.

Les adversaires de la castration des vaches ont invoqué encore les expériences de Roche-Lubin, qui ont eu lieu sur 8 vaches opérées de 1838 à 1843 [2]. De ces essais, souvent rappelés, Roche-Lubin conclut :

[1] *Bull. de la Soc. d'Agr. du Gard;* février 1840. — *Journ. d'Agr. pratiq.,* 1840, 1re sér., t. III, p. 469.

[2] *Journ. des Vét. du Midi,* 1850, p. 201. — *Rec. de Méd. vét.,* 1850, p. 434.

« 1° Que la castration des vaches ne produit pas toujours une sécrétion plus abondante et plus constante de lait ; — 2° que le lait n'acquiert pas de qualité supérieure à celui des vaches non châtrées ; — 3° que le seul avantage démontré de cette opération est une très-grande disposition à l'engraissement, en rendant la viande plus succulente ; — 4° que cet engraissement, arrivé à une certaine période, fait tarir la sécrétion laiteuse chez la vache châtrée ; — 5° que les suites fâcheuses de la castration dépassent les chances funestes du vélage ; — 6° qu'il est plus avantageux aux cultivateurs de plusieurs départements de se livrer à l'élevage des veaux ; — 7° enfin, qu'il faut abandonner la pratique de la castration des vaches aux agriculteurs opulents et à certains nourrisseurs des grandes villes. »

De ces conclusions, les deux dernières, touchant la portée économique de l'opération, sont aujourd'hui admises sans discussion. Il en est de même de la 3°, toute favorable à la castration ; ainsi que de la 4°, exprimant un fait qui ne serait un inconvénient qu'autant que la sécrétion lactée tarirait de suite, ce qui n'est pas. Quant à la 5° conclusion, elle n'a plus de raison d'être depuis que l'emploi du procédé vaginal a fait disparaître les dangers de l'opération.

Restent donc, comme seules objections sérieuses faites à la castration des vaches par Roche-Lubin, les conclusions 1re et 2e, tendant à établir que l'opération est sans avantage pour la sécrétion du lait. Il est facile de réfuter ces objections avec les chiffres mêmes fournis par l'auteur. D'abord sur les huit faits cités, il faut en éliminer deux, une des vaches étant morte après l'opération et une autre ayant été sacrifiée. Si maintenant on additionne les quantités de lait fournies par chacune des 6 vaches restantes, durant l'année qui a suivi l'opération, on arrive à un total de 20,203 litres, soit par tête, annuellement, 3,367 litres, ce qui fait 9 à 10 litres par jour, chiffre égal à la moyenne fournie par les bonnes vaches d'Europe, et qu'elles n'auraient probablement pas atteint si elles eussent renouvelé, c'est-à-dire si, pour leur conserver le lait, on leur eût fait porter un nouveau produit.

On voit, d'ailleurs, en examinant chacun des cas cités par Roche-Lubin, que les 6 vaches opérées qui ont survécu ont toutes, très-vite, non-seulement repris leur lait après l'opération, mais en ont donné, plus qu'auparavant; ainsi, 3 ont augmenté de 1 litre, 1 de 2 litres et 1 autre de 6; en prenant le total de la quantité fournie avant l'opération et celui obtenu après la guérison complète, dont la plus tardive a exigé vingt jours, on trouve une augmentation moyenne de 2 litres par tête. Donc, s'il y a une conclusion à tirer des expériences de Roche-Lubin, elle nous paraît devoir être dans un tout autre sens que celui qui leur a été attribué, jusqu'à ce jour, par ceux qui ont combattu la castration des vaches.

Mais voici d'autres essais, dus à M. Copeman, vétérinaire anglais, qui pourront, à plus juste titre, être invoqués comme arguments contre l'opération. En raison de l'importance et des résultats aussi inattendus qu'exceptionnels, en apparence, de cette expérience, nous croyons devoir donner ici la relation même de l'auteur anglais, que nous traduisons textuellement [1].

« Un de mes amis, M. N. Wilcox, de Winfield, dit M. Copeman, ayant résolu de tenter une grande et complète expérience sur la castration des vaches, je choisis, en juin 1849, 50 vaches dans sa laiterie, sur une centaine environ donnant du lait. Leur âge variait de quatre à douze ans. Elles présentaient toutes les apparences d'une bonne santé, et avaient allaité leurs produits durant les deux mois précédents.

« L'opération fut faite le 8 et le 9 juin. Une vache âgée, dont le système nerveux reçut une vive commotion, mourut le troisième jour. Une autre, une des meilleures, tomba dans un état d'émaciation de plus en plus prononcé, et mourut quarante-deux jours après l'opération. — Chez plusieurs, le flanc, autour de l'incision, fut le siége d'une tuméfaction considérable, et peu après le pus s'écoula librement des plaies.

« Comme la quantité totale du lait donnée par les vaches avait seule été déterminée avant l'opération, la perte, dans chaque cas en particulier, ne put être fixée d'une manière positive; tout ce qu'il fut possible de constater, c'est que cette quantité fut réduite de près de moitié pendant les deux premières semaines qui suivi-

[1] *The Veterinarian*, 1855, n° d'août, p. 449.

rent l'opération. Beaucoup de vaches perdirent tout-à-fait leur lait, tandis qu'un petit nombre seulement revinrent à en donner la même quantité qu'auparavant. Le 15 juillet, 10 n'en donnèrent plus assez pour payer leur entretien, et furent vendues à un fermier du voisinage.

« Deux vaches, qui perdirent leur lait, devinrent en bon état, mais ne fournirent cependant qu'une viande médiocre, malgré qu'elles fussent entretenues dans un excellent pâturage. Au mois de novembre, M. Wilcox en vendit 30 autres, toutes taries, à M. Brewster, de cette ville, qui les fit abattre et préparer pour l'usage de la marine.

« Rien à reprocher à l'entretien de ces vaches ; aucun soin ne fut négligé pour leur conserver le lait ; cependant, il fut impossible, excepté chez 10 d'entre elles, d'élever le rendement de ce produit à un chiffre profitable. L'été suivant, les meilleures de ces 10 donnèrent environ les deux tiers de leur quantité ordinaire ; et vu la diminution graduelle du lait, 9 d'entre elles durent être livrées à la boucherie. Une seule continua à avoir du lait deux ans après l'opération. Chez aucune, la qualité du lait ne fut améliorée, ni pour la production du fromage, ni pour celle du beurre. »

On ne saurait évidemment, sans forcer la vérité, interpréter d'une manière favorable à la castration des vaches l'expérience dont on vient de lire le récit. Toutefois, si l'on considère :

Que les sujets opérés étaient probablement des vaches durham, race très-peu laitière, disposée surtout à la production de la graisse, et dont le lait par cela même tarit aisément sous la moindre influence perturbatrice ;

Que l'opération, pratiquée par le flanc, en donnant lieu à une fièvre traumatique assez intense, a pu altérer assez la sécrétion lactifère pour l'empêcher de revenir à son point primitif ;

Qu'enfin, le sens génital, chez ces vaches, est à peine développé, comme le prouve la rareté de la nymphomanie, de telle sorte que l'opération, en annihilant une fonction qui ne réagit que faiblement sur l'économie, n'apporte presque aucune modification à l'état organique des sujets, et ne saurait par suite provoquer, du côté des mamelles, un afflux vital de nature à contrebalancer les effets fâcheux de l'action traumatique,

On conçoit que les faits constatés par M. Copeman perdent beaucoup de leur importance, eu égard aux conditions différentes dans lesquelles se trouvent généralement les vaches de nos pays ; et que, si on ne peut en tirer un argument en faveur de l'opération, il n'y a pas lieu non plus de les invoquer contre elle comme un témoignage sans réplique. Cette expérience montre très-bien l'une des circonstances où la castration des vaches est contre-indiquée ; mais c'est là, au fond, son unique valeur.

M. Prangé a aussi rapporté quelques faits défavorables à la castration des vaches [1]. Il s'agit de 11 vaches, châtrées par M. Félizet, vétérinaire à Elbeuf, et sur lesquelles 6 perdirent, à la suite de l'opération, une grande partie de leur lait ; 4 en donnèrent pendant trois mois la même quantité qu'auparavant ; 1 seule le conserva pendant huit mois, puis le perdit tout-à-coup. Toutes ces bêtes, d'ailleurs, sauf la dernière qui était phthisique, s'engraissèrent facilement, et donnèrent à la boucherie une viande plus belle, plus ferme et plus savoureuse, un suif plus dense et plus blanc que les vaches non châtrées.

Ce résultat, de même que ceux obtenus dans les autres expériences non favorables, ne prouve guère que ceci, savoir, que la castration n'augmente pas la quantité du lait chez *toutes* les vaches. La conclusion a sa valeur, mais elle pouvait être prévue, rien n'étant absolument parfait, et la meilleure chose ayant ses revers. Quant aux faits cités eux-mêmes, malgré l'importance qu'on a essayé de leur donner, ils sont trop peu nombreux et d'un caractère trop exceptionnel, en présence de la multitude des essais qui ont eu des résultats contraires, pour faire règle. Ils pourront fournir, tout au plus, un enseignement utile sur les chances défavorables que l'opération peut rencontrer et qu'il faut conséquemment admettre dans ses prévisions ; mais rien n'autorise à en étendre autrement la signification.

Ces chances fâcheuses pouvant nuire au succès de la castration des vaches, n'ont d'ailleurs jamais été contestées. M. Charlier lui-même les admet, tout en cherchant à en exposer les causes, ce qu'il fait en ces termes : « S'il est, dit-il, des vaches castrées qui

____

[1] *Rec. de Méd. vét.*, 1851, p. 538.

donnent peu de lait et restent maigres, il faut en accuser les diverses conditions où elles se trouvent, et non l'opération. Ainsi j'ai
opéré des vaches phthisiques ou affectées de pleuropneumonie
chronique, fort maigres, qui donnèrent peu de lait et ne s'engraissèrent point. J'en ai opéré d'autres qui, épuisées par des désirs
érotiques, prirent peu d'état après la castration, et donnèrent peu
de satisfaction à leur propriétaire sous le rapport de la production
du lait. J'en opérai une chez moi qui ne paraissait pas malade;
elle donna d'abord passablement de lait, puis diminua sensiblement, mais ne s'engraissa pas au milieu des autres. Je la mis à
part, je lui fis donner du grain cuit en sus de sa nourriture ordinaire : elle ne s'engraissa pas davantage. Enfin, je la vendis au
boucher en moyenne chair, et à l'abattoir je reconnus que le foie
était rempli de dépôts tuberculeux. N'en serait-il pas de même
pour des bœufs qui seraient dans de semblables conditions?

« L'âge de la bête, sa conformation, son tempérament, sa
santé, ses qualités lactifères ou son aptitude à s'engraisser;
les bons ou mauvais traitements qu'elle reçoit, l'endroit où
elle est logée; la nature, la qualité et la quantité des aliments
qu'on lui donne, l'eau dont on l'abreuve; les fatigues, si elle tra-
vaille; les intempéries atmosphériques, si elle va en pâture; la
manière dont la traite est faite; la saison pendant laquelle on
a opéré; le temps qui s'est écoulé entre le vélage et la castration; enfin, l'habileté de l'opérateur et la plus ou moins réussite de l'opération, sont encore des causes qui influent évidemment sur les résultats de la castration, et dont il faut tenir
compte pour l'apprécier à sa juste valeur [1]. »

Pour en finir avec les cas défavorables rappelés dans ce paragraphe, nous remarquerons : d'abord, que les résultats désavantageux constatés se rapportent presque exclusivement à la sécrétion lactée, la disposition à l'engraissement et l'amélioration de la
viande, s'étant toujours soutenues de façon à mettre hors de discussion l'utilité de l'opération pour les vaches destinées à la boucherie, et à restreindre d'autant la portée des essais infructueux;
et, en second lieu, qu'il s'agit uniquement de castrations pratiquées

<hr>

[1] CHARLIER, *Étud. sur la Castr. des vaches*, p. 42.

par l'ancien procédé, lequel, bien qu'ayant donné en maintes circonstances d'excellents résultats, n'en offrait pas moins de graves dangers, allant jusqu'à mettre la vie de l'animal en péril, outre que, étant d'une exécution fort douloureuse, d'une guérison longue et incertaine, il faisait naître chez le sujet opéré un état de fièvre et de souffrance suffisant pour entraîner la perte du lait, et expliquer les résultats défavorables obtenus : ce qu'on n'a pas à redouter avec le procédé opératoire nouveau, dont la mise en pratique a ainsi mis à néant la dernière objection sérieuse faite à la castration des vaches.

§ 5. — Résumé général sur les avantages économiques de la castration des vaches.

Nous avons, dans les paragraphes qui précèdent, cherché à faire ressortir les effets immédiats, les avantages particuliers à divers points de vue, de la castration des vaches, pratiquée dans des conditions favorables. Il nous reste actuellement à considérer, d'une manière générale, les résultats de cette opération, dont l'importance économique réelle est encore aujourd'hui, dans la généralité des cas, mal comprise, soumise aux appréciations les plus contradictoires, les uns exagérant peut-être les résultats utiles à attendre de cette pratique, les autres ne lui reconnaissant aucune utilité, et sur laquelle on ne peut formuler un jugement fondé qu'en se tenant entre ces termes extrêmes, comme toujours, également éloignés de la vérité.

Ainsi, il est reconnu actuellement, et on peut l'établir en principe, que la castration, sur le plus grand nombre des vaches, est favorable à la sécrétion du lait, à l'engraissement et souvent même à la santé du sujet. Ce sont là des résultats individuels, hors de toute contestation, et qui, à supposer que l'opération ne produise pas tout l'effet attendu, n'ont d'autre conséquence que celle de faire défaut. Ceci établi, on peut se demander s'il est avantageux toujours, au point de vue de l'économie générale et particulière, de chercher, par la castration, à réaliser ces effets divers ; si une telle pratique pourrait être généralisée sans nuire à la reproduction et à l'élève de l'espèce.

La réponse ne saurait être douteuse pour ce qui concerne les

vaches malades et improductives, et celles exclusivement destinées
à la consommation. En ce cas, la castration est utile au même
titre que sur tous les autres animaux de boucherie. On ne conteste plus, en effet, que cette opération ne soit le moyen par
excellence de guérir la nymphomanie, de stériliser les vaches
qui ne donnent que des produits défectueux, aussi bien que celles
qui sont infécondes, exposées à avorter ou à éprouver des accidents au moment du part; de hâter l'engraissement des vaches
trop vieilles, ou qu'on ne veut plus livrer à la reproduction;
d'améliorer, enfin, chez toutes, la qualité de la viande. Sous ces
divers rapports, les avantages de la castration des vaches sont
absolus, indépendants de toute condition spéciale, et pourront,
dans tous les cas, être obtenus, sans que cela entraîne à d'autre
conséquence fâcheuse que celle due aux dangers, à peu près nuls
aujourd'hui, pouvant résulter de l'opération elle-même.

M. Charlier a cherché à évaluer en numéraire le bénéfice que
l'on pourrait retirer, dans ces différentes circonstances, de la
mise en pratique, suffisamment généralisée, de la castration; il
lui a suffi, pour cela, de calculer le total des pertes que l'on
éprouve, dans l'état actuel des choses, par le seul fait de la mise
en consommation de vaches non castrées, comprenant : les vaches
taurelières, celles qu'on fait saillir afin de faciliter l'engrais, et
celles enfin qu'on engraisse sans les faire saillir.

Le nombre total de ces vaches, livrées chaque année à la boucherie, est, en chiffre rond, d'environ 800,000. En admettant
que sur cette quantité, il y en ait à peu près 10 p. % de taurelières, soit 80,000; que chacune d'elles, ne prenant pas de
graisse, pèse, en moyenne, 100 kil. de moins que celles qu'on
engraisse, cela fait, à 1 fr. le kil., un total de 8 millions de fr.
perdus chaque année. En outre, ces vaches ne fournissent qu'une
viande de mauvaise qualité, payée 60 centimes, au lieu de 1 fr.
Cela fait, sur 200 kil., poids moyen des vaches françaises, 80 fr.
de perte pour chaque bête, soit, sur la totalité des taurelières,
6,400,000 fr. A quoi on peut ajouter, vu qu'elles ne font pas de
suif, une moyenne de 25 fr. par tête, également perdus; en tout,
2,000,000 de fr.; ce qui, joint au reste, fait un total de 16 millions 400,000 fr. Si l'on ajoute à cette somme la perte journalière,

pour chaque bête, provenant de son mauvais entretien, en raison du peu de fumier qu'elles font et de leur rendement en lait presque nul, perte qui, évaluée seulement à 1 fr., forme, par an, la somme énorme de 86 millions environ, on arrive, pour la perte totale annuelle occasionnée par les seules vaches taurelières, au chiffre considérable de 100 *millions* de fr. environ.

Quant aux vaches pleines, c'est-à-dire que l'on met en état de gestation pour les engraisser, et dont le nombre peut être évalué à la moitié de celles qu'on tue chaque année, défalcation faite des taurelières, soit à 360,000; si l'on admet qu'elles prennent toutes graisse, qu'elles font à peu près autant de suif que les vaches grasses non pleines, on peut compter au moins, pour chacune, une perte de 30 kil. pour le veau et ses annexes jetés à la voirie, soit, pour le tout, 10,800,000 kil. de viande perdue, qui, à 1 fr. le kil., font une nouvelle somme de 10 *millions* 800,000 fr.

Viennent ensuite les vaches qu'on ne fait pas saillir et qui, sans être taurelières, entrent en rut tous les mois, vaches qui engraissent mal et donnent une viande de qualité inférieure, dite *viande verte*. En admettant qu'elles forment la moitié du chiffre restant ou 180,000, et qu'elles perdent 20 fr. par 100 kil. ou 40 fr. par tête, cela fait, pour un poids moyen des vaches de 200 kil., un total de 7 millions 200,000 fr. — Mais avec ce poids, les vaches sont maigres; grasses, elles feraient au moins 50 kil. de viande de plus; soit, à 1 fr. le kil., 9 millions. — En calculant de plus une perte de 15 kil. de suif par tête, cela fait encore 2 millions 700,000 fr. à ajouter aux chiffres qui précèdent. — Enfin, ces vaches, à chaque retour de rut, perdent plus ou moins de leur embonpoint, ou restent tout au moins dans le même état pendant huit jours; c'est donc, sur quatre mois d'engraissement, un mois de perte, pendant lequel la vache consomme, sans rien produire, 1 fr. par jour de nourriture, soit, 30 fr. par tête, ou en totalité, 5 millions 400,000 fr. Total de la perte pour les vaches qu'on ne fait pas saillir, 24 *millions* 300,000 fr.

Restent les vaches grasses, formant le dernier quart, sur lesquelles il semblerait qu'il n'y ait aucune perte à signaler. Il n'en est pas ainsi, toutefois, la viande d'un animal non castré n'ayant jamais la valeur de celle de l'animal qui a subi l'opération. Celui-ci fait plus de poids à l'abattage, donne une viande plus ferme, mieux garnie de sucs graisseux et albumineux, plus lourde sous un même volume. Les vaches castrées, en particulier, comme l'ont remarqué les bouchers qui en ont tué, pèsent toujours, avec la même apparence, les mêmes maniements, 12 à 15 kil. en plus que les vaches non castrées. C'est donc une moyenne par tête de 13 kil. 500 gr. de viande en plus, qui, pour les 180,000 vaches de cette catégorie, ferait une augmentation de 2 millions 430,000 fr. De plus, la viande de ces vaches étant de meilleure qualité, sera pour le moins payée 10 fr. par 100 kil. en sus de ce qu'elle est payée d'ordinaire, toutes les vaches castrées, en état de graisse, ayant été jusqu'à présent vendues aux bouchers le même prix que les bœufs; c'est donc encore 20 fr. par tête à ajouter, soit pour le même total de vaches, 3 millions 600,000 fr. En tout 6 *millions* 30,000 fr.

Ces sommes réunies forment une perte totale annuelle de 141,130,000 fr., en chiffre rond, 140 *millions,* occasionnée à notre agriculture par les vaches taurelières et les vaches engraissées suivant le système actuel; perte réelle, sans compensation, qui pèse à la fois sur la bourse des cultivateurs et sur l'alimentation publique; qui a pour effet, notamment, de diminuer la quantité de viande de boucherie livrée à la consommation, et qui pourrait être évitée, sinon en totalité, au moins en majeure partie par la pratique de la castration, dont les effets, à ce point de vue, seront d'autant plus prononcés, que l'opération aura été pratiquée dans des conditions plus favorables d'âge et de santé.

Cela doit suffire, ce nous semble, même en admettant une réduction dans les chiffres purement approximatifs posés ci-dessus, pour donner une idée exacte de l'importance qu'est appelée à prendre la castration des vaches appliquée aux bêtes stériles, et à toutes celles, en un mot, qu'on destine à la boucherie. Envisagée de la sorte, l'opération constitue l'une des innovations les plus essentielles à introduire et à répandre dans l'économie du bétail; et, depuis longtemps, sans doute, elle se serait vulgarisée au même titre que la castration des autres animaux de boucherie, si les dangers de l'ancienne méthode opératoire n'y eussent fait obstacle. Ce danger aujourd'hui n'existant plus, rien ne s'oppose désormais à ce que la castration des vaches d'engrais prenne, dans la pratique, le rang que lui assignent ses effets reconnus, ses avantages incontestés.

Arrivons maintenant à la production du lait. Sous ce rapport, nos conclusions ne sauraient être aussi absolues que pour ce qui concerne les vaches destinées à la boucherie, attendu que la lactation, fonction épuisante et exclusive de tout autre produit, ne peut être accrue ou prolongée au-delà d'une certaine limite sans porter atteinte à la santé des vaches, non moins qu'à la conservation de l'espèce. C'est pourquoi, malgré l'augmentation réelle de la quantité de lait fournie à la suite de la castration, il serait souvent irrationnel et quelquefois très-préjudiciable de pratiquer l'opération en vue seulement de ce surcroît d'une production tout artificielle, dont on ne peut véritablement retirer du bénéfice qu'autant qu'on l'associe, pour les compléter, aux autres bases de revenu sur lesquelles repose l'industrie des vaches.

D'où ce précepte général : lorsqu'on pratique la castration, on ne doit pas se proposer, la chose fût-elle toujours possible, d'obtenir des vaches pouvant conserver, un grand nombre d'années, la même quantité de lait qu'au moment de l'opération, mais uniquement de mettre les vaches que l'on n'a pas intérêt à livrer à la reproduction, ni à conserver trop vieilles, en état de fournir, pendant une durée de temps variable, une quantité de lait supérieure, calculée annuellement, à celles que fournissent les vaches ordinaires, et d'avoir, quand le lait cesse, des vaches grasses sans plus de sacrifice, pour la nourriture, que ce qu'exigent les vaches non castrées, pour leur seul entretien.

Encore est-il nécessaire, même en restreignant dans ces limites l'utilité pratique de la castration, de tenir compte des circonstances au milieu desquelles se rencontre la vache à opérer, des conditions économiques de son entretien. On conçoit ainsi que, dans les campagnes, dans les lieux isolés, dans toutes les petites localités enfin, où la production du lait offre trop peu de débouchés pour devenir une industrie, où il est, par conséquent, plus avantageux de se livrer à l'élève, de faire des veaux vendus avec profit toujours, eu égard à la faible dépense qu'exige leur entretien, que de nourrir des vaches laitières qui payeraient à peine leur nourriture ; on conçoit, disons-nous, qu'en pareil cas, la castration faisant obstacle à l'élève, serait une pratique tout-à-fait irrationnelle, excepté, toutefois, pour les vaches stériles et taurelières dont, en cette circonstance comme en toute autre, il n'y a pas d'autre moyen de tirer parti.

Au contraire, au voisinage ou dans l'intérieur des grandes villes, où les pâturages sont peu abondants, et, par conséquent, la nourriture plus coûteuse ; où le lait, aliment de première nécessité, se vend bien et donne un profit supérieur à l'élève des veaux ; où les jeunes vaches sont recherchées pour la boucherie, de préférence aux vieilles qui donnent de la mauvaise viande ; chez les nourrisseurs enfin qui se livrent d'une manière spéciale à la production du lait, la castration sera toujours une pratique avantageuse.

Ainsi, tout en élevant la moyenne du rendement en lait, le produit essentiel, en pareil cas, l'opération dispense le propriétaire de faire *renouveler*, c'est-à-dire de conduire la vache au taureau pour entretenir son lait ; lui épargne, par suite, la dépense de la saillie, sinon l'achat d'un taureau ; met la vache à l'abri de la non-fécondation, des accidents et des maladies qui peuvent accompagner la gestation et la parturition ; évite la perte de lait qui survient toujours à l'époque du part, etc.

Afin de parer à ces inconvénients divers, de tout temps reconnus, on a d'abord songé à ne conserver les vaches que pendant le temps que dure la lactation sans jamais les faire reproduire. Mais alors il y a lieu de redouter les conséquences fâcheuses de la privation du mâle. Le danger, il est vrai, n'est pas général, quelques vaches à tempéramment mou et lymphatique pouvant être impunément soustraites aux lois de la nature. Mais il n'en est pas de même avec toutes. Quelques-unes en souffrent, jusqu'au point de dépérir, de perdre leur lait et de ne plus pouvoir engraisser.

Tout cela, on le comprend, ne laisse pas que de rendre la production du lait une opération assez aléatoire, chanceuse, soumise à des variations incessantes, de nature à compromettre plus ou moins gravement les intérêts du producteur. De sorte que l'indication d'un moyen propre à fournir à cette industrie les éléments de fixité et de certitude qui lui manquent, serait un véritable service rendu à l'industrie laitière. Or, tel est précisément le but que doit atteindre la castration des vaches, qui, à la fois, élève le produit en lait, met les vaches laitières, ainsi que le nourrisseur, à l'abri des mauvaises chances, des inconvénients divers que nous venons de signaler, et laisse les vaches, quand le lait cesse de payer la nourriture, en un plus parfait état d'embonpoint pour la boucherie.

Chacun peut calculer, eu égard au nombre, à la qualité et à la race des vaches qu'il entretient, à l'alimentation qu'elles reçoivent, le bénéfice résultant spécialement de la castration. Déjà, par les chiffres déduits des résultats pratiques obtenus, que nous avons précédemment donnés (v. p. 348), il est possible d'apprécier numériquement ces bénéfices, au point de vue de l'industrie particulière. Quant aux avantages généraux, qui se composent uniquement de la somme des avantages privés que nous avons constatés, ils ont été calculés par M. Charlier de la manière suivante :

Partant de ce principe, que la castration double le rendement annuel en lait de la vache opérée, et prenant la moyenne de l'augmentation sur une vache mise en état de gestation, 6 mois après le vélage, et sur une vache non saillie donnant du lait pendant 15 mois, M. Charlier calcule, en supposant un rendement maximum de 15 litres après le vélage, que chaque vache opérée donne 1,395 litres de lait de plus qu'auparavant. Or, comme en France on abat annuellement environ 800,000 vaches, si, de ce nombre, on en déduit environ 23 % pour les taurelières et les vaches improductives, chiffre posé par Guénon, il en reste 616,600, donnant plus ou moins de lait pendant leur dernière année. Cela fait, en admettant pour chacune l'augmentation moyenne de 1,395 litres, un total de 859,320,000 litres de lait, qui, estimés à 10 cent. le litre, forment la somme de 85,932,000 francs.

« On pourra m'objecter, ajoute M. Charlier, que sur les vaches moins bonnes laitières que celles que j'ai prises pour type, la différence du rendement en lait des vaches castrées doit être moindre ; je répondrai qu'en calculant sur les vaches donnant seulement 10 litres dans leur maximum de rendement, j'ai trouvé un chiffre à peu près égal. Si donc il varie pour les ordres inférieurs, comme il y a des vaches qui donnent 20 litres et plus par jour, et

que j'ai déjà exclu 23 % de vaches improductives ou fort peu laitières, le chiffre de 1,395 litres d'augmentation est bien ce qu'il
doit être pour des vaches recevant une abondante alimentation [1]. »

Malgré ces réserves, comme le nombre des vaches qui donnent
moins de 10 litres est beaucoup plus considérable que celui des
vaches dont le rendement est au-dessus de 15 litres, eu égard
surtout au grand nombre de celles que l'on entretient dans les
petites localités et pour les travaux de la terre ; comme il s'en faut
d'ailleurs que toutes les vaches doublent après la castration, et
qu'il en est même qui perdent alors tout-à-fait leur lait, nous esti-
mons qu'il y a lieu, pour rester dans la réalité, d'abaisser sensiblement cette évaluation de M. Charlier. A supposer même qu'elle
soit exacte, nous ne croyons nullement que l'opération, pour ce
qui concerne spécialement la production du lait, puisse, ainsi
qu'on l'a avancé, faire jamais une révolution dans l'économie rurale
et dans l'élève du gros bétail. C'est un moyen excellent de favoriser une industrie spéciale, et non autre chose : cela seul d'ailleurs
suffisant pour créer, à la castration des vaches, des droits à tous
les encouragements, sans qu'il soit besoin de lui attribuer des
avantages imaginaires, source de déceptions qui font ensuite
mettre en doute les résultats les moins contestables de l'opération.

Ces points établis, nous sommes à l'aise pour répondre à certaines critiques faites à la castration des vaches, et qui ne paraissent
reposer sur aucun fondement sérieux.

Ainsi, quand on objecte à cette pratique qu'elle modifie, à leur
désavantage, l'organisation des bêtes qui la subissent, on ne dit
rien qui lui soit particulier. Cela peut s'appliquer aux altérations
de toute nature que la domesticité a fait subir aux animaux dont
nous nous servons, et qui, dès qu'elles sont favorables à nos intérêts, fut-ce au préjudice de la santé des bêtes, constituent, par
cela même, un perfectionnement relatif. Dans notre organisation
sociale, où nous avons rendu les existences animales en quelque
sorte artificielles, en les détournant de leurs aptitudes natives
pour les approprier à nos besoins divers, il y a progrès toutes les
fois qu'une modification utilisable à notre profit est réalisée. La

---

[1] CHARLIER, *Etud. pratiq.*, etc., p. 32.

castration des vaches, qui ajoute aux profits qu'on retire de l'entretien de ces animaux, est donc un progrès, au même titre que la castration de toutes les espèces domestiques, laquelle approprie à nos besoins un grand nombre d'animaux qui, sans cette opération, seraient pour nous parfaitement inutiles ou sans valeur.

On a dit encore que la castration des vaches ferait entrer plus de viande de vache dans la consommation. Nous ne comprenons pas une telle objection, qu'un préjugé enraciné a seul pu faire naître, car, assurément, la castration n'amènera pas à la boucherie une vache de plus. Elle permettra seulement de les consommer en meilleur état de graisse qu'aujourd'hui, où l'on en voit tant encore de maigres et décharnées conduites à l'abattoir, et ce n'est pas précisément ce dont il faut se plaindre. La prévention contre la viande de vache n'est pas, en soi, un fait tellement respectable qu'il faille le seconder, même en s'abstenant d'y porter remède, d'en combattre la cause par l'amélioration de la qualité de cette viande, aujourd'hui si peu estimée, et qu'alors on n'aurait plus de raison de rejeter. Nous n'insisterons donc pas davantage contre une opposition fondée sur de tels motifs.

On a prétendu encore que la castration peut porter atteinte à la multiplication de l'espèce. Ce danger n'est pas à redouter, puisque l'on ne châtre que les vaches qui ne doivent plus servir à la reproduction et qui sont destinées à être, dans un temps plus ou moins rapproché, livrées à la boucherie ; puisque, en outre, lors même que ces vaches portent, ce qui arrive quand on les fait renouveler pour conserver le lait, on sacrifie impitoyablement, dès leur naissance, les veaux qu'elles produisent, et dont l'élève, chez les nourrisseurs et les engraisseurs, ne saurait offrir les mêmes profits que la vente journalière du lait.

Pour le dire en passant, c'est même là un fait des plus fâcheux, que cette coutume des nourrisseurs de se défaire des jeunes veaux et velles qui naissent dans leurs étables, surtout lorsque ce sont des produits provenant des meilleures races laitières, comme en possèdent aujourd'hui beaucoup de ceux qui se livrent à cette industrie. Combien ne serait-il pas préférable, au lieu de perdre chaque année toute une génération d'excellent bétail, alors que déjà le pays est si pauvre sous ce rapport, de conserver ces jeunes produits pour les expédier dans les pays d'élève où ils se développeraient, en augmentant dans une progression rapide la fortune nationale en têtes de bétail?

S'il en était ainsi, la castration ne serait plus autant nécessaire, et tout le monde gagnerait peut-être à cette abondante multiplication des veaux; mais en attendant qu'on trouve le moyen de parvenir à un tel résultat, on fera mieux, au lieu de renouveler, pour sacrifier ensuite le veau, de recourir à la castration qui, tout en maintenant le lait et favorisant l'engrais, épargnera au propriétaire les chances d'un nouveau part.

Si, dans ces circonstances, en quelque sorte normales, la castration ne porte pas préjudice à la reproduction, elle n'offrira pas plus d'inconvénient sous ce même rapport quand on la mettra en pratique sur des vaches taurelières; sur celles qui donnent de mauvais produits, qui sont disposées à avorter, qui se délivrent mal; sur celles qui sont mauvaises laitières ou peu disposées à l'engraissement; sur celles qui sont trop vieilles pour pouvoir servir à la reproduction; sur toutes celles enfin qui, pour une cause ou une autre, sont destinées à l'abattoir. Dans ces circonstances, comme l'observe judicieusement M. Charlier, non-seulement la castration ne saurait nuire à la multiplication de l'espèce, mais elle contribuera, au contraire, à l'améliorer, en empêchant les mauvaises vaches de se reproduire, tout en offrant le moyen de tirer d'elles un parti plus avantageux. On ne comprend pas, ajoute le même auteur, comment une telle objection a pu être faite, alors qu'on laisse abattre, tous les jours, une immense quantité de vaches pleines.....

Enfin, on a avancé que la castration peut nuire à la consommation en diminuant le nombre des veaux. Cette objection n'est pas plus fondée que les précédentes, par la raison exprimée plus haut, à savoir que les veaux qui naissent chez les nourrisseurs, les seuls dont l'usage de la castration pourrait diminuer le nombre, au lieu d'être élevés, sont presque tous, immédiatement après leur naissance, ou sacrifiés, ou bien vendus aux bouchers des campagnes pour être consommés par les classes peu aisées, auxquelles ils ne fournissent qu'une viande molle, blanche, fade, gélatineuse, relâchante et peu nutritive, qu'il y aurait tout intérêt, pour la santé de ceux qui la consomment, à faire disparaître. La castration, dans ces circonstances, serait donc utile comme mesure d'hygiène publique, en supprimant une mauvaise alimentation, sans occasionner, d'ailleurs, aucun préjudice, l'opération ne pouvant être pratiquée avec profit que sur des vaches qui déjà, ayant produit plusieurs veaux, sont uniquement destinées à fournir du lait et de la viande de boucherie, ou qui, pour cause de maladie, de vieillesse ou autrement, ne peuvent plus être livrées à la reproduction, et n'ont plus d'autre destination possible que l'abattoir.

Tel est à peu près l'ensemble des objections qui ont été formulées contre la castration des vaches. En dehors des restrictions que, à l'exemple des plus ardents promoteurs de l'opération, nous avons nous-même posées à sa généralisation excessive, il n'est aucune de ces objections, on l'a vu, qui puisse résister à l'examen le plus superficiel, et qui soit de nature à atténuer sensiblement la confiance dans les résultats avantageux qu'on est en droit d'attendre de l'opération, dont la généralisation pourra compter au nombre des plus importantes innovations de la science zootechnique moderne.

§ 6. — Conditions favorables à la pratique de l'opération.

Les conditions les plus favorables pour obtenir de la castration des vaches d'excellents résultats, indépendamment des circonstances économiques précédemment exposées (§ 5), au milieu desquelles l'opération est plus spécialement indiquée, sont relatives à l'âge de l'animal, à la période de lactation où il se trouve, à son état général de santé, etc. Sous le rapport de l'âge, il importe de remarquer d'abord que la castration, chez les vaches, ne peut être pratiquée indistinctement, comme sur la plupart des autres animaux domestiques, à toutes les époques de la vie, et qu'elle ne précède jamais que de peu de temps, de 1 an, en moyenne, le moment où la bête doit être sacrifiée, cela, à cause de la nécessité où l'on est, soit pour la conservation de l'espèce, soit pour l'établissement complet de la lactation, de laisser la vache reproduire plusieurs fois avant de procéder à l'ablation des ovaires.

Ceci posé, en thèse générale, l'âge qui convient le mieux pour l'opération, suivant M. Charlier, est, pour les bonnes vaches, de 6 à 8 ans, après qu'elles ont vêlé deux ou trois fois. Quant aux mauvaises, il conseille de les opérer plus tôt encore, pour en faire des animaux d'engrais que l'on sacrifie dès qu'ils sont en état d'être livrés à la boucherie. A cet âge, les vaches ont donné assez de produits en veaux et en velles pour que l'annihilation chez elles de la fonction reproductrice ne soit en aucune façon préjudiciable à la conservation de l'espèce; et d'un autre côté, on évite de conserver des vaches vieilles, d'un entretien plus onéreux et d'un rendement plus faible que les jeunes.

En effet, les vieilles vaches vêlent plus difficilement, donnent des produits défectueux où domine le système osseux, un lait peu abondant et moins nutritif, s'engraissent avec peine, quelquefois pas du tout, n'ont qu'une viande dure, filandreuse, non pénétrée par la graisse, en un mot, de qualité inférieure. Les jeunes vaches, au contraire, donnent en tout de meilleurs produits : des veaux plus robustes, moins osseux; un lait plus abondant et de meilleure qualité; s'engraissent plus facilement et fournissent à la boucherie une viande supérieure. Si l'on considère, enfin, que par la castration des vaches jeunes on aurait le moyen de sacrifier, pendant la durée moyenne de la vie d'une vache conservée jusqu'à un âge avancé, une vache et demie, deux vaches même, au lieu d'une seule, ce qui, sans augmentation d'aliments ni de capital, aurait pour résultat de fournir plus de viande à la boucherie, plus de suif, de peaux et de débris à l'industrie, on conçoit mieux encore l'importance de ne pas attendre, pour mettre en pratique l'opération, que les vaches aient atteint un âge trop avancé.

Eu égard à la *période de la lactation*, le moment où il convient surtout d'opérer est le deuxième mois qui suit la parturition, soit environ quarante jours après. C'est l'époque de la vie, surtout quand on opère après le deuxième ou le troisième vêlage, où la vache donne le plus de lait et où l'on peut espérer en jouir le plus longtemps. Depuis M. Levrat jusqu'à M. Charlier, les divers expérimentateurs qui ont pratiqué la castration ont unanimement fixé cette même époque, qui offre ainsi toutes les garanties de l'expérience. A ce moment, d'ailleurs, les organes génitaux sont revenus à leur état normal, et l'on n'a plus à craindre de réaction dangereuse sur la matrice.

Il est d'autant plus important de choisir, pour faire l'opération, une période où la lactation est abondante, que l'engraissement simple, pour la vache, est, comme tout engraissement, une opération peu profitable, qui ne donne d'autre produit que la viande, n'équivalant pas toujours à la dépense de la nourriture consommée, et qui est par conséquent fort négligée. Tandis qu'avec le concours de la castration, pratiquée dans de bonnes conditions, on peut, en obtenant le maximum de la production en lait qui paie largement la nourriture de la vache, pousser celle-ci, sans dépense, à un état d'engrais qu'elle n'eût peut-être jamais atteint par les moyens ordinaires.

Les vaches castrées à cette époque, suivant M. Charlier, ayant le temps de se développer, s'élargissent du train postérieur, s'arrondissent dans leurs formes, perdent le goût et l'odeur de leur sexe, et fournissent une viande non moins bonne que celle du bœuf et plus recherchée des bouchers que la viande des vaches castrées au moment de mettre en graisse. Il faut observer, seulement, que les vaches livrées à la boucherie au moment où elles donnent encore du lait, dont la production ne laisse pas que d'enlever à la viande une partie de son arôme et de ses sucs, n'ont pas la même qualité que celles que l'on ne trait plus depuis longtemps; infériorité, au reste, sans importance, et qu'on fait disparaître en tarissant la sécrétion du lait quelques semaines avant de conduire les bêtes à l'abattoir.

Enfin, entretenant la lactation pendant qu'a lieu l'engrais, on a encore l'avantage d'éviter la pléthore, les congestions et les maladies inflammatoires qui surviennent parfois chez les animaux nourris abondamment et qui ne font aucune déperdition.

Eu égard à l'*état organique*, aux dispositions individuelles du sujet à opérer, la castration exige encore quelques précautions importantes, dont l'observation est une garantie de succès. Ainsi, il faut d'abord que la vache ne soit pas en rut, l'ablation des ovaires, alors que les organes sont le siége d'une congestion sanguine, pouvant déterminer une hémorrhagie plus ou moins grave; ni en état de gestation, l'opération, en pareil cas, exposant la vache à l'avortement. Les vaches, de plus, devront être dans un bon état de santé, recevoir une alimentation convenable, substantielle, continue, telle, en un mot, qu'il la faut pour obtenir, en toute circonstance, un complet engraissement, et seront tenues, enfin, hors de l'influence de toute maladie contagieuse.

Article II.

NOTIONS ANATOMIQUES SUR LES ORGANES DE LA GÉNÉRATION CHEZ LA VACHE.

Les organes intéressés dans l'opération de la castration, chez la vache, sont le *vagin*, l'*utérus* et ses annexes, et l'*ovaire*. Avant d'aborder l'étude de l'opération, nous ferons connaître, d'une manière sommaire, la disposition anatomique des ces différentes parties.

1º **Vagin**. — Cet organe, par lequel s'établit la communication entre les organes génitaux internes et l'extérieur, est un conduit membraneux extensible et rétractile, disposé horizontalement, à la partie médiane et postérieure du corps, dans la cavité du bassin. Sa forme, chez la vache, est celle d'une poire allongée, d'une longueur de 25 à 30 centimètres, dont la partie la plus renflée se trouve en avant, vers le fond de l'organe. Aussi son diamètre, assez grand pour qu'on puisse y introduire un et même deux bras, est-il très-inégal; à son fond, dans l'état ordinaire, il mesure environ 15 centimètres, tandis qu'il ne dépasse pas 8 à 9 centimètres vers l'orifice postérieur de l'organe, resserré comme une sorte de détroit. En outre, dans sa longueur, il présente une série de plis longitudinaux qui lui permettent de se dilater suivant l'exigence de ses fonctions.

Comme tous les conduits, le vagin présente deux orifices. L'orifice postérieur ou *entrée* du vagin, est limité par la *vulve*, et communique au dehors. A la partie inférieure de cet orifice se rencontre l'ouverture du canal de l'urèthre, recouvert par une sorte de valvule semi-lunaire dont le bord libre est tourné en arrière. L'orifice, ou extrémité antérieure, s'unit, au niveau du bord antérieur du pubis , au col de l'utérus , qu'il enveloppe de toutes parts et autour duquel le vagin forme un cul-de-sac circulaire , parsemé de plis radiés.

Formé d'une membrane mince , analogue au dartos, recouvert, à sa face interne , d'une muqueuse qui se continue avec celle de l'utérus , le vagin offre , avec les parties qui l'avoisinent, des rapport multipliés. Par sa paroi supérieure , il est en rapport, en arrière, avec le rectum et avec les ligaments latéraux qui unissent cet organe à la partie moyenne du vagin. Par ses faces latérales, elles-mêmes très-vasculaires, il touche aux gros vaisseaux pelviens qui rampent à la face interne du bassin. Inférieurement , il se trouve encore en rapport avec ces vaisseaux et avec la vessie sur laquelle il est comme appuyé. Intérieurement , ses deux parois latérales , dans l'état normal , restent appliquées l'une contre l'autre.

Le vagin sert à l'accouplement et en même temps à livrer passage, lors de la parturition , au fœtus expulsé de la matrice. Il subit alors une dilatation considérable , après quoi il revient à ses dimensions premières.

2° **Utérus.** — L'utérus , organe essentiel de la gestation, est une cavité membraneuse faisant suite au vagin , située dans le plan médian du corps, au niveau du bassin , contenu en partie dans cette cavité et en partie dans l'abdomen.

On y distingue deux parties principales : l'une comprenant le *col* suivi du *corps ,* l'autre constituée par les deux branches latérales ou *cornes ,* qui forment l'extrémité antérieure de l'organe.

Le col ou extrémité postérieure de l'utérus forme un prolongement cylindrique court, à parois épaisses et résistantes , en saillie dans l'intérieur du vagin, dont la muqueuse l'entoure et se continue avec la sienne propre. Au centre de ce prolongement est l'orifice vaginal de l'utérus , ouverture à bords froncés , radiés , toujours resserrée sur elle-même, excepté au terme de la gestation.

En avant, le col est continué par le *corps* de la matrice, à peu près piriforme , plus gros vers sa partie antérieure ou base, laquelle se divise en deux moitiés latérales , se continuant par les *cornes.* Celles-ci, accolées pendant une certaine partie de leur trajet, se séparent bientôt, en s'écartant l'une de l'autre , et se dirigeant l'une à droite et l'autre à gauche. Chacune de ces cornes présente une forme conique (*fig.* 59, *u, u'*), fait suite, par sa base, au corps de l'utérus, et, par l'autre, se prolonge en pointe, et se

Fig. 59 (*).

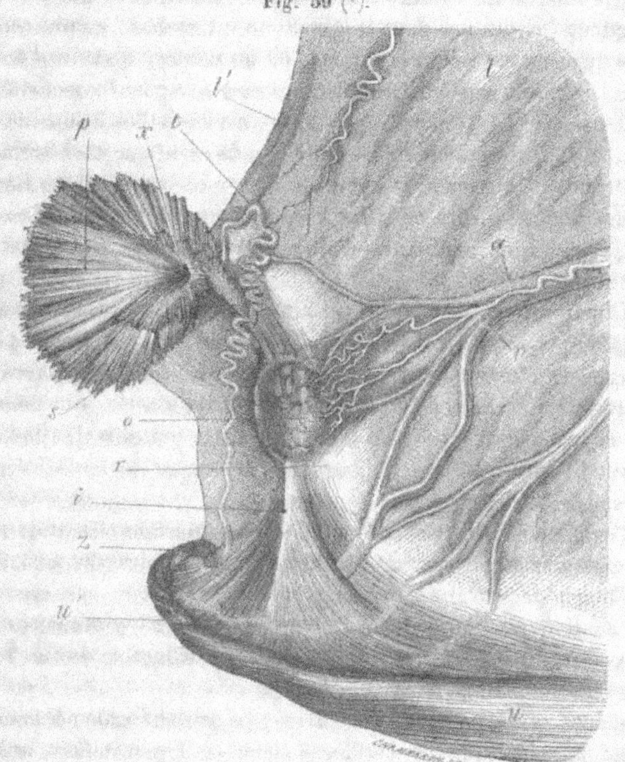

continue, par son extrémité, sans ligne de démarcation apparente, en *z*, avec la trompe de Fallope du côté correspondant.

(*) OVAIRE DROIT DE LA VACHE, *avec les parties auxquelles il est immédiatement attaché.* (Demi-grandeur naturelle.)

u, Corne droite de l'utérus. — *u'*, Flexuosités de l'extrémité antérieure de cette corne. — *l*, Ligament large. — *l'*, Bord antérieur de ce ligament. — *o*, Ovaire. — *r*, Repli péritonéal dans lequel se trouve soutenu l'ovaire. — *s*, Bord libre supérieur du repli péritonéal ou ligament ovarien supérieur. — *i*, Ligament ovarien inférieur. — *a*, Artère ovarique. — *v*, Veines ovariques. — *t*, Oviducte ou trompe de Fallope. — *p*, Pavillon de la trompe — *x*, Orifice supérieur de la trompe. — *z*, Orifice inférieur de la trompe se continuant sans démarcation sensible avec le sommet de l'utérus.

Prolongées dans l'abdomen jusqu'au niveau à peu près de la 4e ou 5e vertèbre lombaire, autrement dit à quelques centimètres en avant d'une ligne dirigée d'un côté à l'autre, au niveau de l'angle interne de l'ilium, ces cornes se recourbent, suivant leur longueur, en un arc dont la concavité est en bas, contrairement à ce qu'on observe chez la jument, où les cornes, également incurvées, se recourbent en haut de manière à avoir leur concavité supérieure. C'est à ce bord encore que s'attachent les ligaments larges, *l*, *l'*, qui soutiennent la matrice ; de sorte que chez la vache, l'extrémité des cornes, *u'*, pour se fixer à ce ligament, est dans la nécessité de se tordre en dehors et en haut ; la base de la corne, plus rigide, et maintenue d'ailleurs par le corps, ne subit pas cette demi-torsion.

L'incurvation inférieure, ou plutôt latérale des cornes, est assez régulière chez les génisses et les vaches qui n'ont pas encore porté. Mais après plusieurs parturitions, les cornes décrivent, vers leur extrémité antérieure, des ondulations ou flexuosités, qui amènent un changement de position dans les bords ; toutefois, l'attache du ligament large permet toujours de distinguer le bord inférieur d'avec le bord supérieur.

Les dimensions du corps et des cornes utérines offrent de nombreuses variations suivant l'âge du sujet, le nombre des gestations. La longueur moyenne du corps, vu à l'extérieur, est d'environ 15 centimètres ; celle des cornes est de 20 à 25 centimètres. Ces dimensions prennent un accroissement considérable durant le séjour du fœtus dans la cavité utérine.

Quant aux rapports de la matrice, ils varient également suivant l'état de plénitude de l'organe. Dans les circonstances ordinaires, l'utérus est en rapport, dans le bassin : en haut, avec le rectum ; en bas, avec la vessie et la partie antérieure du pubis ; sur les côtés, avec les parois latérales du bassin ; dans la cavité abdominale, il flotte avec l'intestin grêle et la dernière partie du colon. Pendant la gestation, l'utérus, plus volumineux, se porte beaucoup plus en avant, est en contact avec le rumen, refoule les autres organes, et contracte des rapports nouveaux qui n'offrent plus aucune fixité.

3o **Ligaments larges.** — Les *ligaments larges*, *l*, *l'*, nommés encore ligaments *sous-lombaires*, ligaments *suspenseurs de la matrice*, sont deux larges replis séreux fournis par le péritoine, servant, comme le dernier de leurs noms l'indique, à soutenir l'utérus dans sa position normale.

Très-amples, beaucoup plus que ne le sont ceux de la jument, permettant des déplacements d'une grande étendue, ils sont constitués, comme le mésentère, par deux lames séreuses entre lesquelles sont logés l'utérus et les ovaires. Ils affectent chacun une direction oblique de haut en bas, et de dehors en dedans. Ils prennent leur origine aux parois latérales de l'abdomen et du bassin, en un point qui varie, le plus généralement à la hauteur et en dedans de l'angle externe de l'ilium, le repli, vers son bord antérieur, se prolongeant à plusieurs centimètres en avant du muscle psoas-iliaque, à la face interne du flanc ; et, en arrière, suivant la direction de l'ilium jusque dans la cavité pelvienne, où il va se replier, en haut sur le rectum, en bas sur l'utérus. Deux ou trois replis, partant du bassin et de la région sous-lombaire dans la même direction que le ligament principal, soutiennent de chaque côté ce ligament, et en multipliant les points d'attache de l'utérus, lui donnent la fixité dont il a besoin quand il est occupé par le produit de la conception.

Les ligaments larges s'insèrent sur la matrice, au bord inférieur ou concave des cornes, et à la partie latérale et inférieure du corps. Puis ils se continuent d'une corne à l'autre, formant, à la base de celles-ci, une sorte de frein intermédiaire qui les maintient rapprochées l'une de l'autre. Par ce mode d'attache, l'utérus se trouve en saillie au-dessus de l'insertion des ligaments ; cela donne à ces derniers, considérés dans leur ensemble, suivant une comparaison assez juste de M. Chauveau, l'aspect d'une soupente triangulaire, dont un angle est attaché dans le bassin, les deux autres au niveau des hanches, et sur laquelle repose le corps et une partie des cornes de l'utérus ; cette soupente, toutefois, étant divisée dans sa partie moyenne, par la séparation existant entre les deux cornes de l'utérus.

Le bord antérieur ou libre des ligaments, *l'*, long de 30 à 40 centimètres, présente une direction flexueuse, surtout en approchant de sa terminaison à la corne utérine, où il soutient l'oviducte et son pavillon. Les ligaments sont en rapport, à leur face externe, avec les parois du bassin et de l'abdomen; à leur face interne, dans le fond du bassin, avec le rectum, dont ils écartent en avant, où ils se trouvent en contact avec la masse intestinale flottante.

Indépendamment des deux lames séreuses qui les composent, les ligaments larges présentent, particulièrement chez la vache qui a porté, des fibres charnues qui en augmentent la force et l'épaisseur, et qui sont surtout multipliées pendant la gestation. Dans cet état, les ligaments eux-mêmes augmentent d'étendue, moins dans le sens antéro-postérieur, que dans le sens latéral, par leur bord antérieur, qui peut s'allonger plus ou moins afin de se prêter au développement de l'organe. Entre les deux lames séreu-ses qui constituent le ligament large, se trouvent les vaisseaux et les nerfs destinés à l'utérus et à l'ovaire, et particulièrement l'artère ovarique, *a*, qui, en approchant de l'ovaire, forme deux branches principales offrant des circonvolutions analogues à celles de l'artère testiculaire; et la veine ovarique, *v*, moins flexueuse et d'un volume relativement très-considérable.

4° **Ovaire.** — L'*ovaire*, chez la vache, *o*, forme une petite masse ovoïde, du volume d'une grosse amande, atteignant, au temps du rut, ses plus grandes dimensions, et situé à la face interne, près du bord antérieur du ligament large, à 5 ou 6 cen-timètres au-dessus de la corne utérine correspondante. En ce point, l'ovaire, appliqué sur le ligament large, se trouve sou-tenu par un repli séreux, *r*, détaché du feuillet interne de ce ligament, et contenant l'ovaire entre ses deux lames, près de son bord antérieur. A l'extrémité supérieure ou externe de l'ovaire, ce repli forme un bord libre, renforcé de quelques fibres grises constituant un véritable ligament, *s*. A l'autre extrémité existe un ligament semblable, *i*, dirigé transversalement, beaucoup plus fort, plus tenace que le précédent, et qui semble formé par le prolongement des fibres mêmes de la matrice. L'ovaire, tendu entre ces deux ligaments, se trouve ainsi solidement fixé au ligament large, et n'en peut être détaché que par un assez grand effort.

La duplicature séreuse, en se rabattant sur le ligament large, constitue une sorte de poche, dont l'ouverture est tournée en bas, ayant l'ovaire pour bord interne, et qui peut servir de guide pour la recherche de cet organe.

Entre les deux lames du repli séreux arrivent les vaisseaux ovariques, l'*artère*, *a*, petite, flexueuse, comme l'artère testiculaire, dont elle est l'analogue, et ayant la même origine; les *veines*, *v*, très-nombreuses, et beaucoup plus développées, formant un réseau qui embrassent l'organe de toutes parts, et se rassemblent en un tronc principal qui se rend dans la veine-cave postérieure.

Comme les testicules, les ovaires sont principalement formés : 1° d'une *enveloppe* fibreuse, blanchâtre, épaisse, résistante, sillonnée extérieurement de divisions vasculaires, très-adhérente à la couche séreuse qui la recouvre, et offrant, à sa face profonde, des prolongements qui s'entre-croisent dans l'épaisseur de l'organe; 2° d'un tissu particulier, ou *stroma*, sorte de gangue cellulo-vasculaire, confondue avec les prolongements cellulo-fibreux qui la soutiennent, et au milieu de laquelle se trouvent ménagées une série de petites cavités tapissées chacune d'une membrane close qui a reçu le nom de *vésicule de Graaf*.

Organules essentiels de l'ovaire, ces vésicules, variables de nombre, de volume, de disposition, renferment un liquide dans lequel naît et se développe l'élément fourni par la femelle à la génération, l'*ovule*. A l'époque du rut, l'organe abreuvé de sang, se gonfle; une des vésicules dilatées se rompt, et l'ovule s'échappe pour être dirigé, à l'aide de l'oviducte, dans la matrice. Après sa déhiscence, la vésicule se remplit de sang, forme un corps rouge qui diminue peu à peu de volume, change de couleur, formant alors ce qu'on nomme le *corps jaune*, qui plus tard, lui-même, n'est plus représenté que par une petite tache grisâtre, la *cicatricule*.

Cette succession d'actes physiologiques imprime à la forme extérieure de l'ovaire diverses modifications. Dans l'état ordinaire, il est lisse à sa surface, pâle, d'un petit volume, et laisse voir, à travers sa substance corticale, celles de ses vésicules qui se préparent à s'ouvrir au moment des chaleurs. Quand on observe l'ovaire durant cette période, sa surface est irrégulièrement bosselée par les vésicules de Graaf dilatées, ou par les corps jaunes

qui les ont remplacées. Quelquefois, suivant la remarque de
M. Charlier, ces corps sont tellement volumineux et saillants,
qu'ils dépassent les dimensions de l'ovaire lui-même, ce qui peut
induire en erreur quand on pratique la castration, et faire croire
qu'on a extirpé l'ovaire, alors qu'on n'a extrait en réalité qu'un
de ces corps.

En avant de l'ovaire, se trouve l'*oviducte* ou *trompe de Fallope*,
trompe utérine, *t*, canal intermédiaire à l'ovaire et à l'utérus,
et servant à la transmission de l'ovule dans ce dernier organe. Se
présentant sous l'aspect d'un tube long, étroit, dur au toucher,
occupant le bord antérieur du ligament large, et décrivant dans
son trajet de nombreuses flexuosités, l'oviducte s'ouvre supérieurement en x, au milieu d'une lame membraneuse p, flottante, à
bords découpés, parsemée d'un grand nombre de prolongements
foliacés, placée en avant de la duplicature péritonéale ovarienne,
et connue sous le nom de *pavillon* ou *morceau frangé*. Ce pavillon a pour usage, en s'appliquant sur l'ovaire, au moment de
l'ovulation, d'assurer l'introduction de l'ovule dans la trompe.
L'autre extrémité de l'oviducte, z, arrive au sommet de la corne
utérine correspondante, avec laquelle elle se continue sans démarcation apparente.

Article III.

OPÉRATION PAR INCISION DU FLANC.

Le moyen primitivement mis en usage pour la castration de la
vache consistait, comme nous l'avons dit, à aller chercher l'ovaire
au sein de l'abdomen, à l'aide d'une ouverture pratiquée dans la région du flanc. C'est la méthode, selon toute apparence, employée
par Thomas Winn, qui, d'ailleurs, n'a pas fait connaître le moyen
dont il s'est servi ; c'est également celle qui a été mise en pratique par M. Levrat, à qui on doit, conséquemment, la première
description connue sur le manuel opératoire de la castration des
vaches ; c'est de la sorte, enfin, qu'ont procédé, jusqu'à la découverte de la méthode Charlier, tous les expérimentateurs qui ont
essayé l'opération, en n'apportant à ce mode primitif que quelques

modifications secondaires, ne pouvant d'ailleurs nullement en altérer le principe.

Aujourd'hui ce mode opératoire est généralement abandonné ; il n'est plus mis en usage que pour la castration des velles et des jeunes génisses, chez lesquelles l'étroitesse du vagin ne permet pas de procéder autrement à l'extirpation des ovaires. Nous le ferons néanmoins connaître tel qu'il a été longtemps pratiqué, ne fût-ce que pour faire juger, en montrant les dangers qu'il entraîne, l'important progrès réalisé par le procédé vaginal, de la découverte duquel datera véritablement l'introduction de la castration des vaches parmi les coutumes rationnelles tendant au perfectionnement de l'industrie du bétail.

Pour mieux faire apprécier par quels degrés a passé l'opération avant l'important progrès dû à la méthode Charlier, nous décrirons d'abord le procédé de M. Levrat, tel que cet auteur l'a primitivement fait connaître, et nous donnerons ensuite un résumé des modifications partielles qu'on lui a fait subir.

§ 1ᵉʳ. — **Manuel de l'opération.**

1º **Procédé Levrat.** — M. Levrat opérait les vaches sans leur faire subir de préparation préalable, se bornant, le jour de l'opération, à supprimer le repas du matin.

Les objets nécessaires étaient : des cordes ; une planche ou barre de bois ; un bistouri d'une forme spéciale, convexe sur tranchant, avec une lame longue de 6 centimètres, sur 3 dans sa plus grande largeur, ou, à défaut, un bistouri convexe ordinaire ; un bistouri boutonné droit ; deux aiguilles courbes à suture enfilées de gros fil tors bien ciré ; deux chevilles en bois sec de 20 centimètres de long sur un diamètre de 1 centimètre environ.

1º *Fixation de la vache.* — La vache était, pour l'opération, assujétie debout contre un mur, le côté gauche tourné vers l'opérateur. A ce mur étaient trois boucles, tenant à des anneaux solides : l'une pour arrêter la corde de la tête, l'autre au niveau de la pointe de l'épaule, la troisième en avant du grasset.

La tête fixée par un tour de corde ou tenue par un aide vigoureux, on attachait à la boucle, placée vers l'épaule, une autre corde, assez forte, qu'on faisait passer devant le poitrail et qu'on dirigeait, par le côté gauche du corps, derrière les fesses, pour venir la nouer à la boucle placée au niveau du grasset. Puis, au moyen de la planche ou barre de bois placée obliquement en avant des membres postérieurs et qu'on donnait à tenir à un aide, ou bien par une corde nouée autour des jarrets, on se mettait à l'abri des coups de pieds. Enfin, pour éviter les atteintes de la queue, on la faisait tenir par un aide ou on l'attachait à la corde qui entourait l'animal. A défaut d'un mur pourvu de boucles, on pouvait utiliter, pour le même objet, une forte palissade, une barrière solide, des arbres convenablement espacés, auxquels on fixait une grosse barre de bois.

2° *Incision du flanc.* — L'animal étant convenablement assujéti, l'opérateur, placé vers l'épaule de la vache, la main gauche sur le dos de celle-ci, où il prenait un point d'appui, tenait de la main droite le bistouri convexe, en portait le tranchant au milieu et à peu près à la partie supérieure du flanc gauche, et d'un seul coup incisait à la fois, verticalement, la peau et les muscles de cette région. L'ouverture, ensuite, était agrandie, au moyen du bistouri boutonné, jusqu'au degré nécessaire pour le passage du bras.

3° *Ablation des ovaires.* — L'ouverture faite, l'opérateur introduisait la main dans l'abdomen, derrière le rumen et l'intestin grêle, vers les cornes de l'utérus, en se guidant sur le ligament large, à la face interne duquel la main, étant appliquée, descendait graduellement le long de son bord libre ; là elle rencontrait d'abord l'ovaire gauche suspendu en dedans du ligament, près de l'extrémité de la corne utérine, au bord de la duplicature qui lui sert de ligament propre. Pour trouver ensuite l'ovaire droit, on descendait jusqu'au corps de l'utérus, proéminant au-dessus de l'écharpe que lui forment ses ligaments propres, et, de là, on remontait le long du bord antérieur du ligament droit, en dehors duquel, comme à gauche, se trouve suspendu l'ovaire.

L'un des ovaires étant saisi, l'opérateur le tirait légèrement à lui, et, avec l'ongle du pouce, il ratissait sur l'index les vaisseaux et la trompe de Fallope, jusqu'à ce que l'organe pût se détacher à l'aide d'une légère traction. Pour en faciliter la séparation,

M. Levrat, au lieu de ratisser de suite la trompe, commençait quelquefois par rompre, avec le pouce et le médius, la lame ligamenteuse placée immédiatement en arrière de l'ovaire, de manière à ce que celui-ci ne tînt plus que par « deux pédoncules, » les ligaments supérieur et inférieur *s* et *i;* saisissant alors le ligament supérieur entre le pouce et l'index, il le ratissait avec le pouce, le tordait jusqu'à ce qu'il se détachât; il procédait de même pour le ligament inférieur, avec la précaution de ne rompre cette partie qu'en opérant une forte torsion. L'ovaire alors cédait facilement. On opérait de même l'extraction du second ovaire. Dans le cas où l'ongle eût été trop court ou trop faible pour entamer les parties ligamenteuses dont il s'agit, on aurait pu faire usage d'un bistouri boutonné tenu dans la main.

M. Levrat a essayé d'anéantir l'action des ovaires sans les enlever, en pratiquant une espèce de torsion sans arrachement qu'il nomme *bistournage des vaches*. Pour cela, après avoir, comme dans la méthode précédente, percé la lame à laquelle est suspendue l'ovaire, il faisait passer deux fois celui-ci par l'ouverture, puis faisant un nouveau trou, à trois travers de doigt au-dessus du précédent, il y engageait l'organe, qui y restait maintenu par son propre poids.

Ce procédé, outre sa difficulté d'exécution, nécessitait une double dilacération, celle du ligament ovarien et celle du ligament large, l'une et l'autre pouvant occasionner des hémorrhagies et des accidents de suppuration plus ou moins redoutables; d'un autre côté, on n'obtenait ainsi qu'un résultat imparfait, la double torsion de l'ovaire étant insuffisante pour annuler son action physiologique.

4° *Fermeture de la plaie.* — Après l'ablation des ovaires, on s'occupait immédiatement de fermer la plaie. Il eût été dangereux de laisser trop longtemps l'abdomen ouvert, surtout pendant un temps froid. S'il s'écoulait du sang par quelque artériole, on arrêtait d'abord l'hémorrhagie au moyen de la torsion du vaisseau; on épongeait le sang épanché, puis on faisait la suture. Dans le principe, M. Levrat employait le suture enchevillée, qu'il avait soin de ne pas trop serrer à sa partie inférieure, afin de ménager au pus une issue facile. Plus tard, le même opérateur donna la préférence à la suture des pelletiers, attendu que les chevilles pouvant être tiraillées, soit lorsque les vaches se couchaient du côté gauche, soit quand elles restaient debout et se frottaient contre les murs, au passage des portes, d'où la possibilité de certains accidents qu'on évitait avec la suture en surjet.

Cela fait, la vache était conduite à sa place, où, recevant les soins convenables, la guérison, dans les cas les plus favorables, s'achevait en quinze jours ou trois semaines au plus.

2° Modifications apportées au procédé Levrat. — Les expérimentateurs qui, après M. Levrat, ont tenté de pratiquer la castration des vaches, ont imité son procédé, tout en lui faisant subir, comme nous l'avons dit, quelques modifications, d'ailleurs, sans importance, et portant, soit sur la manière d'assujétir l'animal, soit sur le manuel même de l'opération.

Ainsi, pour *fixer la vache* avec plus de sûreté, M. Morin préparait d'abord un mur avec 5 boucles au lieu de 3. D'autres opérateurs ne se servaient pas d'un mur, se bornant à faire tenir la bête par deux aides, l'un à la tête, qui saisissait d'une main la corne gauche, et de l'autre serrait l'extrémité inférieure de la cloison nasale, pendant que le second aide, placé à la hauteur de la hanche, retenait l'animal en place lorsque la douleur l'excitait à faire quelques mouvements (Desbans). D'autres fois, les deux aides étaient placés à la tête, les membres postérieurs étant retenus par une corde qui les entourait, leur laissant seulement un jeu de 10 à 12 centimètres (Putot).

M. Rey, de Lyon, fixait la vache à un mur, comme M. Levrat, mais il ne faisait usage que de deux boucles, l'une pour attacher la tête, l'autre, placée à la hauteur de la croupe et un peu en arrière, pour y faire passer l'extrémité de la queue, qui était maintenue par un aide, afin d'empêcher l'animal de se coucher. Pour retenir les membres postérieurs, il leur appliquait deux entraves munies d'un lacs qui venait passer entre les membres antérieurs et se fixer autour de l'encolure.

Les variations touchant *le manuel opératoire* ont porté principalement sur la manière de pratiquer l'incision du flanc. Ce fut d'abord M. Yvart qui, après avoir essayé l'opération à l'école d'Alfort, recommanda « de vider préalablement le rectum ; de ne pas prolonger l'incision trop bas, afin d'éviter de couper la branche antérieure de la circonflexe de l'ilium ; de tordre ou de lier cette artère si, malgré les précautions prises, il arrivait qu'on en fît la section [1]. »

De leur côté, MM. Putot, Desbans préféraient, pour l'incision, le côté droit au côté gauche, vu le moins de distance qu'on a alors à parcourir pour arriver à l'ovaire, le flanc, de ce côté, étant moins renflé que du côté gauche. Ils donnaient à l'incision une direction verticale légèrement inclinée en avant, et au lieu d'entamer, d'un seul coup, toute l'épaisseur de la paroi abdominale, ils commençaient par inciser la peau sur un pli transversal, et n'arrivaient que successivement et par couches dans la cavité de l'abdomen. L'ovaire était extrait par torsion, et la plaie réunie par une suture enchevillée ou par une suture en surjet.

M. Morin pratiquait de la même manière l'incision du flanc ; mais avant d'ouvrir le sac péritonéal, il faisait la ligature des artérioles ouvertes, pour éviter l'introduction du sang dans l'abdomen ; puis il réunissait la plaie par une suture enchevillée, bien que M. Levrat eût abandonné ce mode de réunion. M. Lorin faisait également l'incision du flanc en plusieurs temps, et la réunissait par une suture enchevillée ; puis l'opération terminée, au lieu de ménager un écartement entre les lèvres de la plaie pour l'écoulement du pus, il la serrait tout-à-fait, de manière à obtenir de suite une réunion par première intention, résultat qu'il assurait encore en recouvrant la suture avec un emplâtre formé d'un plumasseau térébenthiné qui se maintenait collé à la peau. La plaie était abandonnée à elle-même, et l'appareil levé seulement du 12e au 15e jour, la guérison étant alors achevée.

Un ancien boucher, dans la Meurthe, qui pratiquait avec quelque succès la castration des vaches, M. Lehalle, cité par M. Riss, vétérinaire au 1er régiment de hussards [2], s'y prenait de même pour faire l'incision, mais il en proportionnait exactement l'étendue à la grosseur de son bras, afin d'éviter l'introduction de l'air dans la cavité de l'abdomen, la laissant assez grande cependant pour ne

---

[1] Rec. de Méd. vét., 1834, p. 73. (Note.)
[2] Rapp. à la Soc. cent. d'Agr. de Nancy. Séance du 5 octobre 1843.

pas, quand il introduisait son avant-bras, déterminer la déchirure des bords de la plaie; puis il amenait successivement les deux ovaires à l'ouverture faite au flanc, et les enlevait à la manière de M. Levrat.

M. Rey choisissait également le flanc droit pour cette opération. Il incisait vers la partie supérieure, à trois travers de doigt de l'angle de la hanche, ayant remarqué que, faite trop au milieu du flanc, elle tombe au niveau du rumen, ce qui obligeait à contourner ce viscère pour arriver aux ovaires. Il employait, au lieu du bistouri convexe, le bistouri droit, qu'il introduisait par sa pointe, et faisait descendre verticalement, divisant la peau et les muscles de cette partie, dans une étendue d'au moins un décimètre, sans pourtant atteindre le péritoine, qu'il déchirait avec les doigts. Cela fait, M. Rey introduisait la main gauche dans l'abdomen, et allait à la recherche des ovaires qu'il séparait en les tenant dans la main et en pressant avec le pouce, entre le médius et l'index, de manière à déchirer sans traction les vaisseaux et la trompe de Fallope. La plaie ensuite était réunie par une suture enchevillée, de préférence à la suture du pelletier, qui n'opérait pas entre ses lèvres un rapprochement assez intime. Il serrait également dans tous les points, afin d'obtenir la réunion immédiate; il était inutile de laisser une ouverture béante à la partie inférieure pour l'écoulement du pus qui ne devait se produire qu'accidentellement. Vers le quatrième ou le cinquième jour, il fallait enlever les chevilles, car en les laissant davantage, on était exposé à voir les fils devenir une cause de suppuration.

M. Charlier d'abord choisissait aussi le flanc droit pour l'opération, ayant remarqué qu'en opérant à gauche, non-seulement on pouvait intéresser le rumen, mais encore que cet organe opposait un obstacle assez grand à la recherche des ovaires, et qu'il contractait toujours avec la plaie des adhérences qui nuisaient au libre exercice de sa fonction, inconvénients qui n'étaient pas à redouter du côté droit. Il incisait couche par couche la paroi abdominale jusqu'au péritoine, et n'attaquait celui-ci qu'après avoir tordu ou lié la branche de l'artère circonflexe de l'ilium si elle était coupée, c'est-à-dire lorsque l'hémorrhagie des petites veines et artérioles avait cessé, et après avoir épongé avec soin le sang épanché dans la partie déclive de la plaie ; tout cela, pour éviter l'introduction du sang dans l'abdomen. Ensuite, au lieu de séparer les ovaires par l'action d'une seule main, M. Charlier préférait faire l'incision assez large pour introduire les deux avant-bras et enlever les ovaires par l'action combinée des deux mains, l'une, saisissant l'ovaire au niveau de son ligament, entre le pouce et l'index, et lui donnant une grande fixité, tandis que les doigts de l'autre effectuaient les manœuvres nécessaires pour le rompre. Cette manière d'opérer avait paru à M. Charlier beaucoup moins fatigante, plus expéditive et moins dangereuse que celle décrite par M. Levrat, en ce que les doigts de la main droite, pour ratisser, tordre et rupturer étaient aidés et soutenus par la main gauche ; et en ce que la traction était opérée sur la main gauche qui résistait, et non sur un organe dilacérable et très-irritable. L'incision, bien que plus étendue que celle nécessaire pour l'introduction d'une seule main, n'offrait pas plus de gravité et cicatrisait aussi vite.

Arrivé à l'ovaire, au lieu de déchirer le ligament séreux par le milieu, de manière à ce que cet organe ne tînt plus que par ses deux ligaments supérieur et inférieur, M. Charlier commençait par déchirer ceux-ci en les serrant au moyen du pouce et de l'index de la main gauche, pendant qu'avec les mêmes doigts de la main droite, il rompait les ligaments et la trompe de Fallope, puis ratissait, tordait et rupturait avec précaution la partie restante, contenant le nerf et les vaisseaux ovariques. Par ce mode de torsion limitée, substitué au simple arrachement des glandes, indiqué par M. Levrat, M. Charlier évitait tout effort de traction sur les ligaments larges, et prévenait plus sûrement l'hémorrhagie, quelquefois mortelle, de l'artère ovarique. Mais faute d'instrument, l'effet ne pouvait être constant, et l'opération conservait tous ses dangers. C'est pourquoi il recommandait, comme un procédé bien préférable, l'extirpation des ovaires, à l'aide de la pince à torsion (*fig.* 70), qui sera décrite en parlant du procédé vaginal.

M. Charlier a essayé aussi de pratiquer l'extirpation des ovaires en les amenant, comme l'indique M. Riss, à l'ouverture du flanc ; mais il a dû renoncer à cette manière d'opérer, qui obligeait à distendre outre mesure les ligaments larges, et pouvait donner lieu, de la sorte, à quelques accidents.

Considérant, enfin, que la douleur est l'un des plus graves inconvénients de l'opération en ce que, réagissant vivement sur l'organisme de l'animal, elle accroît la fièvre de réaction et diminue, par suite, la sécrétion lactée, lorsqu'elle ne contribue pas à entraîner la mort du sujet, on a eu l'idée de supprimer cette cause d'aggravation en éthérisant préalablement les vaches. Des essais ont été faits en ce sens par plusieurs expérimentateurs, notamment par le docteur Seifert, de Graschnitz, Haute-Styrie (Autriche), qui, le 15 avril 1847, pratiqua l'éthérisation sur deux vaches de la race Mürzthal, l'une, d'un tempérament vif, âgée de 4 ans, et ayant vélé deux fois ; l'autre, d'un tempéramment tranquille, de 7 ans, et ayant vélé cinq fois. La première ne perdit la sensibilité qu'après une troisième reprise de l'éthérisation ; elle tomba et fut opérée couchée. L'autre vache, complétement engourdie au bout de trois minutes, resta et fut opérée debout. Chez cette dernière, la fièvre de réaction fut moins forte. Trois jours après, l'une et l'autre se portaient parfaitement bien ; mais, jusqu'au quatrième jour, le lait conserva un goût désagréable d'éther. Au huitième jour, la quantité de lait, remontée à son maximum primitif, resta constante. D'après cette expérience, rapportée par M. F. Riedel [1], on voit que l'éthérisation pourrait être appliquée, avec succès, à la castration des vaches par incision du flanc. Mais hâtons-nous d'ajouter que l'abandon de cette méthode enlève beaucoup de leur importance à ces tentatives.

§ 2. — **Suites ordinaires de l'opération. Soins consécutifs.**

Les symptômes qui se manifestent à la suite de la castration par incision du flanc ne sont autres que ceux observés après toute opération d'une certaine gravité. Dès le premier jour, la vache se plaint, cesse de boire, de manger, de ruminer, éprouve des frissons et perd immédiatement une notable partie de son lait. Cet état, conséquence de la vive douleur produite par l'opération, s'amende vers le second jour. Le troisième, les bords de la plaie sont légèrement tuméfiés, douloureux à la pression. Il y a com-

[1] *Journ. d'Agricult. pratiq.*, 1848, IIe sér., t. V, p. 413.

mencement d'organisation de la lymphe plastique épanchée entre les lèvres de la double plaie faite à la peau et aux muscles abdominaux.

A ce moment, dans les cas les plus heureux, la fièvre de réaction est près de cesser, et tout annonce un prochain retour du sujet à la santé. La vache a repris son appétit, rumine de nouveau, se couche et se lève comme à l'ordinaire; toutes ses fonctions, enfin, sont revenues à leur état normal; et il ne reste plus d'autre trace de l'opération que la plaie du flanc, en voie de cicatrisation. Quelquefois les bêtes maigrissent, mais pour revenir bientôt à leur état primitif. Au bout de 8 ou 15 jours la guérison est achevée, et la sécrétion du lait, qui avait subi d'abord une forte diminution, notamment pendant la période de la fièvre de réaction, ne tarde pas à remonter au même chiffre qu'auparavant, et souvent même à le dépasser.

Dans le cours de la période inflammatoire et jusqu'à la guérison, l'animal devra être entouré de quelques soins ayant surtout pour but de prévenir les accidents qui, trop fréquemment, compliquent l'opération.

La diète, le repos, le séjour dans une étable convenablement aérée, l'attention surtout d'éviter les courants d'air froid, tant que dure l'état fébrile, sont les premiers soins que réclame la bête opérée, et leur négligence, quelque simples qu'ils paraissent, ne laisserait pas que d'avoir, parfois, des conséquences assez redoutables.

Chez les bêtes bien nourries, fortes, pléthoriques, M. Charlier conseillait, en cette circonstance, l'emploi de la saignée, en vue de prévenir la fièvre traumatique, et le développement des symptômes inflammatoires sur les parties atteintes par l'opération. Nous sommes peu disposé à admettre l'efficacité de ces saignées préventives, à moins d'une indication bien précise puisée dans l'état du sujet. La diète et quelques purgatifs salins atteignent au même but, et n'affaiblissent pas comme les émissions sanguines. On dit, il est vrai, que la saignée ne nuit pas à la sécrétion lactée, partant de ce principe que la production du lait étant d'autant plus abondante que la vache est plus faible et plus lymphatique, une soustraction de sang qui accroît cette faiblesse ne saurait nuire à un phénomène que cet état favorise. Mais à supposer qu'une telle assimilation puisse être établie entre la faiblesse naturelle des vaches bonnes laitières, et celle produite artificiellement par la saignée, il n'en résulte pas, tant s'en faut, que le sujet en lui-même se trouve mieux de cette pratique, laquelle se trouve, conséquemment, toujours contre-indiquée dans le cas actuel.

On donnera, comme nourriture, de bonnes herbes de prairies naturelles ou artificielles, non capables de fermenter ; ou, à défaut, quelques kilogrammes de bon foin ou de regain sec avec une petite quantité de paille et de racines fourragères. Pour boissons, de l'eau blanchie avec du son ou de la farine d'orge. Vers le 9e ou le 10e jour seulement, on remet la bête à une demi-ration, et quelques jours après à son régime ordinaire.

La vache, convenablement couverte si le temps est froid, est mise à part, dans un coin de l'étable, éloignée le plus possible de la porte d'entrée et des autres ouvertures, et, s'il se peut, le flanc malade tourné du côté du mur, dans tous les cas à l'abri de l'atteinte des autres bêtes. Elle sera attachée à deux longes pour l'empêcher de lécher sa plaie, aura une abondante litière pour lui épargner la douleur et le malaise du décubitus sur le sol, et entretenir sa température. On la traitera enfin avec douceur, et on évitera de la tourmenter.

La plaie réclame les mêmes soins que ceux exigés par toutes les lésions de cette nature. Si elle se réunit par première intention, on peut couper et enlever les fils dès que l'adhésion des lèvres de la plaie est parfaite. Sinon on laisse les fils tomber d'eux-mêmes, en favorisant leur chute par des onctions avec de l'axonge faites vers le 4e ou le 5e jour. Après quoi on attend que la cicatrisation s'opère, se bornant, jusqu'à guérison parfaite, à entretenir la solution de continuité en état de propreté.

§ 3. — Accidents consécutifs à l'opération.

Divers accidents, plus ou moins redoutables, peuvent survenir à la suite de la castration par incision du flanc, et entraîner une diminution ou une suspension plus ou moins prolongée de la sécrétion lactée, quelquefois même la mort du sujet. L'emphysème, l'hémorrhagie dans la plaie du flanc, l'hémorrhagie par les artères ovariques, la fièvre de réaction prolongée, la suppuration de la plaie, la péritonite, le retour des chaleurs, sont les principaux de ces accidents, assez nombreux, comme on le voit, et dont l'occurrence, pour ainsi dire constante, constitue, pour l'opération par le flanc, une source de complications graves toujours à redouter.

1° **Emphysème.** — L'emphysème, ou introduction de l'air dans le tissu cellulaire sous-cutané, est le plus ordinaire, mais heureusement le moins grave des accidents consécutifs à la castration par le flanc. Il se manifeste dans la grande généralité des cas, et apparaît peu d'heures, quelquefois immédiatement après l'opération, sous la forme d'une tuméfaction diffuse, d'une étendue variable, crépitante sous le doigt, qui envahit la région opérée. M. Charlier considère cet emphysème, dans les premiers moments de son apparition, comme un météorisme du ventre qu'il attribue, soit à l'air introduit dans l'abdomen par la plaie du flanc, soit à l'évaporation du sang épanché dans cette cavité par suite de la division des artères ovariques. Ces causes ne sont pas moins hypothétiques que le météorisme qu'elles ont pour objet d'expliquer, aucun gaz ni aucune vapeur ne pouvant séjourner dans un milieu tel que l'intérieur de la cavité péritonéale, soumise à une pression constante, et de toutes parts enveloppée de voies absorbantes d'une extrême activité.

Ce que M. Charlier appelle un météorisme du ventre n'est donc que l'emphysème observé par tous les expérimentateurs, et paraissant résulter de l'action aspirante qu'exerce le diaphragme sur les organes abdominaux, dans les mouvements d'expiration, et se transmettant, par ces organes, à l'air extérieur, lequel alors pénètre entre les lèvres de la plaie, que la suture ne saurait maintenir dans un rapprochement absolu. On a bien admis encore, pensant que les bords de la solution de continuité pouvaient se trouver assez approchés pour fermer tout accès à l'air extérieur, que l'emphysème provenait alors de l'air entré dans le péritoine au moment de l'opération; cette théorie est inacceptable, car il faudrait pour cela que l'air pût séjourner un certain temps dans la cavité péritonéale; chose impossible, en vertu d'une loi physique bien connue, concernant l'équilibre des gaz renfermés dans des cavités closes et à parois absorbantes.

Quelle qu'en soit la cause, après que l'emphysème s'est montré dans la région opérée, il ne tarde pas à s'étendre et à envahir tout le côté correspondant du corps. Dès le second jour, il remonte vers la croupe, les reins, le dos, et peut arriver ainsi jusqu'au garrot, aux épaules et à l'encolure. Il atteint quelquefois le côté opposé; mais le plus ordinairement il s'arrête à la ligne dorsale.

Malgré son étendue, l'emphysème n'offre jamais rien d'inquiétant et ne tarde pas à se dissiper de lui-même. Quand il persiste au-delà de quatre ou cinq jours, on fait échapper l'air à l'aide de quelques incisions à la peau et d'une légère pression de la main, et l'accident n'a pas d'autres suites.

2° Hémorrhagie dans la plaie du flanc. — Cette hémorrhagie se manifeste au moment où l'on fait l'incision. Elle provient de la division de l'artère circonflexe iliaque, et parfois elle est assez abondante pour offrir un caractère inquiétant. Bien que généralement elle s'arrête d'elle-même par la suture de la plaie, comme il est à craindre que le vaisseau ouvert ne continue à donner du sang qui s'épanche dans la cavité péritonéale, mieux vaut toujours appliquer une ligature ou faire la torsion de l'artère; dans ce cas, les manipulations qu'exigent la recherche du vaisseau ouvert et l'extraction du sang épanché dans les interstices musculaires, la présence du fil, deviennent autant de circonstances aggravantes qui ajoutent encore au danger de l'opération.

3° Hémorrhagie par les artères ovariques. — Cette hémorrhagie était toujours à redouter avec l'ancien procédé, alors qu'on se servait seulement des doigts pour détacher l'ovaire de son ligament suspenseur; car, outre les difficultés qu'on éprouvait de la sorte à extraire l'organe, on ne pouvait jamais opérer qu'une torsion incomplète de l'artère ovarique; celle-ci restait conséquemment ouverte, et donnait lieu, d'une manière à peu près constante, à une hémorrhagie assez considérable pour déterminer de graves accidents, parfois même la mort du sujet, au point que l'on a cru pouvoir attribuer précisément à cette cause la perte d'une grande partie des animaux qui ont succombé à la castration par le flanc.

On reconnaît, à divers symptômes, l'existence de l'hémorrhagie par les artères ovariques. L'animal se montre indifférent pour ce qui l'environne, fait entendre des plaintes, change de place avec difficulté. A ces signes s'en joignent d'autres : l'abaissement du pouls, les battements tumultueux du cœur, la respiration courte et accélérée, avec dilatation des naseaux ; la pâleur des muqueuses ; le refroidissement des oreilles et des extrémités ; l'augmentation du volume du ventre vers sa partie inférieure, où l'on sent en outre la fluctuation d'un liquide ; le soulèvement des organes intestinaux vers les flancs. Quand ces signes se manifestent, l'expectation et le repos absolu de l'animal sont les seules ressources du praticien, jusqu'à la terminaison de l'accident par la guérison ou par la mort.

Si on a des raisons de redouter l'hémorrhagie, on peut la prévenir, en suivant le procédé indiqué par M. Riss, et consistant à attirer les ovaires au dehors, puis à appliquer une ligature sur les artères ovariques, ainsi qu'on le fait pour les vieilles truies.

4° **Etablissement de la suppuration et ses suites.** — La suppuration, dans la plaie du flanc, s'établit toujours quand la solution de continuité ne se ferme pas par première intention. La présence trop prolongée des fils au milieu de la surface traumatique, la pression inégale des chevilles, en sont les causes ordinaires ; et lorsque la plaie, néanmoins, se ferme sans autre complication, elle ne constitue qu'une aggravation légère de l'opération ; il en résulte seulement un retard de la cicatrisation. Quelquefois les fils sont causes de la formation de petits abcès dans le trajet ou au bas de la suture. Ces abcès n'ont rien de grave, et s'ouvrent tout seuls, à moins qu'on ne hâte leur évacuation par un coup de bistouri. D'autres fois se forment sous la peau des dépôts de matières fibro-albumineuses accompagnées de pus ; on extrait ces matières à l'aide d'une incision pratiquée à la partie inférieure de la plaie, et la guérison s'achève comme à l'ordinaire.

Des complications plus graves ont été observées à la suite de cette opération. Ainsi, on a vu, soit par le fait d'une disposition spéciale du sujet, soit à cause de la viciation de l'air ambiant, la gangrène s'emparer de la plaie, et entraîner alors, d'une manière à peu près inévitable, la mort de la vache. En d'autres circonstances, sans qu'il y ait gangrène, la plaie du flanc est devenue le point de départ d'une inflammation plus ou moins vive, s'étendant aux organes internes et déterminant des accidents généraux d'une extrême gravité.

Enfin, la plaie du flanc, comme l'a observé M. Charlier, exposée au contact de l'air ambiant, aux chocs extérieurs, irritée par la présence des fils de la suture, par le travail de cicatrisation, etc., devenait souvent le siége d'une inflammation pseudo-membraneuse, qui déterminait des adhérences entre les couches musculaires du flanc, et quelquefois entre celles-ci et les viscères abdominaux, toutes complications difficiles à prévoir, autant qu'à combattre, et venant encore ajouter au danger de ce mode opératoire.

5° **Péritonite.** — Suivant M. Charlier, de tous les accidents pouvant survenir à la suite de la castration des vaches par incision du flanc, la péritonite est, sans contredit, le plus grave. L'épanchement, dans la cavité péritonéale, du sang provenant des artères ovariques ouvertes, l'extension par approche de l'inflammation survenue dans la plaie du flanc, les refroidissements par l'exposition non ménagée de l'animal à un air froid et humide, la prédisposition du sujet, un excès prématuré de nourriture, quelquefois l'action simultanée de ces diverses influences réunies, sont les causes ordinaires de cet état pathologique, qui, dans cette circonstance, affecte toujours le type aigu, et acquiert promptement une grande intensité.

C'est du troisième au sixième jour, suivant la cause, que cette redoutable complication commence à se manifester. On reconnaît l'invasion prochaine du mal aux signes suivants : la vache cesse tout-à-coup de donner du lait ; devient triste, indifférente aux choses qui l'entourent, éprouve des frissons, mange et boit nonchalamment, comme par accès ; cesse de ruminer, paraît gênée dans ses mouvements, se meut tout d'une pièce, tire sur sa longe ou s'appuie sur l'auge, grince des dents ou fait entendre des plaintes.

Le mal continuant, le ventre se ballonne, devient douloureux sous la pression du doigt ; la vache éprouve des coliques, trépigne des pieds postérieurs, gratte le sol, agite la queue, tend les membres, allonge le cou et la tête, regarde son ventre, se couche de côté pour éviter de le presser, se relève avec difficulté, reste immobile dans la station debout; la colonne vertébrale se vousse en contre-haut et reste insensible à la pression du doigt. Le regard est fixe, triste, le poil hérissé; les oreilles tombantes sont alternativement froides et chaudes; le corps est chaud et les extrémités glacées; les mamelles sont flétries et prennent une couleur jaune pâle.

Les fonctions participent à ce trouble général de l'économie; la fièvre est plus ou moins intense; le pouls est tantôt dur, petit, serré, tantôt plein, inégal et précipité. Quand le mal s'aggrave, le pouls devient plus irrégulier, intermittent, insensible. La respiration est brève et plaintive. Les défécations sont accompagnées d'épreintes; la fiente est sèche, moulée, peu abondante. Les urines sont jaunâtres, odorantes, expulsées souvent et en petite quantité à la fois. Le lait, quand il est encore sécrété, est jaune, épais, sirupeux, et tourne quand on le soumet à l'ébullition. La plaie elle-même est modifiée dans son aspect; ses bords semblent s'écarter et laissent suinter un liquide sanguinolent.

Quelquefois, des épanchements séreux se forment dans le sac péritonéal, ce qu'on reconnaît à l'augmentation du volume du ventre à sa partie inférieure, et à la fluctuation du liquide.

Ces différents symptômes, sous l'influence d'un traitement approprié, peuvent s'amender et se terminer au bout d'un temps plus ou moins long, par la guérison. Mais, le plus souvent, la vache, cédant à la violence de la maladie, maigrit, s'affaiblit en peu de temps; les yeux deviennent ternes, s'enfoncent dans l'orbite, la face se grippe, la bouche se dessèche, la tristesse augmente, les gémissements se succèdent et la mort arrive.

A l'autopsie, on constate des désordres variés, en rapport avec l'origine du mal. Quand la péritonite est la suite d'un épanchement sanguin, on trouve des caillots plus ou moins volumineux répandus dans le péritoine, siége lui-même d'une vive phlogose. Si l'affection provient d'une autre cause, la séreuse est épaisse, tapissée de fausses membranes. Une sérosité rougeâtre coagulable, mêlée de flocons albumineux, la remplit en partie. Lorsque l'inflammation a eu pour point de départ la plaie du flanc, on trouve tous les tissus de cette région altérés, confondus avec les produits pathologiques, adhérant ensemble et ne formant plus qu'une masse de tissus hétérogènes.

Ces divers symptômes caractéristiques de la péritonite peuvent varier quant à leur ordre d'apparition, à leur intensité respective ; mais ils se font toujours remarquer par la rapidité de leur marche, par la promptitude avec laquelle ils arrivent à un dénouement fatal, qui rarement se fait attendre au-delà de cinq ou six jours. D'où la nécessité d'attaquer vigoureusement la maladie dès son début. Voici le traitement conseillé en pareil cas par M. Charlier.

Aux premiers signes qui apparaîtront, si la bête est forte et sanguine, on fera une saignée de 4 ou 5 livres, qui sera moindre si l'animal est faible ou épuisé. On renouvellera la saignée, si le mal persiste, en y adjoignant, à titre de dérivatifs et de déplétifs, les purgatifs salins, le sulfate de soude et de magnésie, qui agissent également comme diurétiques, et qu'on peut administrer à la dose de 500 grammes par jour, en dissolution dans un breuvage tiède. Des lavements émollients, l'application de sinapismes sur les membres, des fumigations générales, au moyen d'un vase d'eau bouillante placé sous le ventre, l'animal étant couvert d'un drap tombant à terre, des frictions sèches, complètent le traitement à mettre en usage en pareil cas. On tiendra, d'ailleurs, la vache à une diète sévère ; on la logera dans une étable chaude, modérément aérée, où elle aura une bonne litière et sera bien couverte ; enfin, on continuera de la traire.

Tels sont les moyens indiqués par M. Charlier contre la péritonite consécutive à la castration des vaches. Cette méthode thérapeutique, parfaitement convenable contre une phlegmasie réelle, est-elle bien véritablement indiquée dans le cas actuel ? Nous ne saurions l'admettre pour les raisons que nous avons eu déjà occasion d'exposer dans l'article consacré à étudier la péritonite chez le cheval (v. p. 203), et où, après avoir exposé nos vues sur la nature même de la maladie, nous avons essayé de montrer les dangers de la méthode antiphlogistique appliquée à cette affection, puis indiqué les bases d'un traitement plus rationnel.

Quoi qu'il en soit, dès que la péritonite n'est pas suivie de la mort de la vache, on voit bientôt le ventre perdre de son volume, l'animal reprendre sa liberté de mouvement, la sécrétion lactée revenir, l'appétit, la rumination et toutes les autres fonctions se rétablir successivement. On aide à ce retour de la santé en augmentant graduellement la quantité de nourriture, et en observant, enfin, avec rigueur, toutes les précautions exigées en temps de convalescence.

6° **Retour des chaleurs.** — Un phénomène que l'on a quelquefois observé, à la suite de la castration, est le *retour des chaleurs.* M. Levrat a, le premier, signalé le fait. Depuis, d'autres praticiens l'ont également remarqué, bien que dans de fort rares circonstances, puisqu'il ne se trouve mentionné, nulle part, dans les écrits de M. Charlier.

Ce retour, du reste, comme il a été permis de le constater sur le petit nombre de sujets qui l'ont éprouvé, offre une grande irrégularité; il peut avoir lieu un ou plusieurs mois après l'opération, mais il n'est pas périodique, comme chez les vaches non châtrées. Il dure chaque fois peu de temps, quelques minutes seulement dans certains cas, se renouvelle alors plusieurs fois dans un jour. Cet état se maintient quelques jours, disparaît, se manifeste parfois de nouveau, puis cesse définitivement.

Pendant cet état, toujours momentané et de peu de durée, la vache se tourmente beaucoup, devient d'une extrême violence; et si on lui présente le taureau, elle se laisse saillir. Une autre particularité curieuse à noter, c'est que le lait, durant cette période de chaleurs tout-à-fait anormales, n'éprouve pas d'altération, comme cela arrive constamment chez les vaches non châtrées qui entrent en rut, preuve du caractère essentiellement fugace et passager de ce phénomène.

Il serait intéressant de rechercher la cause de cet accident, que l'on pourrait peut-être expliquer par la formation d'un germe dans une portion non extraite de l'ovaire, comme il peut arriver quand on extirpe seulement, au lieu de l'organe, un corps jaune développé à l'excès, et donnant le change à l'opérateur, quand celui-ci cherche à reconnaître l'organe à extraire. En attendant la vérification de cette hypothèse, remarquons que l'impossibilité de prévoir ce phénomène, non moins que son peu d'influence sur les suites de l'opération, lui enlèvent, d'ailleurs, toute importance au point de vue pratique.

Telle est la série des accidents principaux auxquels étaient exposées les vaches qui subissaient la castration par incision du flanc. Et maintenant à ces complications diverses, si l'on joint:

La nécessité d'imposer à la vache, pour l'assujétir, *des moyens de contrainte* qui la tourmentent, l'irritent, la blessent;

La *difficulté de l'opération*, surtout pour déchirer, avec les doigts, les ligaments qui retiennent l'ovaire, ce qui expose à manquer l'opération ou à la pratiquer d'une manière incomplète;

La *vive douleur* produite par l'incision de la peau et des muscles, douleur qu'accusaient les beuglements et les mouvements désordonnés de l'animal, et ayant pour effet d'aggraver l'état général, d'accroître l'intensité de la fièvre de réaction, etc.;

La *fièvre de réaction* elle-même, portée quelquefois, chez les sujets irritables, à un haut degré, s'accompagnant de symptômes nerveux, de constipation, *diminuant la sécrétion du lait* et réagissant toujours, d'une manière fâcheuse, sur les suites de l'opération;

L'*étendue, la difficulté de guérison de la plaie* faite au milieu du flanc, à travers des couches musculeuses, aponévrotiques, celluleuses, séreuses, diversement entre-croisées, et que l'on peut déchirer avec le bras, pendant qu'on cherche les ovaires;

La *mortalité*, enfin, conséquence de l'action de ces diverses causes réunies, et que l'on n'a pas estimée à moins de 15 à 18 p. % du total des sujets opérés;

On s'explique suffisamment comment la méthode par incision du flanc, après un certain nombre de tentatives plus ou moins malheureuses, a dû finir par être complétement abandonnée.

§ 4. — Castration des velles et des jeunes génisses.

1° **Indication.** — La castration des génisses, encore peu usitée, pourrait être mise en pratique avec avantage dans les circonstances où, par suite de l'abondance des fourrages, on aurait intérêt à se livrer exclusivement à l'engraissement du bétail; ou bien encore pour éloigner de la reproduction, soit les bêtes jeunes, de conformation défectueuse, de mauvaise race, dont on n'attend aucun produit de valeur, ou qui annoncent devoir être mauvaises laitières; soit les jeunes femelles taurelières, éprouvant de bonne heure des besoins génésiques intenses, et ne pouvant être ni fécondées ni engraissées. A l'aide de la castration, les velles, qui auparavant auraient peu profité, acquièrent aussitôt une grande aptitude à l'engrais, atteignent, avant l'âge de trois ans, un poids énorme, et produisent une viande très-estimée, véritable viande de luxe. Dans quelques villes du Nord, les génisses castrées sont depuis longtemps fort recherchées; elles proviennent la plupart de la Belgique, et sont désignées sous le nom de *coinques*.

2º **Manuel opératoire.** — La castration, chez les jeunes génisses, ne peut être pratiquée, comme déjà il a été dit, que par incision du flanc; l'opération, d'ailleurs, ne se faisant ainsi que pour les bêtes âgées de moins d'un an, celles de douze à quinze mois pouvant déjà être châtrées par le vagin. Elle ne commence, de plus, à être praticable que vers l'âge de deux ou trois mois, les ovaires, avant cette époque, n'étant encore qu'à l'état rudimentaire. On procède comme sur les vaches adultes, en ayant soin seulement, vu la petite taille des animaux, de faire l'incision moins étendue et d'introduire une seule main dans l'abdomen.

Suivant M. Charlier, on facilite l'opération : 1º en faisant courber le corps de l'animal par l'aide placé à l'opposé de l'opérateur, de manière à tendre la peau sur le flanc; 2º en substituant, à l'arrachement des ovaires, la torsion à l'aide de la pince à anneaux, réduite alors au tiers de ses dimensions; on évite ainsi plus sûrement l'hémorrhagie des artères ovariques, peu à craindre cependant en pareil cas, et on rend plus complète l'extirpation de l'ovaire; 3º en opérant par le flanc gauche; le rumen ne formant pas obstacle comme chez les bêtes adultes.

L'incision faite, on introduit la main dans l'abdomen, en la dirigeant obliquement en bas et en arrière, vers l'entrée du bassin, sous le rectum, où l'on trouve le corps de l'utérus et les ovaires situés de chaque côté. On saisit ceux-ci l'un après l'autre avec le pouce, l'index et le médius, on les amène le plus près possible de l'ouverture du flanc, sans tirailler le ligament large, on les place entre les mors de la pince qui est introduite par la main droite et qu'on serre sur les ligaments ovariens, en poussant la canule avec le pouce. On recule alors un peu les doigts vers le bord du ligament large pour étreindre entre le pouce et l'index, après l'avoir cordé et allongé, le ligament ovarien inférieur, au moyen de deux ou trois demi-tours de pince, opérés en dehors par la main droite. On continue de tordre jusqu'à rupture de ce ligament, on extrait l'ovaire, et enfin on ferme la plaie à l'aide de la suture des pelletiers ou de la suture enchevillée.

Quant aux soins consécutifs, ils sont les mêmes que ceux indiqués pour les vaches castrées. Diminution de la nourriture pendant quelques jours; séjour dans un lieu convenable pour éviter les refroidissements; attention de laisser les bêtes au repos, de ne pas les tourmenter, les obliger à se lever, sans utilité; application d'une muselière pour éviter que la velle porte sa langue sur la plaie, telles sont les précautions recommandées, et toujours suffisantes dans les cas ordinaires.

Les accidents, sur les jeunes bêtes, sont beaucoup moins à redouter que sur les vaches adultes. On les prévient, d'ailleurs, et on les combat, lorsqu'ils surviennent, comme on le fait pour celles-ci.

Article IV.

OPÉRATION PAR LA MÉTHODE VAGINALE.

§ 1er. — Notions générales.

1º **Historique.** — Le procédé actuellement en usage pour la castration des vaches, consistant à aller chercher les ovaires dans l'abdomen, non plus par une incision faite dans le flanc, mais par le vagin, et dont la découverte a rendu possible l'exécution en grand d'une opération que ses dangers éloignaient auparavant de toute application *pratique*, ne date que de l'année 1850.

L'idée première en a été revendiquée en même temps par deux vétérinaires, M. Prangé et M. Charlier, dont les prétentions respectives, à cet égard, ne sont pas encore aujourd'hui, paraît-il, conciliées. Ne pouvant être juge dans ce débat, que la conscience des deux compétiteurs peut seule éclairer, nous nous bornerons à rappeler les documents parvenus à la publicité, qui, seuls, pour le public, peuvent servir de base à l'histoire de la nouvelle méthode opératoire.

La première mention relative à la méthode nouvelle est une note de M. Prangé, jointe à un article publié par cet auteur sur l'*Historique de la castration des femelles* [1], et dans laquelle, après avoir signalé les dangers de la méthode par incision du flanc, à propos, notamment, d'une vache châtrée chez M. Ad. Dailly, à Paris, par M. Charlier, et morte des suites de l'opération, il s'exprime ainsi :

« En présence d'un fait aussi grave que cet accident (l'hémorrhagie par les artères ovariques), on se demande si, au lieu d'enlever ces organes par arrachement et par torsion jusqu'à ce qu'il y ait rupture, il ne serait pas plus prudent et préférable de rechercher d'abord *si, par l'ouverture naturelle, le vagin,* on ne pourrait pas, au moyen d'une incision faite sur ses parties latérales, droite ou gauche, aller pratiquer la castration ; ensuite si on ne devrait pas, afin d'éviter les hémorrhagies des artères, se contenter simplement de la torsion des oviductes au lieu de l'ablation des ovaires. »

Peu après la publication de cette note, M. Charlier envoyait à l'Académie des Sciences un mémoire dont un extrait figure au *Compte-rendu* de la séance du 29 juillet 1850, et contenant une description détaillée du manuel de la castration par le vagin, c'est-à-dire du procédé mis en usage par lui, M. Charlier, qui, le premier, venait alors de tenter la mise en pratique de cette opération. Aussitôt M. Prangé, dont le nom n'était pas cité dans ce mémoire, crut devoir adresser, à M. le président de l'Académie des Sciences, une lettre que divers journaux ont publiée alors [2], ayant pour objet de protester contre le silence gardé par M. Charlier à son égard, et de réclamer la priorité, sinon de la mise en pratique, mais au moins de l'idée de la castration par le vagin, rap-

---

[1] *Moniteur agricole*, 1850, t. III, p. 243.

[2] Notamment le *Monit. agr.*, 1850, t. III, p. 570, et le *Rec. de Méd. vét.*, 1850, p. 768.

pelant à cet effet la note dont nous avons, plus haut, cité un extrait, ajoutant que c'est pendant une conversation particulière qu'il eut avec M. Charlier, en présence de plusieurs autres personnes, qu'après avoir exprimé à ce dernier son opinion défavorable sur le procédé par incision du flanc, il lui fit entrevoir la possibilité d'aller chercher l'ovaire par le vagin, et les chances de réussite qu'offrirait l'opération pratiquée de cette manière.

M. Charlier répondit à cette réclamation en revendiquant pour lui-même, de la manière la plus absolue, l'idée première de la découverte [1]. Il rapporte qu'étant venu à Paris, appelé par le gouvernement, pour faire des essais de castration sur des vaches laitières, il s'entoura de ses confrères pour leur exposer ses vues sur cette opération; que ce fut à cette occasion qu'il vit M. Prangé, à qui il parla, comme aux autres, de la castration par incision vaginale, dont la pensée était née en lui dès le commencement de ses expériences, mais dont la possibilité d'exécution ne lui avait été révélée que le 5 juin 1849, c'est-à-dire dix mois avant l'impression de la note de M. Prangé, en explorant plusieurs vaches qu'un cultivateur de Reims l'avait chargé d'examiner pour connaître si elles étaient ou non en état de gestation.

En même temps que M. Charlier exposait de la sorte ses titres de priorité, un autre vétérinaire, M. Moutonnet, de Paris, qui avait assisté, comme M. Prangé, aux expériences de M. Charlier, et aux discussions, toutes scientifiques d'ailleurs, qu'avait soulevées entr'eux la pratique de cette opération, n'hésitait pas dans une lettre particulière qui a été publiée [2], à déclarer que c'était bien positivement M. Prangé qui avait conseillé à M. Charlier de pratiquer l'opération par le vagin, et que c'est sur l'insistance seulement de son interlocuteur que ce dernier promit d'essayer l'opération par l'incision vaginale...

Depuis lors, les deux compétiteurs ont cherché, à différentes reprises, à faire prévaloir leurs droits respectifs, mais sans ajouter aucun argument nouveau à l'appui de leurs affirmations précédentes. Une dernière fois, à l'occasion d'une communication de

---

[1] *Monit. agr.*, 1850, p. 632.
[2] *Rec. de Méd. vét.*, 1850, p. 941.

M. Colin relative à une modification apportée au procédé opératoire, et sur laquelle nous reviendrons plus loin, MM. Charlier et Prangé ont de nouveau soulevé cette discussion, à la Société impériale et centrale de Médecine vétérinaire [1], mais sans en avancer davantage la solution. C'est dire que la question est encore indécise et le sera probablement toujours, dans l'impossibilité où l'on se trouve de prononcer entre les assertions contradictoires et formelles de deux honorables vétérinaires dont le caractère doit inspirer à tous une égale confiance.

Ne se pourrait-il pas, au fait, qu'ils eussent raison l'un et l'autre, qu'en présence des inconvénients offerts par l'ancien procédé, l'idée fût venue à tous deux d'y remédier par l'incision vaginale ? Nous inclinons d'autant plus volontiers vers cette solution simple et naturelle d'un débat sans issue, qu'il est toujours fort difficile, en principe, de déterminer le point de départ d'une idée ; et, ensuite parce que la juste considération qui entoure le nom de nos deux confrères ne serait nullement atteinte, à ce qu'il nous semble, de cela seul que, renonçant d'eux-mêmes et une fois pour toutes, à des prétentions exclusives qui ne créent qu'une infructueuse rivalité, ils s'associeraient dans la paternité d'une innovation utile.

Quoi qu'il en soit sur ce point, à M. Charlier, cependant, revient l'honneur sans partage d'avoir, avant tout autre, fait connaître le manuel de l'opération, qu'il décrit pour la première fois dans le mémoire présenté à l'Académie des Sciences, le 29 juillet 1850, et dont il a été plus haut question. Depuis, ce mode opératoire a été perfectionné, modifié plusieurs fois, conformément aux indications fournies par la pratique, mais sans avoir été sensiblement altéré dans son principe. M. Charlier lui-même a apporté à son procédé primitif d'importants perfectionnements, qui l'ont conduit, par degrés successifs, à celui qu'il emploie aujourd'hui. Plus récemment, M. Colin, de l'école d'Alfort, a proposé un procédé particulier ayant pour objet principal de simplifier l'opération. En joignant à ces procédés divers, la castration par ligature de l'ovaire, préconisée primitivement par M. Prangé, nous aurons l'ensemble

[1] *Rec. de Méd. vét.*, 1858, p. 974.

des modifications apportées à la castration de la vache par la méthode vaginale, et constituant autant de procédés différents que l'on peut actuellement grouper en quatre principaux :

Le procédé Charlier primitif ;

Le procédé Charlier perfectionné ;

Le procédé Colin ;

Le procédé Prangé, ou par ligature de l'ovaire,

que nous étudierons séparément, afin de mieux faire apprécier les progrès accomplis depuis dix ans par cette méthode opératoire. Mais auparavant arrêtons-nous à quelques points généraux applicables à tous les procédés.

2° **Lieu où doit être pratiquée l'incision.** — L'incision nécessaire pour aller à la recherche de l'ovaire, se fait, dans la méthode vaginale, comme l'indique la définition même de ce mode opératoire, dans l'intérieur du vagin. Quant aux lieux précis où il convient de pratiquer cette incision, les rapports extérieurs du vagin, non moins que la position même des ovaires à la région sous-lombaire, ne laissent, en aucune façon, à cet égard, la liberté du choix. Ce lieu est absolument limité à la partie supérieure et antérieure du vagin, c'est-à-dire vers le fond et en haut, à trois travers de doigt environ au-dessus de l'orifice du col utérin, et dans la ligne médiane.

En ce point, on est aussi près que possible des ovaires ; partout ailleurs on s'en éloignerait, outre que l'on pourrait occasionner des accidents plus ou moins graves, tout en augmentant les difficultés de l'opération. Ainsi, en incisant plus en arrière on risquerait d'atteindre le rectum ou de s'embarrasser dans les ligaments latéraux qui descendent de cet organe. Sur les côtés, il faudrait faire l'incision double ; puis on diviserait les vaisseaux qui rampent à la surface, en s'exposant à des hémorrhagies plus ou moins abondantes et toujours graves ; on ferait naître des abcès, etc.

A l'endroit ci-dessus indiqué, aucun de ces inconvénients n'est à redouter. Là se rencontre une portion du vagin large et longue à peu près comme la main, dépourvue de vaisseaux importants, dans laquelle on peut sans danger porter l'instrument pour inciser à la fois, et, d'un seul coup, les différentes couches qui concourent à former la paroi vaginale, et dont l'extensibilité, la mobilité, offrent à l'opérateur toute l'aisance désirable pour aller saisir les ovaires, avec les doigts passés à travers l'incision de la paroi vaginale.

3° **Soins préliminaires.** — La vache, pour subir l'opération, n'a pas besoin d'être préparée d'une manière spéciale. Dans le cas seulement où elle serait nouvellement achetée, fatiguée et échauffée par le voyage, il serait utile, avant d'opérer, de la laisser reposer pendant quelques jours, en lui donnant des boissons rafraîchissantes. En toute circonstance, au moment de l'opération, la vache devra être à jeun de son dernier repas.

Il faut encore, au préalable, traire la vache, puis faire évacuer le rectum et la vessie. A cet effet, on provoque la défécation au moyen d'un ou deux lavements d'eau salée tiède, et l'émission de l'urine en titillant le méat urinaire, près de la commissure inférieure de la vulve, avec le bout du doigt. Après quoi, la vulve sera bien essuyée à son pourtour.

On opère dehors, si la température est douce ou chaude, dans un endroit abrité quand elle est froide ou pluvieuse, dans l'étable même, si l'air y est pur et si on peut y agir commodément.

La vache doit être assujétie debout, attachée et maintenue par la tête, et de chaque côté du corps. Il faut trois aides, l'un à la tête, les deux autres placés un vers chaque hanche, pour empêcher la vache d'avancer et de se jeter à droite et à gauche. L'aide qui se trouve vers la hanche gauche tient, en outre, la queue relevée sur le dos pour faciliter les manœuvres de l'opérateur. Enfin, on place la vache, autant que possible, sur un terrain incliné, le train postérieur plus élevé, afin que la masse intestinale, se portant en avant, laisse à l'opérateur plus d'aisance et de sécurité.

§ 2. — Procédé Charlier primitif.

Quand il commença à pratiquer la castration par le vagin, M. Charlier se servait des quatre instruments suivants:

1° Un *fixateur vaginal*, tige de fer longue d'environ 50 centimètres, portant un manche et se terminant par un renflement destiné à s'appliquer sur le col de l'utérus, avec un prolongement de

4 à 5 centimètres devant pénétrer dans l'orifice du col utérin;

2° Un *bistouri à serpette* (*fig.* 67), avec une lame rentrant dans le manche ;

3° Une *pince fixe* à branches assez longues pour pénétrer jusqu'au fond du vagin, avec des mors recourbés et dentés ;

4° Une *pince à torsion*, aussi longue que la précédente, et terminée par deux mors plats dentés; ces deux derniers instruments, fondés sur le même principe et ayant exactement le même usage que les pinces à torsion fixe et mobile employées pour la castration du cheval (v. pag. 71).

Muni de ces instruments, l'opérateur, les bras nus, les mains enduites d'un corps gras sur la partie dorsale, cherche d'abord à dilater, à son entrée, le tube vaginal. Quand la vache, qui d'abord fait toujours quelques difficultés, se tient tranquille, il introduit avec précaution le fixateur dans le vagin, en le dirigeant à l'aide de la main gauche, avec l'index de laquelle, dès qu'elle est arrivée au fond de cette cavité, il cherche l'ouverture du col de l'utérus pour y loger le prolongement du fixateur. Cela fait, il pousse l'instrument en avant de manière à tendre et à abaisser les parois vaginales, puis retire la main qui vient saisir l'instrument par son manche afin de le tenir dans cette position.

La main droite, armée du bistouri à serpette, est introduite dans le fond du vagin ; avec le pouce, on fait sortir la lame, et ayant bien reconnu le plan médian de la paroi supérieure, on l'attaque de bas en haut à deux travers de doigt du col de l'utérus, avec la pointe du bistouri ; l'opérateur tire ensuite à lui l'instrument, pour inciser longitudinalement et dans son milieu la paroi vaginale, sur une longueur d'à peu près 7 à 8 centimètres. Après quoi, il fait rentrer la lame dans le manche et retire le bistouri du vagin, ainsi que le fixateur.

Introduisant de nouveau la main, l'opérateur, avec l'index et le médius, quelquefois avec le pouce, va à la recherche de l'ovaire, qu'il trouve au bord du ligament large, l'amène dans le vagin, et l'y maintient à l'aide de la pince à mors recourbés serrée sur le ligament ovarien, à 3 ou 4 centimètres de l'ovaire.

Le cordon saisi, il confie la pince à l'aide qui tient la queue de la vache, en lui recommandant de serrer fortement sans tirer à lui. Il introduit ensuite la pince à torsion , la dirige vers la main restée dans la cavité vaginale, avec laquelle il place l'ovaire entre ses mors ; l'organe étant serré, il tourne cette pince en dehors du vagin, à plusieurs reprises, en tirant légèrement à chaque mouvement de torsion , et détache ainsi peu à peu l'ovaire qu'il extrait en retirant la pince à torsion. Cela fait, la pince fixe, à son tour, est retirée avec précaution, et le ligament rentre dans l'abdomen.

On peut indifféremment commencer l'opération à droite ou à gauche, le procédé étant le même pour les deux ovaires , avec la seule différence que , pour aller chercher l'organe dans l'abdomen, il faut se servir de la main gauche pour celui du côté droit, et de la main droite pour le gauche.

Quand les vaches sont fortes , ou ont le vagin large, on peut se dispenser du fixateur et se servir de la main gauche pour en tenir lieu, repousser le col de l'utérus et tendre la muqueuse vaginale au moment où l'on pratique l'incision.

Tel est le procédé, brièvement exposé, primitivement mis en pratique par M. Charlier, pour opérer la castration des vaches par le vagin. Ce mode opératoire se recommandait surtout par sa simplicité. Mais à cause de cette simplicité même, son application exigeait une extrême attention, constituant, dans la plupart des cas, une difficulté réelle, de nature à nuire à la vulgarisation de la méthode. C'est afin de remédier à cet inconvénient que M. Charlier a imaginé une série d'instruments nouveaux, qui, en facilitant l'opération, la rendent accessible à tous, et dont l'emploi constitue le procédé perfectionné, que nous allons maintenant étudier.

§ 3. — Procédé Charlier perfectionné.

Dans l'étude de ce procédé, que l'expérience, sans doute, modifiera encore, nous aurons à examiner : l'appareil instrumental mis en usage, le manuel de l'opération, les anomalies qui peuvent en modifier l'application, les suites normales de l'opération, et les accidents dont elle peut être suivie.

1° **Appareil instrumental.** — Les instruments en dernier lieu employés par M. Charlier sont les suivants : un dilatateur

vaginal, un bistouri à lame rentrante, une paire de ciseaux longs,
une pince à torsion et un poucier.

Le *dilatateur vaginal* était à l'origine formé principalement de deux bandes d'acier (*fig.* 60 et 61) *a*, polies, arrondies sur leurs bords, longues de 50 centimètres, larges de 2
centimètres, épaisses de 1 millimètre au plus, recourbées vers
leur partie supérieure, et fixées, inférieurement, à un manche,
supérieurement, à un axe de rotation. L'une de ces deux bandes

Fig. 60.   Fig. 61.   Fig. 62.   Fig. 63.

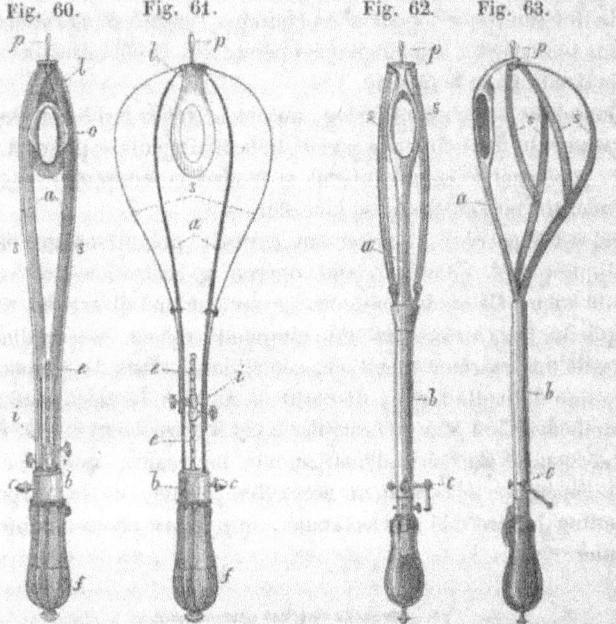

est fixe, l'autre est mobile. Cette dernière fait corps à sa partie
inférieure avec un anneau *b*, disposé sur le manche en manière
de virole, et pouvant tourner sur place; le bouton *c*, sert de
prise pour le faire mouvoir, et quand il tourne, il entraîne la bande
correspondante qui pivote ainsi sur l'axe de l'instrument, lorsque
celui-ci doit s'ouvrir et se fermer.

Deux autres bandes *s*, *s*, en acier trempé, aussi larges,
mais moins épaisses que les premières, sont appliquées sur la

face externe de celles-ci, dans toute leur longueur. Elles sont retenues à l'axe commun par leur extrémité supérieure, tandis que l'inférieure peut monter ou descendre contre la bande principale correspondante.

Entre les bandes, dans l'axe de l'instrument, se trouve une vis e, à filet large, longue de 12 centimètres, qui traverse le manche à son centre, et se trouve assujétie à l'extrémité libre f, mobile et indépendante de ce manche. Deux brides i, formant écrous, et fixées par des prolongements latéraux à l'extrémité inférieure des bandes externes, mettent celles-ci en rapport avec la vis, de manière que quand on imprime à cette dernière un mouvement de rotation en faisant tourner l'extrémité libre du manche, on fait remonter les écrous, ce qui force les bandes externes à se fléchir en s'éloignant des bandes principales qu'elles recouvrent (*fig.* 64), et à donner ainsi à l'instrument un développement proportionné à l'ampleur du vagin.

Supérieurement se trouve une plaque ovale l, également en acier, longue de 18 centimètres, large de 6 centimètres vers son milieu, courbée sur plat vers sa base, arrondie à ses bords, offrant une certaine élasticité, et enfin percée d'une fenêtre, présentant aussi la forme ovale, de 9 centimètres de long sur 3 centimètres de large. Une distance de 7 centimètres existe entre cette fenêtre et le trou par lequel la plaque est fixée à l'axe rotateur, avec les bandes, pour former la tête ou l'extrémité utérine de l'instrument. A sa face inférieure ou concave, la fenêtre de la plaque est garnie dans les deux tiers de sa longueur d'un rebord, o, en forme de col de chemise, plus large sur les côtés que dans son milieu, et qui diminue graduellement jusqu'à sa terminaison. Ce rebord, bien évasé, sert de guide et de point d'appui à l'opérateur pour pratiquer l'incision.

Un petit bouton, fixé à l'extrémité de la face interne de la plaque, en arrière de l'axe de rotation, et ne dépassant guère l'épaisseur des bandes, arrête celles-ci quand l'instrument est ouvert.

Enfin, un petit prolongement p, long de 4 à 5 centimètres, bien arrondi, formant l'axe rotateur, termine l'instrument à sa partie supérieure, et sert, en même temps, à fixer le dilatateur dans le col utérin.

Tel est l'instrument dont M. Charlier s'est d'abord servi pour

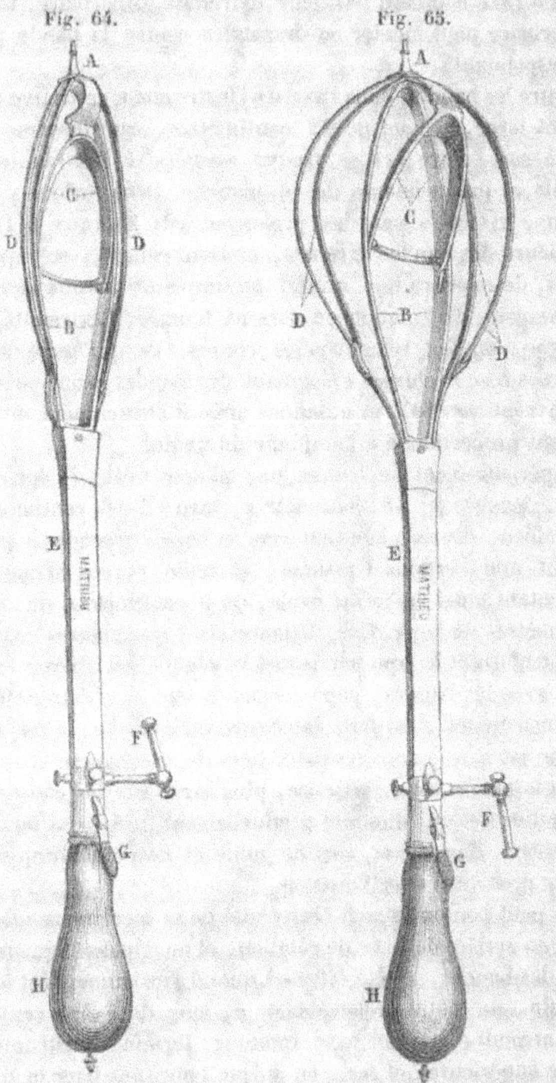

tendre et dilater le vagin. Malgré les excellents résultats obtenus de l'emploi de ce dilatateur, il lui reconnut pourtant divers incon-

Fig. 66.

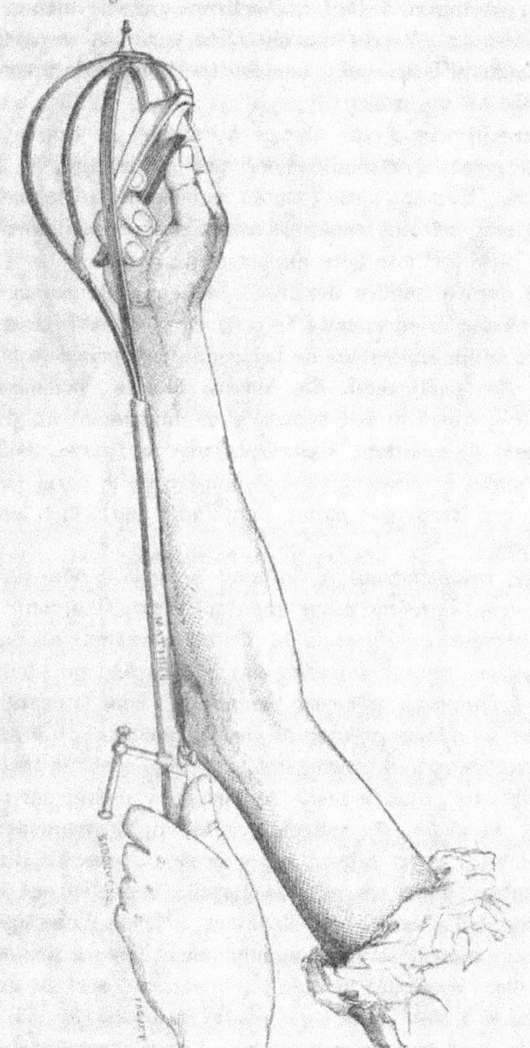

vénients qui l'engagèrent à le modifier; il fit construire un

nouveau dilatateur (*fig.* 62 et 63) formé : 1° d'une tige principale *a*, recourbée, à sa partie supérieure et remplaçant la plaque
fenêtrée, ou mieux n'étant que cette plaque elle-même, prolongée et fixée du côté du manche. Elle porte, à sa partie supérieure, comme la plaque, une fenêtre, longue de 9 centimètres
et large de 3 à son milieu ;

2° D'une espèce d'étui allongé *b*, auquel se trouve soudée,
supérieurement, l'extrémité inférieure de la tige, et fixé par
l'autre bout, formant virole, sur le manche de l'instrument. Dans
son intérieur, cet étui renferme une tige à crémaillère, avec un
pignon *c*, qui sert à la faire monter et descendre ;

3° De quatre bandes flexibles *s*, *s*, en partie engagées dans
l'étui, fixées inférieurement à la crémaillère et supérieurement à
une pièce située en dessous de l'extrémité recourbée de la tige sur
laquelle elles s'articulent. Ces quatre bandes, poussées par la
crémaillère, que l'on fait remonter en imprimant au pignon un
mouvement de rotation, s'écartent l'une de l'autre, s'élargissent
plus ou moins et opèrent ainsi la tension de la paroi supérieure
du vagin qui vient, par suite, s'appliquer sur la tige fenêtrée de
l'instrument ;

4° D'un prolongement *p*, formant écrou à la tête de l'instrument et ayant le même usage que dans l'autre dilatateur.

Cette dernière modification du dilatateur vaginal n'a pas encore
été considérée comme définitive par M. Charlier, qui, tout en conservant à l'appareil sa forme essentielle, dont la pratique a démontré les avantages, a cherché encore, pourtant, à le simplifier.
Il y est parvenu, tout récemment, en remplaçant la bande fenêtrée supérieure, sous laquelle se plaçait la main, par une sorte
d'arc (*fig.* 64 et 65, *C*), articulé à la tête de l'instrument, et pouvant s'abaisser et se relever entre les deux branches du corps *B*
du dilatateur. Dans un autre appareil, nouvellement construit
par M. Mathieu, l'arc *C* peut cheminer, à l'aide d'une tige renfermée dans le manche et mise en mouvement par un bouton.

Cette pièce nouvelle, ajoutée au dilatateur, sert de guide à la
main, qui se trouve de la sorte placée en dessus (*fig.* 66), et, par
suite, plus libre dans ses mouvements. Le prolongement *A*, formant
pivot, les bandes-ressort *D D*, et les diverses parties *E*, *F*, *G*, *H*

sont disposés exactement comme dans le précédent dilatateur [1].

Le *bistouri, à lame rentrante* (*fig.* 67 et 68), est formé d'un manche en deux pièces, mobiles l'une sur l'autre et réunies par un clou *a*, servant de pivot. La lame *l*, longue de 4 à 5 centimètres, complétement libre, est engagée dans une excavation

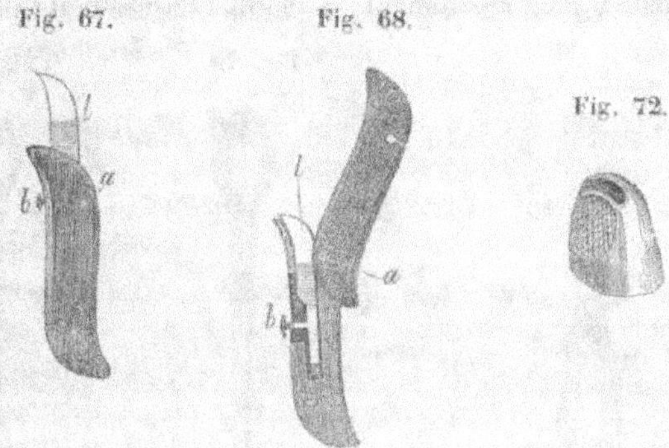

Fig. 67.   Fig. 68.   Fig. 72.

d'une des parties du manche et maintenue en place par le rapprochement des deux pièces. A l'aide du bouton *b*, que l'on dirige avec le pouce, la lame entre et sort à volonté.

Les *ciseaux longs* (*fig.* 69), à lames courtes et courbées sur plat, servent à couper, avant la torsion, le bord du ligament ovarien.

La *pince à torsion*, longue de 50 centimètres, est formée essentiellement de deux mors en anneau, cannelés supérieurement à leurs faces correspondantes. Les deux branches étaient, primitivement, articulées à charnière, comme une pince ordinaire, avec un ressort intérieur en *S*, servant à tenir les branches écartées, et une crémaillère d'arrêt, destinée à les maintenir serrées l'une contre l'autre après qu'elles avaient été rapprochées. Cette disposition a été simplifiée. La pince, dont on se sert actuellement, est formée (*fig.* 70) de deux mors, s'écartant d'eux-mêmes en faisant ressort, et s'unissant à une tige cylindrique qui porte le manche à son

---

[1] Nous devons les trois figures, 64, 65 et 66, représentant le nouveau dilatateur de M. Charlier, instrument que le premier nous faisons connaître, à l'obligeance de M. Mathieu, coutelier, à Paris, qui a bien voulu les faire dessiner et graver exprès pour notre ouvrage et nous en expédier les clichés.

extrémité. Sur cette tige glisse un tube qui, en s'approchant des
mors, les rapproche l'un de l'autre, et les serre au degré que l'on
veut. A l'extrémité inférieure du tube, se trouve un petit pavillon sur lequel appuie le pouce pour faire mouvoir ce tube, et permettant, de la sorte, d'ouvrir et de fermer l'instrument.

M. Charlier, plus récemment, a modifié encore cette pince, en

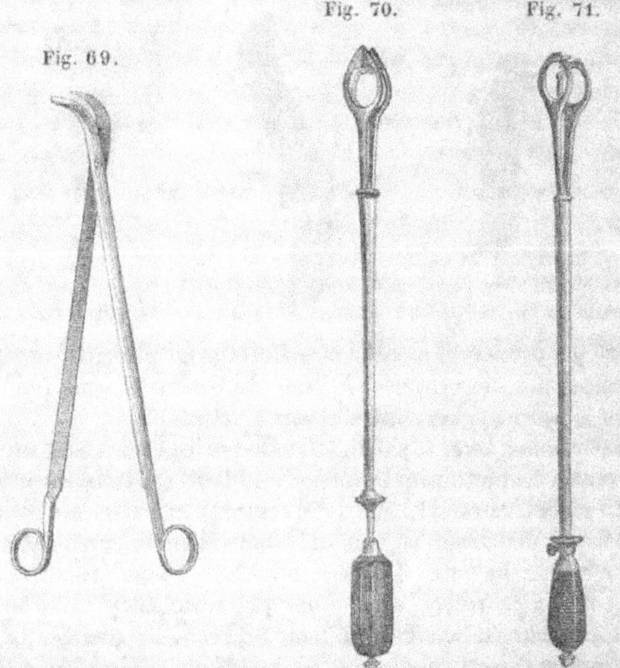

joignant à chaque mors (*fig.* 71), afin de mieux fixer les parties à
saisir, des mâchoires en forme de *V* tronqué, s'emboîtant perpendiculairement l'une dans l'autre, et pouvant de la sorte maintenir rassemblées, sans crainte qu'elles puissent s'échapper, les
parties serrées par les pinces.

Le *poucier* en acier (*fig.* 72) est une espèce de dé à coudre,
percé à jour à son extrémité, que l'on place autour du pouce,
pour aider à l'action de ce doigt quand on veut séparer l'ovaire

du ligament auquel il est attaché. A sa face inférieure, il est creusé à mi-épaisseur de petites dents quadrangulaires qui lui permettent de mieux adhérer au ligament; il est pourvu, en outre, d'un ongle tranchant servant à déchirer le ligament où les vaisseaux, quand la torsion ne suffit pas à les rompre.

Depuis l'emploi des ciseaux longs, l'emploi du poucier est devenu presque inutile [1].

[1] L'indication et les avantages spéciaux de ces instruments divers, se trouve retracée dans une lettre intéressante que nous a adressée à ce sujet M. Charlier lui-même, et que nous croyons devoir reproduire à titre de document utile dans l'histoire de l'opération :

« Paris, 25 novembre 1859.

« Monsieur, je réponds à la demande que vous m'avez adressée, au sujet des divers instruments de castration de vaches que j'ai tour-à-tour imaginés pour arriver à ceux que j'emploie depuis plusieurs années; il me faut, pour cela, entrer dans bien des détails, et remonter à une époque déjà éloignée; car toute simple, prompte et facile qu'est devenue cette opération, il ne m'en a pas moins fallu beaucoup de temps, d'études et d'essais, pour arriver à la pratiquer comme je le fais aujourd'hui.

« Dès que je songeai à inciser le canal vaginal, une première difficulté se présenta. Comment, en effet, transpercer à l'intérieur un organe mobile, élastique, pourvu de nombreux et gros vaisseaux, entouré d'organes importants qu'il ne fallait point attaquer? Le bistouri droit ordinaire ne pouvait pas me servir, j'étais trop exposé à me blesser, et à blesser l'animal, soit en l'introduisant, soit en incisant, soit en le sortant. Celui à lame également droite, mais rentrant dans le manche, que je crus pouvoir lui substituer, ne me réussit pas davantage; il me fallut imaginer le *bistouri à serpette* actuel (*fig.* 67 et 68), qui, après avoir été diversement modifié, remplit enfin parfaitement, tel qu'il est, le but désiré.

« Pour seconder cet instrument, il me fallait tendre et fixer l'organe : je le fis d'abord avec la main gauche, pendant que la main droite incisait; mais la nécessité de faire pénétrer les deux mains et les deux avant-bras à la fois, entraînait à de graves inconvénients. Outre la douleur que cette manœuvre occasionnait, notamment chez les vaches à vagin étroit, l'opérateur était très-mal à l'aise et fort incertain de faire son incision dans l'endroit voulu. J'imaginai alors le *fixateur vaginal*. (V. p. 417.)

« Cet instrument d'abord droit et sans conducteur fenêtré, puis courbé en *s* et pourvu d'un conducteur dont les formes ont varié, avait l'inconvénient de ne tendre le conduit vaginal que dans sa longueur, de le dévier à droite ou à gauche, ce qui exposait l'opérateur à faire l'incision sur les parois latérales, à couper les

Outre ces instruments, M. Charlier employait encore, dans le principe, une *éponge* fine et épaisse, en forme de champignon, tronquée à son sommet, incisée longitudinalement et montée sur

vaisseaux qui s'y trouvent, quelquefois même les grosses artères qui rampent à la face interne du bassin, et à donner lieu ainsi à une hémorrhagie mortelle.

« Bien placé, ou conduit par le hasard, cet instrument me servit néanmoins avec succès pour un assez grand nombre d'opérations; mais divers accidents qui suivirent me forcèrent à le modifier, à l'abandonner ensuite, malgré tous les changements que je lui avais fait subir.

« Je fis construire alors un nouveau fixateur qui avait quelque analogie avec le premier, et auquel j'adaptai une serpette à lame cachée, qui, par un mouvement imprimé du dehors, devait inciser seul. Mais ce second instrument, que j'appelai *élytrotôme*, outre les inconvénients du premier, ne pouvait que très-difficilement servir à pratiquer l'incision, à cause de l'élasticité de la paroi vaginale qui fuyait sous la pointe de la serpette.

« Deux autres instruments succédèrent à celui-ci; je les avais imaginés pour opérer l'incision, le vagin étant renversé à l'entrée de la vulve : c'était une grande pince à érigne, servant à saisir le col utérin pour attirer le vagin, et une espèce de lithotome à dard et à lame cachés, pour faire l'incision. J'abandonnai ces deux instruments après avoir coupé quelques vaisseaux du vagin, ce qui détermina une hémorrhagie abondante suivie de la mort d'une de mes vaches.

« Forcé de recommencer à inciser intérieurement la paroi vaginale comme au début, je repris le fixateur, mais un nouvel accident hémorrhagique me détermina à l'abandonner tout-à-fait. Je le remplaçai par un *dilatateur*, sorte de spéculum à deux branches recourbées sur plat et mobiles, qui, en s'ouvrant, élargissaient l'instrument dans le vagin et le tendaient en longueur et en largeur. Pourvu également d'une plaque fenêtrée, servant de guide pour inciser, cet instrument me réussit bien; avec lui, je pus faire convenablement l'incision à l'endroit voulu, dans la plupart des cas; cependant, j'eus à lui reprocher de ne pouvoir s'adapter à tous les sujets, qu'après avoir été resserré ou élargi avec la main, en recourbant ou redressant les bandes, ce qui me forçait souvent à le sortir et à le rentrer plusieurs fois dans l'organe, avant de pouvoir inciser, et allongeait beaucoup l'opération. Je remédiai à cela en faisant ajouter, par-dessus les bandes fixes, deux bandes ressorts mobiles pouvant se tendre et se resserrer à volonté (*fig.* 60 et 61).

« L'inconvénient de cet instrument était d'être assez difficile à introduire et à fixer; de comprimer la vessie quand elle était pleine; et, surtout, de serrer la main, d'empêcher la liberté de son action, pendant qu'on incisait, à cause de l'abaissement de la plaque fenêtrée, qui, trop élastique, subissait l'effet des contractions du vagin.

« Après plusieurs essais encore, je m'arrêtai enfin au dilatateur à cinq bran-

une espèce de bracelet en caoutchouc vulcanisé ; cette éponge devait être placée sur l'avant-bras, pour empêcher l'air d'entrer dans l'abdomen pendant l'extraction des ovaires. Elle n'est plus

ches (*) (*fig*. 62 et 63), lequel répond à tout ce que je voulais obtenir, bien qu'il puisse encore être modifié ; aussi, je songe au moyen de le simplifier pour en diminuer le prix, tout en lui conservant son action dilatatrice dans le sens latéral, dilatation que je regarde comme tout-à-fait indispensable pour opérer avec sécurité et précision. En attendant, j'emploie avec avantage l'instrument tel qu'il est ; depuis plusieurs années, j'ai fait, avec, des centaines d'opérations, et beaucoup de nos confrères de France et de l'étranger, et même de simples cultivateurs s'en servent tous les jours avec succès.

« Après l'incision restait à extraire les ovaires, et à bien opérer la torsion des vaisseaux.

« Pour arriver à ce double résultat, je me servis d'abord d'une pince à mors pleins, ressemblant à celles dont se servent les coiffeurs pour friser les cheveux ; seulement leurs surfaces de contact étaient armées de petites dents.

« Avec cette pince, je ne pouvais saisir que l'ovaire même : il m'était difficile de l'embrasser en entier ; je l'écrasais dans son milieu, et une partie des bords pouvait rester attachés au ligament et à la trompe de Fallope. Je remplaçai cette première pince par une autre à mors creusés en cuillère, de forme différente, qui avait à peu près les mêmes inconvénients.

« A ces pinces en succéda une autre à mors percés et armés de dents de requin sur leurs bords, ayant quelque ressemblance avec les pinces à polypes. Pour les ovaires peu volumineux, cet instrument me réussit assez bien, parce qu'il me permettait de les bien saisir et de les embrasser en entier ; mais pour ceux qui ne pouvaient entrer complétement dans l'ouverture des mors, elle les déchirait, les coupait, en quelque sorte, près de leur collet, la torsion se faisait mal ou pas du tout, et il restait encore une partie de la glande en rapport avec les centres nerveux et circulatoires.

« Deux autres pinces, l'une à anneaux ronds et l'autre à anneaux ayant la forme des ovaires, remplacèrent la précédente ; je leur dus de pouvoir enlever les ovaires en entier, en les saisissant au-delà de leur collet, sur le ligament même, et leur faisant faire hernie complète dans les anneaux. Mais un inconvénient d'un autre genre s'y rattacha encore. Jusque-là l'emploi de toutes mes pinces à torsion avait été secondé par une pince limitative, à mors courbés en crochets, que j'appliquai sur le ligament, en avant de l'autre pince, pour borner la torsion, ayant reconnu que souvent mes doigts n'étaient pas assez forts pour cela. Mais ici les

____

(*) Ce dilatateur n'eut d'abord que trois branches, mais la paroi vaginale faisant hernie sur les côtés, ne se tendant pas bien sur la fenêtre, j'ai dû en ajouter deux pour diminuer les espaces et tendre régulièrement le vagin.

employée maintenant. — M. Charlier recommande d'avoir, de plus,
à sa disposition : une petite vannette ou une table pour placer les

deux forces à peu près égales, agissant en sens inverse, et qu'on ne pouvait pas
diriger convenablement, déterminaient souvent la rupture nette du ligament et
des vaisseaux, en même temps, ce qui donnait lieu à une hémorrhagie plus ou
moins abondante.

« En vain je rendis les mors de l'une de ces pinces tranchants sur les côtés
de leur surface de contact, pour que, faisant emporte-pièce, ils pussent couper
les bords renflés du ligament qui, dans sa rupture transversale, causait quelquefois celle des vaisseaux ; je n'évitais pas toujours l'hémorrhagie : il m'arrivait même
de la déterminer en coupant avec cette pince, lorsqu'elle était mal appliquée,
l'artère principale ou ses collatérales, quelquefois fort développées. En vain je
réunis ces deux pinces, les mariant ensemble pour qu'elles agissent plus régulie-
rement. Je dus les abandonner, comme toutes celles qui les précédèrent, pour
les remplacer par la *pince à anneaux ovales* (*fig.* 70), crénelés à leur surface
de contact, à l'usage de laquelle j'aidai par le *poucier* ou dé d'acier (*fig.* 72),
servant à limiter la torsion avec plus ou moins de force et précision, quand
mes doigts n'avaient pas assez de puissance d'action.

« Définitivement fixé sur la forme générale de cette pince, j'en modifiai plusieurs fois les surfaces de contact, jusqu'à ce que je fusse arrivé à celle que j'emploie
actuellement (*fig.* 71), laquelle a l'avantage, par ses mâchoires s'emboîtant
perpendiculairement l'une dans l'autre, de masser le ligament et les vaisseaux, et
de les maintenir, sans qu'ils puissent se déranger, sur la même ligne que l'axe de
la pince, ce qui est très-important pendant qu'on opère la torsion, et dont la largeur des surfaces de contact est bien en rapport avec la nécessité de serrer fortement le ligament, sans être exposé à le rompre brusquement à son collet comme
avec des pinces à surfaces de contact étroites.

« Mais de la forme de la pince, si perfectionnée qu'elle fut, ne dépendait pas
encore complétement la bonne exécution de la torsion. Elle était longue à opérer,
difficile, et produisait des délabrements sur le ligament qu'elle déchirait au loin.
J'eus alors l'idée d'entamer préalablement les bords de ce ligament, à la manière
des marchands de tissus qui coupent la lisière, afin de faciliter la déchirure de
l'étoffe ; et, pour cela, j'imaginai les *ciseaux* qui, après avoir subi aussi différentes
modifications, prirent la forme qu'ils ont aujourd'hui (*fig.* 69).

« Depuis que je me sers de ces ciseaux, le poucier d'acier m'est presque toujours
inutile pour limiter la torsion ; je ne l'emploie que quand j'éprouve une résistance
inaccoutumée. Le ligament entamé, décolleté, s'allonge, se détache parfaitement
de l'ovaire, se place plus facilement dans les gouttières des mors de la pince ; les
vaisseaux ovariques s'isolent mieux et forment, en se tordant, un tourillon oblité-
rateur qui ne laisse rien à désirer.

« Je considère ces ciseaux comme très-utiles pour opérer toujours une bonne

instruments à portée de l'opérateur, un seau d'eau chaude et des linges propres.

2° Manuel de l'opération. — Le manuel de l'opération comprend deux temps principaux : l'incision du vagin et l'extirpation des ovaires.

a — *Incision du vagin.* — Pour cette première partie de l'opération, il faut commencer par appliquer le dilatateur, ce qui doit se faire avec certaines précautions, surtout quand on se sert de l'ancien appareil (*fig.* 60). En premier lieu, l'opérateur, ayant les bras nus et enduits d'un corps gras, dilate modérément la vulve à l'aide de la main, puis introduit de champ l'instrument fermé, tenu par son manche avec la main droite, l'autre extrémité maintenue dans la main gauche, les doigts et le pouce serrés et allongés les uns contre les autres sur la face concave de la plaque fenêtrée, de manière à former le sommet d'un cône qui favorise son introduction.

Dès que l'instrument est parvenu dans la portion dilatée du vagin, on lui fait opérer sur lui-même, et de gauche à droite, un mouvement de semi-rotation, de manière à ce que le dos de la plaque fenêtrée se trouve placé contre la face latérale droite du vagin, position nécessaire pour que la fenêtre arrive juste au milieu de la paroi supérieure quand le dilatateur sera ouvert. Cela

torsion, et enlever les ovaires en entier; ce qui n'avait pas lieu constamment quand on n'en faisait pas usage. Leur emploi, d'ailleurs, est facile et n'offre aucun danger, car les doigts de la main gauche sont là pour les guider et les borner dans leur action.

« Tels sont, cher confrère, à peu près les divers instruments que j'ai successivement imaginés, pour rendre de plus en plus possible la castration des vaches. Comme vous avez pu en juger, il m'a fallu bien des essais, bien des démarches, pour en reconnaître tour-à-tour les inconvénients; mais j'avais à cœur de mener cette opération à bien, de la rendre facile pour tous. Aussi aucun sacrifice, aucune dépense ne m'ont fait reculer; j'ai, d'ailleurs, eu le bonheur d'être secondé par un boucher de ma clientèle, qui voulut bien me livrer ses vaches à abattre, M. Étienne Décarreaux, de Courcelles, près Reims; et par un fabricant d'instruments, aussi habile que désintéressé, qui avait foi en mon œuvre, M. Mathieu, de Paris. Je me plais à vous les signaler, l'un et l'autre, comme méritant, à juste titre, la reconnaissance des vétérinaires et des agriculteurs.

« Veuillez agréer, etc.   P. CHARLIER. »

fait, l'opérateur, avec l'index de la main gauche, cherche, au fond du vagin où il fait saillie, l'orifice du col utérin, y introduit le prolongement p, de l'instrument, puis retire la main gauche pendant que la main droite maintient, en appuyant légèrement, le dilatateur dans la position qui lui a été donnée.

Alors, avec le pouce et l'index de la main gauche, devenue libre, on entoure la virole b, le pouce appuyant sur le bouton c, placé à droite et correspondant à la base de la bande mobile; et avec l'autre main qui serre le manche, il exécute un mouvement de rotation de droite à gauche qui ouvre l'instrument, en plaçant les deux branches a dans la position qu'elles occupent figure 61. Le dilatateur ainsi placé, on le pousse légèrement vers le fond du vagin, pour tendre celui-ci, l'abaisser et appliquer sa paroi supérieure sur la plaque fenêtrée. Si cette paroi est assez tendue, on peut procéder aussitôt à l'incision. Quand elle ne l'est pas assez, ce qui arrive le plus souvent, on la tend davantage au moyen des deux bandes-ressort s, que l'on dilate, au degré que l'on veut, en faisant tourner, de gauche à droite, la partie mobile f du manche ; on s'arrête dès que l'on sent une certaine résistance.

Avec l'autre dilatateur (*fig*. 62), cette première partie de l'opération est de beaucoup simplifiée. Après que l'instrument a pénétré dans le vagin, que la main gauche a introduit le prolongement dans le col utérin, et que cette main a été retirée du vagin, on applique celle-ci autour de l'étui b, pour assujétir l'instrument, et avec la main droite, faisant tourner le pignon c, on fait sortir de cet étui et on dilate les bandes-ressort s, jusqu'au degré qu'il convient pour opérer la tension des parois vaginales, la bande fenêtrée du dilatateur étant toujours maintenue à la partie supérieure. Quand la dilatation est au degré convenable, on introduit de nouveau la main gauche pour s'assurer que l'instrument est bien dans la position voulue, que la paroi supérieure est suffisamment tendue; on retire ensuite cette main, avec laquelle on tient le dilatateur poussé contre le fond du vagin, laissant ainsi la droite libre pour l'opération.

Les parties en cet état, l'opérateur saisit dans la main droite le bistouri plus haut décrit, qu'il tient entre le pouce et les doigts

allongés en cône, introduit la main dans le vagin, s'assure avec
l'index que la paroi supérieure est bien tendue sur la plaque
fenêtrée et suffisamment éloignée du rectum, que le prolongement
est toujours dans le col utérin ; puis, par un mouvement du pouce
sur le talon de la lame, il fait sortir celle-ci du manche (*fig.* 73),
laisse le pouce appuyé sur le bouton, allonge l'index sur le côté
droit de la lame, pour l'accompagner, borner son action, et ne
point s'exposer à blesser les organes voisins qui pour-

Fig. 73.

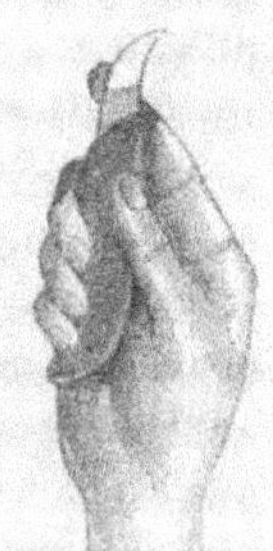

raient reposer sur la paroi vaginale. L'opérateur
dirige ensuite la lame vers l'angle le plus profond
de l'ouverture de la partie fenêtrée tenue bien droite,
prend un point d'appui contre son rebord avec le dos
de l'index, appuie la pointe de l'instrument sur la
paroi tendue du vagin, et par un mouvement de
bascule imprimé de bas en haut, la transperce, puis
l'incise longitudinalement d'avant en arrière, jusqu'à l'extrémité postérieure de la fenêtre. Cela donne
à l'incision une étendue de 5 à 6 centimètres, dimension nécessaire
pour le passage des ovaires et des dégénérescences plus ou moins
volumineuses qui parfois les accompagnent.

Avec le nouveau dilatateur de M. Charlier (*fig.* 64), l'incision se
fait à peu près de la même manière. Voici, d'ailleurs, ce que nous
écrit l'auteur à ce sujet :

« Sous ce nouveau et dernier modèle, nous dit M. Charlier,
l'instrument a peu varié dans sa forme générale ; on pourrait
croire qu'il est seulement retourné. Mais il laisse à la main, placée
au-dessus, au lieu de l'être au-dessous, toute sa liberté d'action ;
il ne la serre plus pendant l'introduction et la sortie ; lui donne un
point d'appui et un point de départ invariables, qui permettront,
dans l'immense majorité des cas, si ce n'est toujours, d'inciser la
paroi du vagin dans l'endroit voulu, sans qu'il soit besoin d'opérer
la dilatation latérale.

« Ainsi, pour les vaches de petite et de moyenne taille, j'ai
reconnu qu'avec ce nouvel instrument les bandes-ressort n'étaient
plus même nécessaires ; avantage notable, car la suppression de
ces bandes le rendra beaucoup moins coûteux et plus facile à nettoyer. Et si, pour les grandes vaches, on trouve plus commode de

se servir encore du dilatateur avec des bandes, ce ne sera que par exception, car j'ai pu opérer des flamandes et des cotentines sans y avoir recours. Pour avoir l'instrument à son dernier degré de simplification, il suffit de soustraire, par la pensée, sur les dessins que je vous adresse, les bandes avec le mécanisme qui les fait agir. » (*Comm. inéd.*)

Quelque procédé qu'on ait suivi, une fois l'incision faite, on rentre la lame dans le manche, on retire la main, on resserre le dilatateur, et on le sort avec précaution en le tenant comme on l'avait fait pour l'entrée.

Cette incision ne donne lieu qu'à une très-faible hémorrhagie, et qui n'est pas à redouter si l'incision a été faite exactement dans la ligne médiane. Il est bon seulement d'extraire le peu de sang épanché dans le vagin avant d'aller à la recherche des ovaires.

Pendant le séjour du dilatateur dans le vagin, la vache quelquefois fait des efforts expulsifs, en voussant en contre-haut la colonne vertébrale, ce qui peut déranger l'instrument, gêner l'opérateur, l'exposer à blesser l'intestin ou le sac gauche du rumen, surtout si ces organes, refoulés par les efforts de la vache vers l'entrée du bassin, venaient à se loger entre le rectum et le vagin. On évite ce danger en pinçant la région lombaire, ou en faisant appuyer dessus avec un bâton tenu transversalement par deux aides placés sur les côtés. Ou bien encore on détourne l'attention de la vache en recommandant à l'aide qui tient la tête de serrer fortement la cloison nasale entre ses doigts.

Chez les vaches de forte taille ou qui ont les voies génitales très-larges, on pourrait se passer du dilatateur, en n'employant que la main gauche pour tendre et abaisser le vagin. Mais sur les vaches dont les voies génitales sont de dimensions ordinaires, il y aurait des inconvénients à opérer de la sorte ; la bête alors paraît souffrir, s'agite, fait de grands efforts d'expulsion, qui ajoutent aux difficultés que l'on éprouve pour pratiquer l'incision dans l'endroit indiqué, tout en exposant à déchirer la vulve, par l'extension extrême que produit, sur cette ouverture, l'introduction simultanée des deux bras.

b. — Extirpation de l'ovaire. — Le vagin étant ouvert, il reste, pour compléter l'opération, à aller chercher les ovaires suspendus

au bord antérieur du ligament large. On pourrait les détruire sur
place par *écrasement* ; mais outre que l'on pourrait ne faire ainsi
qu'une castration incomplète, on exposerait l'animal soit à des
hémorrhagies, soit à un développement morbide de ces organes
incomplétement détruits, de nature à compromettre la vie même
du sujet. L'*arrachement* seul des ovaires est un procédé non moins
dangereux, et constamment suivi d'accidents. Un moyen plus
rationnel est la *torsion* jusqu'à rupture des ligaments. C'est le
procédé de M. Charlier, et à peu près le seul aujourd'hui mis en
usage.

Voici comment on opère : L'incision du vagin étant faite, le
dilatateur retiré, on introduit la main gauche dans le vagin, et
avec les trois premiers doigts passés à travers l'incision, l'opérateur va à la recherche de l'un des ovaires, qu'il trouve flottants
au bord de leur ligament, au-dessous, en avant et à peu de
distance de l'incision, entre la base des cornes utérines. Du bout
des doigts, il saisit celui qu'il a choisi, au-delà de son collet, sur
le ligament même, l'amène dans le vagin en le tirant avec précaution à travers l'incision, et le maintient dans cette position.

Cela fait, M. Charlier, dans le principe, comme déjà nous
l'avons dit, pratiquait la torsion du ligament de l'ovaire,
en suivant le procédé dit par *torsion bornée*. Avec une pince
fixe ou limitative, à mors recourbés, il serrait d'abord le ligament ; puis, saisissant l'ovaire avec la pince à torsion (*fig.* 70),
il le tordait jusqu'à ce qu'il se rompît. Ce mode opératoire était
vicieux en ce que le ligament ovarien, serré dans sa largeur avec
la membrane péritonéale qui soutient l'oviducte, se croisait en X
entre les deux pinces, se rompait souvent dès le 3e ou le 4e tour,
se détordait aussitôt qu'il était libre, et laissait ainsi le vaisseau béant, ce qui donnait lieu à une hémorrhagie parfois mortelle.

Pour éviter ce danger, M. Charlier essaya d'abord de saisir
l'ovaire avec la pince à torsion et de ne placer le ligament entre les
mors de la pince fixe qu'après l'avoir cordé par quelques tours de
torsion. Ce moyen était encore insuffisant chez certaines vaches à
tissus secs ; les vaisseaux se rupturaient trop vite et l'hémorrhagie
se produisait encore. Ce fut pour éviter cet inconvénient qu'il

abandonna tout-à-fait la pince fixe, et la remplaça par le poucier.
Voici le procédé qu'il suivit alors :

L'ovaire amené dans le vagin à travers l'incision, il introduisait
la pince à torsion le long de l'avant-bras gauche, en la faisant passer
entre l'éponge-bouchon et la lèvre droite de la vulve, l'ouvrait
quand les anneaux étaient arrivés au niveau de l'ovaire, faisait
passer celui-ci entre les anneaux, et serrait la partie cannelée des
mors sur le ligament, à 1 centimètre 1/2 environ du collet de
l'organe, en poussant le tube vers le haut. La pince étant ainsi
fermée (*fig. 74*), l'opérateur la faisait pivoter sur elle-même avec
la main droite, — de gauche à droite pour l'ovaire droit, et de
droite à gauche pour le gauche, — de manière
à corder, arrondir et allonger le ligament,
soutenu entre le pouce et l'index gauches, avec
lesquels était limitée et dirigée la torsion.

Fig. 74.

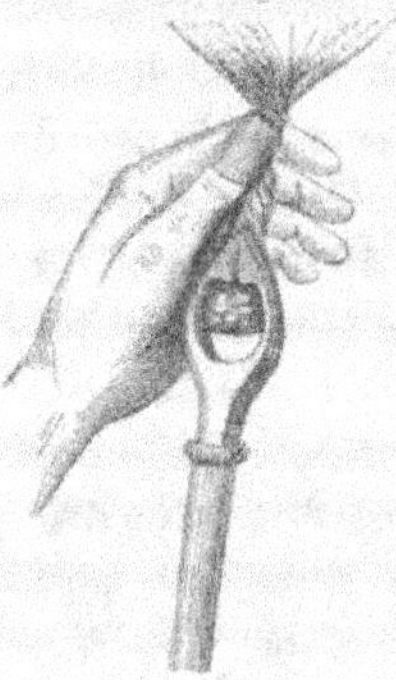

Le ligament suffisamment cordé, on serrait
davantage les mors de la pince, jusqu'à ce que
la déchirure de l'un de ses bords se fût opérée,
ce que l'on sentait entre les doigts, en faisant
même entendre un léger bruit de craquement.
On lâchait alors un peu le cordon, et desserrant la pince, pour placer les vaisseaux au milieu de l'extrémité des mors, quand ils étaient
venus sur le côté, on la resserrait, on tournait de nouveau, toujours dans le même sens, en tirant légèrement, après avoir res-
saisi entre les doigts les vaisseaux qui alors, sortant de leur gaîne
celluleuse, s'isolaient, s'allongeaient en même temps qu'ils se
cordaient, seuls ou avec l'extrémité de la trompe de Fallope et
la duplicature péritonéale qui soutient cet organe. D'abord on
serrait médiocrement les vaisseaux, puis on agissait avec plus
de force, soit avec les doigts seuls, soit en employant le poucier,
comme on le voit dans la *fig. 74*, en commençant à quelque distance de la pince, pour s'en rapprocher à mesure que la torsion
s'achevait par la rupture des ligaments, laquelle avait lieu après
6, 8, 10 et même 15 tours complets de torsion.

Par ce procédé, l'opérateur avait toujours la sensation de ce qui
se passait, beaucoup mieux qu'en se servant de la pince limitative.

Il pouvait, après avoir, avec l'angle tranchant du poucier, déchiré les bords du ligament, isolé et cordé les vaisseaux, les étreindre avec une force variable à volonté, les serrer graduellement en deçà ou au-delà de l'extrémité tordue, et n'achever de les rompre que lorsqu'il était sûr que la torsion était bien faite.

Quoi qu'il en fût, les ligaments déchirés, l'extrémité libre abandonnée à elle-même rentrait dans le bassin; alors on retirait la pince tenant l'ovaire et presque toujours aussi, entre ses mors, une partie des ligaments et des vaisseaux. On agissait de même pour l'extraction du second ovaire, et l'opération se trouvait terminée.

Malgré ses avantages sur le mode opératoire primitif, ce procédé, par suite de la résistance et de la largeur du ligament ovarien, offre encore certaines difficultés d'exécution, s'opposant à ce que ce ligament puisse être bien saisi et tordu entre les mors de la pince. C'est pour faire disparaître cet inconvénient que M. Charlier a fait construire les ciseaux (*fig.* 69) et la pince à mâchoires perpendiculaires (*fig.* 71), instruments qui apportent à l'opération une grande simplification.

Leur mode d'emploi se conçoit d'ailleurs aisément. Quand l'ovaire a été amené à travers l'incision vaginale, on introduit les ciseaux en les glissant le long de l'avant-bras, et l'on va couper le ligament ovarien inférieur, près de l'ovaire, en ayant soin de borner avec les doigts l'action de l'instrument, de manière à ne pas atteindre les vaisseaux; puis on retourne l'ovaire, et on coupe encore, près du bout des doigts qui le pincent et le tendent, le bord du ligament ovarien supérieur, ce qui dégage tout-à-fait l'organe, et, en facilitant d'autant la torsion, permet de se passer du poucier.

Les ciseaux sortis du vagin, on introduit la pince, on l'ouvre, on amène l'ovaire à l'anneau inférieur, en le tirant légèrement, pour lui faire faire hernie dans l'anneau et bien loger ce qui reste de son ligament, ainsi que ses vaisseaux, dans la fourche de la mâchoire inférieure. Après quoi on rapproche les mors, et on opère la torsion en ayant soin de tourner la pince doucement, régulièrement, jusqu'à rupture de la portion restante du ligament, et de façon à ce que celle-ci ait lieu d'une manière graduée, condition essentielle pour obtenir la complète oblitération des vaisseaux ovariques, dont on détermine, de la sorte, l'allongement et la dilacération, et qui ne se rompent qu'après s'être effilés et avoir formé un tourillon qui ferme toute issue au sang. Une fois rompus, ces vaisseaux, abandonnés à eux-mêmes, rentrent dans leur gaîne celluleuse à la manière du cordon ombilical chez les nouveaux-nés.

Pendant qu'on fait la torsion, l'animal, quelquefois, semble éprouver une certaine douleur, fléchit sur ses membres et se jette à droite et à gauche. Il faut que l'opérateur suive ces mouvements, afin de ne point tirailler les vaisseaux et s'exposer à les rompre trop tôt.

Tel est le procédé actuellement mis en usage par M. Charlier, pour la castration des vaches. Bien que satisfaisant à toutes les indications, il pourra sans doute encore recevoir quelques perfectionnements, qui en rendront l'application plus générale. Déjà, pour plus de simplicité, on a cherché à se passer de la pince; mais l'opération est alors plus difficile, plus longue, plus fatigante pour l'opérateur et plus douloureuse pour l'animal, lequel reste, en outre, exposé à l'hémorrhagie par l'artère ovarique, dont la torsion ne peut alors être faite que d'une manière incomplète.

3° **Circonstances anormales pouvant modifier l'opération.** — Nous venons d'étudier le manuel opératoire de la castration des vaches par le vagin, en considérant les organes dans leur état normal, ne présentant ni maladies, ni difformités. Cet état est le plus ordinaire. Mais il se présente quelquefois, surtout chez les vaches vieilles, qui ont souvent vélé ou qui ont eu des parts laborieux, chez les taurelières, etc., des complications, des états pathologiques qui peuvent embarrasser l'opérateur et qui réclament des moyens spéciaux. Voici ceux de ces cas observés par M. Charlier, et que nous citons avec les modifications dans le mode opératoire qu'il indique pour chacun d'eux :

a. — *Dilatation du vagin.* — Le vagin parfois est d'une ampleur extrême, tapisse toute la face interne du bassin et paraît avoir perdu sa propriété rétractile. Dans ce cas, le dilatateur peut n'être pas assez large pour le tendre; alors il faut substituer à l'instrument l'action de la main gauche, qu'on tend à plat, dans toute sa largeur, au fond du vagin, le médius et l'annulaire sur le col de utérus, et sur le dos de laquelle la main droite prend un point d'appui pour inciser la paroi vaginale, bien tendue par la pression de la main gauche en avant. Plus encore que lorsqu'on se sert du dilatateur, il faut avoir soin, pour ne pas blesser les organes environnants, de bien inciser sur la ligne médiane en bornant avec l'index l'action de la lame.

Cette opération n'offre pas plus de difficulté qu'avec le dilatateur, précisément en raison du plus d'étendue du vagin qui laisse aux deux mains toute leur action. Mais quelquefois, par le fait même de cette ampleur anormale, le péritoine est détaché de la membrane externe du vagin, et, par suite, devient fort difficile à inciser du même coup que celle-ci. Il est alors comme refoulé dans l'abdomen, et ce n'est qu'avec peine que l'on parvient à le pincer du bout des doigts pour l'attirer à soi et le diviser.

b. — *Étroitesse du vagin.* — Cette étroitesse s'observe particulièrement chez les génisses, même chez les vaches de deux à trois ans, sans constituer précisément une difformité, bien qu'elle constitue un embarras pour l'opérateur, qui, de prime-abord, ne peut y introduire la main. Il y parvient en dilatant progressivement l'organe avec la main allongée en cône et enduite d'un corps gras. Le dilatateur ne peut pas non plus être ouvert, et il faut se borner à le fixer dans le col utérin ; après quoi, ayant appliqué la fenêtre contre la paroi supérieure, on fait l'incision.

Chez quelques-unes de ces jeunes femelles, on rencontre, à l'entrée du vagin, dit M. Charlier, une membrane semblable à l'hymen de la femme. Il faut la rompre, en forçant doucement avec les doigts rapprochés, avant d'introduire le dilatateur.

c. — *Déviations, contractions du col utérin.* — Le col de l'utérus peut être dévié en plusieurs sens, ce qui gêne pour y placer le prolongement du dilatateur. Il n'y a pas autre chose à faire, en ce cas, qu'à repousser la matrice en avant, jusqu'à ce qu'elle soit revenue à sa position normale, de manière à ce qu'on puisse introduire le prolongement. Si le col est resserré spasmodiquement, ou est tout-à-fait oblitéré, comme on l'a observé quelquefois, on se borne à appuyer le prolongement au milieu du col, en redoublant de précautions pour maintenir l'instrument fixe et bien droit, et pour inciser à l'endroit voulu.

d. — Collections purulentes dans le vagin. Plénitude de la matrice. — On trouve quelquefois, dans le vagin de certaines vaches, des collections de pus plus ou moins considérables, dues sans doute à des métro-vaginites chroniques, ou bien à du sang mélangé à des matières glaireuses, épanchées durant la période des chaleurs. Il faut extraire ces matières, essuyer ensuite l'intérieur de l'organe avec un linge doux et ne commencer l'opération qu'après s'être bien lavé les mains. Comme ces accidents s'observent surtout chez des vaches taurelières ou qui ont mal été délivrées, elles s'en trouveront désormais préservées par le fait même de l'opération.

Quand ces collections purulentes existent dans la matrice, le cas offre plus de difficultés, attendu que l'organe, plus pesant, entraîne en avant le conduit vaginal, le retrécit, l'allonge, et rend très-difficile l'application du dilatateur, outre qu'on est encore obligé, pour terminer l'opération, d'agrandir l'incision, de manière à ce que la main puisse pénétrer assez profondément pour arriver à ces organes entraînés en avant par l'utérus. Quelquefois même, dans l'impossibilité où l'on est de les amener dans le vagin, il faut les extraire sur place en allant les chercher avec la pince.

Chez les vaches en état de gestation, on rencontre les mêmes difficultés dans l'extraction des ovaires. Quand elles se présentent, on doit d'abord s'assurer, par l'exploration rectale, de l'état de la vache. Si elle est pleine, par le rectum on sent le fœtus, mais on ne peut trouver ni saisir les ovaires, surtout celui de la corne où le fœtus s'est développé, parce qu'il est porté en avant avec cette corne. En pareil cas, il convient de suspendre toute opération, bien qu'on ait pu souvent la pratiquer chez des vaches en cet état, sans craindre autre chose que l'avortement. Si, au contraire, par le rectum, on peut sentir et saisir facilement les ovaires, en dirigeant la main de chaque côté, un peu en bas de l'entrée du bassin, il y a lieu de penser que la vache n'est pas en état de gestation, et l'on peut alors, sans inconvénient, chercher à extraire les ovaires par les moyens indiqués.

e. — Dégénérescences, difformités des ovaires. — Chez les vaches taurelières, et chez celles qui sont plusieurs fois entrées en chaleur sans avoir été conduites au taureau, les ovaires deviennent pres-

que toujours le siége de kystes plus ou moins gros, de dégénérescences diverses qui augmentent leur volume, changent leur
conformation et les éloignent même, plus ou moins, de leur siége
normal. On les extirpe, en cet état, comme les ovaires sains,
mais en ayant soin de ne pas crever les kystes, dont l'humeur
pourrait se répandre dans l'abdomen. Si l'incision du vagin n'est
pas assez grande pour leur donner passage, on la prolonge momentanément en repoussant en avant la paroi vaginale avec la
pince fermée appliquée près de l'incision, pendant que les doigts
vont chercher l'ovaire.

Quelquefois, à la surface de l'ovaire et dans sa substance, se
trouvent des *corps jaunes* développés à l'excès, qui trompent
l'opérateur. Il peut arriver alors qu'on extirpe ces corps seuls,
croyant enlever l'ovaire lui-même, et l'opération se trouve ainsi
manquée. Quand le volume de l'organe fait soupçonner l'existence d'un corps jaune hypertrophié, il faut aussitôt chercher à
saisir l'ovaire par son collet, sur le ligament, et en évitant de le
tirer par ce même corps jaune qui se détacherait et ferait échapper l'organe des mains.

D'autres fois, au lieu d'être flottant à l'extrémité de son ligament, l'ovaire adhère au ligament large, à la corne utérine, ou
au corps de l'utérus; dans certains cas même, il se confond avec
tous ses organes. On doit alors le détacher doucement avec les
doigts, afin d'isoler les vaisseaux; puis on les allonge, on les tord,
et on extrait l'organe de la même manière que quand il est à l'état
normal.

De toute manière, il faut chercher à extirper l'organe en totalité,
car la plus petite portion laissée à l'extrémité des nerfs et des
vaisseaux ovariques, suffit pour régénérer, en quelque sorte,
l'ovaire et sécréter de nouveaux ovules, et faire ainsi manquer
l'effet de l'opération.

f. — Altération des ligaments et des vaisseaux ovariques. — Ces
altérations se montrent parfois chez les vaches vieilles, épuisées,
affectées de métrite chronique, et consistent principalement en
une friabilité excessive de ces organes, qui, ainsi prédisposés
à se rompre, sont dans les plus mauvaises conditions possibles
pour subir la torsion. Les vaisseaux alors sont, en quelque sorte,

confondus avec le tissu fibro-séreux du ligament, ne se séparent qu'avec difficulté de leur gaîne celluleuse, et quand on les étire pour les tordre, ils se déchirent net, laissant leur canal ouvert.

Cette altération des organes ovariques, heureusement assez rare, est fort à redouter, en ce qu'elle expose à des hémorrhagies d'autant plus graves qu'elles surviennent chez des animaux dont le sang est appauvri et par suite difficile à arrêter. Il n'y a pas d'autre moyen de l'éviter que de redoubler de soins en pratiquant la torsion; et encore peut-il arriver qu'on n'y parvienne pas toujours. Mieux vaut alors, quand on n'a pu prévoir le cas, et que l'hémorrhagie continue, sacrifier l'animal de suite pour la basse boucherie, avant qu'il n'ait succombé et ne soit perdu tout-à-fait.

4° **Suites de l'opération. Soins consécutifs.** — Nous avons énuméré, en étudiant la castration de la vache par incision du flanc, les suites plus ou moins graves de l'opération, les soins quelquefois minutieux exigés par les animaux qui l'avaient subie. Avec le procédé par incision vaginale, ces soins ne sont pas aussi nécessaires, les conséquences de l'opération étant infiniment moins redoutables.

La vache, d'abord, qui a peu souffert de l'opération, en paraît peu affectée. Elle conserve ses habitudes et sa gaîté. Quelquefois, cependant, dans les premières heures qui suivent, elle fléchit la colonne vertébrale, agite la queue, comme une vache qui vient d'être délivrée ou saillie; éprouve de légères coliques. Mais ces phénomènes sont passagers; ils cessent bientôt, et la bête se remet à boire, à manger, à ruminer comme auparavant. Le lait diminue bien quelque peu; mais cela tient à la diète qu'on fait observer à la vache, autant qu'au léger trouble apporté dans l'économie par l'opération, ainsi qu'il arrive, d'ailleurs, toutes les fois qu'on tourmente, d'une manière quelconque, une vache laitière. Cela ne dure pas; au bout de deux ou trois jours, généralement, la sécrétion est revenue à sa quantité primitive.

Quant à la plaie du vagin, au lieu de s'étendre, de s'agrandir, après l'incision, comme celle du flanc, elle se resserre, par suite de la rétractilité des parois vaginales, dès qu'on cesse de dilater le vagin, au point que ses bords s'appliquent même sur les doigts pendant qu'on cherche les ovaires. Elle se ferme ensuite tout-à-fait, et se cicatrise en moins de quarante-huit heures par adhésion primitive, sans phénomènes inflammatoires sensibles ni fièvre de réaction.

Les soins consécutifs à la castration par le procédé vaginal sont les mêmes que ceux indiqués pour les vaches châtrées par incision du flanc (v. p. 400), avec la différence que les suites étant beaucoup moins à redouter, les précautions à prendre sont moins rigoureuses. Ainsi, n'ayant pas, dans le cas actuel, à s'occuper de la plaie, l'attention se portera uniquement sur le régime auquel il convient de soumettre l'animal et sur le choix de son habitation. Pour le régime, deux ou trois jours au plus de diète modérée suffisent. A partir du quatrième jour, on augmente graduellement la nourriture, de manière à donner bientôt la ration complète. On observera ensuite toutes les précautions déjà recommandées pour éviter les courants d'air, les refroidissements plus ou moins brusques, non moins à redouter avec le procédé vaginal qu'avec le procédé ancien, et pouvant également provoquer le développement de la péritonite. On n'ira pas, toutefois, tombant dans un excès de prudence et pour éviter l'air froid, jusqu'à fermer toutes les issues, et mettre obstacle à l'aération du lieu où se trouve enfermée la vache opérée.

Lorsque les bêtes vont au pâturage, on les fait rentrer à l'étable pendant les huit ou dix jours qui suivent l'opération, et on les nourrit au vert et avec de l'eau blanche dégourdie. Si le temps est beau, on les fait sortir pendant quelques heures, puis toute la journée, en ayant le soin, d'ailleurs, durant le temps prescrit, de les faire rentrer chaque soir.

Quant aux vaches qui mangent à l'étable et qu'on est obligé de laisser à leur place, près de leurs camarades, pour qu'elles ne se tourmentent pas, on les empêche de manger autant que leurs voisines, en leur mettant une muselière pendant une partie du repas.

5° **Accidents.** — Les accidents nombreux qui compliquaient si souvent, et parfois d'une manière assez redoutable, la castration des vaches par le flanc, au point de rendre cette opération impraticable dans la grande majorité des cas, ne sont plus à redouter avec le procédé vaginal, ou s'ils se manifestent encore, n'est-ce plus que dans une proportion tellement minime qu'ils ne sauraient désormais influer d'une manière sensible sur les résultats économiques de l'opération.

Ainsi , en considérant : que l'on peut désormais pratiquer l'opération sans faire usage d'aucun moyen violent de contrainte; que l'incision faite aux parois du vagin n'occasionne aucune douleur manifeste, a lieu presque sans écoulement de sang, et que le peu de ce fluide qui s'épanche tombe dans le vagin où il se coagule et d'où il peut être ensuite facilement extrait; que cette même plaie, à l'abri de tout contact extérieur, n'est jamais le siége d'aucune inflammation suppurative et se ferme en moins de 48 heures par adhésion primitive, on conçoit que la vache opérée de cette manière, se trouve, par cela seul, à l'abri de tous les accidents qui ont pour point de départ l'incision des parois abdominales et de la fièvre traumatique qui les accompagnent.

Les seules complications que l'on constate à la suite de la mise en pratique du nouveau mode opératoire, sont celles qui résultent exclusivement de l'extirpation des ovaires; telles sont l'hémorrhagie par les artères ovariques et la péritonite , et encore convient-il d'observer que les perfectionnements apportés à cette partie essentielle de l'opération en ont atténué considérablement le danger. Ainsi , tandis qu'avec l'ancien mode opératoire, on ne comptait pas moins de 1 animal mort sur 5 à 6 opérés, avec le nouveau on en compte à peine 1 sur 100, proportion qui diminuera encore , quand une étude plus parfaite des indications et du manuel de l'opération aura fait connaître d'une manière précise les conditions dans lesquelles on peut opérer avec espoir d'une réussite complète.

Ainsi l'*hémorrhagie ovarienne*, conséquence d'une torsion mal exécutée, et d'autant plus à craindre que les tissus sont plus secs , plus friables, moins résistants, et qui ne manquait jamais d'arriver alors qu'on tordait seulement avec les doigts, n'est plus à redouter lorsqu'on fait usage de la pince à torsion plus haut décrite, et qu'on a le soin d'en limiter l'action avec les doigts seuls armés ou non du poucier, ou bien en coupant les bords du ligament ovarien. Quand l'hémorrhagie se manifeste après qu'on a opéré de la sorte, elle est insignifiante et sans danger, et ne pour-

rait être à craindre que dans des circonstances exceptionnelles,
et, par cela même, hors de toute prévision.

La *péritonite* ne sera pas moins rare avec le nouveau procédé
opératoire, ses causes principales, la plaie du flanc et l'hémorrhagie
ovarique, n'existant plus. Elle ne pourra plus être que la conséquence de refroidissements ou d'oublis des autres précautions hygiéniques qui ne cessent d'être obligatoires pour les vaches opérées.
Mais, même dans ces circonstances, vu l'immunité de l'opération et
l'absence de fièvre traumatique, ce qui laisse l'animal infiniment
moins sensible aux influences extérieures, la péritonite sera encore
beaucoup plus rare qu'après l'opération par le flanc. Dans tous les
cas, si elle se manifestait, on la reconnaîtrait aux signes et on la
combattrait par les moyens précédemment indiqués.

Un autre accident récemment observé, et qu'a signalé seul
M. Charlier, est la formation d'un *abcès dans le bassin*. Cet abcès,
d'un caractère phlegmoneux, se développe dans le tissu cellulaire
recto-vaginal. Il s'annonce par des coliques avec ballonnement du
ventre, la perte de l'appétit, des efforts infructueux pour l'expulsion des urines. A l'exploration rectale, on sent la tumeur sur le
côté du rectum et du vagin, dont elle refoule les parois en dedans,
et s'étendant plus ou moins loin dans l'abdomen. Située presque
toujours du côté droit, elle est fluctuante, élastique et d'un caractère facile à saisir.

C'est surtout, dit M. Charlier, lorsqu'on opère pendant l'hiver,
ou quand, après l'opération, survient un brusque abaissement de
température, qu'on observe cette complication, qui doit être due
à une inflammation par approche du tissu cellulaire voisin de l'incision du vagin. Elle n'offre pas une très-grande gravité; quelquefois l'abcès s'ouvre seul, dans le vagin ou dans le rectum, laisse,
en ce cas, échapper du pus mêlé à des produits fibro-albumi-
neux, et la bête guérit sans en paraître sensiblement affectée.
Mais il est préférable, quand on peut reconnaître cet abcès, de ne
pas attendre l'effort de la nature, et d'en débarrasser l'animal par
une ponction pratiquée dans la paroi latérale du vagin.

L'incision se fait vers le fond de la cavité du vagin, soit à l'aide
du bistouri à serpette ordinaire, soit à l'aide d'un instrument spécial imaginé par M. Charlier, et consistant (*fig.* 75), en un grand

bistouri renfermé dans une gaîne et pourvu d'un dard avec tranchant en arrière. Ce trocart plat, fermé, est introduit avec la Fig. 75. main droite, qui le pousse le long de l'avant-bras et de la main gauche, jusqu'à l'index de cette main, avec laquelle on a préalablement choisi l'endroit où l'on doit ponctionner. On applique contre le doigt le bout *a*, de la gaîne, on fait sortir le dard en poussant le bouton *b*, qui se trouve à l'extrémité opposée; puis on plonge le trocart, tenu longitudinalement, dans la cavité purulente, jusqu'au tranchant *c*, tourné vers le haut de la lame. On laisse rentrer le dard en cessant d'appuyer sur le bouton du dehors, et on incise en sciant de bas en haut et peu à peu, en accompagnant toujours la gaîne avec l'index, jusqu'à ce qu'on puisse introduire les doigts, sinon toute la main, pour faire sortir le pus et les autres produits pathologiques que la cavité renferme.

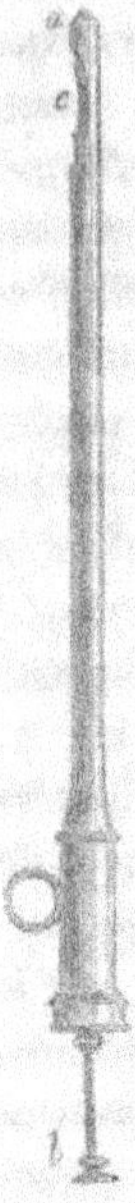

Quelques soins de propreté suffisent ensuite, et la guérison s'effectue en peu de temps sans complication nouvelle, les vaisseaux latéraux du vagin, ayant été préservés par la distension de la paroi vaginale, qui avait amené le déplacement préalable de ces mêmes vaisseaux.

§ 4. — **Procédé Colin.**

Comme on a pu en juger, bien que d'une exécution généralement facile, la castration des vaches, par le procédé de M. Charlier, rencontrera peut-être encore quelques difficultés pour se répandre dans la pratique, vu la complication et le prix élevé des instruments employés. Pour remédier à cet inconvénient et rendre l'opération plus accessible aux vétérinaires et aux agriculteurs, M. Colin a cherché comme il suit à simplifier l'appareil instrumental, ainsi que le manuel [1].

1o **Appareil instrumental.** — Les *instruments* qu'il emploie sont au nombre de trois, savoir :

[1] *Rec. de Méd. vét.*, 1858, p. 96.

1º Un petit *bistouri* (*fig.* 76) à *lame fixe*, *a*, dont le tranchant convexe se masque à l'aide d'un petit croissant mobile *c*, que le pouce fait jouer sur une des faces de cette lame, en appuyant sur un renflement *r*, et pouvant être introduit dans le vagin, sans aucun danger, ni pour l'opérateur, ni pour l'animal ;

2º Une *pince à torsion* semblable, dans sa forme générale, à celle dont se sert M. Charlier, en différant seulement par la disposition tronquée de l'extrémité des mors (*fig.* 77). Elle se divise, à son milieu, en deux pièces articulées par une vis, ce qui la rend facile à nettoyer et peu embarrassante ;

3º Une autre *petite pince* (*fig.* 78), destinée à limiter la torsion, et formée de deux branches longues de 8 centimètres, articulées

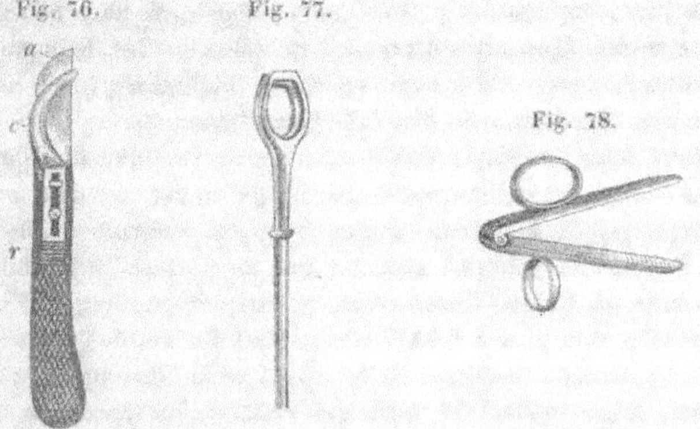

Fig. 76.   Fig. 77.

Fig. 78.

par charnière à une de leurs extrémités. La branche supérieure porte un anneau pour le pouce, et l'inférieure, un autre pour recevoir l'index. Cette pince sert à maintenir le ligament de l'ovaire, sur lequel elle est maintenue, pendant la torsion, par les deux doigts engagés dans les anneaux.

Ces trois instruments peuvent entrer dans une boîte longue de 26 centimètres, large de 13 et épaisse de 5, à peu près les dimensions d'un volume in-8º ordinaire. Ils sont ainsi très-portatifs et par cela même, sous ce rapport, d'un plus commode usage que ceux de M. Charlier. Ils dispensent surtout de l'emploi du dilatateur, c'est-à-dire précisément de la complication principale du procédé Charlier. Reste à savoir si cette simplification est favorable à l'opération elle-même ; et c'est ce que l'expérience n'a pas encore suffisamment établi.

2° **Manuel de l'opération.** — La vache est maintenue debout par les moyens ordinaires. L'opérateur, ayant l'avant-bras et la face dorsale de la main droite enduits d'un corps gras, procède d'abord à l'*exploration du vagin*. Pour cela, avec les doigts rassemblés en cône, on écarte d'abord, et tout doucement, les lèvres de la vulve, puis on arrive peu à peu jusqu'au fond du vagin, où l'on juge de l'état des organes. Pendant ces manipulations, l'animal fait habituellement des efforts expulsifs, et les parois du vagin se resserrent sur le bras. Mais cet état dure peu ; au bout d'une minute au plus, les parois vaginales se distendent, et le bras, auparavant pressé de toutes parts, se meut à l'aise dans cette cavité. C'est alors seulement qu'il faut inciser. Si la vache ne se contracte pas et si le vagin se trouve dilaté dès qu'on y introduit la main, l'incision peut être faite immédiatement.

Pour faire l'incision, M. Colin, ne se servant pas du dilatateur, dont l'usage est indispensable quand on incise le vagin au point indiqué par M. Charlier, vu que, sans cet instrument, la pointe du bistouri ne pourrait entamer les membranes imparfaitement tendues, M. Colin, disons-nous, y supplée en attaquant la paroi vaginale, non plus à 6 ou 7 centimètres du col de l'utérus, mais immédiatement au-dessus de ce col, dans la ligne médiane. En ce point, même quand le vagin est relâché, les parois de l'organe sont tendues, et cette tension augmente par la pression de la main qui pousse en avant le fond du conduit. Là, en outre, les membranes constitutives du conduit vaginal sont très-intimement unies entre elles, de sorte que, du même coup, on peut aisément les diviser toutes ensemble, sans risquer de léser aucun organe important.

L'incision peut même être légèrement écartée de la ligne médiane, soit en restant parallèle à cette ligne, soit en se déjetant obliquement de côté. Mais il ne faut pas que la déviation soit exagérée, car on pourrait atteindre, sur les côtés, les veines et les artères flexueuses qui se joignent à celles du ligament large. De plus, on serait exposé à désunir, dans une étendue plus ou

moins grande, le péritoine qui se replie en ce point pour former les ligaments larges, et qui, adhérant très-peu au vagin, pourrait n'être pas divisé par l'instrument tranchant, ce qui entraînerait la formation d'une poche où des doigts peu exercés risqueraient de s'égarer. En incisant le plus possible dans la ligne médiane, on évite cet inconvénient.

Pour pratiquer l'incision dans le point déterminé par M. Colin, le bistouri à serpette ne pouvait convenir, à cause de la projection trop forte que fait le manche en avant de la lame, et qui empêche de se servir de cette dernière avec facilité. C'est afin de remédier à cet inconvénient que M. Colin a imaginé son nouveau bistouri dont le tranchant, entièrement libre, donne à l'opérateur, pour faire agir l'instrument, toute l'aisance désirable.

Ce bistouri est tenu dans la main droite, le tranchant a, tourné en bas et en avant, masqué par le croissant c, que le pouce, appuyé sur le renflement r, fait mouvoir. Cette main, qui tient le bistouri, étant introduite dans le vagin, on refoule en avant le fond de cet organe, on rend le tranchant libre en ramenant en arrière, avec le pouce, le petit croissant qui le recouvrait; puis, par un léger mouvement de bascule communiqué au bistouri, on incise, de haut en bas et d'arrière en avant, les tuniques du vagin, à 2 ou 3 centimètres au-dessus du col de la matrice. Cela fait, on repousse le croissant, on ramène la main en arrière jusque vers la vulve, puis, avec la main gauche, on retire l'instrument, et, engageant de nouveau la main droite, on arrive jusqu'à l'ouverture qu'on vient de faire, afin de l'explorer, de l'agrandir, s'il y a lieu, en écartant deux doigts entre ses lèvres, et de déchirer le feuillet séreux qui la recouvre, si avec l'instrument on n'a pas suffisamment divisé cette membrane.

L'étendue à donner à l'incision variera suivant le plus ou moins d'habitude de l'opérateur, elle ne sera, si celui-ci est habile, que juste assez grande pour laisser passer deux doigts, l'index et le médius, avec lesquels il va chercher l'ovaire pour l'amener dans le vagin; elle devra, au contraire, si l'opérateur est peu exercé, avoir une dimension suffisante pour laisser passer toute la main, sans dépasser cependant 5 à 6 centimètres, cette longueur, vu l'extrême extensibilité des tissus, étant toujours suffisante.

Reste à pratiquer l'*extirpation de l'ovaire*. Les règles indiquées par M. Colin pour ce temps de l'opération ne diffèrent pas sensiblement de celles suivies par M. Charlier. Il faut, de même, trouver l'organe, le saisir, l'attirer dans la plaie, le prendre entre les mors de la pince, et rompre, par la torsion, son ligament et les vaisseaux qui l'accompagnent. Pour cela, on introduit, dans l'ouverture du vagin, l'index et le médius, ou bien la main tout entière; on dirige les doigts horizontalement, sur le côté du bassin, en dehors du corps de l'utérus et de l'une de ses cornes. A un décimètre en avant de l'ouverture, rarement plus loin, se rencontre l'ovaire qui, quelquefois, est situé au-dessous de l'incision, mais que l'on trouve toujours en suivant le ligament large, attaché au bord inférieur des cornes.

L'organe étant trouvé, on le saisit par son pédicule entre les doigts, et on l'amène dans le vagin; puis, avec la main gauche, on fait pénétrer la pince à torsion, on l'ouvre en tirant à soi le pavillon du tube, on fait passer l'ovaire entre ses mors, on la ferme, et, retirant la main droite du vagin, on prend la petite pince (*fig.* 78) par ses anneaux, et on va la placer sur le ligament ovarien légèrement distendu, à 1 centimètre environ de la première pince. Cela fait, pendant que d'une main, la gauche habituellement, on serre les deux branches de la petite pince, avec l'autre, hors de la vulve, on fait tourner la pince à torsion. Les vaisseaux s'effilent et se rompent après dix ou quinze tours. On retire alors l'instrument qui entraîne l'ovaire, et l'opération est terminée.

On procède de même pour l'ovaire du côté opposé, et tout peut être achevé en trois ou quatre minutes.

Ce mode opératoire se distingue surtout par sa grande simplicité. M. Charlier, toutefois, « pense que, par la manière dont M. Colin fait son incision, il est fort exposé à blesser les intestins ou le sac gauche du rumen, l'instrument marchant sur ces organes en éventrant, pour ainsi dire, pendant que la vache, par les efforts qu'elle fait, pousse ces organes de ce côté, dans le cul-de-sac recto-vaginal. Pour l'extraction des ovaires, il remarque que M. Colin en est tout simplement revenu à ce qu'il avait fait d'abord, et il ne doute pas qu'il ne reconnaisse bientôt les inconvénients de ce procédé pour la pratique. » (*Communic. inéd.*)

Nous nous abstiendrons de nous prononcer sur cette question, non encore suffisamment élucidée par l'expérience, et dont la solution se trouvera peut-être dans l'adoption d'un procédé intermédiaire, qui réunira les avantages des deux procédés ci-dessus décrits, sans en offrir les inconvénients.

§ 5. — Procédé par ligature de l'ovaire.

Ce mode opératoire, proposé par M. Prangé [1], au moment où fut découverte et mise en pratique la méthode vaginale, devait surtout avoir pour but de remédier aux inconvénients de la torsion dont se servait exclusivement M. Charlier.

M. Prangé, d'abord, a commencé par nier que l'on pût pratiquer une véritable torsion, l'ovaire, dit-il, n'étant pas flottant à l'extrémité de son cordon, mais bien sessile, greffé en quelque sorte sur le ligament large. D'où il résulte, dit-il, qu'on ne peut saisir « ce cordon » à 3 ou 4 centimètres de l'ovaire, entre les mors d'une pince et le tordre, et qu'en tentant de le faire on s'expose nécessairement à des hémorrhagies. Cette objection n'a pu longtemps subsister, le ligament nié par M. Prangé existant réellement. (Voir sa description, p. 387, *fig.* 59, *r, i, s.*)

Quant aux hémorrhagies dont parle le même auteur, et qui étaient réellement à craindre en suivant le procédé ancien, elles ont cessé d'être à redouter avec le mode opératoire adopté aujourd'hui par M. Charlier.

M. Prangé a objecté encore qu'avec la pince à torsion, armée de dents, on peut déchirer le tissu de l'ovaire, qui, à l'époque rapprochée de la parturition où l'on fait l'opération, est encore très-friable. C'est ce qui avait lieu, en effet, avec la pince à mors plats, employée d'abord, laquelle ne pouvait serrer qu'en comprimant tout l'organe. Mais ce danger a disparu dès qu'on a fait usage de la pince à anneaux, qui permet de saisir seul le ligament au-delà de l'ovaire, et d'enlever celui-ci en entier sans déchirer son tissu.

Enfin, disait encore M. Prangé, en tordant on corde ensemble

---

[1] *Rec. de Méd. vét.*, 1850, p. 1001.

les lames péritonéales, et une pareille manœuvre ne peut qu'offrir des dangers. Cela serait, en effet, si l'on tiraillait longuement le ligament large. Mais comme c'est précisément ce qu'a pour but d'éviter la compression exercée sur le ligament ovarien avec les doigts, seuls ou munis du poucier d'acier, compression qui ne devient effective qu'après que l'on a cordé et retréci ce ligament de manière à pouvoir le maintenir entre les doigts, l'objection encore tombe d'elle-même. Il se comprend d'ailleurs qu'il n'est pas question ici des tiraillements que subit ce ligament ovarien lui-même, attendu qu'on ne peut vouloir enlever l'ovaire sans rien détruire, quel que soit le procédé qu'on mette en usage, torsion ou ligature.

Tels sont les inconvénients, aujourd'hui annulés par les modifications diverses apportées au mode opératoire, auxquels a voulu remédier M. Prangé en proposant de substituer la ligature à la torsion. Ce procédé consistant, en principe, à étreindre « le collet de l'ovaire » avec un lien circulaire convenablement serré, puis à séparer l'organe par excision, aurait surtout pour avantage de s'opposer complétement à l'hémorrhagie par les artères ovariques. Le voici tel que le fait connaître l'auteur :

Le lien étant choisi, on ouvre le vagin en refoulant l'utérus, soit avec la main, soit avec le *fixateur vaginal*. Un des bouts de la ligature est terminé par une boucle qu'on passe dans le doigt annulaire de la main droite, si c'est l'ovaire droit qu'on veut enlever ; l'autre extrémité est tenue alors dans la main gauche. Sur le milieu du lien, on fait le nœud de la saignée qu'on passe dans les cinq doigts rapprochés en cône ; et pendant qu'un aide tient le fixateur, on va saisir l'ovaire, on fait glisser le nœud et on l'étreint à son collet. Ensuite on excise l'ovaire. On peut d'ailleurs, tenant les deux extrémités du lien dans la main, serrer autant qu'on le juge convenable. Quant aux ligatures, on peut les réunir et les fixer en dehors de la vulve, ou les laisser dans le vagin attachées à une boule de liége préparée à cet effet.

M. Prangé, à ce qu'il nous semble, n'a jamais mis en pratique le procédé proposé par lui. Mais M. Charlier l'a expérimenté, et déclare avoir rencontré plus de difficulté pour cette opération que son contradicteur ne semble en reconnaître. D'abord, il trouve incommode de laisser le fixateur ou la main dans le vagin pendant qu'on cherche l'ovaire avec l'autre main. Outre que c'est là un embarras inutile que l'on se crée , on sollicite de la sorte les efforts expulsifs de la vache , qui ne font qu'ajouter aux difficultés de l'opération.

M. Prangé n'indique pas avec quel instrument il excise l'ovaire. Mais , quel qu'il soit , on peut se figurer les difficultés et les dangers qu'il y aurait à porter dans l'abdomen , pour y exciser les ovaires, un instrument tranchant. N'est-on pas exposé à attaquer le péritoine , le rumen, le mésentère , l'intestin ? Ne peut-on pas aussi, par mégarde , couper au-delà du lien ?

La ligature offre de plus graves inconvénients encore. N'est-il pas à craindre , en effet , que ce procédé , qui a pour conséquence la mortification de la partie liée , ne provoque , par le contact de cette partie avec les organes sains , une inflammation locale, augmentée encore par la présence des fils , pouvant se propager aux organes voisins; que le bout mortifié , le pus, agissant comme corps étrangers , ne déterminent une péritonite mortelle ?

Pour prévenir de tels dangers, M. Prangé , il est vrai, recommande de réunir les fils dans le vagin ou en dehors de la vulve , jusqu'à ce qu'ils se détachent par la mortification et la séparation de la partie liée. Mais évidemment, sans empêcher les accidents inflammatoires locaux , la présence des fils dans le vagin ne peut qu'ajouter au mal existant , en irritant la membrane péritonéale de l'utérus et de ses ligaments , par les mouvements de va et vient que ces fils éprouvent quand la vache se couche , se relève , fait des efforts pour fienter, pour uriner, etc.

Et pour peu que les fils soient trop courts, ne peut-on pas craindre aussi que certains mouvements de l'animal ne les attirent tout-à-fait dans l'abdomen, où ils deviendraient alors la cause déterminante d'une grave péritonite ? Si, au contraire, le fil est trop long, il peut être arraché accidentellement, avant l'oblitération complète de l'artère, ce qui amènerait aussitôt la chute du caillot obturateur et une hémorrhagie secondaire plus grave que l'hémorrhagie primitive. Dans tous les cas, le passage des fils à travers l'incision du vagin, doit empêcher cette incision de se cicatriser par première intention , terminaison ordinaire quand on opère par torsion, et la changer, au contraire, en une plaie suppurante, pouvant amener un épanchement de pus dans le vagin avec toutes les complications qui en seraient la conséquence.

Puis, comment retirer les fils ? Si on attend qu'ils se détachent d'eux-mêmes, ils tomberont dans l'abdomen avec la partie mortifiée. Si on les tire trop tôt, l'hémorrhagie peut suivre ; double danger que ne peut éviter l'opérateur, dans l'impossibilité où il se trouve de reconnaître au juste le moment favorable pour enlever ces fils.

Ces inconvénients nombreux, attachés au procédé décrit par M. Prangé, expliquent suffisamment pourquoi ce mode opératoire n'a pu prévaloir sur la torsion, et est resté sans application pratique. Comme le fait justement remarquer M. Charlier, pour que l'extirpation de l'ovaire par ligature fût suivie de succès, il faudrait que le fil fût coupé près du ligament et que l'exsudation de lymphe plastique, résultant de l'opération, vînt emprisonner le lien et le bout lié, et que la plaie se fermât ainsi sans suppuration. Cela pourrait arriver chez la vache, dont on connaît les dispositions à sécréter en abondance la lymphe organisable. Mais l'expérience n'ayant pas encore démontré que les choses se passent réellement ainsi, on ne saurait aller sur ce point au-delà d'une simple conjecture.

Dans la pensée qu'un tel résultat pourrait être obtenu, M. Charlier s'est exercé à pratiquer la ligature par un procédé différant un peu de celui de M. Prangé. Pour cela, il incisa d'abord le vagin à la manière ordinaire, avec le dilatateur ; il fut ensuite chercher l'ovaire, le serra entre les deux mâchoires de la pince à torsion, en suivant les précautions déjà indiquées, et donna la pince à tenir à un aide. Après quoi, ayant préparé un lien portant une boucle à l'un de ses bouts, tenu très-court, ayant l'autre assez long pour pendre hors de la vulve, il fit, avec ce lien, le nœud de la saignée dans lequel il engagea la tige de la pince. La boucle du lien, tenue par l'annulaire de la main gauche, il poussa le nœud avec les cinq doigts rapprochés en cône et le pouce posé sur la branche de l'instrument, jusqu'au-delà du collet de l'ovaire, où il serra le lien en tirant sur ses deux extrémités. Fixant ensuite le ligament lié, entre le pouce et l'index de la main gauche restée dans le vagin, avec les ciseaux courbes, il excisa l'ovaire en même temps que les fils, à l'extrémité de la pince. L'instrument tenant l'ovaire fut retiré, et le bout lié du ligament rentra de lui-même dans l'abdomen.

Ce procédé, dit M. Charlier, n'est pas plus difficile à exécuter que celui de M. Prangé, et ne présente pas les mêmes inconvénients. Il est resté toutefois sans application, de telle sorte qu'on ne saurait actuellement se prononcer sur son degré d'innocuité.

CHAPITRE II.

Castration de la Jument.

1° Historique. Indications de l'opération. — Inconnue chez les anciens, la castration de la jument paraît avoir commencé à être mise en pratique au xviie siècle seulement, par imitation sans doute de ce qui se faisait sur les autres femelles domestiques, et comme moyen d'accroître l'utilité économique de la jument, moins estimée que le cheval, et que, par conséquent, on redoutait moins de mutiler. Quel qu'en fût, au surplus, le motif déterminant, il est certain que cette coutume alors se généralisa assez pour que l'administration supérieure se crût dans la nécessité de la prohiber dans ses réglements de haras [1]. A partir de ce moment, l'opération, sans cesser tout-à-fait d'être en usage, finit peu à peu cependant par être abandonnée; et, bien que Brugnone [2] l'ait conseillée comme moyen d'éviter la période du rut, pendant laquelle les juments sont plus faibles, et principalement pour les juments destinées à la cavalerie, aux promenades et aux voyages; que Delabère-Blaine l'ait mentionnée, sans rien dire toutefois touchant l'utilité de l'opération, on pouvait, de nos jours, la considérer comme complétement oubliée, lorsqu'elle fut proposée de nouveau par M. Charlier, pour les juments de travail qui doivent, toute leur vie, être tenues éloignées de la reproduction [3].

On sait que certaines juments, qui jamais ne reçoivent l'étalon, peuvent souffrir de cette privation, propre à exercer sur leur

[1] ... « Défense est faite aux propriétaires de pouliches de les faire couper, à quelque âge que ce soit, et à tous mareschaux et particuliers de faire pareille opération, etc. » (*Règlement du Roy, et Instruct. touchant l'administ. des Haras.* 1771, in-4°, tit. V, art. XI, p. 30.)

[2] *Trattato delle razze di cavalli, etc.* Turin, 1781.

[3] *Rec. de Méd. vét.*, 1857, p. 401; et *Nouv. Dict. pratiq. de Méd. vét.*, t. III, art. *Castration.*

santé, comme sur leur caractère, une fâcheuse influence. Par le fait de l'excitation génitale non satisfaite, ces juments deviennent indociles, fougueuses, difficiles à conduire, dangereuses pour les animaux comme pour les personnes qui les entourent, travaillent mal, s'échauffent, maigrissent, s'épuisent et peuvent contracter diverses affections.

La castration, en faisant disparaître la cause excitatrice qui maintient cet état, rend à la jument le calme et la tranquillité, adoucit son caractère, permet à sa santé de se rétablir, à l'embonpoint de revenir. La castration, ajoute M. Charlier dont nous résumons les idées, ne détruit, chez les juments, ni l'énergie, ni l'intelligence; il peut y avoir de bonnes juments castrées, comme il y a d'excellents chevaux hongres, de très-bons bœufs de travail.

C'est surtout, suivant le même auteur, pour les juments de l'armée que la castration serait utile, non pas, il est vrai, pour celles d'un tempérament mou et qui ne ressentent que peu ou point les désirs de l'accouplement; mais pour les juments qui, excitées par la présence des autres chevaux, entrent facilement en rut, deviennent, par cela même, irascibles, difficiles à monter et à maintenir dans les rangs, et sont ainsi une cause d'embarras, quelquefois d'accidents, qu'on ne peut éviter qu'en se débarrassant de ces bêtes à vil prix. Ces inconvénients disparaissent avec la castration, qui donne le moyen d'utiliser ces juments, de les conserver dans l'armée, sans qu'on n'ait plus aucune crainte à concevoir.

Il va de soi, d'ailleurs, que l'opération est tout-à-fait contre-indiquée à l'égard des juments destinées à la reproduction du cheval ou du mulet, à moins qu'il ne s'agisse de juments affectées de tares, de vices de caractère ou de conformation, de maladies héréditaires, qui les font rejeter de la fonction reproductrice. Et encore la castration n'est-elle réellement utile, en pareil cas, que pour les bêtes stériles et nymphomanes qu'on n'ose pas, parfois, approcher et dont on ne peut rien faire, car ces juments sont, pour la plupart, irritables, vicieuses, méchantes; crient à l'approche de l'homme, mordent, se cabrent, frappent des pieds, et sont impropres à tout travail. Après l'opération, elles perdent tous ces vices, se laissent monter, atteler, font un excellent service, et leur valeur s'accroît d'autant. Tels sont, au moins, les résultats obtenus par M. Charlier, sur un certain nombre de juments en cet état, opérées par lui, résultats qui lui paraissent assez avantageux pour l'autoriser à conseiller le rétablissement de cette coutume aujourd'hui tombée en désuétude complète.

3° Age, temps favorables. Soins préliminaires. — On peut châtrer les juments à tout âge. Cependant, il vaut mieux le faire sur l'animal jeune, l'opération étant alors plus facile. Brugnone (*loc. cit.*), pour qu'elle pût s'effectuer sans danger, recommandait de la pratiquer sur les pouliches de six à huit mois, de un an au plus. En opérant par la méthode vaginale, on peut, sans inconvénient, attendre un âge plus avancé. Suivant M. Charlier, les pouliches pourraient être châtrées dès qu'il est possible de pénétrer avec la main dans le vagin et d'y introduire le dilatateur, c'est-à-dire du 12° au 15° mois.

On choisira de préférence une saison douce et chaude, le froid et les variations de température étant à redouter à la suite de l'opération, plus encore pour les juments que pour les vaches, surtout quand on ne peut pas abriter convenablement les animaux opérés.

La jument n'exige pas, au surplus, d'autres soins préalables que ceux recommandés pour la vache : quelques jours de repos, un régime rafraîchissant pour les bêtes à tempérament sanguin, et la diète complète le jour de l'opération.

2° Disposition anatomique de l'appareil génital. — Sur la jument, les organes de la génération offrent la même disposition essentielle que chez la vache ; ils n'en diffèrent que par quelques particularités de détail, utiles toutefois à connaître, au point de vue spécial qui nous occupe.

Ainsi, le *vagin*, chez la jument, est plus étroit et un peu plus long. L'*utérus* s'avance davantage dans la cavité abdominale ; et ses cornes, dont la courbure est exclusivement tournée vers le haut, au lieu de se terminer en cône, présentent, à leur extrémité, un cul-de-sac arrondi (*fig.* 79, *u*). Les *ligaments larges* sont plus courts et beaucoup moins prolongés en avant, leur bord libre n'a pas plus de 12 à 15 centimètres. Attachés à la région sous-lom-

baire, à peu de distance de la ligne médiane, de sorte que l'espace entre eux, à leur origine, ne dépasse pas 15 à 30 centimètres, ils s'insèrent, non au bord inférieur des cornes, comme chez
la vache, mais au bord supérieur concave de ces organes, et à la
partie latérale et supérieure du corps de l'utérus, qui ainsi se

Fig. 79 (*).

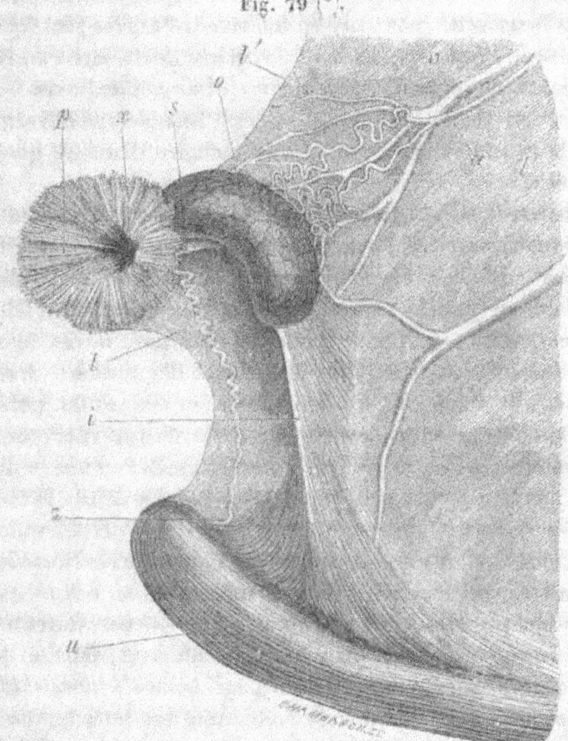

trouve en saillie, non au-dessus, mais au-dessous de l'insertion
de ces ligaments. A cause de leur peu d'écartement, ces derniers
sont uniquement en rapport, à leur face interne et dans toute
leur étendue, avec le rectum.

L'*ovaire*, enfin, de la jument, *o*, est beaucoup plus développé

(*) OVAIRE DROIT DE LA JUMENT. (Même légende que pour la *fig.* 50, v. page 387.)

que celui de la vache ; son volume est trois ou quatre fois aussi
considérable ; sa forme, différente aussi, est comparable à celle
d'un rein, ayant sa convexité externe et supérieure. Il est attaché de même au bord antérieur du ligament large, par un repli
péritonéal ; mais il est plus libre que l'ovaire de la vache, en
raison de la plus grande étendue de ce repli, formant, notamment, à l'extrémité inférieure ou interne de l'organe, un ligament
triangulaire *i*, qui part du bord supérieur de la corne de la matrice. Quant au ligament supérieur *s*, il se confond avec le repli
entre les deux lames duquel est soutenu l'*oviducte*, s'ouvrant lui-
même dans un pavillon *p*, offrant un moindre diamètre que celui
de la vache.

4° **Manuel de l'opération.** — La castration des juments
se pratiquait, autrefois, comme chez toutes les autres femelles,
par incision du flanc. Brugnone, le seul auteur qui décrive le procédé opératoire, après avoir dit que l'opération doit être faite sur
les bêtes jeunes, en donne pour raison, que, à cet âge, en
faisant une incision longitudinale, à côté des muscles droits de
l'abdomen, et au-dessus du bord antérieur des os du pubis, il
est facile de trouver les ovaires situés de chaque côté, au point
où les muscles psoas se joignent avec l'iliaque. Par une seule incision, ajoute-t-il, on peut les extraire tous les deux à la fois, en
ayant soin de tordre et de comprimer avec les doigts les vaisseaux
spermatiques (ovariques), avant de les amputer avec l'instrument,
une hémorrhagie mortelle pouvant survenir si on retranchait les
ovaires sans prendre cette précaution. Une fois les ovaires amputés, on remet l'utérus en place si on l'a dérangé, puis on pratique la *gastroraphie*, par une suture enchevillée (*incavichiatta*),
sur la partie qui a été incisée, afin que les intestins ne puissent sortir quand l'animal se remet en marche. Chez les juments
adultes, ajoute l'auteur italien, l'opération serait plus difficile,
et, en même temps, plus dangereuse, en ce que le bassin augmentant dans toutes ses dimensions, les ovaires se retirent plus ou
moins en arrière ainsi que l'utérus, et qu'alors il serait plus difficile d'aller les chercher tous deux par une seule incision.

On conçoit que les dangers attachés à un tel mode opératoire,
surtout chez la jument, dont la sensibilité organique, plus grande

que celle de la vache, augmente encore chez elle la gravité de l'opération, l'ont dû depuis longtemps faire abandonner. Aussi, à supposer que la castration de la jument puisse entrer de nouveau dans la pratique, ne pourra-t-on y procéder que par la *méthode vaginale* déjà employée sur la vache, et que l'on peut parfaitement appliquer à la jument, en se bornant à faire subir, soit aux instruments, soit aux manœuvres opératoires, les quelques modifications, sans importance d'ailleurs, nécessitées par les différences anatomiques existant entre l'une et l'autre espèce.

Ainsi, quant aux instruments, M. Charlier fait observer que la pince à torsion doit être plus forte, plus longue, et avoir les anneaux plus larges, afin de pouvoir embrasser les ovaires, plus volumineux, plus profondément situés et plus difficiles à extirper chez la jument que chez la vache.

La jument à castrer doit être, comme la vache, fixée dans la position debout, qui convient mieux que la position couchée, parce qu'elle laisse les ovaires dans leur situation normale, et offre plus de commodité pour la recherche et l'extirpation de ces organes. Seulement les bêtes sur lesquelles l'opération est indiquée, étant généralement vigoureuses, il faut des moyens de contention proportionnés à leur énergie. A cet effet, il convient de placer la jument à opérer sur un terrain ferme, non glissant; de l'attacher court, la tête haute; d'entraver ensemble les deux membres postérieurs, en fixant les cordes à une bricole placée au cou, comme on le fait pour la saillie; de soutenir le train de derrière au moyen de deux perches entourées de linges, se croisant en X sous le ventre, en avant des membres postérieurs, et ayant une extrémité portant sur le sol, l'autre maintenue sur les épaules des aides placés de chaque côté des hanches. On complète ces moyens en appliquant, sur les yeux, une capote ou une couverture quelconque, en détournant l'attention de l'animal à l'aide d'un serrenez, ou bien encore en faisant usage des inhalations anesthésiques avec l'éther et le chloroforme, qui pourraient ici offrir des avantages réels, vu la grande sensibilité du sujet. Enfin, si l'on avait un travail à sa disposition, on pourrait, plus commodément que par un autre moyen, y assujétir la jument.

L'animal ainsi fixé, la queue relevée par un aide, l'opérateur essuie le pourtour de la vulve, puis, avec la main, préalablement huilée, il dilate peu à peu cette ouverture et le détroit vaginal, introduit le dilatateur, comme chez la vache, en prenant les mêmes précautions. Ce premier temps de l'opération, à cause de l'extrême étroitesse du vagin chez la jument, offre plus de difficulté que chez la vache; aussi est-il souvent nécessaire d'y revenir à plusieurs fois avant de pouvoir introduire la main, dans les premiers moments surtout, où l'orifice du détroit vaginal est comme resserré spasmodiquement; mais peu à peu il se dilate, et la bête qui, d'abord, résistait à l'intromission de la main, finit par s'y prêter volontiers.

Le dilatateur introduit, son prolongement mousse fixé dans le col utérin, le vagin tendu et abaissé sur la tige recourbée de l'instrument, la main droite, tenant le bistouri à serpette, est introduite à son tour pour inciser le vagin. Cette incision doit être faite dans toute la longueur de la fenêtre, afin d'offrir une étendue assez grande pour laisser passer, dans la cavité abdominale, la main tout entière, les ovaires chez la jument étant trop éloignés du fond du vagin pour que les doigts seuls puissent les atteindre.

L'incision faite, l'opérateur retire la main, puis le dilatateur, en prenant toutes les précautions indiquées; il introduit ensuite la main gauche qu'il fait pénétrer à travers l'incision, en ayant soin de ne pas déchirer celle-ci, et il va à la recherche des ovaires, qu'il trouve en avant du bassin, à la région sous-lombaire, au-dessous et de chaque côté du rectum. Il saisit l'un d'eux au-delà de son collet, tient le ligament utéro-ovarien *i*, à plat entre les trois premiers doigts, puis introduit les ciseaux en les faisant glisser le long de l'avant-bras, coupe ce ligament ainsi que la duplicature péritonéale qui le retient, mais sans aller trop loin, afin de ne pas attaquer les vaisseaux ovariques. Cela fait, il retire les ciseaux, introduit la pince à torsion à travers l'incision du vagin, saisit l'ovaire dans l'anneau, serre les mâchoires en poussant le tube, et fait tourner l'instrument de gauche à droite, très-doucement et aussi régulièrement que possible, jusqu'à la rupture du ligament et des vaisseaux. Il use des mêmes précautions, pour exécuter avec succès ces différentes manœuvres, que celles qui ont été recommandées pour la vache, avec la seule différence que les ovaires étant trop éloignés dans la cavité péritonéale pour qu'il soit possible de les attirer jusque dans le vagin, il y a nécessité de faire pénétrer les instruments et d'agir jusqu'au terme de l'opération, dans la cavité même du péritoine, ce qui accroît d'autant les difficultés.

Pendant qu'on tord, ajoute M. Charlier, la jument, plus que la vache, éprouve une certaine douleur qui la porte à fléchir sur ses membres, au point de la faire tomber si elle n'était soutenue. L'opérateur devra suivre tous ses mouvements, afin de ne point tirailler les vaisseaux qui, sans cela, pourraient se rompre avant que la torsion fût achevée.

L'ovaire détaché, les ligaments se rétractent aussitôt, les lèvres de l'incision vaginale se resserrent et la cicatrisation s'opère ensuite aussi promptement que chez la vache.

5º **Soins consécutifs.** — Bien que la jument comme la vache ne paraisse éprouver qu'une faible douleur, au moment de la torsion, elle est plus affectée que cette dernière pendant les 48 heures qui suivent l'opération. Il n'y a pas lieu, néanmoins, d'user d'autres soins hygiéniques que ceux recommandés pour la vache, et dont les principaux sont : le régime diététique, soutenu modérément pendant une douzaine de jours ; la soustraction de l'animal au froid et aux courants d'air, une légère promenade si le temps est favorable ; l'attention d'attacher la bête au râtelier pendant les premières heures qui suivent l'opération, pour l'empêcher de se coucher et de se relever alternativement, ce qui pourrait provoquer la sortie d'une anse intestinale par l'incision du vagin, à cause de la grande étendue qu'il a fallu lui donner. Une légère saignée, si des symptômes inflammatoires se déclarent, quelques lavements quand la jument paraît échauffée, complètent ces moyens, fort simples, sous l'influence desquels la guérison s'achève en général sans complications.

6º **Accidents.** — Malgré le peu de danger qu'offre la castration par le procédé vaginal, elle peut, comme toute opération grave, être suivie de quelques accidents. Ceux que, d'après M. Charlier, on doit redouter sont : l'hémorrhagie, la péritonite et le développement d'une tumeur phlegmoneuse dans le bassin.

L'*hémorrhagie*, qui survient seulement lorsque la torsion est mal faite ou lorsque les vaisseaux ovariques sont malades ou friables, ne paraît pas, même dans ces cas, être très-dangereuse, le sang épanché au sein de la cavité abdominale se résorbant aisément sans occasionner de troubles graves dans l'économie. On n'a pas encore observé de cas où elle ait été assez forte pour compromettre la vie du sujet.

La *péritonite* peut survenir par des temps froids, sous l'influence de courants d'air ou de boissons glacées. Lorsqu'elle a lieu, elle se manifeste du quatrième au cinquième jour, rarement plus tard. La maladie sera combattue activement par les divers moyens connus, et que nous avons rappelés à propos du cheval et de la vache.

La *tumeur phlegmoneuse du bassin* a été précédemment décrite en parlant des accidents qui suivent la castration chez la vache. Comme cette dernière, la jument qui en est atteinte offre tous les symptômes de la fièvre, avec une certaine raideur dans la colonne vertébrale; elle est gênée dans ses mouvements, boite parfois d'un membre postérieur, a de fréquentes envies d'uriner, et expulse difficilement les matières fécales. Si on explore par le rectum ou le vagin, on sent sur l'un des côtés du bassin une tumeur volumineuse, immobile, plus ou moins douloureuse à la pression, finissant par devenir fluctuante, et par s'ouvrir dans le rectum ou le vagin, en laissant écouler une certaine quantité de pus.

Indépendamment des soins généraux que motivent les symptômes fébriles offerts par l'animal, le principal moyen de guérison à mettre en usage, dans cette circonstance, est la ponction de la tumeur, que l'on pratique par le procédé décrit (v. p. 444) dès qu'on sent la fluctuation. Des soins de propreté et quelques lavements suffisent pour amener la guérison de cet accident, qui n'a d'autre inconvénient sérieux que de faire beaucoup maigrir les animaux chez lesquels on l'observe.

CHAPITRE III.

Castration de la Truie.

§ 1ᵉʳ. — Notions préliminaires.

1° **Historique.** — La truie, de toutes les femelles domestiques, est celle sur laquelle la castration est depuis le plus longtemps en usage. Mentionnée pour la première fois dans Aristote,
qui fait connaître en même temps le procédé alors en usage, l'opération se trouve ensuite décrite dans des auteurs fort divers qui, à
des titres différents, ont traité des mœurs et de l'organisation des
animaux, notamment dans Pline, Columelle, Galien, Albert-le-
Grand, Gab.-Alph. de Herrera, Olivier de Serres, Bartholin, etc.,
tous s'inspirant plus ou moins, sur ce point spécial, des notions
fournies par le grand naturaliste grec.

On pratique la castration de la truie, dit Aristote, en excisant
la *matrice*. La bête alors ne désire plus le mâle et engraisse
promptement. Le même auteur ajoute qu'on opère après avoir
fait jeûner la bête pendant deux jours, et il décrit ainsi le manuel opératoire : « La truie ayant d'abord été suspendue par les
pieds de derrière, on lui fait une incision au bas-ventre, à peu
près à l'endroit où sont les testicules chez le mâle, et où se trouve
également la matrice chez les femelles; on coupe une portion de cet
organe, et on ferme la plaie par une suture [1]. » Pline dit égale-

---

[1] Εἶτα κρεμάσαντες τῶν ὀπισθίων σκελῶν, τέμνωσι τὸ ἕτερον ᾗ τοῖς ἄρρεσιν
αἱ ὄρχεις μάλιστα φύονται, ἐνταῦθα γὰρ ἐπὶ ταῖς μήτραις ἐπιπέφυκεν ἡ καπρία
ἧς σμικρὸν ἀποτέμνοντες, συρράπτουσιν. (ARISTOTE, *Hist. des anim.*, IX, 50.)

On voit par cette description, assez précise, malgré sa brièveté, que l'opération, telle qu'on la pratique aujourd'hui, ne diffère pas sensiblement du procédé suivi par les anciens. Il est difficile, toutefois, d'après ce texte seul, de
décider qu'elle est exactement la partie qu'Aristote prescrit de retrancher pour
faire la castration; car il se borne à la désigner sous le nom de καπρια,
capria, mot d'une signification vague, et qu'il emploie encore dans deux
autres circonstances. Ainsi, parlant de la fécondation des truies, après avoir

ment que l'on châtre les truies comme les chamelles ; que, pour cette opération, on les suspend, après deux jours d'abstinence, par les membres *antérieurs,* et qu'on leur coupe ensuite la matrice [1]. Columelle, plus bref encore, se borne à dire qu'on excise par le fer la matrice des femelles ; et que, la plaie fermée par la cicatrice, elles ne sont plus aptes à se reproduire [2]. Le même auteur, d'ailleurs, désapprouve cette opération, parce qu'elle entraîne, dit-il, la diminution des produits.

Galien, à son tour, parle de la castration des truies, et avec assez de détail. Il nous apprend que l'habitude en était répandue chez les populations septentrionales de l'Asie-Mineure jusqu'en Cappadoce ; qu'elle a pour but de rendre les truies semblables aux autres animaux châtrés, d'augmenter leur taille, leur aptitude à l'engrais, la qualité de leur chair. Il parle ensuite de l'opération elle-même, et indique, avec plus de précision que cela n'avait encore été fait, les parties qui doivent être excisées. Ainsi

dit qu'elles conçoivent par un seul accouplement, il ajoute qu'il faut leur donner le mâle plusieurs fois pour les empêcher de rejeter « ce que quelques-uns nomment la *capria,* » τὴν καλουμένην ὑπὸ τινῶν καπρίαν. (*Hist. des anim.,* VI, 18.) Dans un autre passage du même chapitre, il caractérise la *capria* en lui comparant ce fluide visqueux qui s'écoule de la vulve des cavales en chaleur, et que les Grecs nomment ἱππομανές, *hippomanès.* C'est une interprétation inexacte de ces expressions qui, sans doute, a fait dire à Buffon que, sous le nom de *capria,* Aristote désignait la liqueur spermatique du mâle.

Pline et Columelle qui répètent, en l'abrégeant, l'auteur grec, traduisent ce mot par *vulva* (matrice) ; et Camus, dans sa traduction française d'Aristote, hésite, pour rendre cette expression, entre *matrice* et *vulve.* Mais si l'on considère que Galien, plus tard, indique clairement les ovaires comme étant les organes que l'on excise dans l'opération ; et que d'ailleurs, la soustraction de la matrice seule n'aurait pas rendu les truies plus aptes à l'engrais, il doit paraître évident que ce sont bien les ovaires, peut-être même les ovaires et la matrice réunis, qui se trouvent désignés, dans le texte grec, sous le nom de *capria.* M. Alexandre, dans son excellent dictionnaire grec, l'a compris ainsi en donnant pour explication du mot καπρία : « ovaire que l'on coupe aux truies et à d'autres animaux femelles, » — ce qui n'exclut pas une signification plus étendue de ce mot.

[1] *Castrantur feminæ quoque, sicuti cameli, post bidui inediam suspensæ pernis prioribus, vulva recisa.* (PLINE, *Hist. nat.,* VIII, 77.)

[2] *Fœminis quoque vulvæ ferro exulcerantur, et cicatricibus clauduntur, ne sint genitales.* (COLUMELLE, *De Re rust.,* VII, 9.)

le premier, il désigne clairement les ovaires, sous le nom de *testes
fœminarum* (testicules des femelles), indique leur position sur les
côtés de la matrice, près de l'artère et de la veine, où ils reçoivent la trompe de Fallope, qu'il nomme *seminale vas*; et dit enfin
qu'il faut, pour opérer la castration, couper l'un et l'autre ovaires,
ce qui, ajoute-t-il, est plus difficile et offre plus de danger que
chez les mâles [1].

A une époque moins éloignée de nous, il est encore question de
la castration des truies : dans Albert-le-Grand (xiiie siècle), qui
parle également de la castration des autres espèces, et ne fait
guère sur cette question que répéter Aristote [2]; dans la grande
compilation des auteurs agronomiques grecs et latins, rédigée par
A. de Herrera, gentilhomme espagnol [3]; dans Olivier de Serres,
qui s'exprime en ces termes sur cette opération : « C'est par incision, en taillant les femelles en façon et endroit dont infertile est
rendue la matrice, qu'on appelle *souer* ou *saner*. Les plaies sont
cousues et fermées… [4]; » enfin, dans T. Bartholin, qui donne de
l'opération une description précise à laquelle n'ont rien ajouté
d'essentiel les auteurs modernes qui ont écrit sur la question [5].

Parmi ces derniers, nous devons particulièrement citer Viborg [6],
et M. Festal Philip. [7], auxquels on doit la fixation exacte du ma-

---

[1] *Sues quidem fœminas apud nos, non in Asia tantum, sed in supe-
rioribus etiam nationibus in Cappadociam usque, exsecare consueverunt; quæ
similes omnino castratis evadunt, obesæ admodum, ac pingues, carnæisque
suavitate aliis fœminis, quemadmodum etiam castrati mares aliis maribus,
præstant. Non tamen ita tuto in fœminis testium extractio administrari
potest ob sedem in qua collocati sunt : vulvarum enim lateribus ex utraque
parte adjacent ad arteriam et venam, quemadmodum et marium, seminale
vas excipientes, quod revolutum ipsis innectitur, atque ad utrumque cornu
pertendit, undè utraque illa scindere necesse est, si quis fœminas castrare
voluerit, majusque in hoc, quam in maribus periculum est.* (Galien, *De
Semine*, lib. I., cap. 15.)

[2] Albert. Mag., *De anim.*, lib. VIII, tract. V, cap. 3. — Lyon, 1651.

[3] G. Alf. di Herrera, *Obra de Agricult.*, lib. V, cap. 40. — Alcala, 1513.

[4] Oliv. de Serres, *Théât. d'Agricult.*, IVe lieu, ch. 23.

[5] Th. Bartholin, *Epist. Medic.*, Centur. III, epist. 44. — La Haye, 1641.

[6] Viborg, *Mém. sur le Porc*, 1805.

[7] Festal, *Journ. des Vétér. du Midi*, 1845, p. 352.

nuel opératoire, ainsi que l'énumération des diverses circonstances qui se rattachent à la pratique de l'opération. Quelques autres praticiens se sont aussi occupés de la castration des truies; nous les citerons en faisant connaître les particularités auxquelles leurs noms se rattachent.

2° Indications. Age, temps convenables. — L'objet de la castration de la truie est de favoriser, en privant l'animal de la faculté de se reproduire, le développement du corps en général, et d'accélérer l'engraissement. Chez la femelle de l'espèce porcine particulièrement, où l'instinct reproducteur est précoce, énergique, fréquent dans ses manifestations, ce besoin, lorsqu'il n'est pas satisfait, a de fâcheuses conséquences sur l'état du sujet. C'est vers l'âge de six mois, quand elles ont été bien entretenues, que les truies commencent à entrer en chaleur; alors elles s'agitent, grognent, tourmentent les autres animaux, se nourrissent mal, dépérissent, ne prennent pas de graisse. Cet état dure quatre ou cinq jours, et reparaît ensuite tous les quinze jours, plus ou moins, jusqu'au moment où l'on donne satisfaction au besoin violent qui agite la bête. Sinon elle maigrit de plus en plus, reste petite, efflanquée, haute sur jambes. Par la castration, en rendant à la truie le calme dont elle est privée, on accroît l'activité de ses facultés digestives, et l'engrais ensuite s'effectue avec une rapidité proportionnée, en même temps que la viande perd l'odeur particulière qu'elle répand naturellement; et si l'on fait l'opération à un âge convenable, on peut mettre l'animal en état d'être livré de bonne heure à la consommation.

On peut donc châtrer les truies à tout âge, depuis six semaines jusqu'à l'époque la plus avancée de la vie. Mais on donne habituellement la préférence au jeune âge, l'opération étant alors d'une exécution plus facile et ses conséquences moins à redouter, à cause du peu de vitalité propre des organes à retrancher, c'est-à-dire des ovaires. D'après Viborg, lorsqu'on veut livrer les jeunes truies à l'engrais à l'âge de 6 à 9 mois, il faut les opérer dès qu'elles ont atteint six semaines. Si, au contraire, elles sont destinées à n'être engraissées que la seconde année, il faut attendre, pour faire la castration, qu'elles aient au moins 6 mois, parce qu'alors le lard devient plus charnu. Quant aux truies que l'on livre à la reproduction, on les opère à un âge indéterminé, c'est-à-dire aussitôt qu'on cesse de les faire porter.

La saison préférable pour cette opération, quand on peut choisir le moment, est le printemps ou l'automne ; les grandes chaleurs, comme les grands froids, étant également nuisibles, les premières en favorisant l'apparition de la gangrène, le froid en aidant au développement de la péritonite.

Il n'y a pas de préparation particulière à faire subir à la truie qui doit être opérée. Une diète, de 24 heures pour les jeunes femelles, de deux jours pour celles qui ont déjà porté, afin que les intestins, d'un plus petit volume, apportent moins d'obstacle aux manœuvres opératoires, est la seule précaution à prendre. On pourrait encore, dans le même but, faire faire à la bête une petite promenade d'une demi-heure, comme moyen de l'engager à fienter et à uriner.

3° **Disposition anatomique de l'appareil génital.** — Chez la truie, l'appareil reproducteur est semblable, dans ses dispositions essentielles, à celui des grandes femelles domestiques. Seulement la *matrice* a le corps beaucoup plus court, presque nul, tandis que les cornes sont, au contraire, fort allongées et constituent à elles seules presque tout l'organe. Flottantes au milieu des circonvolutions de l'intestin grêle, ces cornes ne s'en distinguent que par l'épaisseur plus considérable de leurs parois. Dans l'état de gestation, les branches utérines pleines reposent sur les parois de l'abdomen.

Quant à l'*ovaire*, il ne diffère que par sa configuration particulière de celui de la vache et de la jument. D'un petit volume et formant une seule masse chez les jeunes animaux, il prend, en se développant, une forme lobulée, offrant une certaine ressemblance avec l'ovaire en grappe des oiseaux, disposition avantageuse au point de vue chirurgical en ce qu'elle rend l'organe plus facile à reconnaître et à saisir.

§ 2. — Description de l'opération.

La castration de la truie se pratique aujourd'hui encore par le procédé ancien, qu'indiquent sommairement Aristote et Galien,

et dont Thomas Bartholin, avons-nous dit déjà, a le premier donné
une description claire et exacte.

« Par une ouverture faite au flanc gauche, dit ce dernier auteur, on extrait, avec la main, les deux ovaires en même temps
que l'utérus; puis, ayant extirpé l'un et l'autre ovaires en ménageant l'utérus, on remet ce dernier organe à sa place, et sans autre
appareil, on ferme la plaie par une suture [1]. »

Toute l'opération est dans ces quelques lignes auxquelles les auteurs modernes, Viborg et M. Festal notamment, ont ajouté seulement l'indication des précautions supplémentaires à observer pour
l'exécuter avec méthode. M. Festal, en outre, a introduit, dans
cette description, une distinction utile au point de vue pratique,

Fig. 80.   Fig. 81.   Fig. 82.   Fig. 83.

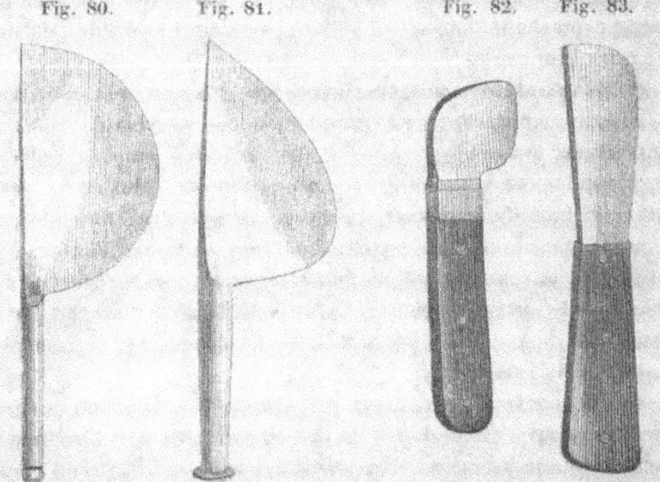

en considérant successivement l'opération chez les truies jeunes
et chez les truies âgées [2].

1° **Instruments.** — Chez les unes et les autres, l'appareil instrumental est de la plus grande simplicité. L'instrument principal

------

[1] *Ex dissecto inguine sinistro manu utrumque testiculum cum utero exi-
munt, sed, avulso tantum testiculo utroque, uterum suo loco reponunt, et
sine alio apparatu vulnus consuunt.* (TH. BARTHOLIN, loc. cit.)

[2] *Journ. des Vét. du Midi,* 1845, p. 352.

est un bistouri dont la forme a légèrement varié. La plupart des châtreurs se servent d'une sorte de couteau long de 8 à 10 centimètres, à lame courte et large, dont le manche, en acier, fait corps avec la lame, elle-même parfois arrondie (*fig.* 80), d'autres fois triangulaire (*fig.* 81). Viborg conseille l'usage d'un couteau de la forme ci-dessus figurée (*fig.* 82), dont la lame a 3 centimètres de large sur 4 de longueur, avec le tranchant droit et le dos arrondi vers la pointe. Ce même auteur indique un autre instrument recommandé, dit-il, par le vétérinaire Helper (*fig.* 83), comme préférable au précédent, en ce que l'extrémité supérieure sert à traverser les téguments sans blesser les intestins. Quelques praticiens font usage, pour cette opération, d'une espèce de lancette à lame convexe (*fig.* 84), qui a, sur les couteaux décrits précédemment, l'avantage de se fermer et qui peut être contenue dans un portefeuille. Enfin, à tous ces instruments,

Fig. 84.

les vétérinaires en général substituent le bistouri convexe ordinaire qui remplit les mêmes indications. Il faut, en outre, avoir une paire de *ciseaux* courbes et une aiguille à suture, enfilée d'un fil en quatre ou cinq doubles ciré. A cela on peut joindre, dans le cas où l'on craindrait une hémorrhagie des vaisseaux ovariques, soit deux pinces anatomiques pour en faire la torsion, soit un morceau de fil retors pour en faire la ligature.

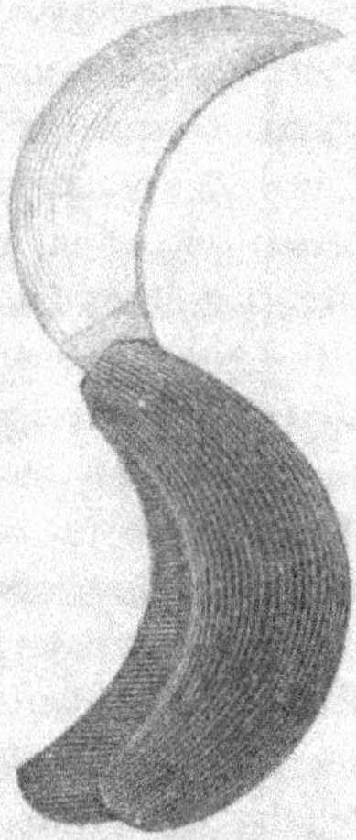

2° **Manuel opératoire.** — A l'exemple de M. Festal, nous distinguerons l'opération pratiquée sur les truies jeunes et l'opération pratiquée sur les truies d'un âge avancé.

I. Castration des truies jeunes. — On considère comme truie jeune, la bête âgée de six semaines à un an. Pour l'opérer, il faut commencer par l'assujétir. A cet effet, on lui attache d'abord autour du groin, surtout quand elle est douée d'une certaine force, un cordon ou un tord-nez destiné à l'empêcher de mordre ou de crier. Puis on la couche sur le côté droit, soit à terre, sur une litière, soit sur une table ou un baquet renversé. Un aide suffit pour maintenir l'animal dans cette position;

il tire modérément en arrière les membres postérieurs, principalement la jambe gauche, de manière à tendre la peau du flanc,
pendant que l'opérateur, placé vers le dos de la truie, pose son
pied droit sur le cou de celle-ci, et son pied gauche sous le flanc,
ce qui relève le train postérieur, et tend davantage le ventre à
l'endroit où l'on doit faire l'incision. Remarquons que, dans le cas
où l'opérateur serait gaucher, la bête pourrait être couchée sur
le côté gauche.

La truie ainsi maintenue, avec le couteau ou avec les ciseaux,
on enlève les soies à l'endroit où l'opération doit être faite. Puis
on incise la peau du flanc, soit, comme le conseille Viborg, en
ligne horizontale, parallèlement à la colonne vertébrale, en partant
de l'angle externe de la hanche ; soit, comme le recommande
M. Festal, dans une direction oblique, et au milieu d'une ligne
qui partirait de ce même angle pour aller tomber sur la 2e mamelle abdominale. La première position est préférable, car plus
l'incision est supérieure, plus est facile la recherche de l'utérus
et des ovaires, fixés vers le haut du bassin chez les jeunes sujets.
L'incision verticale ou oblique, que pratiquent certains châtreurs,
laisse, en effet, moins de latitude à l'action des doigts qui doivent pénétrer dans l'abdomen.

Le premier coup de bistouri donné pour faire cette incision,
doit comprendre la peau seulement. On entame ensuite, avec ménagement, les couches musculaires sous-jacentes, et l'on arrive
au péritoine que l'on a eu soin de laisser intact. On le saisit alors
avec une pince ou avec les doigts, et on le ponctionne au moyen
du bistouri, dans une étendue assez grande pour y introduire le
doigt. Ces précautions ont pour but d'éviter les échappées du bistouri, et les accidents qui seraient à redouter si on venait à atteindre les organes abdominaux. Pour se mettre, d'une manière
plus certaine, à l'abri de cet accident, Viborg indique, et la plupart des châtreurs ont l'habitude, après avoir incisé la peau, de
pénétrer dans l'abdomen en écartant les fibres musculaires avec
l'ongle de l'index, conservé un peu pointu à cet effet. Mais par ce
procédé, on est exposé, comme le fait remarquer M. Festal, au
lieu de percer le péritoine, à le séparer, dans une plus ou moins
grande étendue, des parois abdominales, et à favoriser ainsi la

formation d'une hernie par le passage d'une anse intestinale à travers l'ouverture péritonéale, ouverture qui, en se cicatrisant, pourrait même amener l'étranglement de cette hernie.

Le péritoine ouvert, il s'agit d'aller chercher l'ovaire, que l'on sent, dit Viborg, à l'entrée de la cavité pelvienne. Pour le saisir, ce qui n'est pas toujours facile quand on n'en a pas l'habitude, il faut, suivant M. Festal, passer l'index droit entre la colonne vertébrale et les intestins, que l'on refoule du côté des parois inférieures de l'abdomen, et chercher, à la région sous-lombaire, un petit corps dur, un peu aplati, de la grosseur et presque de la forme d'une lentille. Quand on l'a trouvé, on l'accroche avec le doigt plié à cet effet, et on le conduit, en le faisant glisser contre la face interne de l'abdomen, jusqu'à l'ouverture du flanc, en appuyant le pouce sur la peau, tout près de la plaie, afin de saisir l'ovaire entre ce doigt et l'index. L'organe amené au dehors, on tire la corne correspondante de l'utérus jusqu'à la bifurcation, c'est-à-dire autant qu'il faut pour que la corne droite opposée soit portée aussi à l'ouverture, et par le moyen de celle-ci, on fait approcher ensuite l'autre ovaire. Il faut, en tirant la corne gauche, agir avec beaucoup de ménagement, car on courrait risque de la déchirer, et l'on aurait ensuite de grandes difficultés pour saisir l'autre branche.

Quand les deux ovaires sont sortis de l'abdomen, on tient les deux cornes de la main gauche, et les ovaires, ainsi que les trompes, sont arrachés, ce qui vaut mieux que de les couper, car il y a moins de sang répandu. Si les animaux sont jeunes, on peut cependant amputer, avec les ovaires, une partie ou la totalité des cornes, sans qu'il en résulte aucun inconvénient. L'essentiel est de bien emporter tout l'ovaire, l'expérience ayant appris que s'il en reste une partie, la truie conserve toujours de la propension à la reproduction.

Quand on n'a pas l'habitude nécessaire pour trouver immédiatement l'ovaire gauche, au lieu de l'aller chercher d'abord avec le doigt, on commence par prendre la corne du même côté, que l'on distingue de l'intestin à son moindre volume; on la soulève jusqu'à l'orifice de la plaie, où, avec l'autre main, on la tire en arrière, jusqu'à ce qu'on soit arrivé à son extrémité terminale, où se

trouve l'ovaire. On peut, alors, amputer de suite celui-ci, ou le
détacher par la torsion, ou bien passer outre en cherchant d'abord
l'ovaire droit, comme il a été dit, et extraire ensuite les deux
organes ensemble.

Pendant l'opération, et surtout lors des mouvements désordonnés, accompagnés de cris aigus, auxquels se livre l'animal, il est
assez ordinaire de voir une anse intestinale faire hernie au dehors.
Pour éviter cette complication, l'opérateur doit constamment
maintenir le doigt dans l'abdomen, de manière que l'ouverture par
laquelle la hernie pourrait avoir lieu soit toujours fermée. En outre,
il aura soin, dans le même but, de ne procéder à la recherche des
ovaires que dans l'intermittence des efforts expulsifs, de façon à
n'avoir besoin de vaincre, avec le doigt, aucune résistance anormale. Si, malgré ces précautions, la hernie se produisait, on la
ferait rentrer immédiatement, en attendant toutefois la cessation
des efforts, durant lesquels cette réduction serait presque impossible.

Les ovaires amputés, avec les deux index, agissant alternativement, on fait rentrer les deux cornes de la matrice dans la

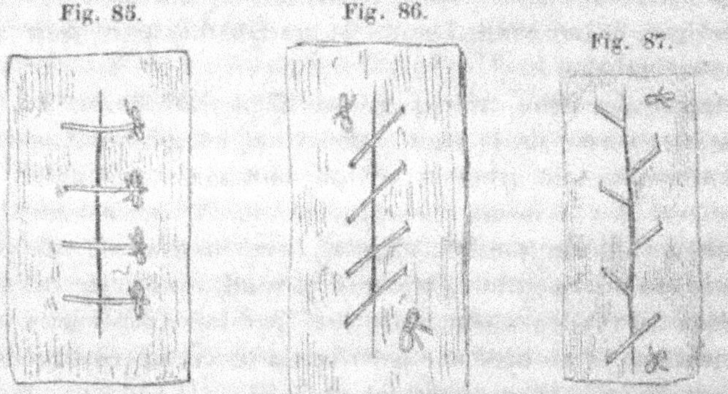

Fig. 85.   Fig. 86.   Fig. 87.

cavité abdominale, et on termine en réunissant les deux lèvres de
la plaie cutanée par quelques points de suture simple ou entre-
coupée (*fig*. 85), ou de la suture des pelletiers (*fig*. 86), qui offre
plus de solidité. Viborg, en ce cas, conseille une suture à points
intérieurs à la plaie (*fig*. 87), qui a l'avantage de faciliter l'écoulement du pus. Cette suture est peu rationnelle; sans être plus

avantageuse au point de vue que se propose l'auteur danois, elle a l'inconvénient de constituer un obstacle insurmontable à la réunion par première intention. Avec plus de raison, le même auteur recommande de laisser, avant de faire cette suture, la jambe gauche reprendre sa position naturelle; la peau alors venant recouvrir les muscles abdominaux, il n'est besoin que de la coudre seule pour fermer la plaie.

II. Castration des truies âgées. — La truie est considérée comme âgée lorsqu'elle a atteint et passé 12, 15, 18 mois, ou a déjà porté. Quand on châtre la truie à cet âge, deux aides sont nécessaires pour l'assujétir, l'un qui tient la tête, l'autre, les membres postérieurs. La bête est maintenue, d'ailleurs, dans la position précédemment indiquée, et l'on incise le flanc comme chez les truies jeunes.

Cela fait, on peut de suite, avec l'index introduit dans l'abdomen, aller chercher l'ovaire que l'on trouve flottant à la région sous-lombaire, et que l'on reconnaît à son volume, égal à celui d'une petite noix, à sa dureté, et aux inégalités granuleuses de sa surface. Ayant accroché l'ovaire gauche avec le doigt, on l'attire au dehors, et on le détache, par la torsion, des parties ligamenteuses et vasculaires qui le retiennent. Ce premier ovaire enlevé, il est une précaution essentielle à observer, c'est de ne pas tirer au dehors, comme on le fait chez les jeunes femelles, les deux cornes de la matrice, pour atteindre l'ovaire opposé; car ces cornes étant extrêmement développées, on ne pourrait plus ensuite faire rentrer dans l'abdomen, sans des manipulations violentes et dangereuses, la masse utérine et ses dépendances.

Il faut donc, quand la corne gauche est atteinte et son ovaire enlevé, remonter avec la main gauche à l'origine de cette corne, tout en faisant rentrer à mesure sa partie antérieure avec l'index droit. En arrivant au corps de la matrice, la corne gauche étant alors revenue en place, on parvient, en continuant, à la corne droite, que l'on fait sortir doucement et sans secousse, en la déroulant comme l'autre, d'arrière en avant, de façon qu'en atteignant son extrémité terminale, où se trouve l'ovaire, celui-ci seul reste dehors, toute la corne utérine droite ayant à mesure repris sa place dans l'abdomen. Quelquefois, à ce moment, une petite difficulté se présente : l'ovaire se trouve entortillé au milieu des nombreuses circonvolutions de la matrice; alors on introduit l'index et on le dégage avec ménagement. Une fois l'ovaire sorti, on l'extirpe comme le premier.

Reste à fermer la plaie abdominale, ce que l'on fait, comme pour les truies jeunes, à l'aide de la suture simple ou de la suture des pelletiers, en ayant soin également de ne la faire, comme le recommande Viborg, qu'après avoir laissé les parties reprendre leur place, en ramenant le membre postérieur gauche en avant, et en prenant garde encore que quelque anse intestinale, poussée par les efforts expirateurs du sujet, ne soit comprise dans la suture et traversée avec l'aiguille, accident qui pourrait entraîner la mort de l'animal.

3° **De l'amputation de la matrice.** — En décrivant le manuel de l'opération chez les jeunes truies, nous avons vu que l'on peut, après avoir reconnu les organes, amputer d'un seul coup les cornes de la matrice avec les ovaires. Cela n'offre effectivement aucun danger chez les très-jeunes bêtes que l'on châtre avant le développement de l'organe utérin, et chez lesquelles on peut même, sans plus d'inconvénient, arracher tout l'utérus, qui ne présente qu'une faible résistance vitale. Toutefois, malgré l'innocuité de cette opération excessive, comme elle n'est en aucune façon justifiée par le but qu'on se propose, il nous paraît plus rationnel de s'en tenir à l'amputation pure et simple des ovaires, mutilation suffisante pour éteindre les désirs génésiques, ceux-ci ayant leur source exclusive dans ces organes.

Chez les truies âgées, en raison du plus grand développement relatif de l'utérus, l'amputation d'une partie ou de la totalité de cet organe doit offrir des inconvénients plus graves. Il ne paraît pas, toutefois, si l'on s'en rapporte aux résultats de l'expérience, que cette mutilation soit fort à redouter dans ce dernier cas. Ainsi, tous les auteurs mentionnent ce fait rapporté par M. Chanel [1], d'une truie pleine à laquelle, en lui pratiquant la castration, on enleva trois fœtus avec une portion des cornes de la matrice, et qui néanmoins guérit et put, deux mois après,

---

[1] *Rec. de Méd. vét.*, 1825, p. 257.

mettre bas cinq petits qu'elle allaita comme à l'ordinaire. M. Soril-
lon a également fait voir [1], par d'autres faits, qu'on peut impunément manier la matrice d'une truie pleine et même enlever une
partie de cet organe, sans provoquer l'avortement. En voulant
châtrer deux truies, qu'il ne savait pas pleines, il s'aperçut de son
erreur au moment où l'ovaire et la corne utérine gauche furent
sortis de l'abdomen; il repoussa ces parties dans la cavité abdominale, et réunit la plaie par deux points de suture : la santé ne
fut pas dérangée, et toutes deux, l'une après trois mois, l'autre
après neuf semaines, mirent bas heureusement et à terme. Chez
une autre truie, l'ovaire et la corne gauche trouvée vide, ayant
été amputés, on arriva à la corne droite, qu'on ne put faire
passer par la plaie, déjà très-grande, de l'abdomen, à cause du
volume qu'elle avait acquis et qu'on reconnut alors être dû à la
présence de deux fœtus. On remit le tout en place; on ferma convenablement l'ouverture des parois abdominales; la santé ne fut
pas dérangée, et au bout de six jours, la bête fut vendue. M. Festal
aussi rapporte un cas de cette nature. Sur une truie qu'on ne savait
pas pleine, on enleva l'ovaire gauche, sans que la bête en fût
incommodée, et, quelques semaines après, elle mit bas six petits
qu'elle allaita parfaitement (*loc. cit.*).

Ces faits démontrent la faible sensibilité organique de la truie;
mais ils n'autorisent nullement à faire subir aux animaux que l'on
châtre une inutile mutilation, qui, dans telle circonstance donnée,
pourrait ne pas offrir la même innocuité, surtout quand la matrice
est pleine. Dans ce dernier cas, d'ailleurs, le volume de l'organe,
en faisant obstacle à sa sortie, s'oppose à ce surcroît de délabrement. Quand le fait se rencontre, le mieux est de cesser aussitôt
l'opération, et, après avoir remis le tout en place, d'attendre,
pour pratiquer la castration, que le part soit effectué.

4° **Difficultés de l'opération**. — Les règles que nous
venons de tracer pour la pratique de la castration de la truie sont
applicables dans la grande majorité des cas. Toutefois, il peut se
présenter certains faits exceptionnels qui mettent dans la nécessité
de modifier plus ou moins le manuel opératoire. La brièveté du

---

[1] *Rec. de Méd. vét.*, 1829, p. 628.

doigt, l'excès de volume, les adhérences anormales, l'absence de l'ovaire, la plénitude de la matrice, sont les principales circonstances de cette nature qui ont été observées et que le premier, M. Festal, a signalées.

La *brièveté du doigt* n'est qu'une difficulté relative qui survient quand la truie est d'un fort volume ou dans un état d'embonpoint excessif. L'index alors peut se trouver trop court, pour aller accrocher l'ovaire, par le seul fait de la plus grande profondeur de celui-ci. Il faut, dans ce cas, placer sous le flanc droit de la bête couchée une botte de paille ou tout autre objet semblable, qui, en refoulant les intestins en haut, repousse l'ovaire vers le flanc gauche et permet de le saisir.

L'*excès de volume* de l'un ou des deux ovaires peut provenir de diverses causes; la plus fréquente est la présence d'un ou de plusieurs kystes dus à l'excès de développement d'un certain nombre des vésicules de l'ovaire. Le seul moyen, en ce cas, de terminer l'opération, est de réduire le volume de l'organe à l'aide d'une ou de plusieurs ponctions, que l'on pratique, autant que faire se peut, au moyen d'un trocart assez long pour faire écouler hors de l'abdomen le liquide enkysté.

Dans d'autres circonstances, plus rares, le volume anormal de l'ovaire est dû, soit à une hypertrophie du tissu de l'organe, soit à la formation d'abcès dans son épaisseur. Il faut alors agrandir, à l'aide du bistouri, l'ouverture des parois abdominales jusqu'au degré voulu pour livrer passage à l'organe hypertrophié. La guérison s'achève ensuite généralement sans autre complication.

Les *adhérences anormales de l'ovaire* peuvent être la suite, soit d'une inflammation propre de l'organe, ce qui est le cas le plus rare, soit d'une péritonite ancienne terminée par la formation de fausses membranes. Si ces adhérences, que l'ovaire peut contracter avec les ligaments larges ou avec les autres organes qui l'avoisinent, sont récentes, on les rompt par une traction lente et graduée que l'on exerce avec les doigts; ou bien on les détruit par l'instrument tranchant. Quand elles sont anciennes, comme il peut y avoir du danger à les détruire, il vaut mieux, si on en redoute les suites, ne pas continuer l'opération; sinon on passe outre en attaquant ces adhérences avec les doigts ou avec l'instrument.

L'absence de l'ovaire est une anomalie très-rare. M. Festal ne l'a rencontrée que deux fois. Dans le premier cas, manquaient l'ovaire et la corne du même côté ; mais, par compensation, les mêmes organes du côté opposé avaient un volume plus considérable que dans l'état normal. Dans le second cas, la corne droite était représentée simplement par une duplicature du péritoine, d'aspect très-vasculaire, à l'extrémité de laquelle se faisait voir un petit corps de la grosseur d'une tête d'épingle, tranchant, par sa couleur très-rouge, sur les tissus voisins, et qui représentait évidemment l'ovaire. On conçoit qu'il n'y ait pas lieu, en de telles circonstances, de faire autre chose que d'exciser la partie que l'on suppose être l'ovaire, ou de cesser tout-à-fait l'opération si rien n'indique que cet organe existe.

La *plénitude de la matrice*, par suite de la présence du fœtus, est une difficulté d'un autre ordre qui peut se présenter quelquefois, ainsi que nous l'avons vu plus haut, et que l'on reconnaît à la résistance invincible qu'oppose cet organe, à cause de son volume, à sa sortie hors de l'ouverture abdominale. L'obstacle reconnu, une seule chose reste à faire, c'est de remettre aussitôt toutes les parties en place, et d'attendre, pour opérer la castration, que la truie ait mis bas et terminé l'allaitement de ses petits.

§ 3. — Soins consécutifs.

Les truies jeunes, qui supportent généralement bien l'opération, n'exigent presque aucun soin après avoir été castrées. La diète pour le reste de la journée, la demi-diète le lendemain, et des soins de propreté sur la plaie jusqu'à parfaite guérison, suffisent dans la plupart des cas.

Quand la bête est plus avancée en âge, elle souffre davantage de la castration. Il faut alors, pendant quelques jours, la tenir dans un lieu frais, bien aéré, et l'empêcher surtout d'aller, pour trouver de l'eau, se jeter dans une mare bourbeuse, ce qui pourrait, à la fois, nuire à son état général dans le cours de la fièvre qu'entraîne toujours l'opération, et faire obstacle à la cicatrisation de la plaie abdominale. On la maintient ainsi, sur une bonne litière, jusqu'à ce que la plaie soit fermée et les fils tombés, ceux-ci se détachant d'eux-mêmes au bout d'un temps variable, suivant l'âge de l'animal, la forme de la suture, etc. Il serait plus rationnel de les couper et de les enlever dès que la cicatrisation de la plaie est achevée. Mais pour cela, il faudrait que la bête restât, jusqu'à complète guérison, sous la surveillance de l'opérateur. Le cas ne se présentant presque jamais, mieux vaut confier la guérison tout entière aux soins de la nature, plutôt que de risquer de la compromettre en livrant cette petite opération à des mains ignorantes ou inhabiles.

Le jour de l'opération, la truie est maintenue à une diète absolue, et pendant les trois ou quatre jours qui suivent, on la soumet à un régime modéré, avec l'eau blanche, ou un mélange de son, de farine de seigle et du lait acidulé, auquel on associe des racines cuites. On évite enfin de lui donner des boissons froides. Au bout de trois ou quatre jours, on remet peu à peu la bête à sa ration ordinaire.

Quand l'opération a été longue, on peut pratiquer une petite saignée en amputant un fragment de l'oreille, à moins qu'on ait jugé plus à propos de profiter à cet effet de l'hémorrhagie légère par les artères ovariques que produit l'excision simple des ovaires.

§ 4. — Accidents pouvant suivre la castration de la truie.

Les accidents qui peuvent survenir à la suite de la castration, chez la truie, sont assez variés; mais ils se manifestent très-rarement, ce qui tient autant à la faible sensibilité de ces animaux, qu'à l'habileté, due à une grande habitude, avec laquelle cette opération est généralement pratiquée. M. Festal a donné l'énumération la plus complète de ces accidents, qui peuvent se produire, les uns au moment de l'opération, et les autres au bout d'un certain temps, ce qui permet de les ranger en deux séries, les accidents *immédiats* et les accidents *secondaires*.

1º **Accidents immédiats.** — Dans cette catégorie doivent être compris : la déchirure de la matrice, la lésion de l'intestin, la déchirure de la vessie et l'hémorrhagie.

La *déchirure de l'une des cornes de la matrice* est fréquente chez les très-jeunes sujets, pour peu qu'on manque d'habitude dans la pratique de l'opération. Cette déchirure risque de se produire lorsque, après avoir fait sortir une corne, on tire sur elle pour faire venir le corps de l'utérus qui aidera à saisir l'autre corne ; en effet, ce corps étant généralement trop court pour arriver au dehors, il peut arriver, si la traction est peu ménagée, que, pendant un des mouvements fréquents de la truie, la corne tenue entre les mains se déchire, et que l'on soit ainsi dans l'impossibilité de retrouver l'autre. On évite cela en cherchant avec le doigt, pour les amener seules au dehors, les deux cornes de l'utérus, et en laissant dans l'abdomen le corps de cet organe. Quand un tel accident se manifeste, l'animal, il est vrai, n'en souffre guère; mais conservant un ovaire qui n'a pu être extrait, l'opération sur lui doit être considérée comme manquée.

Quant à la *lésion de l'intestin*, produite, soit par le bistouri, au moment où l'on fait l'incision des parois abdominales, soit avec l'aiguille à suture dont on se sert pour fermer la plaie du flanc; quant à la *déchirure de la vessie* avec l'index introduit trop brusquement dans l'abdomen, ce sont là des accidents irrémédiables, suivis toujours de la mort du sujet, et qui ne peuvent être que le résultat d'un défaut d'attention ou d'habileté, dont l'opérateur supporte la responsabilité tout entière.

L'*hémorrhagie* a lieu, par les artères ovariques, quand on se borne à séparer l'ovaire de ses ligaments, par excision simple, sans tordre ni lier ses vaisseaux. Chez les jeunes sujets cette hémorrhagie est toujours minime et sans gravité aucune. Elle est plus à redouter chez les truies âgées, chez celles surtout que l'on châtre pendant la période du rut, l'afflux sanguin dont l'ovaire est alors le siége, pouvant suffire pour causer une hémorrhagie mortelle après la section de l'artère ovarienne. C'est pourquoi il est de toute nécessité, quand on opère des truies âgées, de ne séparer l'ovaire qu'après avoir convenablement oblitéré, par la torsion, les artères ovariques. Dans le cas où l'hémorrhagie ne serait pas suivie de mort, à supposer qu'un peu de sang se répandit dans la cavité abdominale, il n'y aurait pas lieu de s'en inquiéter, car il ne tarderait pas à être repris par l'absorption.

Une autre hémorrhagie peut se produire à la plaie abdominale quand, au lieu de séparer avec le doigt seulement les fibres mus-

culaires qu'il faut traverser, on les incise à l'aide du bistouri, avec
lequel on est exposé à blesser l'artère circonflexe de l'ilium. Une
légère compression avec le doigt suffit alors pour arrêter cet écoulement sanguin, et l'accident n'a pas d'autre suite.

2° **Accidents secondaires.** — Dans cette deuxième série
d'accidents se rangent : les abcès de la plaie du flanc, la hernie de
l'intestin par l'ouverture péritonéale, les adhérences des intestins, la métrite et la péritonite.

La *formation d'un abcès* à la plaie abdominale peut être due,
soit à une hémorrhagie, avec séjour du sang, dans le tissu cellulaire
sous-cutané, soit à une inflammation locale terminée par suppuration. Cet abcès est toujours circonscrit et ne dépasse guère le
volume d'une grosse noix, ou du poing d'un enfant. Il forme une
tumeur d'abord dure, chaude et douloureuse, puis fluctuante
vers son centre. Abandonnée à elle-même, la tumeur s'ouvre
spontanément en moins de sept à huit jours, la plaie cutanée,
mal refermée, ne faisant pas d'obstacle à l'élimination du pus.
Cet abcès pouvant être confondu avec une hernie, il est prudent,
lorsque le diagnostic est incertain, de le laisser s'ouvrir de lui-
même.

Quand on est assuré de l'existence du foyer purulent, on en
hâte la guérison en ouvrant une issue au pus avec le bistouri, que
l'on a soin, d'ailleurs, de faire pénétrer avec prudence et de
dehors en dedans, au cas où une anse intestinale serait engagée
dans la poche de l'abcès. Celui-ci ouvert, l'accident guérit assez
promptement, n'exigeant que quelques soins de propreté. Quand
les animaux opérés errent en liberté parmi des chiens, comme
ceux-ci se plaisent à lécher les plaies, ils les tiennent ainsi propres, et cela hâte encore leur cicatrisation.

Il est un autre abcès qui se forme, quelquefois, dans la région
inguinale, et provenant à peu près des mêmes causes que le précédent. Son volume peut acquérir celui du poing ; et plus encore
que l'abcès du flanc, il convient de ne l'ouvrir qu'après s'être bien
assuré de la nature de la tumeur. Comme la peau n'est pas entamée, l'abcès inguinal met beaucoup plus de temps à s'ouvrir
spontanément au dehors ; il lui faut, pour cela, de 40 à 60 jours.
La ponction abrége ce long délai. Si, en la pratiquant, on tombait

par mégarde sur une anse intestinale, on agirait comme il sera dit ci-après.

La *hernie d'une portion intestinale* se produit quelquefois entre les lèvres musculaires de la plaie, lorsque celle-ci est trop étendue, et surtout lorsque, avant de faire la suture de la plaie, on n'a pas eu soin de faire rentrer l'intestin qui a pu s'échapper pendant les efforts du sujet. La sortie de l'intestin est favorisée encore par un excès de nourriture pris avant l'opération. Une fois formée, la hernie constitue, au siége de l'opération, une tumeur de volume variable, sans chaleur ni douleur, plus ou moins élastique, s'empâtant deux ou trois jours après son début, réductible à la pression, et faisant entendre des borborygmes quand on approche l'oreille. D'abord circonscrite, cette tumeur peut s'étendre, et se propager, lorsqu'elle a acquis ses plus grandes dimensions, jusqu'à la région inguinale; elle rend alors la marche difficile et oblige l'animal *à faucher*.

Tant que la hernie reste à l'état simple, elle peut subsister sans nuire à la santé générale du sujet, bien que, dans ces conditions, l'animal profite moins de la nourriture qu'on lui donne. Mais si l'intestin vient à s'étrangler par inflammation de l'anse herniée, ou par le resserrement des lèvres du péritoine qui se cicatrisent autour d'elle, le cas devient aussitôt beaucoup plus grave; la vie de la truie est compromise. La fièvre générale se développe, l'appétit se perd, le ventre se gonfle, la région opérée devient douloureuse, crépitante, et bientôt la mort arrive.

On prévient ces accidents redoutables en opérant la réduction de la hernie dès qu'on en a reconnu l'existence. A cet effet, on enlève la suture, on incise la peau, si déjà la plaie est fermée, et on refoule les intestins dans l'abdomen. Lorsque la hernie est ancienne et que les intestins ont contracté des adhérences, on les détache avec ménagement, et on enlève autant qu'on le peut les productions membraniformes qui les recouvrent alors. Quand l'ouverture interne, celle qui a donné passage aux intestins, est trop étroite, surtout s'il y a étranglement, il faut de suite débrider le collet du sac herniaire, afin d'agrandir cette ouverture jusqu'au degré nécessaire pour la rentrée de l'intestin hernié; et celui-ci refoulé dans l'abdomen, on s'occupe de mettre obstacle à sa sortie,

par une suture double, pratiquée, l'une aux lèvres musculaires
de la plaie, qui ne pourraient se cicatriser par première intention ;
l'autre comprenant la peau seulement

Quand l'intestin n'est pas enflammé, cette réduction se fait sans
difficulté, et la guérison est à peu près certaine. Dans le cas contraire, les chances étant moins favorables, il vaut quelquefois
mieux sacrifier immédiatement l'animal, plutôt que de s'exposer
aux suites fâcheuses d'un traitement infructueux.

La *hernie inguinale* s'observe aussi quelquefois à la suite de la
castration de la truie. Mais elle ne survient que chez les très-
jeunes sujets de cinq à six semaines. A ce moment, les intestins
étant encore d'un très-petit volume peuvent, pendant les efforts
énergiques du jeune sujet, s'engager à travers une ouverture
accidentelle provenant de la déchirure des fibres musculaires des
parois de l'abdomen, à la région de l'aine. Il en résulte une hernie
qui s'accroît avec promptitude et peut acquérir, en peu de temps,
le volume du poing. Cette tumeur, indolente au début, molle, élastique, faisant entendre de nombreux borborygmes, offre, lorsqu'elle s'étrangle, les mêmes symptômes que la hernie du flanc.
De plus, l'animal prend une position caractéristique : il s'appuie
sur le sternum et lève le dos. Quand on n'apporte aucun remède
à cet accident, on voit tous les phénomènes s'aggraver, et l'animal
succomber vers le 7e ou le 8e jour environ.

Pour prévenir cette terminaison fatale, il faut, dès que la hernie apparaît, procéder immédiatement à la réduction en plaçant
l'animal sur le dos. On essaie d'abord le taxis, et si l'on ne peut
y réussir, ce qui est le plus ordinaire en pareil cas, on opère
comme pour la hernie du flanc, en incisant la tumeur, et l'on
peut ainsi aisément faire rentrer l'intestin. Lorsque l'accident est
ancien, l'intestin engoué, et qu'on ne peut, pour une raison ou
une autre, en opérer la réduction, il faut, de toute nécessité, pratiquer le débridement, qui doit être fait en avant et en dehors, à
peu près dans la direction qu'affecte, chez les grands quadrupèdes
mâles, l'ouverture extérieure du canal inguinal, et lui donner
l'étendue nécessaire pour que l'anse intestinale herniée puisse rentrer dans l'abdomen. On fait quelques points de suture aux lèvres
musculaires de la plaie, on coud ensuite la peau, on laisse l'animal

pendant quelques jours à une diète sévère, et la guérison s'effectue
sans peine, pourvu que l'intestin n'ait lui-même aucunement souffert; dans le cas contraire, le succès devenant douteux, mieux
vaut, sans tarder davantage, faire le sacrifice de l'animal.

L'*adhésion des intestins* entre eux, ou avec l'ouverture de la
plaie, se produit quelquefois quand l'inflammation de la lésion
abdominale a été très-vive, et s'est accompagnée de suppuration.
Comme un tel accident ne se peut reconnaître pendant la vie, il
n'y a pas de traitement à lui opposer. Il ne constitue, d'ailleurs,
qu'un très-léger inconvénient, la santé du sujet n'étant pas pour
cela compromise et l'engraissement pouvant se faire avec la même
facilité.

La *métrite*, quand elle apparaît, ne se manifeste que sur les
truies âgées, qu'on opère au moment où elles sont en chaleur, et
lorsque les manipulations exigées pour l'extraction des ovaires ont
été longues et peu ménagées. La *péritonite* se développe dans des
conditions à peu près semblables, et, de plus, lorsque le sang
qui s'est écoulé des artères ovariques est en trop grande abondance pour être résorbé; ou bien encore quand l'animal, après
l'opération, est exposé à des refroidissements ou est trop prompte-
tement remis à son alimentation habituelle. Le plus souvent, ces
deux affections existent ensemble; elles se confondent, au moins,
dans les symptômes et exigent un traitement identique.

Quand la métro-péritonite se déclare, on voit la truie, deux
ou trois jours après l'opération, perdre tout appétit, s'affaiblir,
chanceler dans sa marche, vaciller surtout du train postérieur.
L'abdomen est douloureux à la pression, les reins aussi sont extrêmement sensibles. En deux ou trois jours, tous ces phénomènes
s'aggravent, la faiblesse est plus grande, la défécation nulle,
l'urine est rare et de couleur rouge, les extrémités sont refroidies.
Si l'inflammation n'a envahi que la matrice, elle se termine par
gangrène vers le 8e ou le 10e jour, ou bien passe à l'état chronique, et le plus souvent entraîne la mort du sujet après l'avoir
fait languir 40 ou 50 jours. Quand le péritoine seul est enflammé,
cas fort rare, la mort arrive par suite de la formation de fausses
membranes avec épanchement.

Les moyens thérapeutiques à mettre en usage, quand survient

une complication de ce genre, sont basés, suivant M. Festal, sur le caractère phlegmasique de l'affection. Les saignées répétées aux artères coccygiennes, les lavements fréquents, les fumigations émollientes sous le ventre, les sinapismes et vésicatoires autour des parois abdominales, l'emploi à l'intérieur des purgatifs salins, du sulfate de soude, notamment, etc., telles sont les ressources diverses dont ce praticien recommande l'usage en cas semblable, et dont l'application variée sera subordonnée à l'âge du sujet, à l'intensité, à la période du mal, etc.

CHAPITRE IV.

Castration des petites femelles domestiques autres que la truie.

Ces femelles sont la brebis, la chienne et la chatte, sur lesquelles l'opération, objet seulement de quelques tentatives plus ou moins exceptionnelles, n'exigera qu'une étude fort succincte.

§ 1ᵉʳ. — Castration de la brebis.

1º **Historique. Indications.** — La castration de la brebis est une opération depuis longtemps en usage, mais dont l'origine réelle est encore inconnue. Cette pratique est intimement liée, au point de vue historique, à la castration de la vache; elle se trouve mentionnée dans les mêmes textes que cette dernière, par Olivier de Serres, Th. Bartholin, Delabère-Blaine, etc., et paraît avoir été pratiquée dans les mêmes localités, notamment en Angleterre, en Danemark, en Allemagne, et dans quelques autres contrées du Nord, où cette coutume doit remonter à une époque assez éloignée; puisque, dans les auteurs où il en est question, elle est mentionnée comme un fait usuel, ne s'offrant nulle part sous les apparences d'une innovation.

La castration de la brebis a été encore tentée en Italie et même en France, comme on le voit par la description détaillée qu'en donne Daubenton, lequel, en même temps, propose d'asssigner aux brebis qui ont subi l'opération le nom de *moutonnes*, en substitution au nom de *châtrices* sous lequel elles étaient désignées auparavant.

De nos jours, la castration de la brebis est généralement abandonnée par suite des perfectionnements apportés à l'éducation de l'espèce ovine. Ainsi, autrefois, on châtrait les brebis pour améliorer la laine et la qualité de la chair, ainsi que pour faciliter l'engraissement; et bien que Tessier conteste les avantages de l'opération, au moins quant à la laine, qui n'en est, dit-il, ni plus fine ni plus abondante, la castration pouvait avoir sa raison d'être, alors qu'on ne possédait pas d'autre moyen d'accroître la valeur de ces femelles comme bêtes de boucherie. Mais aujourd'hui que, par des croisements méthodiques et une bonne alimentation, on est parvenu à améliorer, à tous les degrés désirables, la chair et la laine; que, sous le rapport de l'aptitude à l'engraissement, on a pu créer des animaux qui ne le cèdent en rien aux plus précoces parmi ceux qui ont subi la castration et qui, de plus, ont l'avantage de pouvoir transmettre ces qualités par voie de génération, l'opération, qui ne produit qu'une amélioration individuelle, devient sans objet; plus encore, elle peut être désavantageuse en empêchant les bêtes perfectionnées de transmettre ces qualités acquises à d'autres générations.

Toutefois, comme il peut se présenter telle circonstance exceptionnelle qui rende cette opération nécessaire, nous allons en donner la description telle qu'elle a été tracée par Daubenton, et à laquelle l'expérience ultérieure n'a rien ajouté.

2° **Manuel de l'opération.** — L'opération se fait sur les agnelles de six semaines à deux mois, âge où les ovaires, ayant acquis à peu près le volume d'un haricot, commencent seulement à être assez gros pour pouvoir être reconnus au toucher et saisis.

Quand on veut opérer, l'agnelle est couchée sur le côté droit, près du bord d'une table, la tête pendante en dehors, et le dos contre le bord. Un aide, debout à gauche de l'opérateur, tient et étend en arrière la jambe gauche de l'animal, pour découvrir la région du flanc, pendant qu'un second aide, placé à droite, vers la tête de l'animal, tient rassemblés, dans sa main droite, les deux membres antérieurs et le membre postérieur droit de ce dernier.

L'agnelle étant ainsi fixée, l'opérateur, avec la main gauche, saisit la peau, à un point également distant de la pointe de la hanche et du nombril, fait un pli transversal que soutient de son côté l'aide de droite avec sa main gauche, et avec un instrument tranchant, il divise ce pli, de manière à former une incision d'environ 5 centimètres de longueur, dans la direction et sur le milieu d'une ligne qui irait de la partie la plus élevée de l'os de la hanche jusqu'au nombril. La peau incisée, l'opérateur divise, avec précaution, les couches musculaires jusqu'au péritoine.

Après cela, avec l'index droit, il déchire le péritoine, pénètre dans l'abdomen, et va à la recherche de l'ovaire gauche. Dès qu'il l'a senti, il l'attire doucement au dehors, et, continuant à suivre avec les doigts le trajet des cornes utérines, il arrive à l'ovaire droit qu'il ramène de même hors de l'ouverture. Il enlève alors les deux ovaires, soit par une simple excision, soit par torsion, s'il y a lieu de craindre une hémorrhagie, fait rentrer la matrice dans l'abdomen, et termine l'opération en fermant la plaie par trois points de suture, qui ne doivent comprendre que l'épaisseur de la peau, à cause du danger qu'il pourrait y avoir à traverser les couches musculaires.

Au bout de 10 ou 12 jours, l'ouverture de la peau étant cicatrisée, on enlève les points de suture, pour prévenir la suppuration qu'entretiendrait leur présence. Pour cela, on coupe chaque fil au milieu de la suture, et on retire isolément les bouts qui passent au dehors. Quand l'opération est bien faite, les agnelles ne s'en ressentent que le premier jour. Elles ont alors les jambes raides, et refusent de téter; mais, dès le second jour, elles reviennent à leur état ordinaire, et on peut dès ce moment les remettre à leur régime accoutumé.

On n'a pas signalé d'accidents à la suite de cette opération.

§ 2. — Castration de la chienne.

1° **Historique. Indications.** — La castration de la chienne a été pour la première fois mentionnée, comme celle de la vache et de la brebis, par Olivier de Serres (*IVe lieu, chap.* 16), qui, d'ailleurs, après avoir dit qu'on peut rendre, comme les truies, ces femelles stériles, n'ajoute rien concernant l'utilité de l'opération. Plus tard, Delabère-Blaine à son tour parle de la castration des chiennes, et fait ressortir l'utilité de l'opération pour éviter le désagrément de voir ces bêtes en chaleur. De nos jours, les auteurs s'en sont peu occupés; elle a été décrite seulement par un vétérinaire allemand, professeur à Munich, M. Hofer [1], et par M. H. Bouley [2].

---

[1] *Repertorium der Thierheilkunde*, 1849, n° de décembre.
[2] *Dict. de Méd. vét.*, cité.

La castration de la chienne, en éteignant les ardeurs génésiques qui troublent les habitudes de cet animal et souvent l'entraînent hors du logis de son maître, est donc un moyen de le retenir et de le mettre ainsi à l'abri des accidents, des morsures d'autres chiens, quelquefois enragés, auxquels il se trouve exposé dans ses excursions. Outre cela, si l'opinion, assez répandue aujourd'hui, que la rage a pour principale cause la privation de rapprochement sexuel est réellement fondée, la castration peut devenir, en outre, un préservatif de cette terrible affection en anéantissant à sa source le besoin qui la fait naître.

La castration encore a l'avantage de supprimer, chez les chiennes, ces écoulements séro-sanguinolents, assez abondants, qui ont lieu par la vulve pendant la période des chaleurs, et qui ont le grave inconvénient, surtout chez les chiennes d'appartements, de laisser des traces souillées partout où les bêtes reposent.

Pour ces motifs divers, la castration de la chienne pourrait être plus répandue qu'elle ne l'est, d'autant qu'elle ne nuit ni à la santé, ni aux forces, ni à l'intelligence des sujets opérés; que l'opération n'offre pas de difficulté; que les chiennes la supportent facilement, et qu'elle est généralement suivie d'un succès complet.

2° **Manuel de l'opération.** — L'opération, chez la chienne, se fait comme chez les autres femelles, mais avec une modification nécessitée par la disposition anatomique des parties.

Ainsi, dans cette espèce, les ligaments larges de la matrice sont beaucoup plus longs que dans les autres femelles; ils s'étendent jusqu'aux hypochondres, où ils se dédoublent en deux feuillets qui vont s'attacher, l'externe en dedans de la dernière côte, l'interne à la région sous-lombaire, derrière le diaphragme, et entre lesquels se trouve compris le rein. Les ligaments larges diminuent de hauteur à mesure qu'ils arrivent en avant, de sorte que le bord antérieur du feuillet externe, qui porte l'ovaire, plus court que la partie moyenne du ligament, donne plus de fixité à l'extrémité antérieure de la corne utérine qu'il tient relevée contre l'hypochondre.

Par suite de cette disposition, il est presque impossible, quand on a fait l'incision d'un côté, d'entraîner l'ovaire du côté opposé où il est retenu par la brièveté du ligament auquel il est suspendu. D'où la nécessité d'une double incision, que l'on doit faire, en outre, plus rapprochée de la dernière côte et plus bas que chez les autres femelles. Une autre difficulté de cette opération est la présence de tissu adipeux sur le ligament large qui en est souvent chargé comme l'épiploon, tissu sous lequel l'ovaire peut se trouver caché. La situation fixe de ces organes, à 2 centimètres environ des cornes de la matrice, permet néanmoins de les découvrir sans trop de difficulté.

La sortie de l'épiploon, les envies de vomir pendant l'opération, les vomissements aussitôt après, sont les suites ordinaires de la castration des chiennes. Comme accidents de cette opération, on a signalé la sortie d'une ou plusieurs anses intestinales, la hernie de la rate ou d'un lobe du foie, l'hémorrhagie, phénomènes sans gravité et auxquels il est aisé toujours de remédier.

§ 3. — Castration de la chatte.

La castration de la chatte est une opération qui peut être pratiquée avec facilité, pourvu qu'on ait la précaution de bien fixer l'animal. Les ovaires ont un faible volume, et à cause de cela sont difficiles à rencontrer, quand on les cherche directement. Mais comme on reconnaît sans peine les cornes de la matrice à leur rigidité, par elles on arrive aisément à l'ovaire. La chatte résiste parfaitement à cette opération, d'ailleurs sans aucune utilité.

3ᵉ SECTION.

DE LA CASTRATION DES ANIMAUX NON QUADRUPÈDES.

CHAPITRE PREMIER.

Castration de la Volaille.

§ 1ᵉʳ. — Notions historiques.

La castration de la volaille, de même que celle de la plupart des autres espèces domestiques, remonte à une époque fort reculée. Elle était connue des Grecs et des Romains, qui la mettaient en pratique, comme on le fait encore de nos jours, pour augmenter, chez les animaux opérés, l'aptitude à l'engrais, et pour leur donner une chair plus délicate [1].

On ne saurait dire, toutefois, si les anciens opéraient sur la volaille une véritable castration, les procédés qu'ils indiquent laissant sur ce point des doutes difficiles à éclaircir. Ainsi, Aristote rapporte que l'on châtre les oiseaux mâles en leur brûlant, avec deux ou trois fers chauds, la partie du croupion qui touche la femelle dans l'accouplement. Il ajoute que si, lors de cette opération, l'oiseau a déjà pris de la croissance, sa crête devient pâle,

---

[1] S'il faut s'en rapporter au témoignage d'Athénée, ce seraient les habitants de Délos qui, les premiers, auraient imaginé de chaponner les coqs pour les engraisser, d'où le nom de *déliaques (deliaci)*, donné par les anciens aux individus qui faisaient cette opération. Par extension, on appelait encore *déliaque (deliacus gallinarius)*, le marchand qui vendait les œufs et la volaille. (V. CICÉRON, *Quest. académ.*, liv. IV, n. 85 ; PLINE, X, 71, 1 ; COLUMELLE, VIII, 2) — La confection des chapons (nommés indistinctement *galli evirati ; capi*, Varr.; *capones*, Mart.; *spadones galli*, Publ. Syr.), était fort prospère à Rome, et l'engraissement qui en était la conséquence, porté à un haut degré de perfection; on obtenait ainsi des volailles pesant de 5 à 6 kilog.

et qu'il ne cherche plus les femelles; et que, s'il est encore jeune, il n'acquiert pas les attributs du mâle [1]. N'est-il pas à supposer, d'après cela, qu'Aristote, qui a parfaitement observé, comme naturaliste, les effets de la castration, n'avait peut-être pas vu faire l'opération elle-même, alors sans doute, comme aujourd'hui, pratiquée exclusivement par les marchands de volaille, et qu'il s'est borné à la mentionner d'après des notions incomplètes qui lui auront été transmises?

Même observation à l'égard des auteurs latins, dont le texte, sur ce point, offre matière également à une large interprétation. « On châtre les coqs, dit Varron, pour en faire des *chapons*, en leur brûlant, avec un fer rouge, les ergots à l'extrémité des pattes, jusqu'à ce qu'ils se détachent, et on enduit la plaie avec de la terre à potier [2]. » Suivant Columelle, « on ne châtre pas seulement les coqs en les privant des organes génitaux, mais encore en leur brûlant les ergots avec un fer chaud, et en frottant ensuite la plaie avec de la terre à potier, jusqu'à ce qu'elle soit entièrement guérie [3]. » Pline répète la même chose. « Le coq châtré, dit-il, cesse de chanter. On fait l'opération de deux manières, en leur brûlant, avec un fer rouge, soit les lombes, soit la partie inférieure des jambes, et enduisant ensuite la plaie avec de la terre à potier. De cette façon, ajoute-t-il, ils engraissent plus facilement [4]. » Il faut bien croire, répétons-le, que si l'opération produisait réellement ce dernier résultat, c'est qu'elle consistait en quelque chose de plus que dans la cautérisation des lombes ou l'amputation des ergots. Ce complément nécessaire de la castration des volailles paraît, au surplus, être resté assez longtemps ignoré

---

[1] **Arist.**, *Hist. des anim.*, IX, 50.

[2] *... Gallos castrant, ut sint capi, candenti ferro inurentes calcaria at infima crura, usque dum rumpantur; at quod extat ulcus oblinunt figlina creta.* (**Varr**, *De agricult.*, III., 9.)

[3] *Nec tamen id patiuntur amissis genitalibus, sed ferro candente calcaribus inustis, quæ cum ignea vi consumpta sunt, facta ulcera dum consanescant, figulari creta linuntur.* (**Colum.**, *De Re rust*, VIII, 2.)

[4] *Desinunt canere castrati : quod duobus fit modis : lumbis adustis candente ferro, aut imis cruribus : mox hulcere oblito figlina creta : facilius ita pinquescunt.* (**Pline**, *Hist. nat.*, X, 25.)

des écrivains agronomes, car Olivier de Serres même n'en parle pas, se bornant à dire que l'opération se fait par incision, en ôtant certaine pellicule que connaissent les ménagères [1].

Ce silence des auteurs à l'égard de l'opération, qui, chez les volailles, constitue véritablement la castration, s'est perpétué assez longtemps, ce qu'il faut attribuer à ce que cette pratique, exclusivement abandonnée à ceux qui élèvent des chapons et des poulardes, et pour laquelle n'est jamais réclamé le concours de l'homme de l'art, n'était même pas considérée comme une opération chirurgicale. Un des premiers auteurs qui en fasse une mention exacte est Valmont de Bomare, lequel, toutefois, se borne à dire qu'on chaponne les coqs en leur enlevant les testicules, sans donner aucun détail sur le manuel opératoire [2]. Ce manuel a été décrit plus tard, bien que d'une manière sommaire, par l'abbé Rozier [3], puis par l'abbé Tessier [4], dont les notions succinctes, répétées par la plupart des traités d'agronomie publiés depuis, ont précédé les descriptions scientifiques et plus complètes données par les auteurs modernes, et notamment par H. d'Arboval [5], M. A. Bixio [6], M. Mariot-Didieux [7], Mme Millet-Robinet [8], M. H. Bouley [9], qui ont définitivement classé le chaponnage au nombre des pratiques chirurgicales rationnelles.

Opération généralement fort simple, plus fréquemment en usage dans le Nord que dans le Midi, où elle est à peu près inconnue, et pratiquée d'une manière presque exclusive par les femmes de la campagne et les ménagères, la castration de la volaille, et particulièrement des oiseaux mâles, mérite cependant quelque attention, surtout à cause de la particularité offerte par la disposition

[1] Oliv. de Serres, *Théât. d'agricul.*, Ve lieu, chap. 2.

[2] Valm. de Bomare, *Dict. rais. d'hist. nat.* Paris, 1775, t. II, p. 666.

[3] L'abbé Rozier, *Cours compl. d'agricult.* Paris, 1783, t. III, p. 14, et 1789, t. VIII, p. 281.

[4] L'abbé Tessier, *Dict. d'agr. de l'Encyclop. méthod.* Paris, 1791, t. II.

[5] H. d'Arboval, *Dict. de méd. vét.*, etc., Paris, 1828, art. *Castration.*

[6] A. Bixio, *Mais. rustiq. du XIXe siècle.* Paris, 1837, t. II, p. 552.

[7] Mariot-Didieux, *Moniteur agricole,* 1850, p. 616.

[8] Mme Millet-Robinet, *Maison rustiq. des Dames.* Paris, 1856.

[9] H. Bouley, *Nouv. Dict.*, etc. Paris, 1857, t. III.

anatomique des parties, notamment des testicules, qui, au lieu d'être extérieurs et d'occuper la région inguinale, siégent au sein de la cavité abdominale, ce qui oblige, pour aller les chercher, à pratiquer une ouverture dans le flanc comme lorsqu'on veut extraire l'ovaire chez une femelle. Cette circonstance a même longtemps fait confondre l'opération pratiquée chez l'oiseau mâle avec celle recommandée sur la femelle, bien qu'entre l'une et l'autre, ainsi que nous le verrons ci-après, il n'y ait pas de similitude possible.

Parmi les oiseaux domestiques, le coq est celui sur lequel on pratique le plus communément la castration. L'opération pourrait aussi se faire sur les autres volatiles de basse-cour, les dindons, les oies, les canards, et produirait sur eux les mêmes effets. Mais à cause de la grande longueur du corps chez ces derniers, circonstance qui rend les organes à extirper plus éloignés de l'incision, plus profonds, l'opération offre plus de difficulté, et par cela même a des suites plus dangereuses. Aussi est-elle chez eux d'une application beaucoup plus rare que sur le coq, chez lequel nous nous bornerons à la décrire, l'opération sur les autres oiseaux se pratiquant d'ailleurs par un procédé absolument identique. — Il en est de même quant aux oiseaux femelles de ces diverses espèces, auxquels on pourra appliquer toutes les considérations que nous aurons à présenter touchant la castration de la poule.

§ 2. — Castration du coq.

1o Indications. Age, moment favorables. — La castration sur le coq, comme sur les autres animaux domestiques, a pour objet essentiel de lui faire prendre plus de développement, d'augmenter son aptitude à l'engrais, de lui donner une chair plus délicate, plus savoureuse. Le coq châtré ou *chapon*, en outre, se développe avec plus de rapidité en taille et en grosseur, et peut, en quelques mois, acquérir un embonpoint qui permet déjà de le vendre, avec un grand bénéfice, pour la consommation. Enfin, dans certaines localités, on châtre encore les coqs pour les rendre aptes à couver et à conduire les poussins.

On pratique ordinairement la castration sur le coq à l'âge de

4 ou 5 mois, au moment où les testicules sont assez développés pour pouvoir être saisis et extirpés. En les opérant plus jeunes, on pourrait nuire à leur développement; et l'opération faite plus tard ne serait pas sans danger. L'opération doit se faire par un beau jour, un peu frais, plutôt humide que sec. On choisit de préférence, à cet effet, la fin du printemps ou le commencement de l'automne, évitant toujours les grandes chaleurs de l'été. Si l'on se proposait de châtrer un coq déjà adulte, il faudrait attendre la fin de l'automne, après la période du rut, durant laquelle l'opération serait beaucoup plus dangereuse, à cause du volume considérable qu'acquièrent les testicules à cette époque de leur plus grande activité fonctionnelle.

Avant de procéder à l'opération, on réunit sous une cage ou mue tous les jeunes coqs en état de la subir, et on les examine afin d'épargner ceux que l'on juge pouvoir être employés avec avantage pour la reproduction.

2° **Disposition anatomique de l'appareil testiculaire.** — Les testicules, dans le coq et les autres oiseaux mâles, affectent, avons-nous dit, une position essentiellement différente de celle qu'ils occupent chez les quadrupèdes. Ils sont situés dans la cavité abdominale, à la région sous-lombaire, au-dessous des reins et immédiatement en arrière du poumon. On ne risque pas, en ce point, de les confondre avec les reins, qui, au lieu de former, comme dans les mammifères, des masses globuleuses, sont constitués par des couches aplaties, logées de chaque côté de la colonne vertébrale, dans plusieurs fosses creusées le long de la face supérieure du bassin, et s'étendant depuis le poumon jusque dans la cavité pelvienne. Affectant une forme irrégulière, plus ou moins allongée, dépendante des os et des autres parties sur lesquels ils sont appliqués et se moulent, pour ainsi dire, les reins concourent, au contraire, à constituer à la région sous-lombaire, une surface à peu près plane où les testicules en saillie sont faciles à sentir sous l'extrémité antérieure de ces mêmes organes.

Les testicules chez le coq, considérés extérieurement, correspondent à l'articulation des deux dernières côtes avec la colonne vertébrale. Très-rapprochés l'un de l'autre, ils sont en contact avec l'aorte et la veine-cave postérieure, qui les séparent des reins, et auxquels les unissent des vaisseaux testiculaires très-ténus. Au-dessous d'eux est tendu le péritoine, en dehors de la cavité duquel ils sont situés.

Dans les poulets de 3 mois, leur distance de l'anus est de 8 à 9 centimètres, et de 6 à 7 centimètres du point de la région du flanc où l'incision doit être faite pour opérer la castration.

D'une forme ovoïde régulière, les testicules présentent un volume assez variable ; généralement très-petits chez les jeunes poulets, ils se développent considérablement à l'époque du rut.

3º **Manuel de l'opération.** — Le chaponnage se fait toujours le matin, sur l'animal à jeûn. On se munit d'un bistouri ou de ciseaux bien tranchants, et d'une forte aiguille enfilée d'un fil ciré. Un aide tient sur les genoux de l'opérateur le jeune poulet couché sur le dos, la tête en bas, le ventre relevé, afin que les viscères, refoulés vers le thorax, soient moins exposés à être blessés par l'instrument tranchant. Le croupion est tourné vers l'opérateur ; l'une des deux cuisses est maintenue contre le corps ; l'autre, correspondant au flanc sur lequel on doit faire l'incision, est portée en arrière pour découvrir cette région. Dans certaines localités, et notamment dans le Midi, on se passe d'aide pour chaponner. L'opérateur tient lui-même le poulet sous le bras gauche, avec les pattes en l'air dans la main gauche, tandis que la droite procède à l'extraction des testicules.

L'incision se fait indistinctement à droite ou à gauche. Dans le flanc droit, le doigt a l'avantage de n'être pas ensuite gêné par la présence du gésier ; mais à gauche, quand on se sert de la main droite, le doigt est dans une position plus commode. L'incision est dirigée obliquement de dedans en dehors et d'avant en arrière, dans le milieu du flanc, depuis le bord postérieur et un peu en dessous de la pointe du sternum, jusqu'à l'anus, sur une longueur d'environ 4 centimètres. On pourrait aussi la faire dans la ligne médiane ; mais on s'éloignerait ainsi davantage de la région sous-lombaire où sont situés les testicules, et l'on aurait moins de facilité pour aller ensuite saisir ceux-ci avec le doigt.

Avant de faire cette incision, on arrache les plumes dans une certaine étendue, afin de mettre la peau à nu, et on les chasse au loin, en évitant qu'elles adhèrent aux doigts et surtout qu'elles

pénètrent dans l'abdomen. Après quoi on fait à la peau un pli longitudinal, que l'on incise dans la direction indiquée. La peau
divisée, on soulève avec une érigne les muscles très-minces qui
forment la paroi abdominale, et on les coupe avec les ciseaux ou
le bistouri. On arrive ainsi au péritoine, qu'il faut, avant de le
ponctionner, soulever avec des pinces pour éviter d'intéresser les
intestins. Ceux-ci se présentent aussitôt à l'ouverture ; mais on les
retient, et l'on introduit, dans l'abdomen, l'index de la main
droite huilé, en poussant en avant la masse intestinale.

Ce doigt est dirigé à la région sous-lombaire, au point d'articulation des deux dernières côtes, endroit où se trouvent les
deux testicules très-rapprochés l'un de l'autre, et formant saillie
sous la colonne vertébrale, où on les reconnaît facilement au
toucher. Ils forment deux corps à surface lisse, du volume d'un
petit haricot, et peu adhérents. Avec l'ongle du doigt demi-fléchi,
on rompt les attaches, formées par un mince repli péritonéal et
par les petits vaisseaux qui se rendent à l'organe, du testicule qui
se présente d'abord ; puis on amène celui-ci vers l'ouverture pratiquée à la paroi abdominale et par laquelle on le fait sortir. Cela
fait, on introduit de nouveau l'index pour aller à la recherche
du second testicule, que l'on détache et que l'on extrait de la
même manière.

Souvent il arrive, pendant cette manipulation, que l'un des
testicules, quelquefois les deux, s'échappent avant d'être extraits,
et restent perdus au milieu de la masse intestinale, où il est impossible de les retrouver. Cela n'offre pas en général d'inconvénient, et n'influe en rien sur les suites de l'opération si l'organe a
été bien détaché. Le testicule isolé se greffe dans un point quelconque de la paroi abdominale, et finit par être entièrement
résorbé. Cependant, autant qu'on le peut, il vaut mieux le retirer
de l'abdomen avant de fermer la plaie.

Ces temps divers de l'opération s'exécutent plus aisément lorsque
l'opérateur tient le poulet sous le bras gauche. Ainsi l'action du
doigt qui cherche à produire l'avulsion du testicule et à l'entraîner
vers la plaie quand il est détaché, est singulièrement aidée par la
facilité que l'on a de mettre le corps toujours dans la position qui
convient le mieux, de l'incliner à volonté. De plus, les mouve-

ments du jeune poulet sont de la sorte beaucoup mieux maîtrisés.

Les testicules enlevés, la plaie lavée avec un peu d'eau-de-vie étendue d'eau, on rapproche les lèvres de celle-ci, et on les maintient en contact par quelques points d'une suture en surjet (v. *fig.* 86), que l'on pratique en ayant soin de soulever la peau, afin de ne pas traverser avec le fil quelque anse intestinale, ce qui déterminerait des accidents mortels. La réunion se fait par première intention, et, au bout de quelques jours, la cicatrisation est achevée. La plaie à ce moment reste encore entourée d'une teinte ecchymotique rouge, violette et jaune verdâtre, qui disparaît plus tard, et dont il n'y a pas lieu dès-lors de se préoccuper. Parfois on étend, sur la suture, de l'huile et de la cendre, peut-être dans le but d'éloigner les mouches. C'est là une pratique nuisible, qui empêche la réunion immédiate de la solution de continuité, et dont on devra en conséquence s'abstenir.

Lorsque dans l'opération du chaponnage on laisse un des testicules, adhérant en totalité ou en partie, cela suffit pour que le coq conserve un peu de voix et pour qu'il coche encore les poules. On le nomme alors *cocâtre*. Il n'est ni chapon, ni coq, ne s'engraisse pas aussi bien que le chapon ordinaire, et n'a pas, par suite, la même valeur.

4° **Soins consécutifs.** — L'opération terminée, les jeunes poulets sont replacés sous une mue, dans un lieu paisible où règne une température douce, et où ils sont, en outre, à l'abri des attaques des autres oiseaux de la basse-cour, qui les mettraient dans la nécessité, pour se défendre, de se livrer à des efforts nuisibles à leur guérison. On peut aussi les renfermer dans la petite cour du poulailler des couveuses, où les mères, occupées de leurs poussins, ne songeront pas à les tourmenter. Dans tous les cas, les jeunes chapons doivent coucher à terre, sur de la paille fraîche; il ne leur faut pas de perchoir, afin de ne pas provoquer des efforts pour jucher qui retarderaient la cicatrisation de la plaie.

Ainsi placées, les jeunes bêtes sont laissées vingt-quatre heures sans autre nourriture qu'un peu de mie de pain trempée dans du vin. On les nourrit ensuite pendant quelques jours avec de la farine et du son délayés dans un peu d'eau; et après on les rend à la liberté. Il convient de pas les tenir trop longtemps écartés de la basse-cour, car les coqs ne voudraient plus les reconnaître, et il leur faudrait soutenir pour s'installer des combats qu'on doit éviter le plus possible. Quand le moment sera venu de les engraisser, on devra, toutefois, les séquestrer de nouveau, seul moyen d'empêcher tout-à-fait qu'ils soient maltraités par les poules et les coqs, qui ont toujours pour les chapons une extrême aversion, l'expérience d'ailleurs ayant démontré que l'engraissement des poulets est impossible quand ils restent en liberté.

La plaie, quand l'opération est bien faite, ne réclame pas ordinairement de soins particuliers. Mais quelquefois, au lieu de se réunir immédiatement par première intention, elle prend un caractère inflammatoire ; quand cela arrive, le chapon, le lendemain ou les jours qui suivent la castration, paraît languissant. Il faut alors le prendre, laver la plaie avec de l'eau tiède et une petite éponge ou un linge fin, puis la frotter une ou deux fois avec de la pommade camphrée. Si l'intestin se trouvait offensé, il n'y aurait rien à faire, le sujet ne tardant pas à périr. Quand un semblable accident arrive, au lieu d'attendre cette terminaison inévitable, mieux vaut le saigner de suite, pour pouvoir encore en profiter. C'est également ce qu'on doit faire quand le sujet, soit parce qu'il est plus difficile à opérer, soit parce que l'opération est moins bien faite, meurt presqu'aussitôt après la castration ; en le saignant alors, il est encore très-bon à manger. Nous en dirons autant pour le cas où l'on aurait quelque autre raison de redouter les suites de l'opération. Ainsi on a remarqué que ces suites sont ordinairement heureuses chez le poulet qui se met à courir aussitôt qu'il est chaponné, tandis qu'elles sont à craindre chez celui qui se couche. De sorte que, lorsque cette dernière circonstance se présente, il peut être plus avantageux de sacrifier le jeune poulet que de le garder.

Après qu'on a enlevé les testicules aux jeunes coqs, on est généralement dans l'usage, afin de leur imprimer un cachet particulier et de les reconnaître plus facilement au milieu des autres, d'exciser la crête au ras de la tête, et, parfois, en outre, les barbillons ou caroncules de la mâchoire inférieure. On pourrait, s'il ne s'agissait que de les marquer d'un signe distinctif, épargner aux animaux une douleur inutile en leur coupant les plumes de la queue à trois centimètres du croupion, ce qui suffirait pour les rendre longtemps reconnaissables ; alors il faudrait avoir soin de couper la crête aux chapons dès qu'on les aurait tués, car on vendrait mal ceux qui l'auraient encore. Mais l'absence de la crête, par suite de l'habitude prise, n'est pas seulement une condition nécessaire de vente, elle est une des nécessités de cette industrie, car les crêtes sont vendues à part, et constituent un des produits de l'exploitation. Et comme la crête, d'ailleurs, après la castration, se flétrit, se décolore et tombe d'une manière disgracieuse sur le côté de la tête, son excision ne prive pas le chapon d'un ornement réel.

Dans certaines localités, on a l'habitude, après qu'on a excisé la crête du jeune coq, d'implanter sur la tête un ou deux des éperons ou ergots des pattes de l'animal. Pour cette opération, on ampute l'ergot au ras de son insertion ; puis, faisant tenir la tête par un aide, on place l'ergot, qui est de la grosseur d'un grain de chenevis, dans le vide formé par la duplicature de la crête, et d'autant plus grand qu'on a coupé celle-ci plus près : on maintien l'ergot par une suture qui serre les deux lèvres de la crête, et pour éviter que l'animal ne dérange les parties avant qu'elles soient agglutinées, on lui attache pendant quelques heures les pattes aux ailes. Au bout de quinze jours ou trois semaines, l'ergot, ainsi greffé, a contracté une union parfaite, et prend un accroissement quelquefois considérable. Duhamel, le premier auteur qui ait parlé de cette implantation de l'ergot sur la tête, dit qu'en 4 ou 5 mois il acquiert un demi-pouce (44 millimètres) de longueur, et qu'il en a vus, au bout de 3 ou 4 ans, avoir plus de 4 pouces (41 à 42 centimètres)[1]. De son côté, Valm. de Bomare cite un auteur qui en avait vu un de 9 pouces (25 centimètres)[2]. En général cependant, la longueur de l'ergot greffé ne dépasse pas un ou deux centimètres.

Cette opération, qui fait donner à l'animal qui en est l'objet, le nom de chapon ou coq *cornu*, n'a d'autre utilité que de lui créer un signe distinctif de plus. Suivant M. Mariot-Didieux (*loc.*

---

1 DUHAMEL, *Mém. de l'Acad. roy. des Sciences.* 1746.

2 VALM. DE BOMARE, *Dict. d'hist. nat.* cit., t. II, p. 665.

cit.), dans certaines contrées, comme en Flandre, en Artois, et même parmi les Maures d'Afrique, l'usage serait assez répandu d'implanter, dans le même but, au lieu de l'ergot, sur la tête du chapon, une aile de serin. Cette greffe, ajoute-t-il, réussit aussi bien que celle de l'ergot.

§ 3. — Castration de la poule.

La plupart des auteurs qui traitent de la castration du coq mentionnent, en même temps, la castration de la poule, qu'ils présentent comme une opération à peu près identique et tendant au même but, savoir, à faire des *poulardes* qui seraient, dit-on, aux poules ce que les chapons sont aux coqs. L'opération a passé longtemps pour aussi anciennement connue que celle du coq [1], et cette opinion, il y a peu d'années encore, était à peu près générale, lorsqu'une observation plus attentive des faits a permis de s'assurer que la castration chez la poule n'avait jamais été véritablement pratiquée, et que le plus souvent on avait confondu cette opération avec l'engraissement, pur et simple, de la poule ayant conservé d'ailleurs tous ses organes reproducteurs.

Il suffit, au surplus, de parcourir dans les ouvrages spéciaux, les descriptions sommaires qui ont été données de la castration de la poule, pour reconnaître combien autrefois les notions que l'on possédait sur cette opération étaient incomplètes ou inexactes. Ainsi, sans remonter jusqu'aux anciens, dont les écrits, sur ce point, ont été plus ou moins fidèlement interprétés, citons Olivier de

---

[1] Tous les auteurs modernes qui ont parlé de la castration de la poule ont répété, les uns après les autres, que les Romains défendaient cette opération en vue, ajoute-t-on, de favoriser la production des œufs. Cette prétendue défense se réduit à un article d'un règlement somptuaire rendu par le consul C. Fannius, en l'an de Rome 593, où il est dit qu'on ne doit pas servir sur une table, en fait de volaille, plus d'une poule, et encore une poule non engraissée, *quæ non esset altilis*; article, comme le dit Pline (X, 71, 1), qui s'est ensuite promené dans toutes les lois, *per omnes leges ambulavit*. Ce qui n'a pas empêché l'engraissement de la volaille d'être pratiqué à Rome sur une large échelle et avec des raffinements que nous n'avons pas atteints.

Serres, qui confond en ces termes, dans une description unique, la castration de la poule avec celle du coq; « cela se faict, dit-il, par incision, en leur ostant certaine pellicule, à quoi les moindres ménagères sont entendues (*V^e lieu, chap.* 2). » Il ajoute que cette opération les rend fécondes en œufs, mais que ceux-ci « demeurent impropres à esclorre, » — ce qui démontre bien qu'il ne s'agit pas là d'une véritable castration, après laquelle une poule ne pourrait plus pondre.

A une époque plus rapprochée de nous, l'abbé Rozier et quelques autres auteurs après lui, partant d'un principe d'analogie rationnel en apparence, mais non fondé en fait, prétendent que la castration des poules consiste dans l'extirpation des ovaires, mais sans donner toutefois aucun détail sur le manuel de cette opération, ce qui autorise à croire que ni les uns, ni les autres ne l'avaient faite ni vu faire. Néanmoins, Parmentier et Huzard, dans les notes fournies par ces auteurs à la dernière édition d'Olivier de Serres (1804), indiquent, pour la castration de la poule, deux procédés consistant, l'un à enlever l'ovaire, l'autre à faire une incision dont la cicatrice, en obstruant l'oviducte, empêche ainsi les œufs de se former et de descendre.

H. d'Arboval, à son tour, parle de deux procédés; il mentionne, non-seulement l'incision, mais encore l'extirpation de l'oviducte, qui se montre, dit-il, vers les lombes, et qu'on extrait comme les testicules chez le coq. Il donne en même temps la description de ce qu'il appelle et de ce qu'on croyait généralement être jusqu'alors l'extirpation de l'ovaire, opération qu'ont encore décrite d'autres auteurs, notamment le rédacteur de la *Maison rustique du XIXe siècle* [1], et M. Dillon (de Rennes), qui l'a fait connaître avec le plus de détail, dans une communication particulière adressée à M. H. Bouley, et publiée par ce dernier [2]. Voici en quoi consiste cette opération, parfaitement inconnue dans le Midi, mais encore en usage, paraît-il, dans quelques départements du nord de la France.

La poule étant tenue par un aide, renversée, le ventre en dessus,

---

[1] *Mais. Rustiq. du XIXe siècle.* Paris, 1837, p. 556.
[2] *Nouv. dict.* cité, t. III, p. 286.

la queue rabattue sur le dos, de manière à présenter la partie postérieure du corps à l'opérateur, celui-ci commence par arracher les plumes qui se trouvent sous le croupion, entre cette partie et l'anus; puis avec un instrument tranchant, soit une paire de ciseaux fins, il fait en ce point, à la partie médiane et à un demi-centimètre au-dessus de l'anus, une incision transversale, qu'il prolonge à chaque extrémité par une petite incision perpendiculaire, d'où résulte un lambeau cutané qu'il dissèque en le relevant vers le croupion. Après quoi, avec la pointe d'un instrument aigu quelconque, il dilacère les tissus mis à nu, jusqu'à ce qu'il soit arrivé à un petit corps arrondi, qu'il saisit avec une pince et extrait de la plaie, après avoir rompu ses adhérences par la torsion. Il rabat ensuite la peau, et la fixe par quelques points de suture.

La plus légère attention suffit pour faire reconnaître qu'une semblable opération ne saurait être considérée comme une véritable castration, attendu que l'organe extrait de la sorte n'est pas du tout l'ovaire, comme on l'a dit par la plus étrange inadvertance, mais simplement un petit corps glanduleux, analogue aux follicules muqueux, et connu sous le nom de *bourse de Fabricius*. Cette glande, qui se trouve dans les deux sexes, n'a aucun rapport avec les organes de la génération; elle paraît avoir pour usage de sécréter un fluide destiné à lubrifier les parois du cloaque; de sorte que son extirpation, qui ne peut jamais s'exécuter d'une manière fort nette, vu l'union intime de l'organe avec les tissus voisins, n'a d'autre résultat que de priver l'animal d'un appareil utile à la fonction du cloaque, sans modifier en aucune façon les facultés génératrices du sujet. Cette opération est donc de tous points irrationnelle et sans utilité, et il y a lieu de penser que non-seulement elle ne sera plus considérée comme une castration, mais encore qu'elle disparaîtra tout-à-fait de la pratique. C'est aux vétérinaires surtout qu'il appartient d'éclairer les cultivateurs à cet égard, afin de les engager à rejeter au plus tôt cette inutile mutilation.

Une erreur, plus incompréhensible encore, à l'égard de la castration de la poule, a été commise par M. Mariot-Didieux, dans un mémoire qui reçut, lors de son apparition, une assez grande

publicité [1], et qui fut l'objet, au sein de la Société centrale de
Médecine vétérinaire, d'une rectification complète dont M. Goubaux se fit l'organe [2]. Dans ce travail, partant des données fournies
par ses prédécesseurs, M. Mariot-Didieux répète, comme Parmentier et Huzard, comme H. d'Arboval, que la castration des
poules se fait de deux manières : par l'enlèvement des ovaires
et par l'extirpation de l'oviducte.

Décrivant ensuite le premier de ces deux procédés, il indique
comme devant être extirpé, non plus la bourse de Fabricius,
mais « deux petits corps ronds, placés en dehors de la cavité
abdominale, sur le croupion, accolés l'un à l'autre, formés
d'un tissu fibreux, jaunâtre, assez dur, au centre de chacun
desquels existe une cavité dont les parois sont lisses et sécrètent ou contiennent une petite quantité d'une liqueur jaunâtre,
huileuse. »

Ces deux corps, que M. Mariot-Didieux a pris pour les ovaires,
bien qu'ils existent sur le coq comme sur la poule, et qu'il conseille d'extirper pour opérer la castration, sont simplement les
glandes uropygiennes (de *uropygium*, croupion), destinées à
sécréter une substance huileuse que les oiseaux expriment avec
leur bec pour lustrer leurs plumes, et qui n'ont aucune relation
avec l'appareil sexuel. Cette opération singulière n'est évidemment
qu'une variante de la « castration » par extirpation de la bourse
de Fabricius, plus anciennement en usage et de laquelle, peut-
être, ne la connaissant que d'une manière imparfaite, l'auteur a
cru parler, quand il a songé à décrire la castration de la poule.
Quoi qu'il en soit, les deux méthodes se valent, et témoignent
également l'une et l'autre des étranges erreurs auxquelles peut
entraîner l'oubli des notions anatomiques les plus élémentaires.

M. Prangé pense néanmoins [3] que l'ablation des glandes uropygiennes, en détournant de leur but physiologique les matières
grasses qu'elles sécrètent, et qui se reportent alors sur toutes les

[1] *Bull. de la Soc. vét.* de la Marne; — *Ann. des Haras et de l'Agr.*, 1847,
p. 667; — *Moniteur agricole*, 1850, p. 616.

[2] *Rec. de Méd. vét.* (Bull. de la Soc. cent. — S. du 12 déc. 1850), 1851, p. 71.

[3] *Ibid.*, 1850, p. 129; — *Les poules bonnes pondeuses.* Paris, 1852, p. 37.

autres parties du corps, doit favoriser l'engraissement. Mais le fait n'ayant pas été démontré par l'expérience, il conclut cependant à l'inutilité de l'opération.

Quant au second procédé de castration de la poule, par extirpation de l'oviducte, organe comparé par M. Mariot-Didieux à l'utérus des autres femelles, cet auteur conseille de la pratiquer en faisant d'abord une incision dans le flanc gauche, comme pour extraire les testicules du coq, puis en soulevant l'oviducte avec le doigt, ou, si l'animal est jeune, avec une sonde, que l'on fait passer par le cloaque, que M. Mariot-Didieux nomme « l'ouraque ; » et enfin de fermer la plaie par quelques points de suture.

Par ce moyen, on met obstacle à la ponte des œufs, mais on n'opère nullement une véritable castration, puisqu'on n'attaque pas l'ovaire, seul organe essentiel des instincts générateurs.

En résumé, on le voit par ce qui précède, malgré tout ce qu'on a dit et écrit depuis longtemps sur la castration de la poule, il est extrêmement probable que cette opération n'a jamais été réellement mise en pratique, et que l'on a pris pour telle une mutilation insignifiante, sans influence possible sur l'engraissement. Et de fait, ne sait-on pas que cette mutilation elle-même est inconnue précisément dans les localités où l'industrie des poulardes est portée à son plus haut degré de perfection, à La Flèche, au Mans et dans la Bresse, qui livrent chaque année à la consommation une immense quantité de ces fines volailles grasses si estimées des gourmets ? Cela prouve que la castration est au moins inutile pour l'engraissement de la poule, et explique, en même temps, le succès apparent de l'opération jusqu'alors considérée comme telle.

Ce n'est pas que la castration, chez la poule, soit impossible. On pourrait, en effet, comme sur les autres femelles, y procéder par l'extraction de l'ovaire. On se rappellera, à cet effet, que cet organe, chez les oiseaux femelles de basse-cour, est unique, existe du côté gauche seulement, celui du côté droit étant tout-à-fait rudimentaire, et se trouve constitué par un paquet ou grappe d'ovules de différentes grandeurs, situé sous la colonne vertébrale, contre la partie la plus avancée des reins. Cet ovaire, quand la poule arrive à l'âge de la ponte, acquiert, par l'accroissement successif et considérable des ovules, un grand volume qui devient alors un obstacle presque insurmontable pour la castration.

A ce moment, dit Mme Millet-Robinet, « l'opération est sans doute praticable; mais elle est tellement difficile, que je n'ai jamais réussi à la pratiquer avec succès, même sur des poules chloroformées et qui ne pouvaient faire aucune résistance gênante [1]. » C'est pourquoi, comme le dit de son côté M. H. Bouley, cette opération ne peut avoir quelque chance de réussite que si elle est tentée sur les poulettes de trois à quatre mois; « car si on voulait la faire à une époque plus avancée de la vie, on serait obligé à des délabrements intérieurs considérables, proportionnels au développement actuel de l'appareil ovarien... Mais cette opération, ajoute le même auteur, n'est pas utile; car l'expérience démontre que, sans faire courir aux animaux les dangers des délabrements qu'elle entraîne, on peut facilement éteindre en eux l'orgasme génital et porter leur embonpoint aux limites les plus extrêmes [2]. » Il suffit, pour cela, ainsi qu'on le pratique dans les pays où l'on se livre à l'industrie des poulardes, d'isoler les poules, de les condamner à une immobilité presque complète, dans des endroits obscurs et chauds, et de les gorger d'aliments farineux qui favorisent le développement de la graisse, d'autant plus aisément que la faiblesse de l'instinct générateur chez ces animaux, laisse la fonction nutritive profiter exclusivement des substances alimentaires ingérées.

[1] *Maison Rustiq. des dames*, 4ᵉ édit. Paris, 1859, t. II, p. 487.
[2] *Nouv. Dict. de méd. et de chirurg. vét. cit.*, t. III, p. 287.

CHAPITRE II.

Castration des Poissons.

Les effets produits par la castration sur les divers animaux domestiques ont dû faire naître la pensée de l'appliquer, dans des vues identiques, aux espèces entretenues dans nos viviers. Cette idée, toutefois, ne remonte pas très-haut; et rien n'indique qu'elle doive être attribuée, comme on l'a avancé, à la sensualité romaine, à laquelle, à plus juste titre, on reprochera toujours la vie des nombreux esclaves livrés aux murènes! La première notion relative à la castration des poissons se trouve dans une lettre adressée, au mois de décembre 1741, par M. Hans Sloane, président de la Société royale de Londres, à M. Geoffroi, de l'Académie des Sciences de Paris [1], et où il lui annonce qu'un nommé Samuel Tull, fabricant de filets et marchand de poissons, l'était venu voir pour lui communiquer le secret qu'il avait trouvé de châtrer le poisson et de l'engraisser par ce moyen, prétendant lui donner ainsi une qualité de chair bien supérieure.

La singularité du fait ayant excité la curiosité de M. Sloane, on apporta huit carruchéens, espèce de petites carpes apportées depuis peu de Hambourg en Angleterre, et Samuel Tull, dit l'auteur de la lettre, fit l'opération « en ouvrant l'ovaire, » et en remplissant la plaie avec un morceau de chapeau noir.

Après cet essai, dont les journaux d'alors rendirent compte, l'opération se répandit peu à peu en Angleterre, et devint, quelques années après, l'objet d'une nouvelle communication adressée par M. Guill. Watson à la Société royale de Londres [2]. La castration des poissons ne paraît pas, toutefois, avoir survécu à son inventeur, car il n'en est ensuite plus question dans les auteurs d'une époque plus récente. Aussi pouvait-on la considérer comme tout-à-fait oubliée, lorsqu'elle fut de nouveau préconisée, il y a quelques

---

[1] *Mémoires de l'Académie des Sciences*, année 1742.
[2] *Philosoph. Transact.* Londres, 1754, t. XLVIII, 2e partie.

années, par M. Mariot-Didieux [1], dont plusieurs publications périodiques ont reproduit le travail. Puis on s'est tû de nouveau sur cette opération, qui ne paraît pas de nature à se vulgariser, surtout à cause du danger que ferait courir aux poissons l'extirpation des organes générateurs. — Ces organes, entièrement situés dans l'intérieur de la cavité abdominale, offrent la plus grande ressemblance chez le mâle et chez la femelle. Les *testicules* du mâle, plus développés au moment du frai qu'à toute autre époque, constituent deux énormes glandes, de couleur blanche, de forme peu régulière, et qui reçoivent communément le nom de *laite* ou *laitance*. Quant aux *ovaires* de la femelle, ils sont formés par deux sacs à peu près correspondants aux laites, pour la forme et la grandeur, situés le long de la région dorsale, de chaque côté de la vessie natatoire, et dans les replis internes desquels sont logés les œufs.

Cette description sommaire de l'appareil reproducteur des poissons suffira pour faire apprécier la difficulté que doit présenter la pratique de la castration chez ces animaux. Nous transcrirons ici, néanmoins, ne fût-ce qu'à titre de document appartenant à l'histoire de la question qui fait l'objet de ce livre, ce qu'ont dit, de cette opération, les auteurs que nous avons cités plus haut.

Applicable seulement aux poissons osseux, acantoptérygiens et malacoptérygiens, ou poissons proprement dits, tels que carpes, perches, truites, etc., la castration fut employée d'abord par Samuel Tull, comme moyen d'empêcher, dans quelques-uns de ses étangs, leur multiplication excessive, qui nuisait à leur développement. Il observa alors que les poissons qui avaient subi l'opération grossissaient et s'engraissaient bien plus qu'à l'ordinaire, et, ce qui n'était pas un petit avantage, se trouvaient toujours de saison.

Quant à M. Mariot-Didieux, raisonnant par analogie, il pose en principe que la castration, sur les poissons, doit présenter les mêmes avantages que sur les autres espèces, sous le rapport multiple de la qualité de la chair, du développement du corps et de l'aptitude à l'engraissement; supprime, en outre, l'agitation excessive à laquelle sont en proie ces animaux pendant la durée du frai et

[1] *Moniteur agricole*, 1850, p. 497.

qui les fait beaucoup maigrir, et leur procure ainsi un repos en tout favorable à leur bon entretien.

D'après Samuel Tull, on peut châtrer les poissons mâles et femelles, et le faire en tout temps ; la saison la moins favorable, toutefois, est celle qui succède immédiatement à l'époque du frai, le poisson étant alors trop faible et trop épuisé pour supporter l'opération. Cette époque varie suivant les espèces ; les truites, par exemple, sont pleines vers Noël, les perches en février, les brochets en mars, les carpes et les tanches en mai, sauf les différences que le climat et la situation peuvent entraîner. Le meilleur temps, dit-il, est quelques semaines après le frai, lorsque l'ovaire de la femelle est rempli d'œufs, et la laite du mâle remplie de matière séminale, parce qu'alors, sans doute, les organes sont plus faciles à distinguer et à saisir.

Pour faire l'opération, il faut tenir le poisson dans un linge mouillé, le ventre en dessus. Ensuite, avec un canif affilé, à tranchant concave, ou quelque autre instrument fait exprès, on incise les téguments du ventre en évitant avec soin de blesser les intestins. Dès qu'on a fait une petite ouverture, on y introduit le canif avec lequel on prolonge cette ouverture depuis les deux nageoires antérieures jusqu'à l'anus. Cela fait, au moyen de deux petites érignes boutonnées, on fait tenir, par un aide, les lèvres de la plaie écartées, et on repousse en même temps l'intestin de côté avec une cuiller ou une spatule.

On aperçoit alors « l'uretère (?), qui est un petit vaisseau, pres- « que dans la direction de l'épine, et en même temps l'ovaire, « qui forme un vaisseau plus gros, paraît au-devant, plus près « des parois abdominales. » On soulève cet ovaire avec une autre érigne boutonnée, et l'ayant suffisamment détaché, on le coupe transversalement avec une paire de ciseaux bien tranchants, en observant toujours de ne point offenser les intestins.

Quand on a divisé ainsi l'un des ovaires, il faut procéder à la même opération sur l'autre ; après on réunit les bords de la plaie abdominale par une suture pratiquée avec de la soie, et dont les points seront assez rapprochés les uns des autres.

Pour prévenir la réunion des ovaires coupés, ce qui rendrait l'opération inutile, S. Tull a essayé même d'en extirper une partie, et cela, ajoute-t-il, n'a pas empêché l'animal de vivre.

L'opération faite, S. Tull les mettait dans l'eau où il se proposait de les garder, sans prendre, à leur égard, aucune précaution particulière, prétendant que, pour peu qu'on y fasse attention, il meurt très-peu de poissons de cette opération, lorsqu'elle est faite comme il est dit ci-dessus. Au lieu d'ouvrir le poisson par le ventre, il l'ouvrait d'abord par les côtés, il en perdait ainsi beaucoup, parce qu'il blessait les intestins et souvent coupait les uretères.

Telle est l'opération de Samuel Tull, dont nous avons simplement transcrit la description, et dont le langage ne paraîtra peut-être pas d'une extrême rigueur anatomique. Ainsi nous n'avons pu déterminer quel est précisément l'organe qu'il nomme l'uretère et qui n'est, sans doute, autre chose que la vessie natatoire, à moins que ce ne soit l'intestin. Il est à remarquer, en outre, que l'auteur parle seulement de la division de l'ovaire, c'est-à-dire de la castration des poissons femelles. Probablement, bien qu'il ne le dise pas, il devait procéder de même chez le mâle, en faisant subir aux testicules une mutilation analogue à celle qu'il indique pour les organes femelles. Dans tous les cas, on conçoit qu'il nous est impossible de garantir l'efficacité de cette opération, qu'on ne peut considérer comme une véritable castration, et dont les effets signalés sur les poissons sont dus peut-être à des circonstances, indépendantes de la privation des organes reproducteurs, qui échappent actuellement à notre appréciation.

Voici maintenant le procédé indiqué par M. Mariot-Didieux.

On se place, pour opérer, près d'un étang ou d'un réservoir, les poissons étant mis d'avance dans un baquet rempli d'eau. Un aide tient le poisson sur le dos, en le prenant par les deux extrémités. L'opérateur commence par enlever, sur le côté gauche de la bête, une rangée d'écailles, partant de 1 centimètre environ de l'anus, et se terminant entre la nageoire ventrale et la nageoire pectorale du même côté ; c'est sur cette partie ainsi écaillée qu'on doit faire ensuite l'incision.

Celle-ci se pratique à l'aide du bistouri convexe, qu'on fait agir avec précaution, la peau étant très-mince en cet endroit. Pour plus de sûreté, et afin surtout d'éviter de blesser le foie qui donnerait du sang noir pouvant gêner l'opérateur, on n'incise d'abord que la moitié de l'épaisseur du derme, après quoi on soulève la peau avec une érigne, ce qui forme, au-dessous, un vide permettant de compléter l'incision sans danger. Une première ouverture étant faite, au moyen d'un bistouri droit guidé par une sonde cannelée, préalablement introduite, on achève l'incision, que l'on dirige latéralement entre la ligne médiane et les extrémités des arêtes.

Cette incision achevée, on y introduit une érigne plate, qu'on passe doucement derrière l'extrémité postérieure de la laite du mâle ou de l'ovaire de la femelle; ensuite on fait arriver l'index droit huilé derrière la courbure de l'érigne, et on tire au dehors l'instrument, pendant qu'on glisse le même doigt en avant, en longeant les côtes ou arêtes, jusqu'à ce qu'on sente l'extrémité antérieure des ovaires. Chez le mâle, la laitance est assez facile à dégager et à extraire; mais chez la femelle, le sac membraneux péritonéal est très-mince et très-facile à déchirer. Les œufs en s'épanchant se collent aux parois de l'abdomen, aux intestins, à la vessie natatoire, et peuvent donner lieu à une péritonite. En prenant les précautions convenables, on évite cette déchirure. Si elle avait lieu, on entraînerait, d'ailleurs, facilement au dehors les œufs épanchés dans l'abdomen au moyen de quelques injections d'eau fraîche.

Bien que la laitance, chez le mâle, ainsi que les ovaires chez la femelle, forment deux lobes situés latéralement et séparés par les intestins et le foie, une seule incision suffit pour les extraire. Après avoir enlevé un des lobes, on attire la masse intestinale de ce côté, et on découvre aussitôt le lobe opposé qu'on extirpe de la même manière.

Après s'être assuré une dernière fois qu'il ne reste aucune parcelle des organes à extraire, on ferme la plaie par une suture en surjet, à points assez rapprochés et serrés. L'aiguille ne doit pas traverser toute l'épaisseur de la paroi abdominale, et cela afin que le fil ne touche pas la membrane péritonéale. On graisse ensuite la plaie avec de la pommade camphrée, et on remet le poisson dans l'eau; cette opération dure six à sept minutes au plus. Pour marquer les poissons châtrés, on peut leur faire à la queue plusieurs ouvertures à l'emporte-pièce.

33

Tel est le procédé décrit par M. Mariot-Didieux. Cette opération est sans aucun doute plus efficace que celle de S. Tull, qui se bornait à la simple division, sans extirpation, de l'ovaire. Mais l'étendue de la plaie, le délabrement considérable qu'entraîne cette castration complète, sont de nature, en raison des suites graves qui en seraient la conséquence, à empêcher l'adoption d'une mutilation semblable, dont les chances fâcheuses, augmentées par le séjour dans l'eau des animaux opérés, ne seraient pas compensées par les avantages douteux qu'on pourrait en retirer. Et comme il n'est pas d'autre moyen, en définitive, de priver ces animaux de la faculté reproductrice, il est permis d'en conclure que jamais la castration des poissons ne comptera parmi les coutumes usuelles de l'économie domestique.

NOTE ADDITIONNELLE.

De la castration dans l'espèce humaine.

I.

La castration, bien que particulièrement réservée aux animaux, peut aussi être pratiquée chez l'homme. Mais elle n'est, chez lui, vraiment nécessaire que dans des circonstances toujours exceptionnelles, lorsqu'il s'agit, par exemple, d'attaquer à leur siége certaines affections du testicule, rebelles à tout autre moyen thérapeutique. Hors ce cas spécial et déterminé, la castration de l'homme constitue, sans exception, une pratique coupable, que l'humanité, nos lois et nos mœurs réprouvent également.

Les maladies qui réclament l'emploi de la castration sont d'ailleurs, elles-mêmes, en très-petit nombre. Ainsi, bien que l'opération ait été conseillée pour des cas assez variés, elle n'est indiquée véritablement que lorsqu'il y a une dégénérescence cancéreuse de l'organe, affection connue sous le nom de *sarcocèle*. Et comme alors il suffit d'amputer la partie malade, si l'un seul des testicules est atteint, il est possible encore, en conservant l'autre, ce qui constitue une castration incomplète ou demi-castration, de laisser au sujet la faculté de se reproduire. Enfin, si l'on considère que la récidive de l'affection cancéreuse est presque inévitable, au point de rendre fort douteuse l'utilité de l'opération pour la prolongation des jours du malade, auquel elle n'apporte presque jamais un espoir de guérison définitive, on conçoit combien se trouve encore davantage réduit le cadre des applications utiles de la castration à l'homme; combien, en d'autres termes, se présentent rarement les cas dans lesquels le chirurgien se trouve réellement et consciencieusement autorisé à recourir à cette ressource extrême.

Quand l'opération est jugée utile et praticable, elle se fait d'une manière très-simple, et à peu près exclusivement par ligature. Le lien, dont le point d'application est déterminé uniquement par les limites du mal, embrasse: soit la totalité du cordon, que l'on étreint par une ligature simple ou multiple, soit les cordons spermatiques seulement, et son application est suivie, en général, de l'amputation du testicule à peu de distance au-dessous. Les procédés ont varié seulement sur le choix du lieu où il convient d'inciser le scrotum pour dégager l'organe, et détruire, par la dissection, les adhérences anormales qu'il a pu contracter au sein des enveloppes. En principe, ce choix est principalement subordonné à l'état des parties, qu'il est de règle d'inciser dans le point qui paraît promettre la plus facile énucléation de l'organe.

A côté de ces cas, en fort petit nombre, où la castration de l'homme rentre dans la catégorie des pratiques chirurgicales rationnelles et autorisées, on peut citer ceux où elle constitue une mutilation purement accidentelle pouvant résulter : soit d'une blessure indépendante de toute volonté, comme il s'en produit sur les champs de bataille; soit d'un acte de vengeance, ainsi que dans l'exemple si connu d'Abeilard; soit d'un moment d'aliénation d'esprit, comme on l'a vu assez souvent. En ces circonstances fâcheuses, le mutilé réclame des soins en rapport avec l'étendue de la lésion qu'il a subie, et devant surtout avoir pour but de combattre, par tous les moyens hémostatiques dont on dispose, l'hémorrhagie qui se manifeste inévitablement.

La castration, enfin, chez l'homme, comme chez les animaux, peut être et a été une opération faite avec art, en vue de créer, chez les individus qui la subissent, des aptitudes spéciales, ou de les approprier à certaines fonctions, incompatibles, au point de vue de ceux qui les emploient, avec la conservation des organes de la virilité. Ces individus prennent alors le nom d'*eunuques*; ils se distinguent par des caractères propres, résultat des altérations physiques et morales qu'a entraînées en eux la privation des attributs de leur sexe, et qui en font, pour ainsi dire, des êtres à part dans notre espèce.

Ces changements produits par la castration, chez l'homme, ont la plus grande analogie avec ceux dont elle est la source chez les animaux, et ils sont d'autant plus prononcés que l'opération a été pratiquée à un plus bas âge.

Ainsi, l'eunuque opéré étant encore enfant, éprouve un arrêt dans son développement général. Sa constitution reste plus faible; et toutes les parties de son corps décèlent un être incomplet, inachevé. On remarque surtout, en lui, la mollesse, la pâleur des chairs, la prédominance du système cellulaire, d'où, par suite, une grande aptitude à acquérir de l'embonpoint. Le squelette est plus mince que dans l'état normal. Les formes de l'individu sont arrondies, empâtées, chargées de graisse; il a les cuisses grosses, les jambes gonflées, les articulations et les saillies osseuses effacées; le ventre mou et relâché.

Ces modifications physiques, indices d'une profonde altération organique, tendent essentiellement à rapprocher l'eunuque du type féminin, qui se manifeste encore à d'autres signes. Ainsi, la peau est douce, blanche, dépourvue de poils; la barbe, les poils du thorax, des aisselles et du pubis, manquent également; mais en compensation, les cheveux, comme ceux des femmes, sont plus beaux et se conservent plus longtemps. La transpiration n'a pas l'odeur caractéristique du sexe mâle. Le larynx reste plus petit, en sorte que la voix est plus aiguë. Le cervelet aussi est plus étroit.

La force physique, en outre, fait défaut aux eunuques; ils sont peu capables d'efforts musculaires, de marches forcées. Ils ont moins d'appétit, et s'entretiennent avec une plus petite quantité d'aliments. L'urine, peu riche en urée, indique, d'un autre côté, que le mouvement vital a moins de puissance. Aussi, la vie, chez ces êtres dégradés, est-elle généralement plus courte : on ne cite parmi eux aucun centenaire.

Sous le rapport moral, les modifications résultant de la castration ne sont pas moins profondes. Outre la perte des sensations et des désirs génésiques, coïncidant avec l'étroitesse plus grande du cervelet, les eunuques se font remarquer par l'absence en eux de qualités affectives et intellectuelles. Généralement d'un esprit borné et pusillanime, ils se distinguent encore par de vils sentiments. Presque tous esclaves, ils ont de tout temps pris une part active aux plus basses intrigues; et ceux que la fortune a élevés, n'ont, la plupart, usé de leur pouvoir que pour la honte et le malheur des nations.

Aussi la castration, qui rejette, en quelque sorte, hors des lois ordinaires de l'humanité les malheureux qui la subissent, n'a-t-elle jamais été, en elle-même, vue avec faveur. Loin de là, réprouvée par la morale, condamnée par toutes les religions, elle a été considérée toujours comme un signe d'opprobre, comme un stigmate infamant. Cela, malheureusement, ne l'a pas empêchée d'être en usage depuis les temps les plus reculés. Il est fait mention, en effet, des eunuques dans l'histoire de la plupart des peuples anciens, et leur existence s'y manifeste à peu près invariablement comme une conséquence de la dépravation des mœurs antiques.

II.

On ignore précisément à quelle époque et dans quelle contrée la castration de l'homme a commencé à être mise en pratique. Il paraît probable, cependant, que cette coutume est originaire de l'Orient, où déjà on la trouve répandue jusqu'a l'excès, dès les premiers temps historiques. Une ancienne tradition, recueillie par divers auteurs (1), la fait remonter à Sémiramis, qui, dit-on, par une rigueur comparable aux lois lacédémoniennes, aurait ordonné la mutilation de tous les enfants difformes et d'une faible constitution (2).

Quelque peu de confiance qu'on accorde à ce récit, lequel peut-être ne signifie autre chose que l'antiquité même de l'usage de la castration, reculée de la sorte, jusqu'aux origines les plus vagues de l'histoire, ce qui est certain, c'est le grand nombre d'eunuques existant autrefois en Assyrie, en Perse et dans la plupart des autres contrées de l'Orient. Tous les auteurs grecs et latins, Hérodote, Xénophon, Ctesias, Strabon, Diodore de Sicile, Plutarque, Quinte-Curce, Arrien, etc., sont unanimes à cet égard; tous témoignent de la passion des princes orientaux pour ces êtres abjects, qui ne portaient pas ombrage à leur autorité jalouse, et dont la fidélité leur était d'ailleurs assurée par cela seul que n'ayant pas d'autre affection, ces derniers pouvaient mieux se dévouer à leur maître (3). Aussi étaient-ils les favoris, les confidents ordinaires de ces princes, qui leur confiaient les rênes de leurs Etats, le sort des armées; pendant que, d'un autre côté, ils devenaient les principaux instruments des mille intrigues de palais qui s'agitaient constamment au sein de ces cours corrompues.

(1) Ammien-Marcellin, XIV, 6. Claudien, contre *Eutrope*, I, v. 339.

(2) Diodore de Sicile (*Biblioth. historiq.*, III, 32) rapporte qu'un semblable usage se rencontrait chez les Troglodytes, habitant l'Afrique orientale. Mais l'existence même de ce peuple ayant été mise en doute, le fait que nous rappelons ne saurait avoir de valeur historique.

(3) Xénophon, dans l'histoire de Cyrus, nous révèle en ces termes les motifs de la préférence des rois perses pour les eunuques :

« Il (Cyrus) les préférait, dit-il, dans la pensée qu'on ne doit jamais compter sur la fidélité d'un homme qui en aimerait un autre plus que celui qu'il est chargé de garder; que ceux qui ont des femmes et des enfants avec lesquels ils vivent bien, ou d'autres objets de leur amour, sont naturellement portés à les chérir plus que tout autre; tandis que les eunuques, privés de ces affections, se dévouent sans réserve à ceux qui peuvent les enrichir, les mettre à l'abri des injustices, les élever aux honneurs; qu'aucun autre que lui (Cyrus) ne pourrait leur procurer ces avantages. De plus, comme les eunuques sont ordinairement méprisés, ils ont besoin d'appartenir à un maître qui les défendent; parce qu'il n'y a point d'homme qui ne veuille en toute occasion l'emporter sur un eunuque, si celui-ci n'est protégé par une puissance supérieure. Or, un eunuque fidèle à son maître ne lui paraissait point indigne d'occuper une place importante. » (*Cyropédie*, VII, 5.)

Il n'est pas, on peut le dire, un acte important de l'histoire des anciens rois de l'Orient, auquel n'aient participé des eunuques, à commencer par Sémiramis qui, d'après Ctésias, aurait été détrônée à la suite d'une conspiration qu'aurait soulevée son fils Ninias, par l'entremise d'un eunuque. On voit ensuite ce même Ninias passer sa vie dans la mollesse et la débauche, au milieu d'une cour de femmes et d'eunuques, et ses successeurs continuer cette existence dégradante et corrompue jusqu'au jour où vient succomber l'empire d'Assyrie dans le bûcher de Sardanapale.

Chez les rois mèdes et perses, les eunuques acquirent une influence plus grande encore, et à partir de Cyrus-le-Grand, qui en avait 2,000 pour sa garde spéciale (1), on les voit tenir une place de plus en plus considérable dans les récits des historiens, qui nous ont même transmis les noms des plus fameux d'entre eux, ceux, par exemple, de Petisacas, de Bagapatès, favoris de Cyrus; de Ixabates, Aspadates, Combaphée, favoris de Cambyse; de Natacas, le plus puissant des eunuques sous Darius (522-485 av. J.-C.) (2); de Hermotime, favori de (485-470) (3); de Artaxerxès, en faveur sous le prince du même nom Xerxès (471-424); de Pharnacyas, sous Xerxès II; de Artoxarès, sous Darius II (4); de Bagoas, eunuque égyptien, favori et commandant les armées d'Artaxerxès-Ochus, et qui empoisonna ce prince (362-338) (5); d'un autre Bagoas, attaché d'abord à Darius III, et qui, après la défaite de ce prince à Arbelles (332), devint favori d'Alexandre-le-Grand, lequel conçut même pour lui une de ces passions honteuses si communes dans l'antiquité (6).

Ces eunuques provenaient de diverses contrées, et notamment de l'Egypte, qui, de tout temps, a eu le privilége de cette exécrable industrie, et où, alors, en outre, existait une loi qui, punissant le viol par la castration (7), offrait le moyen d'augmenter encore le nombre de ces malheureux. Quelle que fût leur provenance, ils étaient ensuite conduits dans les marchés à esclaves, établis en différentes villes de l'Orient, et d'où les tiraient les rois perses. Le plus célèbre de ces

(1) XÉNOPHON, *Cyropédie*, VII, 5.
(2) CTÉSIAS, *Hist. des Perses*.
(3) HÉRODOTE, VIII, 105, 106.
(4) CTÉSIAS, *Hist. des Perses*.
(5) STRABON, XV. DIOD. DE SICILE, XVI, 47, 49, 50; XVII, 5. QUINTE-CURCE, VI, 3, 12. ARRIEN, *Anab*. II, 41.
(6) Q.-CURCE, VI, 5; X, 1. PLUTARQUE, *Alex.*, 67.
(7) DIOD. DE SICILE, I, 78.

entrepôts d'eunuques existait dans l'île de Délos (1). La Perse recevait en outre de Babylone et du reste de l'Assyrie un tribut annuel de 1,000 talents (5,560,900 fr.) et de 500 eunuques (2); et cela dut se maintenir longtemps, car Claudien, huit siècles plus tard, parle encore du commerce des eunuques en Assyrie (3). Chacun, d'ailleurs, paraît-il, pouvait librement se livrer à ce trafic, comme en témoigne l'exemple d'un certain Panionius, de l'île de Chios, qui achetait des jeunes gens et les mutilait pour les vendre en cet état aux rois de Perse. C'est précisément des mains de ce singulier industriel que sortait le favori de Xerxès, Hermotime, qui se vengea, plus tard, de son bourreau, en faisant subir à son tour la même opération à lui et à ses quatre fils (4).

De la cour de Perse, la coutume d'employer des eunuques passa chez les successeurs d'Alexandre et les autres rois de l'Orient, chez lesquels ressortent les noms du général Aristonicus, sous l'un des Ptolémée; de Photin, l'instigateur du meurtre de Pompée; de Ménophile, favori de Mithridate, etc. A ce temps-là se rapporte encore l'histoire de ce Combabus, qui se mutila lui-même pour ne pas céder à la passion de Stratonice, femme d'Antiochus, roi de Syrie (370 av. J.-C.) (5). Depuis lors, les choses ont peu changé en Orient, où les progrès de la civilisation ne se sont pas fait sentir, et n'ont pu, par conséquent, y exercer leur influence moralisante. Aussi, la pratique de la castration s'y est-elle maintenue sans obstacle, protégée par les mœurs qu'engendrent l'islamisme et la polygamie, et surtout par suite de la défiance, de la jalousie, qui font rechercher les eunuques pour la garde des femmes dans les harems.

Il n'y a eu d'exception, sous ce rapport, que chez les Juifs, la castration ayant été condamnée par les lois de Moïse, pour l'homme comme pour les animaux. D'après ces lois, on devait fuir et avoir en horreur les eunuques, surtout ceux qui s'étaient mutilés volontairement, et l'entrée de toutes les assemblées leur était interdite (6). C'est grâce à cette défense que les Hébreux, ainsi que la plupart des tribus nomades, ont pu seuls, parmi les anciens peuples orientaux, malgré la contagion de l'exemple, être préservés de cette odieuse pratique, stigmate certain de déchéance morale et de servitude.

(1) Petrone, *Satyr.*, XXIII.
(2) Hérodote, III, 92.
(3) Claudien, cont. *Eutrope*, 1, v. 58.
(4) Hérodote, VIII, 105, 107.
(5) Lucien, *De Syria dea* (IIe siècle).
(6) *Deutéron.*, XXIII, 1. Flav. Josèphe, *Antiq. jud.*, IV, 8.

III.

Les mœurs du paganisme, bien que moins favorables à la pratique de la castration, ne l'en laissèrent pas moins subsister et tomber même dans les plus déplorables excès. En Grèce, d'ailleurs, l'idée de cette mutilation devait être fort ancienne, si on la rattache à une vieille croyance, d'après laquelle *Celus* (ou le Ciel) aurait été châtré par son fils Saturne (1). La castration, en outre, depuis une époque assez reculée pour qu'on ne puisse la préciser, entrait dans le culte rendu à certaines divinités. Ainsi, on la faisait subir aux *mégalobuses*, ou jeunes prêtres consacrés au service du temple de Diane, à Éphèse (ville d'Ionie, en Asie-Mineure), comme garantie de la pureté de leur vie (2). Il en était de même des *corybantes* ou prêtres de Cybèle, en Phrygie, lesquels, pour honorer cette déesse, cherchaient à imiter l'exemple d'Atys qui, aimé de Cybèle et lui ayant été infidèle, aurait été privé, par suite, des organes de la virilité (3). C'était pendant leurs fêtes, et particulièrement le dernier jour des mystères de Pessinunte, ville où était construit le temple de Cybèle, que les corybantes, dans un délire fanatique, pratiquaient sur eux-mêmes cette mutilation. Tout retentissait alors du bruit du tambour, des cymbales et des crotales ou castagnettes; les corybantes, tenant à la main un glaive et des torches de pin ardentes, se livrant à des danses furieuses, poussant des cris frénétiques, les cheveux épars,

(1) Cicéron, *De natura deorum*, II, 24.

(2) Strabon, XIV.

(3) La fable relative à la mutilation d'Atys offre de nombreuses variantes dans les auteurs de l'antiquité. Suivant les uns, Atys était un prêtre de Cybèle qui, après avoir obtenu les faveurs de cette déesse, la sacrifia à la nymphe Sangaride, fille du fleuve Sangar; Cybèle alors fit mourir celle-ci, et Atys se mutila de désespoir. (Juvénal, *Sat.*, IV, 514.) Selon d'autres, c'était un jeune berger phrygien qui, après avoir fait naître l'amour de Cybèle, méprisa cette déesse, laquelle se vengea en le faisant mutiler. D'autres disent qu'il se punit ainsi lui-même de son infidélité à la déesse, qui alors le mit au nombre de ses prêtres. (Ovide, *Les Fastes*, liv. IV, 240.) On a écrit encore qu'Atys était le premier qui eut enseigné à célébrer les mystères de Cybèle, à Pessinunte, ville de Phrygie, auprès de laquelle il gardait les troupeaux, et qu'ayant manqué à la promesse qu'il avait faite à la déesse de n'aimer aucune mortelle, il se mutila pour se punir de sa passion (Catulle). On a dit aussi de Atys qu'il était fils de Cybèle, et qu'il se rendit eunuque du chagrin de la perte d'une nymphe qu'il aimait, et qui avait été dévorée par un lion (Emp. Julien, *Disc.*). Ces récits divers, reposant sur un fond commun où l'histoire n'a rien à démêler, n'établissent qu'une chose, la notoriété et l'importance, dans l'antiquité, des fêtes de Cybèle.

courant partout, donnaient sur leur personne une représentation complète du malheur d'Atys, et portaient en triomphe, à la main, le témoignage de leur acte insensé.

De la Phrygie, les corybantes se répandirent en Grèce, en Syrie, en Afrique et dans tout l'empire romain. On les connaissait alors sous le nom plus général de *galles (galli)* (1), considéré, dans toute l'antiquité, comme synonyme d'eunuque. Ces galles étaient des charlatans, des devins ou jongleurs qui allaient de ville en ville, jouant des cymbales et des crotales, disant la bonne aventure, et ramassant des offrandes. Bien que leur chef, l'Archigalle, qui portait à son cou l'image d'Atys, fut seul dans l'obligation d'être eunuque, ils ne s'en soumettaient pas moins tous à cette dégradation, comme moyen de frapper plus vivement l'esprit des populations et recueillir de plus abondantes aumônes. Souvent ils se faisaient eunuques au moment même de leur initiation. Ainsi, Lucien, racontant les cérémonies observées en Syrie, pour la réception de nouveaux galles, ajoute que, pour le dernier acte de sa réception, l'initié, jetant ses habits à terre, poussant de grands cris, venait au milieu de la troupe, et, prenant une épée, se mutilait lui-même; après quoi il courait par la ville, montrant à tous les preuves de son initiation complète.

Il est inutile de dire que la conduite de ces énergumènes soulevait partout un sentiment non équivoque de réprobation. Néanmoins, leur secte se maintint fort longtemps en Italie, en Grèce et en Asie-Mineure; et quelque chose de ces abominables mystères de la déesse phrygienne subsistait encore aux derniers temps du paganisme.

Mais la corruption des mœurs, plus encore que le fanatisme religieux, contribua à répandre la coutume de la castration dans l'empire romain. Les eunuques devinrent alors, comme chez les Orientaux, un objet de luxe. Ils entraient principalement dans l'attirail voluptueux des femmes riches, auprès desquelles ils remplissaient des fonctions toutes féminines, veillant près de leurs lits, les peignant, leur présentant l'eau pour

---

(1) On a donné diverses interprétations de l'origine de ce nom. Les uns ont prétendu qu'il venait de Gallus, nom du premier prêtre de Cybèle, qui se mutila pour ressembler à Atys. D'autres ont dit que les Galles s'étaient ainsi appelés du fleuve Gallus, en Phrygie, sur les bords duquel aurait été élevé Atys, et qui, de plus, avait la réputation de rendre fous ceux qui venaient s'y abreuver. Quoi qu'il en soit de son étymologie douteuse, il était bon de faire remarquer que cette qualification ne provenait pas, comme on l'a avancé, de notre pays. Elle a été seulement la source de nombreuses équivoques avec le nom des Gaulois, *Galli*.

leur toilette, les accompagnant dans leurs promenades, etc. Employés, de plus, dans les théâtres pour jouer les rôles de femmes;
recherchés, d'autre part, pour satisfaire les plus infâmes passions,
non-seulement par les hommes, mais encore par les femmes, qui les
préféraient surtout comme moyen d'éviter les suites naturelles de leurs
débauches, et cela, sans compter les cas nombreux où la castration
était pratiquée comme peine d'adultère, comme acte de vengeance,
ou par d'autres motifs de ce genre; les eunuques, dont tout, ainsi,
contribuait à accroître le nombre, se multiplièrent alors de la façon la
plus déplorable.

Les écrivains satiriques latins se sont tous élevés, avec une grande
énergie, et à différentes reprises, contre cette funeste coutume, signe
d'une dépravation morale difficile à concevoir de nos jours, et qui attei-
gnait aux sources de la vie toute une population auparavant puissante
et énergique, et tombée peu à peu sous l'influence de cette pratique
énervante, dans le vice, la mollesse, le marasme et la mort (1).

Le mal, qui avait fait des progrès rapides, en vint à ce point que
l'empereur Domitien (rég. de 81 à 96) dut, par un édit, défendre la
castration des enfants (2). Martial fait plusieurs fois allusion à cet édit (3),
et Ammien-Marcellin, qui en parle à son tour, dit qu'une telle loi,
interdisant une pratique devenue une véritable calamité publique, fut
une des plus sages de cet empereur (4). La défense de Domitien fut confirmée par son successeur Nerva. Mais après le règne des Antonins,
elle cessa d'être observée, et de nouveau les eunuques pullulèrent à
Rome. Ce devint un luxe d'en posséder le plus grand nombre possible.
C'est ainsi que l'on vit Plautien (vers l'an 200), le favori si généralement détesté de Septime-Sévère, pour créer une suite nombreuse à sa
fille Plautille, depuis femme de Caracalla, faire subir en une seule fois
la castration à cent jeunes gens et à un nombre assez considérable de
citoyens mariés (5).

Héliogabale (217 à 223), renouvelant les mœurs de la cour de Perse,
combla les eunuques d'honneurs, de récompenses, leur confia des

---

(1) V. notamment : Ovide, *Les Amours*, liv. II, élég. III, v. 3. Pétrone, *Saty-
ricon*, 119. Martial, VI, 67; X, 91; XI, 82. Juvénal, *Sat.* I, v. 22, 30;
Sat. VI, v. 366, 368. Claudien, contre *Eutrope*.

(2) Suétone, *Vie de Domitien*, VII.

(3) Martial, VI, 2; IX, 7.

(4) Ammien-Marcellin, XVIII, 4.

(5) Dion-Cassius. *Abrégé*, par Xiphilin.

charges importantes dans l'Etat. Alexandre-Sévère, il est vrai, les ramena au rang d'esclaves, les chassa de tous les emplois qu'ils occupaient. Mais après cet empereur, apparu comme une rare exception au milieu de la corruption dans laquelle s'engloutissait la société romaine, le nombre des eunuques augmenta encore, à ce point que Aurélien (270 à 275) dut, par un nouvel édit, fixer le nombre que pouvait en posséder un citoyen romain. Notons qu'alors le prix des eunuques était fort élevé, et qu'il ne fallait rien moins que l'habitude invétérée d'un luxe infâme pour entretenir une aussi dégradante prodigalité (1).

Une telle coutume paraît plus étrange encore, quand on trouve, dans les auteurs, le témoignage de l'extrême répulsion, du mépris, dont ces êtres avilis étaient l'objet dans tout l'empire greco-romain. Ainsi ils étaient écartés des sacrifices comme mauvais présages (2); c'était également un augure défavorable d'en rencontrer un en sortant de sa maison; partout, enfin, leur présence était un objet d'horreur et de dégoût. Ovide, Martial, Juvénal, etc., chez les latins; Philostrate (3), Phocylide (4), chez les Grecs, sont unanimes sur ce point. La satire de Claudien contre Eutrope, surtout, est caractéristique sous ce rapport, en faisant ressortir, avec une grande force d'expression, la réprobation profonde, l'infamie attachées à cet état. La jurisprudence elle-même était en harmonie avec ce sentiment universel. Ainsi, elle défendait aux eunuques de se marier et d'adopter, et elle punissait le fait de castration, pratiquée par raison de débauche ou de commerce, comme l'assassinat. Mais la décadence des mœurs fit tomber ces défenses en désuétude. Malgré les lois, sous l'influence de cette démoralisation sans bornes qui s'était emparée du monde romain, et dont les excès confondent aujourd'hui encore notre imagination, les eunuques ne cessèrent de se multiplier. Il en fut ainsi jusqu'au dernier jour de l'empire des Césars, jusqu'à l'invasion des bandes austères du Nord, qui seule put mettre fin à l'un des plus déplorables fléaux de la civilisation antique.

IV.

Il existait, chez les anciens, plusieurs espèces d'eunuques, différenciés les uns des autres par le degré de mutilation qu'on leur avait fait subir. On distinguait ainsi :

(1) LAMPRIDIUS, *Hist. aug.* Vies de *Héliogabale, Alexandre-Sévère, Aurélien.*

(2) SÉNÈQUE, *Controv.*, II, 4.

(3) PHILOSTRATE, *Vie des sophistes*, Apollon. Thyan, I, 21 (IIe siècle).

(4) PHOCYLIDE, *Sentences morales*, v 175 (IVe siècle).

1° L'εὐνοῦχος, *eunuchus* (de εὐνή, lit, mariage), ou encore *castratus*, l'eunuque proprement dit, qui était privé de la totalité des organes extérieurs de la génération, et que recherchaient de préférence les débauchés pour la satisfaction de passions contre nature ;

2° Le σπάδων, *spado* (de σπάω, *extraho*, arracher), privé seulement des testicules, et conservant le reste de l'appareil extérieur ;

3° Le θλιβίας, *thlibias* (de θλίβω, *premo*, comprimer), nommé encore θλαδίας ou θλασίας, *thladias* ou *thlasias* (de θλάω, *frango*, froisser), auquel rien n'était enlevé, mais dont on avait froissé, tordu, comprimé les testicules, pour les rendre impropres à la sécrétion du sperme.

On les opérait à des époques différentes de la vie. Ainsi, Aristote, décrivant les effets de la castration sur l'homme, distingue ces effets, en ceux consécutifs à l'opération pratiquée dans le jeune âge, et ceux qu'on observe quand elle est faite chez l'adulte, preuve qu'alors on opérait déjà indistinctement les enfants et les hommes. Le plus généralement, néanmoins, on opérait sur les enfants, et la plupart du temps pendant qu'ils étaient encore allaités par leur mère (1). C'est ce qui avait lieu principalement pour les eunuques de la première et de la troisième espèce. Quant à ceux de la deuxième espèce, que recherchaient surtout, on comprend pourquoi, les dames romaines, on attendait le plus souvent qu'ils eussent atteint un certain âge, afin de laisser à l'organe conservé le temps de prendre son entier développement, raffinement de barbarie et de luxure plus révoltant encore que l'abus même des eunuques, et que Juvénal stigmatise avec une énergique indignation (2). Et comme si le mal n'eut pas été assez grand, on avait encore le soin de choisir, pour les mutiler de la sorte, les enfants les plus beaux et les mieux conformés (3).

L'opération était ordinairement pratiquée par les *tonsores* ou barbiers, et par les *mangones*, industriels faisant le commerce des eunuques. Parfois même des médecins prêtaient le concours de leur art à cette avilissante opération. On employait, pour la pratiquer, l'instrument tranchant, avec lequel on amputait les organes, souvent sans prendre aucune précaution ; aussi beaucoup de ceux qu'on mutilait de la sorte succombaient-ils aux suites de l'opération, surtout quand on retranchait la totalité de l'appareil générateur externe, ce qui augmentait d'autant le prix des survivants. Ces derniers, dans de telles conditions, devaient

---

(1) MARTIAL, IX, 9. CLAUDIEN, cont. *Eutrope*, I, v. 45.
(2) JUVÉNAL, *Sat.* VI, v. 368.
(3) *Ibid.*, *Sat.* X, v. 306.

éprouver de grandes difficultés pour la miction, et sans doute ils devaient, à l'exemple des eunuques d'Orient, faire usage d'une canule.

Quant aux *thlibiæ*, que l'on opérait sans rien retrancher, on les préparait par le procédé que décrit Hippocrate (v. plus haut, p. 122), et qui n'est autre chose qu'une espèce d'écrasement gradué, que l'on pratiquait exclusivement sur les très-jeunes enfants. On employait encore, dans ce cas, une autre méthode, consistant à couvrir le scrotum d'une couche de suc épaissi de ciguë, à laquelle on attribuait la propriété de produire, à la longue, le même effet (1).

Nous n'avons pas à parler du procédé des prêtres de Cybèle, lesquels, comme nous l'avons vu, s'opéraient eux-mêmes, soit avec le fer, soit avec des fragments de vases samiens (2), sans méthode, comme sans raison, à la honte de leur culte et du genre humain.

Outre la castration, on pratiquait encore à Rome une autre opération, qui témoigne des mêmes tendances de mœurs. Nous voulons parler de l'*infibulation*, consistant dans l'application à travers le prépuce d'une espèce de boucle ou anneau, *fibula*, qu'on mettait aux jeunes hommes pour prévenir des rapprochements sexuels prématurés (3), et qu'on enlevait à l'âge viril (4). On s'en servait encore, principalement, pour les histrions, les comédiens, les chanteurs, comme garantie de leur conduite, et en vue de conserver leur beauté et leur voix (5). En témoignage de cette étrange coutume, il est resté quelques statues de chanteurs portant la fibule. Enfin, les dames romaines faisaient quelquefois infibuler leurs esclaves et leurs eunuques pour leur interdire toute relation avec d'autres femmes et s'en réserver l'usage (6).

Cet anneau était ordinairement en argent et aussi léger que possible. Celse (*loc. cit.*) donne avec détail la description du procédé usité pour l'appliquer. Ce moyen consistait, en résumé, à passer avec une aiguille, à travers le prépuce, un fil qu'on liait et qu'on laissait en place jusqu'à ce que la cicatrice fût formée autour des trous. Ce résultat obtenu, on enlevait les fils et on plaçait la fibule.

A côté de l'infibulation peut être mentionné l'emploi du *subligar*, espèce de tablier de peau qui s'étendait de l'ombilic aux genoux; il

---

(1) MARCELLUS EMPIRICUS, *De medicamentis empiricis,* etc. Bordeaux (an 338).
(2) JUVÉNAL, *Sat.* VI, v. 514. MARTIAL, III, 81.
(3) PLINE, *Hist. nat*, XXXIV, 54. CELSE, *Traité de la Méd.*, VI, 22.
(4) MARTIAL, IX, 27.
(5) MARTIAL, V, 41; XIV, 215. JUVÉNAL, *Sat.* VI, v. 73 et 379.
(6) MARTIAL, XI, 76.

devait être porté aux bains (1) et par les acteurs en scène (2), et à son usage, par cela même, s'attachait une idée de déconsidération.

V.

Le christianisme, à cette époque de décadence morale universelle qui prépara la chute de l'empire romain, ne sut pas de suite complétement s'affranchir de l'odieuse coutume de la castration. La religion nouvelle, bien que pour des motifs différents, eut, comme le paganisme, ses eunuques, des fanatiques qui, emportés par un zèle religieux condamnable, recouraient à cette opération comme au moyen le plus efficace de conserver leur pureté. Le plus célèbre d'entre ces derniers est Origène, né en 185, à Alexandrie; à son exemple, Léonce d'Antioche, et quantité de moines se privèrent spontanément des organes de la génération pour éviter les tentations de la chair et se conformer textuellement au chapitre IX de saint Matthieu. Les autorités de l'Eglise durent s'interposer pour faire cesser un tel scandale. Le concile de Nicée (en 325) condamna le système d'Origène ; Léonce d'Antioche fut déposé, et l'on fit des lois canoniques pour défendre aux eunuques d'aspirer au sacerdoce.

On doit citer encore, parmi les fanatiques du même ordre, de ce temps, une secte de chrétiens hérétiques, les *valéziens*, du nom d'un certain Valézius, leur chef, qui n'admettait, dans son sein, que des eunuques, ou des adeptes qui, avant de pouvoir manger de la viande, devaient le devenir. Ces insensés, à l'exemple des prêtres de Cybèle, se mutilaient eux-mêmes, et couraient le monde chrétien, armés d'un couteau, afin de contraindre à les imiter, pour faire acte de religion, ceux qu'ils rencontraient (3). Ces coupables superstitions se maintinrent assez longtemps et ne purent être réprimées que par des édits sévères de Constantin et de Justinien.

A la même époque, les eunuques continuaient à servir à la cour des empereurs d'Orient, successeurs de Constantin. Quelques-uns mêmes, sous ces princes chrétiens, arrivèrent aux plus hautes dignités de l'empire. Témoin, Eutrope, contre qui fut dirigée la satire de Claudien.

(1) MARTIAL, VIII, 34; XI, 76.

(2) MARTIAL, VII, 82. CICÉRON, *De officiis*, I.

(3) SAINT ÉPIPHANE, *Panarium*, Heres. 58 (IV' siècle). BARONIUS, *Ann. ecclesiast.*, chron. 249. Rome, 1588-1693. L.-E. DUPIN, *Biblioth. des aut. ecclésiast.* Paris, 1686-1703.

C'était un esclave arménien, nommé par Théodose eunuque du palais,
qui devint ensuite favori d'Arcadius, puis chambellan, consul, et finit
par succomber à une intrigue de palais (en 299). Citons encore l'un
des plus fameux d'entre eux, Narsès, qui, sous Justinien, devint chambellan, trésorier, ambassadeur, général, chassa les Goths d'Italie et
réorganisa le pays (en 554), où plus tard, par vengeance, il appela les
Lombards (568). Ce furent là les prédécesseurs, à Constantinople, des
esclaves du harem. Produits de l'atmosphère corrompue de l'Orient, ils
avaient triomphé de l'influence moralisante du christianisme, comme ils
lui survécurent, quand le dogme chrétien lui-même fut vaincu par l'islam.

VI.

A une époque plus rapprochée de nous, on trouve encore la castration en usage dans diverses contrées de l'ancien continent. Ainsi, Tavernier raconte que le roi de *Boutan*, au sud de l'Himalaya, faisait faire
tous les ans 20,000 eunuques pour les vendre dans les foires du voisinage (1); et d'après les frères d'Abbadie, qui ont voyagé en Abyssinie,
de 1838 à 1845, après la guerre, dans ce pays, les vainqueurs mutilent
tous leurs prisonniers.

Mais c'est surtout dans les contrées soumises à l'islamisme que la
coutume de la castration s'est maintenue de la manière la plus complète.
Là, comme personne ne l'ignore, les eunuques se rencontrent encore
en grand nombre, employés principalement à la garde des sérails; et
leur trafic s'y continue de nos jours comme autrefois. Ils viennent presque tous de la Haute-Egypte et de la Nubie, et ce que l'on sait peut-
être moins, c'est que ce sont des moines cophtes (chrétiens de l'ancienne
hérésie d'Eutychès), qui préparent les victimes de ce honteux commerce, et fournissent ainsi d'eunuques la plus grande partie du monde
musulman. Ils achètent, à cet effet, de jeunes enfants, qui sont le plus
souvent des jeunes nègres de six à neuf ans, amenés par les caravanes,
du Sennâar ou du Darfour, et ils les opèrent d'une manière véritablement
sauvage. Ils amputent d'un seul coup tous les organes extérieurs, et
enterrent ensuite les patients dans le sable jusqu'au-dessus du ventre;
ils restent ainsi 24 heures. Lorsque les cophtes les retirent, ils les
pansent avec un onguent composé d'argile et d'huile. Le quart au moins
de ces malheureux succombent aux suites de l'opération, et viennent

(1) TAVERNIER, *Voy. en Perse et dans l'Inde*, 1679.

ensuite peupler d'immenses cimetières qui avoisinent les monastères de ces moines cupides et barbares. Les survivants se vendent ordinairement de 1,500 à 3,000 piastres (325 à 750 fr.).

L'Europe civilisée a cherché à mettre un terme à ce déplorable abus, en fermant les marchés à esclaves; mais elle n'a pu y réussir tout-à-fait. Ces marchés subsistent toujours à Constantinople, moins ostensiblement, il est vrai, que par le passé, mais tout aussi achalandés. Le trafic clandestin s'est substitué au commerce au grand jour de tout temps autorisé, et le mal persiste. Il en sera ainsi, sans doute, tant que durera l'empire ottoman, ce dernier asile des abus, de la dépravation et de la barbarie des anciennes cours orientales, et dont l'existence n'est qu'un obstacle permanent, dans ces contrées, au développement de la civilisation et à l'amélioration des mœurs.

VII.

En Europe, l'usage de la castration s'est maintenu, plus ou moins, dans quelques localités. Ainsi, pendant une assez longue période de temps, en Espagne et en Pologne, on a puni, par ce moyen, les criminels convaincus d'adultère. En Allemagne et en France, on recourait autrefois à cette opération comme moyen de guérir certaines maladies : la lèpre, la goutte, l'éléphantiasis, la folie, la hernie. Dans ce dernier cas surtout, on la jugeait indispensable, et il a fallu le spectacle des ravages nombreux causés par ce désastreux procédé pour appeler l'attention de l'autorité sur ces charlatans d'une espèce particulière, qui, sous prétexte de prévenir les descentes, privaient un grand nombre d'enfants des organes générateurs. La Société royale de médecine, en 1776, consultée sur cette question, demanda qu'il fût défendu d'opérer la hernie par la castration; et les lois, règlements et ordonnances, faisant droit à ce vœu, ont dû, pour faire cesser un tel abus, instituer les peines les plus sévères contre le fait de castration, qualifié de crime.

Enfin, cette criminelle pratique s'est perpétuée, dans un pays de l'Europe chrétienne, l'Italie, et particulièrement à Rome, où il serait, au contraire, naturel de penser que l'influence des idées religieuses eût dû depuis longtemps la faire disparaître. Là, elle a pour but de former des chanteurs doués de belles voix de *soprano*, que l'on y utilise indistinctement pour les églises et les théâtres. On a remarqué, en effet, que l'opération, faite sur un enfant, empêche la mutation qui s'opère dans la voix de l'homme à l'âge nubile et la baisse tout d'un coup d'une octave, de sorte que les *castrati*, comme on les appelle, conservent une voix plus nette et plus aiguë, approchant beaucoup de la voix de femme.

Cet avantage, toutefois, n'est pas sans être compensé par de nombreux inconvénients. Ces individus qui chantent si bien, mais sans chaleur et sans passion, font de très-mauvais acteurs, de sots et maussades personnages. En outre, ils perdent leur voix de bonne heure, parlent et prononcent plus mal que les autres hommes, ne peuvent même pas articuler certaines lettres, telles que l'r; et prennent, en vieillissant, un embonpoint dégoûtant.

Cela ne fait pas obstacle à leur succès tant qu'ils conservent leur soprano, et n'a pas empêché quelques-uns d'entre eux d'arriver aux honneurs; témoin le trop célèbre Farinelli, sous Ferdinand III. Et cette perspective explique, jusqu'à un certain point, comment des parents cupides et barbares pouvaient avoir la pensée de faire opérer leurs enfants dans le but de les vendre ensuite comme chanteurs, et de leur assurer ainsi un avenir, tout en bénéficiant eux-mêmes à ce monstrueux trafic. Encouragée d'ailleurs par la tolérance de ceux qui précisément eussent dû tout faire pour l'empêcher, la castration fut longtemps considérée comme une chose toute naturelle, et de nombreux individus, non chirurgiens, pouvaient, sans crainte, se livrer spécialement à cette opération. Ainsi, à Naples, on vit même de ces opérateurs mettre sur leur porte des inscriptions annonçant leur infâme métier.

Le pape Clément XIV (1769-1774) essaya de réprimer cet affreux usage, en chassant les *castrati* des églises d'Italie, en renouvelant la rigueur des lois contre les parents qui mutilent leurs enfants. Mais après lui, le mal, trop invétéré et toléré par la coutume, persista; et malgré les lois, on prépare aujourd'hui encore des chanteurs, par ce même procédé, pour la chapelle Sixtine, l'ombre de répression légale dont cette pratique est l'objet n'ayant guère d'autre résultat que d'élever le prix des malheureux qui en sont la victime.

Ne serait-il pas temps, au xixe siècle, de voir disparaître de l'Italie cette coutume révoltante, qui abaisse la capitale du monde chrétien au niveau des cités corrompues de l'Orient? Pour l'effacer à tout jamais, il ne suffit point d'une application plus sévère et toujours insuffisante des lois répressives. Il faut encore que l'on cesse de l'encourager, en renonçant, d'une manière absolue, à employer les êtres dégradés qui l'ont subie, et dont la présence, partout où ils se font entendre, ne peut être qu'un objet de répulsion, de dégoût et de pitié. Ce n'est pas trop demander aux plus hauts ministres du Dieu chrétien que d'espérer d'eux ce sacrifice d'un médiocre plaisir à la morale et à l'humanité.

VIII.

Il a été question, dans l'histoire, non-seulement de la castration des hommes, mais encore de la castration des femmes, pratique qui, si l'on en croit les auteurs invoqués à ce sujet, remonterait à une assez haute antiquité. Ainsi, Hérodote déjà parle d'un certain Adramytte, frère de Crésus, roi de Lydie (vi⁰ siècle av. J.-C.), qui aurait imaginé, pour les femmes, une sorte de castration, afin de les employer dans son palais comme les eunuques. Athénée, d'après Xanthus, ancien historien grec (503 av. J.-C.), cite le même fait, mais sans indiquer qu'on ait rien coupé ou retranché aux femmes soumises à cette opération (1). D'après Suidas, c'est de Gygès, roi de Lydie, qu'aurait voulu parler Xanthus, en le citant comme le premier qui ait eu l'idée d'une semblable opération pour conserver aux femmes leur jeunesse et leur beauté. Les commentateurs d'Athénée, et entre autres J. Daleschamps (2), se sont donné carrière sur ces passages des anciens auteurs, pour établir que la castration des femmes était connue dans l'antiquité. Mais ils n'ajoutent rien aux lumières qu'on peut tirer des textes eux-mêmes ; tandis que tout porte à croire, au contraire, qu'il ne s'agissait que d'une sorte d'infibulation, analogue peut-être à celle que les Éthiopiens faisaient subir à leurs femmes en leur passant, dans les grandes lèvres, un anneau de cuivre (3), coutume existant encore de nos jours parmi les peuplades du Darfour et du Soudan.

Suivant Alessandre Alessandro (4), il existait autrefois, dans l'Arabie, une peuplade, nommée les *Créophages*, chez laquelle on avait l'habitude de châtrer, non-seulement les hommes, mais encore les femmes. L'opération, ajoute-t-il, se faisait à la manière juive, qui était déjà adoptée pour les femmes en Égypte. Mais comme il n'indique pas quelle était cette manière, il y a lieu de penser, tenant compte de l'altération du récit, si commune dans tous les anciens auteurs qui n'ont pas observé par eux-mêmes ce qu'ils rapportent, qu'il s'agissait tout simplement, dans ce cas, de la circoncision, en usage depuis un temps immémorial chez la plupart des peuples orientaux.

Un cas de castration plus réelle de la femme, si le fait est vrai, est

(1) Athénée, *Deipnosoph.*, XII, 2.

(2) J. Daleschamps, *In not. ad lib.* XII, *Athen.*, 1597.

(3) Strabon, *Géog.*, XVII.

(4) Aless. Alessandro, *Dies geniales*, in-folio. Rome, 1522.

celui rapporté par Jean Wierus (1), de Grave-sur-Meuse (1515-1588), relatif à un châtreur de porc, qui aurait pratiqué l'opération sur sa fille, comme il le faisait aux truies, pour éteindre en elle l'ardeur d'un tempérament érotique. Cette anecdote, répétée par tous les auteurs, est ce qui sans doute a fait dire, à plusieurs d'entre eux, que l'opération était jadis pratiquée en Allemagne (2), et a fait supposer à d'autres qu'on l'opérait par imitation de ce qui avait lieu chez la truie (3).

De tout cela, sauf le fait rapporté par J. Wierus, et dont l'authenticité est au moins discutable, il est permis de conclure qu'on n'a jamais réellement pratiqué la castration chez la femme. L'infibulation, l'application des ceintures préservatrices, sont les seules pratiques auxquelles elles aient été quelquefois soumises, indépendamment de la circoncision qui leur est imposée chez certains peuples, comme aux hommes, par les lois religieuses. Mais en aucun pays et à aucune époque, il ne paraît qu'en vue de rendre les femmes infécondes, on leur ait fait subir une mutilation, exigeant des connaissances anatomiques et physiologiques que ne possédaient point les anciens, et qu'on n'eût pu tenter, d'ailleurs, sans exposer gravement la vie des personnes opérées.

(1) J. Wierus, *De præstigiis demonum et incantationibus* (publié après la mort de l'auteur). Amsterdam, 1660.

(2) Paul Zachias, *Quæst. medico-leg.* Rome (xviie siècle).

(3) Jean Brodeau, *Miscell.*, v. III, p. 175. Bâle, 1555.

FIN.

TABLE

DES

MATIÈRES

TABLE

DES

FIGURES

———

TOULOUSE. — IMPRIMERIE DE Mlle H. DE LABOUÏSSE-ROCHEFORT.

9 782329 216638